Ehab Farag /Andrea Kurz / Christopher Troianos

Perioperative Fluid Management

Second Edition

围术期液体管理

第 2 版

艾哈卜·法拉格

主 编 〔美〕安德烈·古兹

克里斯托夫·特罗亚诺斯

主 审 董海龙

主 译 路志红 聂 煌

天津出版传媒集团

天津科技翻译出版有限公司

著作权合同登记号：图字：02-2021-232

图书在版编目（CIP）数据

围术期液体管理 /（美）艾哈卜·法拉格，（美）安德烈·古兹，（美）克里斯托夫·特罗亚诺斯主编；路志红，聂煌主译 .—天津：天津科技翻译出版有限公司，2023.5

书名原文：Perioperative Fluid Management (second edition)

ISBN 978-7-5433-4313-9

Ⅰ.①围… Ⅱ.①艾… ②安… ③克… ④路… ⑤聂… Ⅲ.①围手术期—输液疗法 Ⅳ.① R619.05

中国国家版本馆 CIP 数据核字 (2023) 第 015462 号

授权单位：Springer International Publishing AG
出　　版：天津科技翻译出版有限公司
出 版 人：刘子媛
地　　址：天津市南开区白堤路 244 号
邮政编码：300192
电　　话：022-87894896
传　　真：022-87893237
网　　址：www.tsttpc.com
印　　刷：高教社（天津）印务有限公司
发　　行：全国新华书店
版本记录：787mm × 1092mm　16 开本　28 印张　500 千字
2023 年 5 月第 1 版　2023 年 5 月第 1 次印刷
定　　价：158.00 元

（如发现印装问题，可与出版社调换）

译者名单

主　审　董海龙

主　译　路志红　聂　煌

副主译　成丹丹　邢　东　王永徽　柴　薪

秘　书　王　怡　张君宝

译　者　（按姓氏汉语拼音排序）

才仁卓玛　柴　薪　陈梦媛　成丹丹　邓　姣
都义日　范梅笑　李　新　路志红　聂　煌
庹小双　王　怡　王　煜　王　云　王永徽
魏玉苹　吴志新　邢　东　阴弯弯　殷裕雄
张　慧　张君宝　曾　毅

编者名单

Ahmed Reda Taha, Adult Cardiac Intensive Care, Institute of Critical Care, Cleveland Clinic Abu Dhabi, Abu Dhabi, UAE

Andrew F. Cumpstey, Department of Anesthesia and Critical Care Medicine, University of Southampton, Southampton, UK

Ashish K. Khanna, Department of Anesthesiology, Section on Critical Care Medicine, Wake Forest University School of Medicine, Wake Forest Baptist Health, Winston-Salem, NC, USA

Ashish K. Khanna, Department of Anesthesiology, Section on Critical Care Medicine, Wake Forest University School of Medicine, Winston-Salem, NC, USA

C. Charles Michel, Department of Bioengineering, Imperial College, London, UK

Christiane S. Hartog, Department of Anesthesiology and Operative Intensive Care, Charité Universitätsmedizin Berlin, Berlin, Germany

Christopher Troianos, Cleveland Clinic Lerner College of Medicine, General Anesthesia and Outcomes Research, Cleveland Clinic, Cleveland, OH, USA

Daniel De Backer, Department of Intensive Care, CHIREC Hospitals, Université Libre de Bruxelles,Brussels, Belgium

David Liska, Department of Colorectal Surgery, Digestive Disease & Surgery Institute, Cleveland Clinic, Cleveland, OH, USA

Ehab Farag, General Anesthesia and Outcomes Research, Cleveland Clinic Lerner College of Medicine, Cleveland Clinic, Cleveland, OH, USA

Ehab Farag, Cleveland Clinic Lerner College of Medicine, General Anesthesia and Outcomes Research, Cleveland Clinic, Cleveland, OH, USA

Elizabeth A. M. Frost,Department of Anesthesiology, Icahn Medical Center at Mount Sinai, New Y ork, NY, USA

Fitz Roy E. Curry, Department of Physiology and Membrane Biology and Biomedical Engineering, School of Medicine, University of California, Davis, CA, USA

Francis Papay, Dermatology and Plastic Surgery Institute, Cleveland Clinic, Cleveland, OH, USA

Harendra Arora, Department of Anesthesiology, University of North Carolina Hospitals,Chapel Hill, NC, USA

Hollmann D. Aya, Intensive Care Medicine Consultant, St George's University Hospital NHS Foundation Trust, London, UK

Ibrahim Migdady, Cerebrovascular Center, Neurological Institute, Cleveland Clinic, Cleveland, OH, USA

Jacek B. Cywinski, Department of General Anesthesiology and Outcomes Research, Anesthesiology Institute, Cleveland Clinic, Cleveland, OH, USA

James R. Rowbottom, Cleveland Clinic Lerner College of Medicine, Anesthesiology Institute, Cleveland Clinic Foundation, Cleveland, OH, USA

Jenny Peih-Chir Tsai, Cerebrovascular Center, Neurological Institute, Cleveland Clinic, Cleveland, OH, USA; Endovascular Surgical Neuroradiology, Cleveland Clinic, Cleveland, OH, USA

Joao A. Gomes, Cerebrovascular Center, Neurological Institute, Cleveland Clinic, Cleveland, OH, USA

John Danziger, Division of Nephrology, Beth Israel Deaconess Medical Center, Harvard Medical School, Boston, MA, USA

Kamal Maheshwari, Liver Transplant Anesthesia, Acute Pain Management, Outcomes Research, Anesthesiology Institute, Cleveland Clinic, Cleveland, OH, USA

Kenton P. Arkill, Division of Cancer and Stem Cells, School of Medicine, Biodiscovery Institute, University of Nottingham, Nottingham, UK; School of Medicine, University of Nottingham, Nottingham, UK

Konrad Reinhart, Department of Anesthesiology and Operative Intensive Care, Charité Universitätsmedizin Berlin, Berlin, Germany; Stiftung Charité, Charité Universitätsmedizin Berlin, Berlin, Germany

Lauren Licina, Department of Pediatric and Congenital Cardiac Anesthesia, Anesthesiology Institute, Cleveland Clinic, Cleveland, OH, USA

Maged Argalious, Anesthesiology Institute, Cleveland Clinic, Cleveland Clinic Lerner College of Medicine, Center for Anesthesiology Education, Cleveland, OH, USA

Maurizio Cecconi, Head of Department Anaesthesia and Intensive Care Units, Humanitas Research Hospital, Professor of Anaesthesia and Intensive Care, Humanitas University, Milan, Italy

Michael (Monty) G. Mythen, Department of Critical Care, Anaesthesia and Perioperative Medicine, University College London, London, UK

Michael D. Font, Department of Anesthesiology, Wake Forest University School of Medicine, Winston-Salem, NC, USA

Michael P. W. Grocott, Department of Anesthesia and Critical Care Medicine, University of

Southampton, Southampton, UK
Mohamed Abdalla, Department of Cardiothoracic Anesthesiology, Anesthesiology Institute, Cleveland Clinic, Cleveland Clinic Lerner College of Medicine, Cleveland, OH, USA
Namita Gupta, Critical Care Medicine, Respiratory Institute, Cleveland Clinic, Cleveland, OH, USA
Nikolaos J. Skubas, Department of Cardiothoracic Anesthesiology, Anesthesiology Institute, Cleveland Clinic Lerner College of Medicine, Case Western Reserve University, Cleveland Clinic,Cleveland, OH, USA
Oscar Tovar-Camargo, Cleveland Clinic Lerner College of Medicine, General Anesthesia and Outcomes Research, Cleveland Clinic, Cleveland, OH, USA
Paul E. Marik, Division of Pulmonary and Critical Care Medicine, Department of Internal Medicine, Eastern Virginia Medical School, Norfolk, V A, USA
Philip Ramirez, Cleveland Clinic Lerner College of Medicine, General Anesthesia and Outcomes Research, Cleveland Clinic, Cleveland, OH, USA
Piyush Mathur, Department of General Anesthesiology, Anesthesiology Institute, Cleveland Clinic, Cleveland, OH, USA
Piyush Mathur, Department of General Anesthesiology, Quality Improvement Officer, Anesthesiology Institute, Cleveland Clinic, Cleveland, OH, USA
Sekar S. Bhavani, Institute of Anesthesiology, Cleveland Clinic, Cleveland, OH, USA
Sheldon Magder, Department of Critical Care, McGill University Health Centre, Montreal, Canada
Simon Gelman, Department of Anesthesiology, Perioperative and Pain Medicine, Brigham and Women's Hospital, Boston, Massachusetts, USA; Leroy D. V andam/Benjamin G. Covino Distinguished Professor of Anaesthesia, Harvard Medical School, Boston, Massachusetts, USA
Surendrasingh Chhabada, Department of Pediatric and Congenital Cardiac Anesthesia, Anesthesiology Institute, Cleveland Clinic, Cleveland, OH, USA; Department of Outcome Research, Cleveland Clinic, Cleveland, OH, USA
Thomas E. Woodcock, FluidPhysiology.org. Previously Department of Critical Care, University Hospital Southampton, Southampton, UK
Verna L. Baughman, Department of Anesthesiology, University of Illinois, Chicago, IL, USA
Wael Ali Sakr Esa, Section Head Orthopedic Anesthesia, Department of General Anesthesia and Pain Management, Cleveland Clinic Lerner College of Medicine, Cleveland Clinic, Cleveland, OH, USA
Zeyd Y. Ebrahim, Department of General Anesthesiology, Anesthesiology Institute, Cleveland Clinic, Cleveland, OH, USA

中文版前言

围术期液体管理，易而不易。易在于对于多数患者，一般都能成功处理；不易在于学术界一直对最适宜的液体管理方法意见不一。

“不识庐山真面目，只缘身在此山中。”在这本书中，读者会看到作者们跳出了围术期液体管理的固有概念范畴，一方面回归本真的数学和物理基础，另一方面探索常规液体管理参数之外的新概念。本书除了帮助读者进一步了解给药类型和输液方案之外，还有助于为读者解答在围术期液体管理中遇到的一些问题，例如，为什么想尽了各种办法，患者的血压依然偏低？如何减少液体向组织间隙的转移？组织灌注如何优化？

本书中的液体管理知识紧扣临床最关注的方面和最前沿的内容，对目标导向、可视化、加速康复和人工智能均做了细致的阐述。此外，本书总结了10个典型的围术期液体管理的临床场景，对不同类型患者液体管理的流程进行梳理，更为生动。

感谢我们临床经验丰富且充满活力的翻译团队。在本书翻译过程中，他们一丝不苟、力求尽善尽美；字斟句酌，致力于“信、达、雅”，为所有参与患者液体管理的医务人员奉献了一部实用的宝典。感谢背后默默支持我们的家人们，军功章里永远有他们的一半。

2023年2月28日于西京医院

序 言

我很荣幸能同66 000名医务人员一起为克利夫兰医学中心服务。我们有着共同的愿景：将其打造成患者的最佳医疗场所，以及医师的最佳工作场所。作为一名心脏外科医师与首席执行官，我在工作过程中有幸与广大不同背景、不同专业兴趣的同事们交流。

克利夫兰医学中心的Ehab Farag博士、Andrea Kurz博士和Christopher Troianos博士是《围术期液体管理》（第2版）的共同编者。他们与国际知名团队合作，开展了关于围术期液体管理的综合研究。他们的团队由来自美国和欧洲的资深麻醉医师、重症医师和外科医师组成。

从静脉输液的历史到最近令人激动的人工智能的应用，该团队对围术期液体管理进行了深入的探索。这本书提供的临床场景几乎涵盖了临床实践中的各种类型病例。他们的工作证明了研究和合作的重要性，以及医疗领域持续创新的必要性。我相信他们开创性的分析将改善患者诊疗并促进进一步的创新。

我很高兴这项工作的重要性能够得到认可，并向所有致力于液体管理这一至关重要领域的医务人员推荐《围术期液体管理》（第2版）。

Tomislav Mihaljevic
克利夫兰医学中心
美国俄亥俄州克利夫兰

前　言

液体管理仍然是围术期医学中最具争议的话题之一。围术期液体管理尚存在许多误解和未解决的问题。在《围术期液体管理》(第2版)中，我们的理念是介绍液体管理中最先进的循证科学。此外，我们尽力对液体管理做最全面的介绍。此版本中大部分章节都在第1版的基础上进行了更新和修改。由“现代微循环之父”Curry 博士和Michel博士撰写的“内皮细胞管腔表面的糖萼和修正的Starling理论”相关内容，是此更新版本中的特别奉献。本版增加了新的章节，如静脉循环在液体管理中的应用、白蛋白在重症监护中的应用，以及动态动脉弹性在目标导向液体治疗中的应用等内容。此外，还新增了儿科、产科和重症监护患者等病例场景，以帮助临床医师在每个临床场景中都建立一套强大的液体管理策略。希望这一版能够秉持第1版的初衷，让全体围术期医师在指导液体管理方面有所收获。

最后，我们对撰写此书各章节的同事，以及他们为推动这一领域发展所做的贡献表示衷心的感谢。同时感谢Springer出版集团在此书出版过程中所给予的帮助与支持。

Ehab Farag

Andrea Kurz

Christopher Troianos

谨以此书纪念我的母亲Evangeline Troianos和我的父亲Achilles Troianos，献给我的妻子Barb，感谢她一如既往的爱与支持。献给我的孩子们及他们的爱人：Rachael, Andrew和Allison Troianos，以及Rebecca Troianos和Justin Morris Christopher A.

Troianos

衷心感谢我的母亲Suzan Roufael和已故的父亲Samir Farag，感谢我美丽的妻子Abeer，以及我最亲爱的女儿Monica和Rebecca，感谢他们一直以来的支持、关爱与鼓励。

Ehab Farag

目　录

第 1 部分　液体管理相关基础

第 2 部分　液体管理的病例场景

第 1 部分

液体管理相关基础

第1章　液体管理的历史

Elizabeth A. M. Frost

摘要

本章对液体管理历史的讨论主要集中在以下几个方面：放血疗法已有2000多年历史，尽管放血原因不同，但至今仍在使用。血液循环直到公元1世纪才被重视，但并没有被立即接受。需要补液而不是放血的概念源于19世纪全球霍乱的流行，直至60年前，才常规开展术中补液。

放血疗法

放血疗法是2000多年来最常见的医疗行为（图1.1）[1]，Erasistratus认为许多疾病都是由血液过多引起的，他主张通过呕吐、饥饿和运动等进行初步治疗[2]。

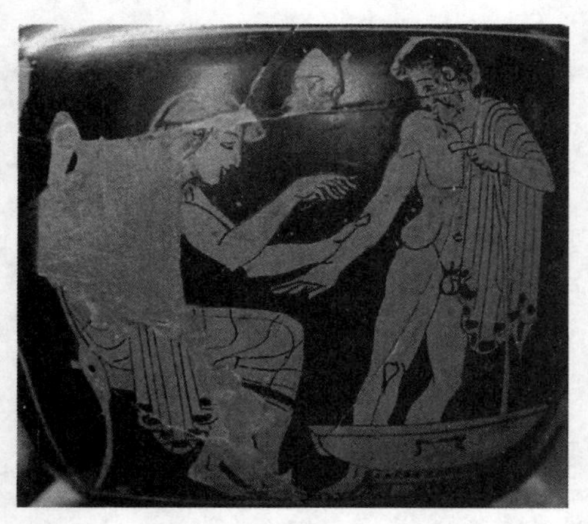

图1.1　在这个古老的希腊花瓶上描绘着“Iatros”一词，即古希腊语中的“医师”，而患者正在流血。Peytel Arybalos，公元前480–470年，卢浮宫，巴黎希腊/罗马文物。（Reprinted under Creative Commons license.）

静脉治疗的开始

1242年，一位名叫Ibn al Nafis的阿拉伯医师准确地描述了人体血液循环[3]。然而，血液循环的发现通常被归功于William Harvey。他认为血液被循环运动驱动成圆形的，并不断运动，因此产生心脏的动作和功能，并通过脉动来完成[4]。康沃尔医师Richard Lower被认为是第一个在动物之间（异种输血），以及动物与人之间进行输血的人[5,6]。同年，法国医师Jean Baptists Denys实施了第一次有完整记录的人类输血[7,8]。

改进输液成分

19世纪，霍乱在英国逐渐平息，但仍在美洲蔓延。然而，静脉注射生理盐水的治疗方式并未被普遍接受。因为这种液体不是无菌的，且化学性质不纯，而且非常低渗。因此，输注的液体越多，出现菌血症、发热和溶血的风险就越大[9]。格拉斯哥大学外科教授Joseph Lister进一步提出了抗感染的想法和疾病的细菌理论，特别强调了手术中清洁伤口对促进愈合的重要性[10]。

同时，对静脉注射溶液的理解也取得了其他进展，Jean-Antoine Nollet于1748年首次记录了对渗透的观察[11]，荷兰物理化学家Jacobus Henricus van't Hoff因在化学反应速率、化学平衡和渗透压方面的研究于1901年获得诺贝尔化学奖[12]。

另一个重大进展来自英国心血管生理学家Sidney Ringer，他也在19世纪80年代试图研究离体心脏，以确定什么可以使其保持正常跳动[13]。最终意外发现心肌与骨骼肌不同，需要细胞外Ca^{2+}才能收缩。

针头和注射器

Wood在大众能够接受并广泛使用注射技术，以及皮下注射针方面做出了很大贡献[14,15]。虽然医学和化学知识不断进步，但皮下注射针的基本技术却大体保持不变。为提高安全性和有效性，人们对针头进行了小幅度改进，在发现胰岛素后，为特定用途设计和定制了针头。Banting与他的助手合作，于1921年发现了胰岛素（以朗格汉斯岛命名）[16]。

麻醉也从早期的吸入剂发展起来。1869年，Oskar Liebreich提倡将水合氯醛作为诱导药物[17]，Pierre-Cyprien Ore在1872年短暂地实施过该技术[18]。但高死亡率阻碍了这种药物的使用。David Bardet在1921年使用了“Somnifen”[19]。这种巴比妥类衍生物溶解度低，持续作用时间长，但也没有被广泛接受。然而，使用诱导药物的想法被认为具有相当大的价值，可以减轻患者进入手术室前的恐惧。1927年发明了“Pernosten”，1932年Weese和Scharpff合成了环己巴比妥[20,21]。

第二次世界大战期间，部分一次性注射器被开发出来，用于在战场上注射吗啡和青霉素。在20世纪40年代，Meyers和Zimmerman分别独立设计了带有软管的针管，以允许留置导管，从而为转运患者提供更大的可操作性[22,23]。通过添加硅胶，减少了导管内血栓的形成。1950年，Massa等人推出了一种装置，它由针芯、管套和留置塑料套管组成，是留置针的先驱[24,25]，被称为Rochester针[26]（图1.2）。Lundy后来在1958年进行了改进，形成两件式塑料套管和塑料针芯[27]。同年，George Doherty提出了一种导管内留置针方案，通过钢针引导插入塑料导管[28]。

随着人们对使用过的针头交叉污染的认识不断提高，人们意识到需要一个完全一次性的系统。1956年，新西兰药剂师Colin Murdoch解决了这一问题。最终，他获得了资助和专利，注射器的改进取得了巨大的成功[29]。

输液速度

在输液量和输液时间上产生了相当大的争议。美国生理学家W. B. Cannon认为，手术前进行静脉输液会产生有害的影响，实际上会促进出血[30,31]。Wangensteen认为

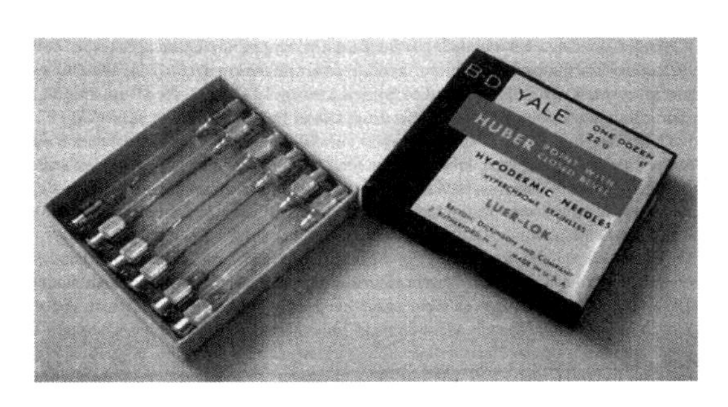

图1.2 由12根可重复使用的小针头组成的未消毒包装。

大量的静脉注射液体可能对有出血且不易控制出血的患者不利[32]。尽管一些实验数据证实了这些结论，但标准的教学仍然认为所有疑似出血的低血压患者应在手术前接受输液治疗，试图将血压升高到所谓的正常水平。这种“科学”来源于动物实验，在动物实验中，通过导管抽取血液，在设定的时间段内以无创方式达到预定的血压或容量目标[33]。

1957年，Holliday和Segar发表了一篇文章[34]。他们提出，目前使用复杂公式和列线图指导的补液系统总体上效率低下，不会得到广泛接受。因此，他们建议将100–50–20作为基本准则，尤其是针对儿童的每日需要量。他们承认自己的系统比较主观，但与当时存在的其他3个体系进行了比较，认为他们的提议与现有的类似，因此可以推广[35–37]。

围术期限制输液的管理理念慢慢被接受。大量的随机对照研究结果支持更加严格和有目标导向的静脉补液方法[38]。生理盐水多年来一直是首选液体，但最近发现它与高氯代谢性酸中毒有关[39]。胶体（羟乙基淀粉）被认为是一种能维持血管内容量的液体，与那些会迅速离开血管内的晶体有所不同。然而最新的研究表明，为胶体贴上这样的标签可能并不完全合适，添加适量的胶体，减少晶体输注，与更好的预后相关，特别是在推进加速康复外科方面[40–43]。此外，简单随机地通过大口径套管输注液体已逐步改进为体积变异指数和脉压变异指导下的更精确的液体输注方法[44,45]。

结论

液体管理的历史跨越数千年，经历了许多曲折。从最初认为疾病是由必须排出的不良血液引起的，到给予大量液体的时代，现在又回到了限制输液的观点。这个故事仍在发展，虽然人们理解了最佳液体和更有益的补液量，但仍然没有实现。

（才仁卓玛　成丹丹 译　邓　姣 审校）

参考文献

1. Clutterbuck H. Dr Clutterbuck’s lectures on bloodletting: lecture 1. London Medical Gazette. 1838;22:9-10.
2. Smith WD. Erasistratus’s dietetic medicine. Bull Hist Med. 1982;56(3):398-409.
3. Kaadan AN, Angrini M. Blood transfusion in history. Int Soc Hist Islamic Med. 2009; 1-46. Accessed March 28th 2019.
4. Harvey W. Exercitatio Anatomica de Motu Cordis et Sanguinis in Animalibus (in Latin). Frankfurt am Main: Sumptibus Guilielmi Fitzeri; 1628.
5. Tubbs RS, Loukas SM, Ardalan MR, Oakes WJ. Richard Lower (1631-1691) and his early contributions to cardiology. Int J Cardiol. 2008;128(1):17-21.
6. Fastag E, Varon J, Sternbach G. Richard Lower: the origins of blood transfusion. J Emerg Med.2013;44(6):1146-50.
7. Dictionary of scientific biography, vol. IV: 37-38. © 1980 American Council of Learned Societies.
8. Klein H, Anstee D. Mollison’s blood transfusion in clinical medicine. 11th ed. Oxford, UK:Blackwell; 2005. p. 406.
9. Cosnett JE. The origins of intravenous therapy. Lancet. 1989;1(8641):768-71.
10. Lister J. An address on the antiseptic system of treatment in surgery. Br Med J. 1868;2(394):53-6.
11. Nollet L’A. Recherches Sur les causes du

bouillonnement des liquides (researches on the causes of the boiling of liquids). Mémoires de Mathématique et de Physique, tirés des registres de l'Académie Royale des Sciences de l'année. 1748:57-104.
12. van der Spek TM. Selling a theory: the role of molecular models in J. H. van't Hoff's stereochemistry theory. Ann Sci. 2006;63(2):157.
13. Fye WB. Sydney Ringer, calcium, and cardiac function. Circulation. 1984;69(4):849.
14. Wood A. New method of treating neuralgia by the direct application of opiates to the painful points. Edinburgh Med Surg J. 1855;83:265-81.
15. Rynd F. Neuralgia-introduction of fluid to the nerve. Dublin Med Press. 1845;13:167-8.
16. [No authors listed]. Frederick Grant Banting (1891-1941), codiscoverer of insulin. JAMA. 1966;198(6):660-1.
17. Liebreich O. Observations on the action and uses of croton-chloral hydrate. Br Med J. 1873;20:677-713.
18. Etides OPC. Cliniques sur l'anesthesie churugicale par la method des injection de chloral dans les veines. Paris: JB Balliere et fils; 1875.
19. Bardet D. [Sur l'utilisation, comme anesthesique general, d'unproduit nouveau, le diethyl-diallyl-barbiturate de diethylamine.] Bull Gen Ther Med Chir Obstet Pharm. 1921;172: 27-33.
20. Fischer E, von Mering J. [Uber eine neue Klasse von Schlafmitteln.] Ther Gengenwart. 1903;44:97-101.
21. Weese H, Scharpff W. [Evipan, ein neuartiges Einschlafmittel.] Deut Me Wochenschr 1932; 58:1205-1207.
22. Meyers L. Intravenous catheterization. Am J Neurosurg. 1945;45:930-1.
23. Zimmerman B. Intravenous tubing for parenteral therapy. Science. 1945;101:567-8.
24. Massa DJ, Lundy JS, Faulconer A Jr, Ridley RW. A plastic needle. Proc Staff Meet Mayo Clin. 1950;25(14):413-5.
25. Martin JT. Plastic devices for intravascular therapy. Anesth Analg. 1965;44:25-9.
26. Zimmerman JJ, Strauss RH. History and current application of intravenous therapy in children. Ped Emerg Care. 1989;5(2):120-7.
27. Lundy JS. Plastic stylet for plastic needle. Mayo Clin Proc. 1958;33:458-9.
28. Gritsch HJ, Ballinger CM. Value of indwelling catheters I intravenous therapy-description of a new needle and catheter set. JAMA. 1959;171:281-6.
29. Reid D. Colin Murdoch: dreamer for millions. nzedge.com. 20 Dec 1999. Accessed 15 July 2015.
30. Cannon WB. The course of events in secondary wound shock. JAMA. 1919;73:174-81.
31. Cannon WB, Fraser J, Cowell EM. The preventive treatment of wound shock. JAMA. 1918;70:618-21.
32. Wangensteen SL, Eddy DM, Ludewig RM. The hydrodynamics of arterial hemorrhage. Surgery. 1968;64(5):912-21.
33. Bickell WH, Shaftan GW, Mattox KL. Intravenous fluid administration and uncontrolled hemorrhage. J Trauma. 1989;29(3):409.
34. Holliday M, Segar W. The maintenance need for water in parenteral fluid therapy. Pediatrics. 1957;19:823-32.
35. Crawford JD, Terry ME, Rourke GM. Simplification of drug dosage calculation by application of the surface area principle. Pediatrics. 1950;5:783-90.
36. Darrow D, Pratt E. Fluid therapy: relation to tissue composition and the expenditure of water and electrolyte. JAMA. 1950;143:365-73.
37. Wallace W. Quantitative requirements of the infant and child for water and electrolyte under varying conditions. Am J Clin Pathol. 1953;53:1133-41.
38. Kwan I, Bunn F, Chinnock P, Roberts I. Timing and volume of fluid administration for patients with bleeding. Cochrane Database Syst Rev.

2014;3:CD002245.
39. Lira A, Pinsky MR. Choices in fluid type and volume during resuscitation: impact on patient outcomes. Ann Int Care. 2014;4:38.
40. Ripollés J, Espinosa Á, Casans R, Tirado A, Abad A, Fernández C, et al. Colloids versus crystalloids in objective-guided fluid therapy, systematic review and meta-analysis. Too early or too late to draw conclusions. Braz J Anesthesiol. 2015;65(4):281-91.
41. Feix JA, Peery CA, Gan TJ, Warner DS, James ML, Zomorodi A, et al. Intra-operative hydroxyethyl starch is not associated with post-craniotomy hemorrhage. Springerplus. 2015;4:350.
42. Makaryus R, Miller TE, Gan TJ.Current concepts of fluid management in enhanced recovery pathways. Br J Anaesth 2018;120(2):376-383. https://doi.org/10.1016/j.bja.2017.10.011. Epub 2017 Nov 24.
43. Kabon B, Sessler DI, Kurz A, et al. Effect of intraoperative goal-directed balanced crystalloid versus colloid administration on major postoperative morbidity: a randomized trial. Anesthesiology. 2019;130:728-44. https://doi.org/10.1097/ALN.0000000000002601.
44. Simmons JW, Dobyns JB, Paiste J. Enhanced recovery after surgery: intraoperative fluid management trategies. Surg Clin North Am. 2018;98(6):1185-200. https://doi.org/10.1016/j.suc.2018.07.006.
45. Coeckelenbergh S, Delaporte A, Ghoundiwal D. Pleth variability index versus pulse pressure variation for intraoperative goal-directed fluid therapy in patients undergoing lowto-moderate risk abdominal surgery: a randomized controlled trial. BMC Anesthesiol. 2019;19(1):34. https://doi.org/10.1186/s12871-019-0707-9.

推荐阅读

1. Barsoum N, Kleeman C. Now and then, the history of parenteral fluid administration. Am J Nephrol. 2002;22:284-9.
2. Wood CS. A short history of blood transfusion. Transfusion. 1967;7(4):299-303.
3. Veith I (Transl). The Yellow Emperor's classic of internal medicine. Berkeley: University of California Press. 1949. p. 34.
4. Brested JH. (Transl) The Edwin Smith Papyrus. Chicago: University of Chicago Press.; 1930.p. 108-109.
5. Lonie IM. Erasistratus, the Erasistrateans, and Aristotle. Bull Hist Med. 1964;38:426-43.
6. Brain P. Galen on bloodletting: a study of the origins, development, and validity of his opinions,with a translation of the three works. Cambridge, UK: Cambridge University Press; 1986. p. 1.
7. Moog FP, Karenberg A. Between horror and hope: gladiator's blood as a cure for epileptics in ancient medicine. J Hist Neurosci. 2003;12(2): 137–43.
8. Peacock M. Executed criminals and folk-medicine. Folklore. 1896;7(3):274.
9. Ficino M. De Vita II. Translated by Sergius Kodera. 1489;11:196-9.
10. Bloodletting. British Science Museum. 2009. https://www.sciencemuseum.org.uk/objectsand-stories/medicine/blood. Accessed 30 July 2020.
11. Seigworth GR. Bloodletting over the centuries. NY State J Med. 1980;80:2022-8.
12. Aretaeus F. The extant works of Aretaeus the Cappadocian. Translated by Francis Adams. London: The Sydenham Society; 1856. p. 379.
13. Coutinho EM, Segal SJ. Is menstruation obsolete? New York: Oxford University Press; 1999.
14. Conrad LI. The Western medical tradition: 800 B.C.-1800 A.D. Cambridge, UK: Cambridge University Press; 1995.
15. Vadakan V. The asphyxiating and exsanguinating death of President George Washington.

Permanente J. 2004;8(2):79.

16. Chernow R. Washington. A life. London: Pengion Press. p. 806-10. isbn:978-1-59420-266-7.
17. Schneeberg NG. A twenty-first century perspective on the ancient art of bloodletting. Trans Stud Coll Physicians Phila. 2002;24:157-85.
18. Simmons JG. Doctors and discoveries: lives that created today's medicine. Boston MA:Houghton Mifflin Harcourt; 2002. p. 75-9.
19. Porter TM. The rise of statistical thinking, 1820-1900.Princeton: Princeton University Press;1988. p. 157-8.
20. Codell CK. Leechcraft in nineteenth century British medicine. J R Soc Med. 2001;94:38-42.
21. Silverman ME. De Motu Cordis: the Lumleian lecture of 1616. J R Soc Med.2007;100(4):199-204.
22. Webster C. The origins of blood transfusion: a reassessment. Med Hist. 1971;15(4):387-92.
23. Bodleian Library Aubrey MS 6, 63v.
24. Gilder SS. Francesco Folli and blood transfusion. Can Med Assoc J. 1954;71(2):172.
25. Dagnino J. Wren, Boyle and the origins of intravenous injections and the Royal Society of London. Anesthesiology. 2009;111(4):923-4.
26. [Anonymous]. An account of the rise and attempts of a way to conveigh liquors immediately into the mass of blood. Philos Trans R Soc London (1665-1678). 1753;1:128-30.
27. Dorrington KL, Poole W. The first intravenous anaesthetic: how well was it managed and its potential realized? Br J Anaesth. 2013;110(1):7-12.
28. Bergman NA. Early intravenous anesthesia: an eyewitness account. Anesthesiology. 1990;72(1):185-6.
29. Morris R, Kendrick J. The Edinburgh medical and surgical dictionary. Edinburgh: Bell and Bradfute; Mundell, Doyle and Stevenson; 1807.
30. Howard-Jones N. A critical study of the origins and early development of hypodermic medication. J Hist Med. 1947;2:1180-5.
31. Davenport-Hines R. The pursuit of oblivion: a global history of narcotics. New York: W.W. Norton; 2003. p. 68.
32. Kane HH. The hypodermic injection of morphia: its history, advantages and disadvantages. Preface. New York: Chas L. Bermingham; 1880 p. 5.
33. Baskett TF. William O'Shaughnessy, Thomas Latta and the origins of intravenous saline.Resuscitation. 2002;55:231-4.
34. O'Shaughnessy WB. Proposal of a new method of treating the blue epidemic cholera by the injection of highly-oxygenated salts into the venous system. Lancet. 1831;1:366-71.
35. O'Shaughnessy WB. The cholera in the North of England. Lancet. 1831;1:401-4.
36. O'Shaughnessy WB. Experiments on the blood in cholera. Lancet. 1831;1:490.
37. O'Shaughnessy WB. Chemical pathology of cholera. Lancet. 1832;2:225-32.
38. Masson AHB. Latta - a pioneer in saline infusion. Br J Anaesth. 1971;43:681-6.
39. Howard-Jones N. Cholera therapy in the nineteenth century. J Hist Med. 1972;27:373-95.
40. Jähnichen. Die Cholera in Moskau. Helk. 1831;19:385-454.
41. Jachnichen. Mémoire sur le cholera-morbus qui règne en Russie. Gaz Méd (Paris). 1831;1-2: 85-8.
42. Bartecchi CE. Intravenous therapy: from humble beginnings through 150 years. South Med J. 1982;75(1):61-4.
43. Latta TA. Relative to the treatment of cholera by the copious injection of aqueous and saline fluids into the veins. Lancet. 1832;2:274-7.
44. Latta TA. Letter detailing three cases. Lancet. 1832;2:370-3.
45. Latta TA. Saline venous injection in cases of malignant cholera performed while in the vapourbath. Lancet. 1832;2:173-6.
46. Latta TA. Saline venous injection in cases of malignant cholera performed while in the va-

pourbath. Lancet. 1832;2:208-9.
47. Lewins R. Letter Lancet. 1831;2:370.
48. MacGillivary N. Dr Thomas Latta: the father of intravenous infusion. J Infect Prev. 2009;10: s3-6.
49. [No author listed]. The cases of cholera successfully treated by large aqueous injections. Lancet. 1832;2:284-6.
50. Millam D. A century of progress of IV therapy. Nation Intrav Ther Assoc. 1981;4:25-7.
51. O'Shaughnessy WB. Case of tetanus, cured by a preparation of hemp (the Cannabis indica). Trans Med Phys Soc Bengal. 1839-1840;8: 462-9.
52. Fracastoro G. [On contagion, contagious diseases and their cure]. 1546.
53. Kyle RA, Shampo MA. Agostino Bassi. J Am Med Assoc. 1979;241(15):1584.
54. Feinstein S. Louis Pasteur: the father of microbiology. Berkeley Heights: Enslow Publishers, Inc.; 2008. p. 1-128.
55. Hook SV. Louis Pasteur: groundbreaking chemist & biologist. Minnesota: ABDO Publishing Company; 2011. p. 8-112.
56. Lister J. On the antiseptic principle in the practice of surgery. Lancet. 1867;90(2299):353-6.
57. Lister J. On the effects of the antiseptic system of treatment upon the salubrity of a surgical hospital. Lancet. 1870;95(2418):2-4.
58. Awad S, Allison SP, Lobo DN. The history of 0.9% saline. Clin Nutr. 2008;27(2):179-88.
59. Matas RM. A clinical report on intravenous saline infusion in the wards of the New Orleans Charity Hospital from June 1888 to June 1891. New Orleans Med Surg J. 1891;19(1):83-8.
60. Matas RM. The continuous intravenous "drip". Ann Surg. 1924;79:643-61.
61. Caprett DR. An "accidental: discovery". http://www.ruf.rice.edu/~bioslabs/tools/notebook/ringerstory.html. Accessed March 28th 2019
62. Sternbach G. Sydney Ringer: water supplied by the new river water company. J Emerg Med. 1988;6(1):71-4.
63. White SA, Goldhill DR. Is Hartmann's the solution? Anaesthesia. 1997;52(5):422-7.
64. Seibert FD. Fever producing substance found in some distilled water. Am J Phys. 1923;67:90-104.
65. Dudrick SJ. History of venous access. J Parenteral Enteral Nutr. 2005;30(1):s47-56.
66. Steinhaus JE. The investigator and his "uncompromising scientific honesty". ASA Newsl. 2001;65(9):7-9. Bennetts FE. Thiopentone anaesthesia at Pearl Harbor. Br J Anaesth. 1995;75(3):366-8.
67. Lundy JS. From this point in time: some memories of my part in the history of anesthesia. J Am Assoc Nurse Anesth. 1966;34(2):95-102.
68. Bennetts FE. Thiopentone anaesthesia at Pearl Harbor. Br J Anaesth. 1995;75(3):366-8.
69. Rivera AM, Strauss KW, van Zundert A, Mortier E. The history of peripheral intravenous catheters: how little plastic tubes revolutionized medicine. Acta Anaesthesiol Belg. 2005;56(3):271-82.
70. Ball C. The early development of intravenous apparatus. Anaesth Intensive Care. 2006;34(Suppl 1):22-6.
71. Wiggers CJ. Physiology of shock. New York: Commonwealth Fund; 1950. p. 121-46.
72. Shires T, Coin D, Carrico J, Lightfoot S. Fluid therapy in hemorrhagic shock. Arch Surg. 1964;88:688-93.
73. Dillon J, Lynch LJ Jr, Myers R, Butcher HR Jr, Moyer CA. A bioassay of treatment of hemorrhagic shock. The roles of blood, Ringer's solution with lactate, and macromolecules (dextran and hydroxyethyl starch) in the treatment of hemorrhagic shock in the anesthetized dog. Arch Surg. 1966;93(4):537-55.
74. Bickell WH, Wall MJ Jr, Pepe PE, Martin RR, Ginger VF, Allen MK, et al. Immediate versus delayed fluid resuscitation for hypotensive patients with penetrating torso injuries. N Engl J

Med. 1994;331(17):1105-9.
75. Bickell WH, Stern S. Fluid replacement for hypotensive injury victims: how, when and what risks? Curr Opin Anaesthesiol. 1998;11(2):177-80.
76. Shires T, Williams J, Brown F. Acute change in extracellular fluids associated with major surgical procedures. Ann Surg. 1961;154:803-10.
77. Moore FD. Common patterns of water and electrolyte change in injury, surgery and disease. N Engl J Med. 1958;258:277-85.. 325-33, 377-84, 427-32
78. Moore FD, Shires T. Moderation. Ann Surg. 1967;166:300-1.
79. Tonnesen AS. In: Miller RD, editor. Crystalloids and colloids in anesthesia. 4th ed. New York: Churchill Livingstone; 1994. p. 1598.
80. Kate Kelland. Health, Science Correspondent. Medical journals retract "unethical" research MARCH 4, 2011 /2:03 PM /8 Years ago health news. Accessed March 28th 2019.

第2章　修正的Starling理论与围术期液体管理

C. Charles Michel, Kenton P. Arkill, Fitz Roy E. Curry

摘要

Starling理论指出，血液和组织之间的液体运动是由微血管内的血浆和微血管外液体之间的晶体和胶体渗透压的差异决定的。虽然实验结果已经证实了Starling理论的普遍有效性，但当可以测量组织间液（ISF）静水压和胶体渗透压时，定量诠释这一理论变得更为困难。修正的Starling理论认为，由于血管壁对大分子具有渗透性，因此，无法实现由压力平衡产生的静态平衡。血浆和组织间液之间的胶体渗透压差取决于大多数组织的低水平滤过。血浆容量保持在一个稳定状态，从血浆到ISF的滤过丢失量与从淋巴获得的液体量大致相当。决定血液、组织间液体交换的胶体渗透压的差异取决于血管壁的超滤，也就是血管内皮细胞管腔表面的糖萼（又称多糖包被）的差异。组织中ISF胶体渗透压的平均值与具有糖萼的间质一侧的胶体渗透压平均值可能有很大差异，因为大分子被阻挡在糖萼中充水的间隙之外，而这些间隙可供水和小的水溶性物质（小孔通道）通过。大分子通过大孔通道进入ISF，大孔通道由少数内皮细胞、糖萼（大孔）或囊泡运输的开口构成。血液和组织之间液体交换速率的瞬时变化与微血管压力的瞬时变化成正比（线性关系）。相反，在所有组织中（组织间液最初都是由血浆超滤形成的），从血浆到组织的稳态滤过水平是非线性的，在低于有效胶体压差的压力范围内接近于零，在较高压力下近似于直线地急剧升高。有些组织的这一关系已被详细研究，发现其曲线为曲棍球棒形状。曲率（非线性）反映了这样一个事实，即超滤液的胶体渗透压取决于滤过速度，最终取决于静水压差。由于肺毛细血管压力低，所以在大量输注晶体液期间监测血浆胶体渗透压可能有助于避免肺水肿。

要点

1.血浆和组织间液之间的液体运动是由内皮细胞管腔一侧糖萼的静水压和胶体渗透压的压差决定的。这些压力差异与血浆和组织间液中平均压的差异不同（可能差异显著）。

2.通过糖萼的静水压和渗透压的平衡所建立的静态平衡无法维持。由于微血管壁对大分子具有渗透性，胶体渗透压差取决于糖萼的连续滤过。在大多数毛细血管和小静脉中，液体从组织中被吸收到血液中是短暂的，并在稳定状态下恢复为低水平的滤过。只有当大量组织间液由邻近上皮（如肠黏膜、肾皮质和髓质）的无蛋白质分泌时，或当组织间液稳定地流过组织时（流经淋巴结的淋巴液被淋巴结微循环吸收），才能持续地由组织向血液提供液体。

3. 当血浆和组织胶体渗透压恒定（线性关系）时，微血管壁液体转运的瞬时变化与静水压的阶跃变化成正比，但随压力变化的稳态液体转运关系是曲线形的（曲棍球棒形状）。当压力增量在0和血浆胶体渗透压Π_P之间时，稳态滤过量增加的幅度很小；但当压力达到Π_P时，稳态滤过率迅速增加，并逐渐近似于透水性。

4. 不同组织间毛细血管压力阶梯性变化后液体交换的时间长度不同。肺、肠系膜和肠道在数分钟内达到稳态，但骨骼肌可能需要30分钟以上。

5. 稳态液体滤过与微血管压力相关的曲线呈曲棍球棒形状。通过曲线预测，当微血管压力等于或高于血浆胶体渗透压时，通过静脉输注晶体溶液稀释血浆蛋白可增加液体滤过，但当微血管压力远低于此值时（如休克时），对稳态滤过率几乎没有影响。由于肺毛细血管压（P_C）较低，这就说明了为什么通过晶体输注来适度降低血浆胶体渗透压不会导致肺水肿，但将胶体渗透压降低至略高于P_C的水平可能会导致肺水肿。

引言

静脉输液治疗的历史可以追溯到第一次世界大战，当时军医们面临着大量的外伤休克伤员。输血是实验性的，难以在前线附近进行，输注晶体溶液（0.9% NaCl溶液或2% $NaHCO_3$溶液）对动脉血压的作用是短暂的。在William M. Bayliss[1]对麻醉动物进行实验后，医学研究委员会（MRC）建议对创伤休克伤员输注的0.9%生理盐水中应含有大分子溶质。作为Ernest H. Starling的合作者、同事和姐夫，Bayliss当然熟悉Starling的理论，即液体通过毛细血管壁的静水压和胶体渗透压平衡而保留在循环中[2]。1918年，7%阿拉伯树胶等渗盐溶液因其胶体渗透压和黏度与血浆相同，在伤员清理站被用于复苏伤员的静脉输注治疗。据报道，它在降低死亡率方面比单独输注0.9%生理盐水更有效。不幸的是，这些报道主要是故事性病例[3]。

尽管随后人工胶体（阿拉伯胶、明胶和葡聚糖）的不良反应抑制了它们的使用，但人们普遍认为，在没有血液可用于输注的情况下，输注含有胶体的血浆或等渗盐溶液比单独输注晶体溶液更有效。因此，令人惊讶的是，有报道称创伤和烧伤患者初始即接受晶体输注治疗时的死亡率低于使用血浆或白蛋白溶液时的死亡率。虽然给健康志愿者输注一定容积的晶体溶液比输注等量的胶体溶液会更快地离开血液循环，但在失血患者体内进行时，这种差异就不那么明显了。最早报道的结论的有效性受到了质疑，有关胶体、晶体的争议在本书其他部分探讨。

2012年，Woodcock TE和Woodcock TM[4]指出，过去30年，在理解微血管液体交换方面的进展为使用晶体输注维持患者血浆容量提供了理论基础。本章描述了这些被称为“修正的Starling理论”的基本观点。然而，在继续讨论这些最新进展之前，我们首先考虑Starling最初陈述的假设、它的证据，以及它是如何被误解的。

本章将讨论糖萼在液体交换中的重要作用，下一章将讨论糖萼的结构、渗透性和其他特性。

Starling假说及其传统解释

19世纪90年代初，Starling对淋巴形成的机制产生了兴趣。当时，人们普遍认为淋巴（组织间液）是毛细血管壁的一种活性分泌物。虽然有人提出淋巴是由血浆的超滤液形成的，但Heidenhain在1890年发表的关于淋巴分泌活跃的证据显然令人信服，Starling在Breslau（现在的波兰城市弗罗茨瓦夫）与Heidenhain共事了几个月，熟悉Heidenhain的实验和他的方法。当年晚些时候，当他回到伦敦时，开始了一系列实验，希望能更令人信服地明确分泌过程，并展示它是如何被调控的。第一组实验是与Bayliss合作进行的，Bayliss和Starling并没有提供令人信服的证据来证明淋巴是作为一种分泌物形成的，而是证明了当Heidenhain的实验被精密控制时，淋巴是由血浆通过毛细血管壁的超滤形成的[5,6]。

当时，人们认为液体可以从血浆分泌到组织中，而组织间液只能通过淋巴回流到血液中。Starling确信组织间液（ISF）是由血浆超滤形成的，现在他怀疑液体可以直接从组织进入血浆。他为此收集了各种证据，证明出血后血细胞比容（Hct）的下降既不能解释为淋巴从胸导管回流到血液的增加，也不能解释为胃肠道液体吸收的增加[2]。在麻醉犬的实验中，他用去纤维蛋白的血液灌注后肢的孤立循环，然后证明注入四肢肌肉的1%氯化钠溶液可以被循环血液吸收，而等量的血浆无法被吸收而留在组织中[2]。他对血浆的胶体渗透压进行了第一次测量，发现其值在Bayliss和他本人所估计的麻醉犬的毛细血管压力范围内。至此，他有充足的证据表明，液体可以直接从组织流入循环血液，并提出这一传输的驱动力是血浆胶体渗透压与组织间液胶体渗透压之间的压力差[2]。

框2.1引用了Starling 1896年的论文，表明了他的观点，即血浆和组织间液之间的渗透压差与通过超滤从血浆中形成组织间液所做的功成正比。他还认为他的假说是血容量调节的主要机制。

尽管Starling报道了他对血浆胶体渗透压测量方法的改进，并认识到其在限制肾小球滤过中的重要性，但他没有发表进一步的实验工作来支持他的假设。不过，他确实在自己的讲座中描述了自己的想法，并将其纳入了自己编写的生理学教科

框2.1　Starling自己的假设

"……血清对血管外液的渗透吸引将与产生血管外液所消耗的力成正比，因此，在任何给定的时间，毛细血管内血液的静水压和血液对周围液体的渗透吸引之间必须保持平衡。"

"随着毛细血管压力的增加，渗出液必然增加，直到在某个更高的点建立平衡，此时组织间隙内有更多稀释的液体，因此，有更大的吸收力来平衡增加的毛细血管压力。"

"随着毛细血管压力的降低，血管外液中的盐分会被渗透吸收，直到所吸收的蛋白质含量增加；蛋白质的渗透压和血管内血浆的渗透压之差等于降低的毛细血管压。"

"这样，我们就能解释循环液体的精确、快速调节所必需的力的平衡。"

From *E. H. Starling, J. Physiol.* 1896[2].

书中。他的假说并没有立即被接受，直到1912年，一本有影响的教科书中提到了这一假说，认为这可能是对血液-组织液交换的解释[6]。然而，一些有影响力的人物很快就被说服了。Krogh[7]在他关于毛细血管循环的Silliman讲座中，详细地讨论了Starling的假说，但他指出，自从Starling的论文发表以来，这个课题没有增加任何新的内容。

受Krogh评论的启发，宾夕法尼亚大学的一名医学生Eugene Landis，研发了一种通过直接显微穿刺法测量青蛙肠系膜单根毛细血管静水压的方法[8]。他还研发了一种巧妙的方法来估算液体：通过单根毛细血管壁的滤过率和吸收率。当他绘制通过单根毛细血管壁的液体滤过率或吸收率与毛细血管内静水压力之间的关系曲线时，他发现了一个很强的正线性关系（图2.1）[8]。当他检测到没有液体在血管壁上流动时，发现此时的毛细血管压力在以往测得的同一种青蛙血浆胶体渗透压范围内。Landis指出，他的发现可以概括为滤过率和毛细血管静水压力之间的线性关系方程[8]。使用现代符号来表示各种变量，就是：

$$\frac{J_v}{A} = L_P[(P_C - P_I) - (\Pi_C - \Pi_I)] \quad (2.1)$$

其中，J_v/A为毛细血管壁每单位面积的滤过率（+）和吸收率（-）；L_P为毛细血管壁的渗水性或渗透系数；P_C和P_I分别为毛细血管和组织间液中的静水压；Π_C和Π_I分别为毛细血管内血浆和组织间液的胶体渗透压。P_C、P_I、Π_C和Π_I通常被称为Starling压力。

这些发现是Starling假说的定性和定量证据，并立即得到认可，Krogh在其新版毛细血管专著中重写了有关液体交换和渗透性的章节[9]。在获得医学资格后，Landis前往欧洲，1928—1929年冬天，在伦敦Lewis Thomas实验室进行研究。在这里，他测量了健康志愿者指甲床毛细血管环中

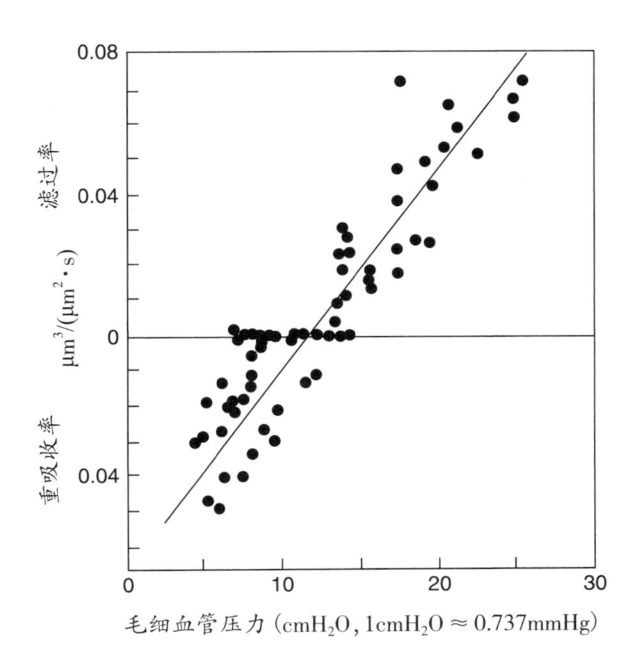

图2.1　Landis于1927年确定的通过青蛙肠系膜不同毛细血管壁的液体运动与毛细血管压力之间的关系。数据是根据《美国生理学杂志》的原始数据绘制的。（Adapted with permission of the American Physiological Society, from Michel CC, Fluid movements through capillary walls. In: *Handbook of Physiology. The Cardiovascular System.*, *vol 4*, *Microcirculation*, part 1, edited by Renkin EM, Michel CC, Geiger SR. American Physiological Society. 1984. Bethesda MA USA. Chap. 9, pp. 375–409.）

的压力[10]。当受试者的手处于心脏水平时，毛细血管环底部小动脉支的平均压力为32mmHg（1mmHg≈0.133kPa），静脉支的平均压力为12mmHg。在环尖端的中点，其平均值为25mmHg。健康志愿者血浆的胶体渗透压约为25mmHg，因此这种沿毛细血管的压力梯度与Starling的推测一致，即液体从血浆滤过进入毛细血管床小动脉端的组织，并从静脉端的组织中被吸收[11]（然而，这一结论假设组织间液的静水压和胶体渗透压均为零）。

Landis从伦敦搬到哥本哈根，并加入了Krogh的实验室。他测量了青蛙和小型哺乳动物不同组织的毛细血管压力。他再次发现毛细血管静水压值在不同物种血浆胶体渗透压值的范围内。这些发现不仅为Starling的假设提供了进一步的支持，而且还与Starling的猜想一致[11]，即当循环血浆流经微循环的动脉侧时，液体从循环血浆中流失到组织中；而当血浆流经静脉侧时，液体又被重新获得（同样，这里的假设是P_I和Π_I为零）。这个想法可以用一个图表来表示，这很快成为向医学生教授血液–组织液液体交换的标准方法（图2.2）。在一篇非常有影响力的综述中，Landis和Pappenheimer[12]试图估计微循环动静脉侧与组织之间的每日液体流量。尽管他们认识到微血管壁对大分子的渗透性有限，但他们猜测大分子在组织间液中的浓度非常低。尽管他们的数据被广泛引用，但作者本人对从中得出的结论持谨慎态度；Landis在这篇综述和他早期的著作中都清楚地意识到，在较大的动物，尤其是在人类中，组织相对于心脏的高度差异可能会使这个简单的图表变得复杂。后来的研究表明，在安静站立时，人类受试者足趾毛细血管中的P_C可能比同一个人的手指保持在心脏水平时高100mmHg[13,14]。正如Levick[15,34]所指出的那样，没有证据表明任何组织的微循环都会按照教科书的图表进行液体交换，即同时发生动脉半部分的液体滤过和静脉半部分的液体吸收，有其他作用力参与的肾髓质直肠血管可能除外。

除了直接测量动物和人类的毛细血管压力外，Landis最重要的贡献是证明了滤过率与毛细血管压力之间的线性关系。他看到了这一关系在人体生理学中的重要性，在Krogh的实验室里开发了一种容积描记仪，用于估计志愿者前臂的液体滤过率；回到美国后他继续采用这种方法，Landis和Gibbon[17]证明，静脉压的增加伴随着由微血管血液中液体超滤增加引起的组织

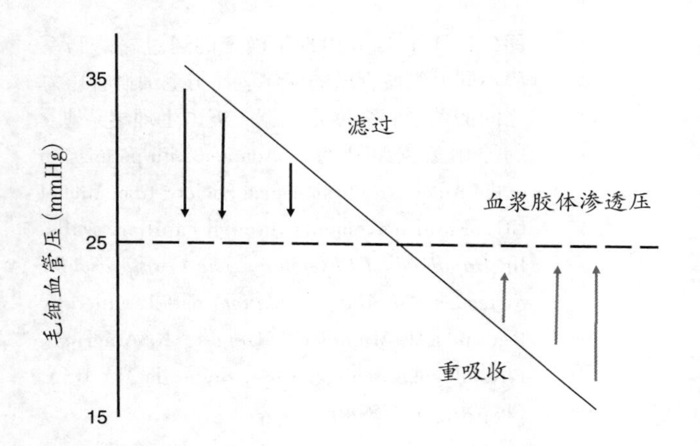

图2.2　血液–组织液液体交换的标准模型，其中滤过发生在交换血管的上游部分，此处ΔP大于血浆胶体渗透压，吸收发生在下游，此处ΔP小于血浆胶体渗透压。

肿胀率增加。如果假设静脉压增量与平均微血管压增量成比例关系，那么他们的发现与方程（2.1）中的Starling理论一致。10多年后，动静脉压与组织中平均微血管压之间的关系才被明确界定。确定这些关系使研究人员能够在整个微血管床中证明Starling理论。

微血管压力、血管阻力，以及器官和组织中的液体交换

Pappenheimer和Soto-Rivera在1948年清晰地阐明了器官或组织中平均微血管压与共存的动脉和静脉压之间的关系[18]。他们认为，如果血液流经组织的净流失率或净增加率与血流本身相比可以忽略不计，那么从动脉流入微血管床的血流量就等于流入静脉的血流量。这意味着从动脉到毛细血管的血流量等于从毛细血管到静脉的血流量。由于流经一段循环的血流量可以表示为通过该段的压力下降值与流经血管的阻力之比，因此，从动脉到毛细血管的压力下降值除以毛细血管前阻力应等于毛细血管和静脉之间的压力下降值除以毛细血管后阻力。如果P_a表示动脉压，P_C表示平均微血管压，P_V表示静脉压，Ra和Rv分别是循环的毛细血管前阻力和毛细血管后阻力，那么：

$$血流量=\frac{P_a-P_c}{R_a}=\frac{P_c-P_v}{R_v}$$

可改写为：

$$P_c=\frac{P_a+\left(\frac{R_a}{R_v}\right)P_v}{1+\frac{R_a}{R_v}} \qquad (2.2)$$

Pappenheimer和Soto-Rivera[18]对猫和犬的离体灌注肢体进行了研究，他们对这些肢体进行了连续称重，以测量体液在组织中的积聚或流失。调整动脉和静脉压力，直到肢体既没有从血液中获得液体，也没有丢失液体进入循环。他们认为，在这些条件下，肢体微循环中的平均毛细血管压力与Landis-Starling方程中的其他压力平衡［见方程（2.1）］，他们称之为等重状态。然后通过调整动脉和静脉压力，他们能够改变流经肢体的血流量，并保持肢体重量不变。他们发现在等重条件下，血液流量随着静脉压的降低而线性增加。他们认为在等重状态下，平均毛细血管压力是恒定的，利用静脉压力下降与血流量之间的线性关系，在毛细血管压力和静脉压力相等的情况下，通过将静脉压力值反向外推到零流量时的值来确定平均毛细血管压力。利用一组P_a、P_v和P_c的值，他们可以根据方程（2.2）计算R_a/R_v。知道R_a/R_v的值之后，可以根据肢体不再处于等重状态时的动脉压和静脉压计算P_c值。按照这个方案，Pappenheimer和Soto-Rivera[18]能够（在哺乳动物组织中）建立几乎所有由Starling做出的预测，还能够证明Landis在青蛙毛细血管中看到的滤过和液体吸收率与平均毛细血管压力［方程（2.1）］之间的线性关系[8]。此外，通过改变血浆中的蛋白质浓度，调整动脉和静脉压力，他们发现，防止液体净流入或流出组织所需的平均毛细血管压力与灌注液的胶体渗透压非常接近。这些结果表明，在离体灌注肢体标本中，间质静水压和胶体渗透压很小，为1~3mmHg。那时看来Starling的假设已经得到了强有力的证实。

20世纪60年代，Folkow、Mellander、Öberg及其同事的一系列研究证明了方程（2.2）的生理意义[19-21]。他们证明，在骨骼肌中，交感神经刺激增加了R_a/R_v，导致P_c下降，体液从组织转移到血液中。

渗透反射系数

A. J. Staverman[22]于1951年引入了基于稳态热力学、渗透压测量的新概念性解读。他认为，由van't Hoff方程（渗透压=RTC，其中R为通用气体常数，T为绝对温度，C为溶液中溶质的摩尔浓度）定义的溶液的完全理论渗透压（Π），只能通过完全的半透膜进行测量，即对溶质完全不渗透而对溶剂可渗透的膜。如果膜对溶质是可渗透的，则跨膜的有效渗透压差$\Delta\Pi$，降低为$\sigma\Delta\Pi$。系数σ是膜对溶质的反射系数，是溶液中溶质和溶剂通过膜的相对难易程度的量度。对于理想溶液，σ可以定义为溶液在膜上施加的总渗透压的分数，或是没有跨膜浓度梯度或以无限高的滤过率通过膜时，从溶液中分离出来的溶质分数。对于这一定义的等效解释，可以直观地理解为，将溶液的渗透压视为阻止其通过膜超滤的压力。在超滤过程中，反映在膜上游表面的溶质分子的分数代表了抑制滤过的溶液渗透压的分数（这就像Starling的观点，"血浆对血管外液体的吸引力将与产生血管外液体所消耗的力成正比"；见框2.1）。如果膜对溶质完全不渗透，但对溶剂可渗透（即真正的半透膜），则膜对溶液的渗透压σ为1.0，溶液渗透压的全部值与其超滤相反。另一方面，如果在超滤过程中，离开膜下游表面的溶液浓度与进入膜上游表面的溶液浓度保持不变，则膜作为溶液的超滤器是非选择性的，σ=0，溶液的渗透压不会阻碍其滤过。这与反射系数定义中对渗透压和超滤的假设相仿，溶液的渗透压与溶液中溶质分子的分数成正比。这只适用于"理想"溶液，但对于溶质分子大小与溶剂分子大小相当的稀溶液来说，是一个很好的近似值；即尿素、葡萄糖和蔗糖的稀释溶液，其中溶质浓度和渗透压呈线性关系。对于大分子，如血浆蛋白，其溶液的渗透压随着浓度的增加而迅速升高，渗透反射系数与超滤反射系数之间的等效性只是近似的。

因为在大多数组织的微血管壁，负责胶体渗透压的血浆蛋白的反射系数很高（≥0.9），所以在大多数情况下需要对方程（2.1）进行微小修改，即：

$$\frac{J_V}{A}=L_P[(P_C-P_I)-\sigma(\Pi_C-\Pi_I)] \quad (2.3)$$

方程（2.3）是表示微血管液体交换的一种有用方法，但严格地说，它是不准确的。血浆胶体渗透压是血浆中所有溶质的渗透压与其反射系数的乘积之和，应写为$\Sigma\sigma\Pi_i$，微血管跨壁胶体渗透压差写为$\Sigma\sigma_i\Delta\Pi_i$，下标$i$表示对有效渗透压差有贡献的单个溶质。方程（2.3）更准确地表示为：

$$\frac{J_V}{A}=L_P\left(\Delta P-\sum_i\sigma_i\Delta\Pi_i\right) \quad (2.4)$$

其中$\Delta P=P_C-P_I$。

Kedem和Katchalsky[23]对该理论的进一步发展，使人们对微血管液体和溶质交换速率、压力和溶质浓度差，以及渗透系数之间的关系有了更清晰的理解。图2.3中的两个示例，说明滤过率和微血管压力之间的关系（见图2.1）。图2.3a显示了一个实验，用两种不同的林格液灌注了单根毛细血管[24]。第一种溶液含有80g/L人血白蛋白，而第二种溶液中的白蛋白浓度仅为25g/L。当白蛋白浓度较高时，液体交换的初始速率在约30cmH_2O处与压力轴相交；当白蛋白浓度较低时，液体交换的初始速率在约12cmH_2O处与压力轴相交。位移表示两种溶液施加的有效胶体渗透压（$\sigma\Delta\Pi$）的差异。在图2.3b中，在整个实

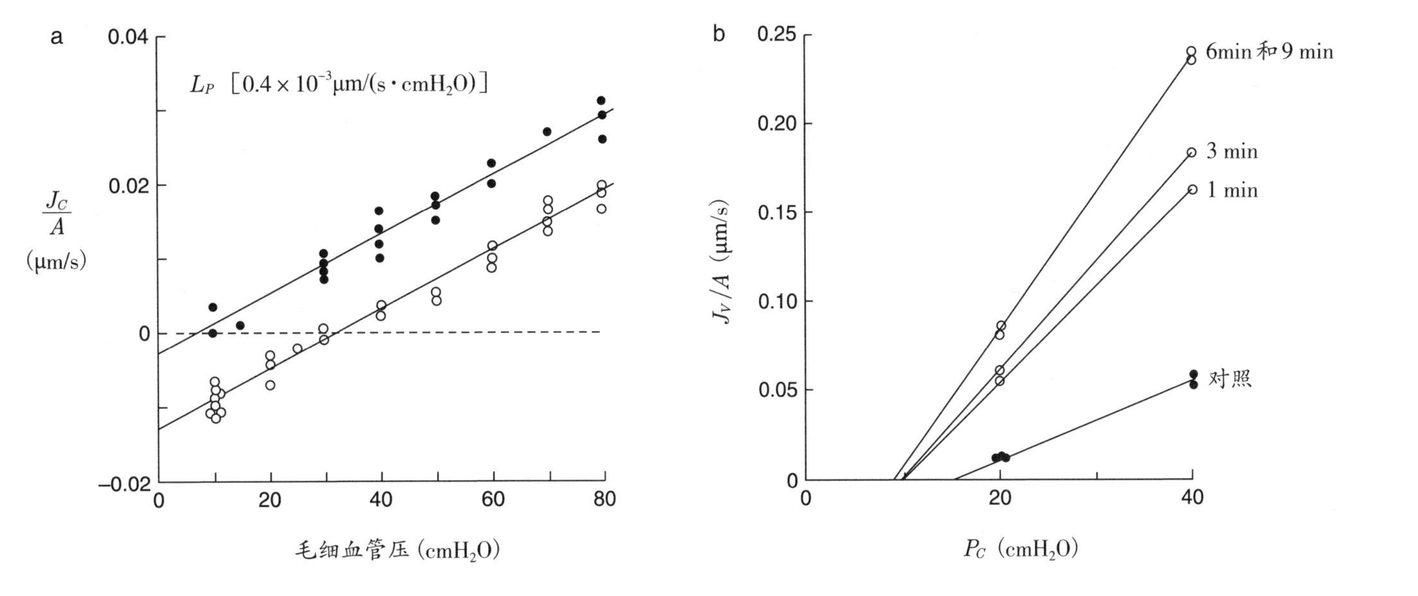

图2.3 在单根灌注毛细血管上进行的两个实验，说明了当以Landis介绍的方式绘制数据时，Starling法则的经典阐释的用途。（a）用含8%人血白蛋白的林格液（右线）和含2.5%白蛋白的溶液灌注时，单位面积液体运动（Jv/A）与通过单根毛细血管壁的毛细血管压力之间的关系。请注意，降低白蛋白浓度如何使关系曲线左移，因为抑制过滤的有效胶体渗透压降低，但关系曲线的斜率（水渗透性增加）不变。（Reprinted with permission of the Alfred Benzon, from Michel CC.The flow of water through the capillary wall. In: Ussing HH, Bindslev N, Lassen NA, Sten-Knudsen (eds). Alfred Benzon Symposium 15: Water Transport Across Epithelia. Copenhagen: Munksgaard, 1981: 268–279）。（b）在不同微血管压力（P_C）下，大鼠肠系膜微静脉壁单位面积液体过滤率（Jv/A）在组胺暴露前和暴露期间的关系变化，水渗透性和对大分子的渗透性增加。注意这是如何反映在坡度增加（水渗透性增加）和截距左移（大分子渗透性增加）中的。每行的数字是暴露于组胺的分钟数。（Reprinted with permission from Michel CC，Kendall S. Differing effects of histamine and serotonin on microvascular permeability in anaesthetized rats. J Physiol 1997. 501: 657–662.）

验过程中，用相同的溶液原位灌注一只大鼠微静脉[25]。然而，在这里，滤过率的初始测量是在控制条件下进行的。然后用组胺处理肠系膜，在随后的几分钟内，滤过率上升，其与毛细血管压力的关系曲线向左移动，表明血管壁对灌流液中大分子的反射系数降低。同时注意，滤过率与压力之间的关系斜率增加，表明透水率也增加。

反射系数的引入对解释Starling理论有着另一个重要的意义，但这一点并未立即得到认可。在此之前，人们一直认为微血管壁上的渗透压和静水压差可以达到平衡；即方程（2.1）中的压力平衡，因此液体流量为零。反射系数是一个信号，即使压力不变，也不存在平衡，但可能存在稳态。这种稳态是通过从血浆到组织间液再到淋巴液的少量且稳定的液体流动来维持的。接下来的30年里，人们都没有意识到这一点的重要性。

组织间液的静水压和胶体渗透压

在1963年以前，对毛细血管静水压的直接测量很少，其数值与血浆胶体渗透压相似，而且在肝脏和胃肠道以外的组织中，淋巴流量较低，所以假设液体通过微血管壁的净运动很少，组织间液的静水压和胶体渗透压很小。较小的正间隙静水压可能抵消了间隙胶体渗透压。在大多数组织淋巴中发现的大量血浆蛋白被认为反映了微血管静水压较低的微静脉和微静脉毛细血管周围的组织间液。将细针插入组织中尝试测量组织间液静水压的结果表明，其值接近或略高于大气压。

1963年，Guyton报道了一种新的估算组织静水压力的方法（图2.4），即通过测量积聚在胶囊中的液体的压力来估算间质静水压力，该胶囊被植入犬的皮下组织并愈合[26]。他测量的数值比大气压低2~7mmHg。在后来的实验中，他发现在长期植入犬肺的胶囊中测得的 P_I 低于大气压力9~11mmHg。虽然很快有其他实验室重复了该实验，但低于大气压（或负压）是非常有争议的，人们对它是如何产生的颇有兴趣，也有不少猜测。近几年，Scholander等人[27]研究认为，使用浸有饱和等渗盐水溶液的棉芯使组织间液与实验者的压力计接触，测得的组织间液中的亚大气压稍小一些（负值较小）。当使用servo-nul微电极技术（已开发用于测量小血管中的压力）进行直接测量时，P_I 值接近大气压，加剧了关于亚大气压是否由人工测量技术所引起的争议[28]。

可以从植入的胶囊中取出液体并分析其蛋白质含量和胶体渗透压。Aukland和

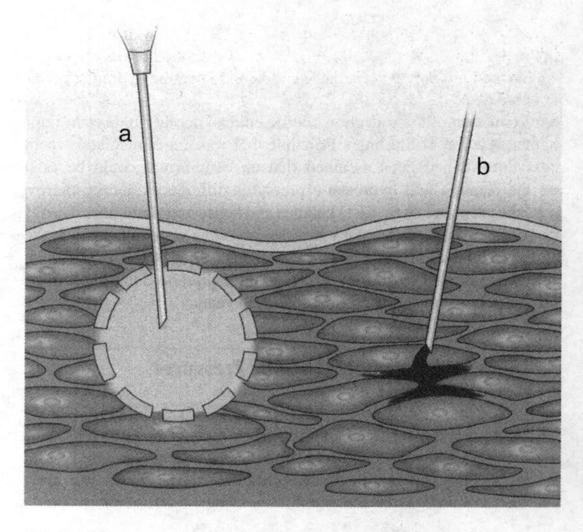

图2.4 Guyton胶囊（a）和Aukland-Reed针芯（b）测量组织静水压和平均组织胶体渗透压方法的示意图。还测量了关节腔内的组织间液静水压和胶体渗透压，并使用servo-nul微电极技术测量了组织间液静水压。（扫封面折口处二维码看彩图）

Fadnes[29]的一项详细的研究表明，植入的棉芯也可以获得组织间液蛋白质浓度。在大鼠和犬的皮下组织中，组织胶体渗透压Π_I约为10mmHg。如果血浆的胶体渗透压为25mmHg，这表明可将液体从组织转移到血浆的渗透压差仅为15mmHg。同时，低于大气压的P_I值会增加平均毛细血管压力，并增加静水压差，更利于液体从血浆到组织的滤过。直接测量的毛细血管压力，以往接近于血浆胶体渗透压，似乎是“Starling平衡”的有力证据，而现在的证据似乎表明毛细血管壁上的静水压和胶体渗透压之间的差异达到10mmHg或更大。然而，压力平衡这一概念的内涵最初被P_I测量值及其意义的争议所掩盖。

后来，根据新的P_I和Π_I的测量结果开始考虑液体交换，静息状态下少数毛细血管静水压力的直接测量值与Starling方程的其他变量之间的不一致性导致了这样一种观点的出现，即决定液体交换的平均毛细血管压力在微血管床的小静脉段远端下游，而不是在毛细血管中段水平[30-33]。这一概念得到了Chen等人[31]的支持，他们通过估算认为，为平衡毛细血管和组织间液之间的静水压和胶体渗透压，当$\Pi_C>$ 20mmHg时，犬四肢的平均毛细血管压必须低至12.2mmHg。然而人们观察到，随着组织间液容积的小幅度增加，P_I迅速上升至零（大气压），并随着组织间液容积的增加维持在零，也只有在组织明显水肿后，P_I才显著上升到零上。这一点，再加上较早的观察，即进入组织的滤过增加伴随着淋巴流量的增加和淋巴蛋白浓度的降低，导致了这样一种观点，即间质静水压和胶体渗透压的变化起到了减少水肿形成的作用[31-33]。

Levick在1991年发表的一篇综述中，对平均微血管压的低值可以平衡Starling方程的其他压力的观点提出了质疑[34]。在那时，已经在许多不同的组织中测定了组织静水压和胶体渗透压的值，在某些情况下还同时测定了小静脉压或静脉压。Levick估计了平均微血管静水压$P_C(0)$，通过重新排列方程（2.3）来平衡血浆胶体渗透压和组织压，即：

$$P_C(0)=\sigma(\Pi_C-\Pi_t)-P_t \qquad (2.5)$$

然后他将这些$P_C(0)$值与静脉压或小静脉压的测量值进行了比较。他的发现补充了一些附加值，图2.5中显示了P_V与$P_C(0)$的关系图[34]。只有在肠黏膜和肾脏，这两个专门向循环输送液体和溶质的组织中，P_V值$<P_C(0)$的估计值。在其他组织中，P_V值高于$P_C(0)$有显著的液体滤过率。在大多数组织中，毛细血管和小静脉的血管内皮是连续的（无窗孔），并且在已经估计了透水性的情况下，可以使用图2.5所示的压差来计算最小液体滤过率。而这一滤过量远超在这些组织测量到的淋巴流量。事实上，这种差异如此之大，以至于解释它的假设被称为“修正的”Starling理论[6,35,36]。它包括对微血管通透性和微血管液体交换的更仔细的观察。

血浆和组织之间的稳态液体交换

Starling理论的扩展由两个组成部分。首先是对稳态条件下液体交换与微血管压力关系的认识。第二个组成部分是一个假设，假设组织（例如，肌肉）中的滤过率远低于毛细血管静水压和血浆胶体渗透压的平均值，以及组织间液静水压和胶体渗透压的平均值预测的值。在本节中，考虑稳态关系。

早些时候有人指出，反射系数的概

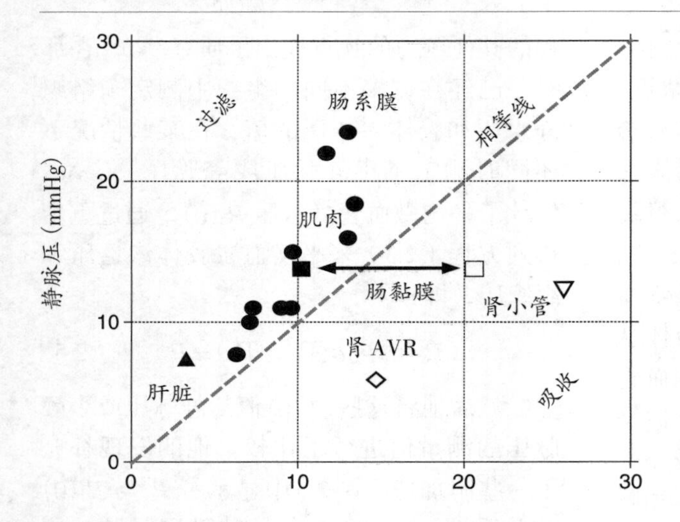

图2.5　不同组织静脉和小静脉中的静水压力与这些组织中阻碍液体过滤的压力之和的关系图。如果点位于相等线上，则会出现Starling平衡。基于大多数组织的数据的点位于这条线之上，表明液体过滤到组织中的显著水平。在吸收过程中，只有代表肾皮质、髓质和肠黏膜的点位于线下。请注意，当处于非吸收状态时，肠黏膜的点是位于线上方的。（Reprinted with permission from Levick JR，Michel CC. Microvascular fluid exchange and revised Starling principle. Cardiovascular Res. 2010; 87:198–210.）

念意味着人们不能再考虑通过微血管壁达到平衡的静水压和渗透压的差异。如果微血管壁对蛋白质和水都是可渗透的，那么唯一能达到的真正的平衡就是膜上的静水压或蛋白质浓度无差异（因此，渗透压也无差异）。如果血浆中的压力越高，微血管壁的静水压就越大，血浆中的液体就会被滤过到组织中，如果水分子比蛋白质分子能更快地通过微血管壁，则会产生跨膜血浆蛋白的浓度差。浓度差的存在刺激溶质从血浆到组织间液的净扩散，因此，浓度差的维持涉及水分子滤过（对流）和溶质的对流传输和扩散之间的持续竞争（框2.2）。它需要液体恒定地从血浆流入间质空间，以维持微血管壁上胶体渗透压的差异。如果静水压差保持恒定足够长的时间，则会产生稳态浓度差，其值由滤过率（及其与静水压差的关系）和微血管壁对水和大分子的相对渗透率决定。

Starling（见框2.1）认为，微血管壁上静水压差的增加会导致血浆中液体进入组织间隙的滤过增加，使血浆中的蛋白质浓缩，并稀释组织间液中的蛋白质，从而提高渗透压差，对抗滤过。这反过来又抑制了滤过速度，直到静水压和渗透压相等时滤过停止。Starling相信在这个阶段会达到一个新的平衡，但如果大分子在微血管壁是可渗透的，这种新的平衡不可能出现。

在没有持续滤过的情况下，大分子的扩散会消散其浓度差，降低胶体渗透压差，使滤过再次增加。然而，当微血管壁上的静水压存在一定差异时，胶体渗透压的稳态差异会使滤过率最小化。大分子的反射系数σ在大多数毛细血管壁上都很高，当ΔP低于有效渗透压差$\sigma\Delta\Pi$时，稳态下的滤过可能非常少。

图2.6a显示了当血浆浓度恒定时，通过微血管壁的滤液中蛋白质浓度随滤过率变化的方式。由于微血管壁对大分子的反射系数很高（≥0.90），随着滤过率的增加，滤液中的蛋白质浓度首先迅速下降，然后趋于稳定，接近血浆浓度的1/10以下，接近（1－σ）乘以血浆浓度。本章附录中给出了从第一法则推导出的曲线，该曲线

框2.2　扩散和对流

扩散是最初被限制在系统某一部分的分子能够通过它们的热运动在整个系统中分布的过程。因此，在部分区域浓缩的水溶液中，溶质和水分子的随机动力学导致溶质从最初浓度高的区域净运动到最初浓度低的区域，与水分子交换位置，显示出相反方向的净运动。本质上，这是一个分子尺度上的混合过程，因此浓度梯度消散，浓度在整个系统中变得均匀，而容积不变。在这种情况下，对流是指溶液从系统的一部分到另一部分的净运动（溶质和水一起运动）。它有时被称为“整体流动”或“溶剂拖动”。

显示了其对微血管壁通透性的依赖性。

图2.6b显示了当血浆蛋白浓度在稳态条件下保持恒定时，微血管跨壁的有效渗透压差如何随滤过率变化。如图2.6a所示，有效渗透压差上升到刚好小于血浆渗透压的最大值。因为有效渗透压差$\sigma\Delta\Pi$取决于滤过率，而滤过率又取决于静水压和胶体渗透压之差（$\Delta P-\sigma\Delta\Pi$），因此液体运动和ΔP之间的稳态关系不遵循方程（2.3）、图2.1和图2.3中所示的简单线性关系。根据基本理论预测的稳态曲线有明显的曲度，如图2.7a所示[38]。

该曲线首次发表在一篇综述中，作为解释文献中报道的测量方法，与20世纪80年代早期对Starling理论的解释不一致[32]。它明显背离了对Starling理论的传统解释

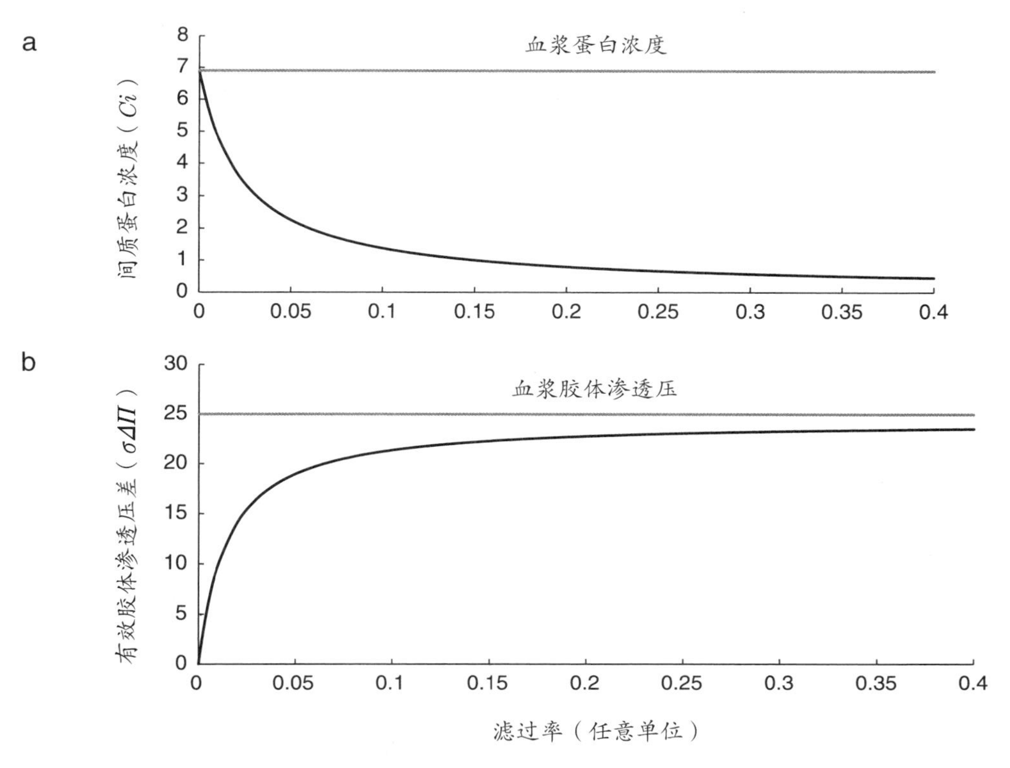

图2.6　改变过滤速度的效应：（a）对稳态间质蛋白浓度的影响和（b）微血管跨壁的有效胶体渗透压差$\sigma\Delta\Pi$。注意$\sigma\Delta\Pi$在较高的滤过率下是如何达到稳态的。

（见图2.2），它预测在肌肉、皮肤和结缔组织等组织的微循环中不可能有液体的稳态吸收，而在这些组织中，组织间液完全是由血浆的超滤液形成的。这也与Starling理论的经典图表不一致，在Starling理论中微循环动脉侧有稳定的滤过，静脉侧有稳定的液体吸收。

它的一般形式在单灌注微血管的实验中得到了证实，其中大多数变量可以合理地进行控制（图2.7b）[37,39]。研究结果也遵循了微血管压力阶跃变化至稳态值后，液体交换的瞬时变化的时程。这里强调了进行实验研究以检验理论的重要性，虽然实验能够确定液体交换与微血管压力之间的稳态关系的形状及其与瞬时变化的关系，但他们还发现，液体交换从初始值到稳态值的变化比预期的要快得多。这意味着在交换血管外侧邻近液体的胶体渗透压比整体组织间液更快地达到其稳态值。当时人们认为，相对较短的瞬变过程是由于血管周围液体中的蛋白质与其他组织间液缓慢平衡的结果。另一种可能是组织静水压发

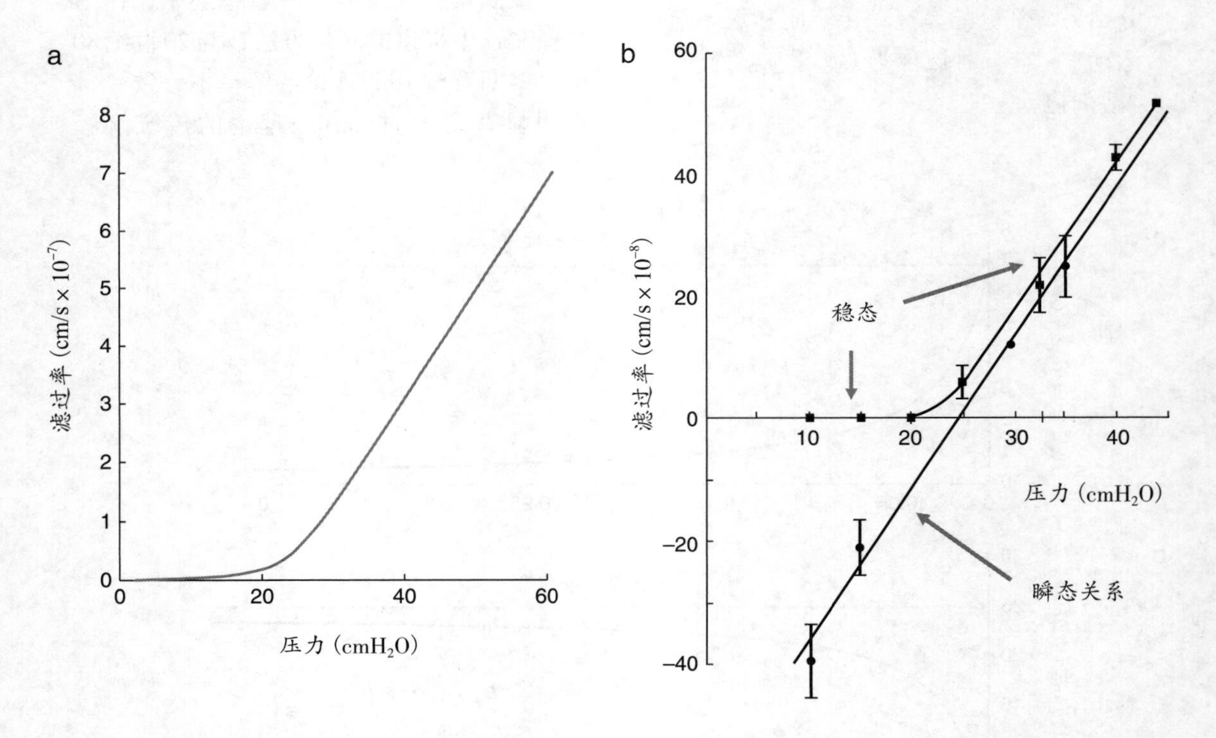

图2.7 （a）液体滤过率与微血管跨壁静水压差之间的稳态关系。在低压下，稳态过滤仅随压力的增加而略有增加，但随着压差接近有效胶体渗透压时，滤过率急剧上升，然后随压力的增加而线性增加。这个线性关系区域在图2.6b中的$\sigma\Delta\Pi$变得几乎恒定时发展而来。（b）在单支肠系膜毛细血管灌流实验中，研究了单位壁面积滤过率与毛细血管压力的瞬态和稳态关系。在这个实验中，容器最初在高压（40cmH$_2$O）下灌注，在这个压力下测量滤过率，然后在压力降低到较低水平后不久测量滤过率。在每个压力下灌流5~10分钟后，通过测量在同一容器中的滤过率来确定稳定值。（Reprinted with permission from Michel CC，Phillips ME. Steady state fluid filtration at different capillary pressures in perfused frog mesenteric capillaries. J Physiol. 1987; 388: 421–435.）

生了快速变化，但在暴露的青蛙肠系膜中，这似乎是最不可能的，因其是用林格液连续冲洗的。后来的实验表明，在青蛙和大鼠的暴露肠系膜和灌注肠系膜中，当在微血管近外方使用抗压微电极servo–nul系统直接测量时，滤过率和吸收率的巨大变化伴随着 P_I 的微小变化[39]。液体交换和毛细血管压力之间的线性瞬态关系到非线性稳态关系的变化如图2.7所示。

可以认为描述液体交换速率与 ΔP 之间的曲线稳态关系的每个点与另一个描述压力升高或降低时液体交换率的瞬时增加的线性关系是一致的，这有一定用处。如图2.8所示，实心曲线表示稳态关系，平行虚线表示瞬态关系。当平均静水压差接近然后超过血浆胶体渗透压时，稳态关系曲线急剧向上弯曲，随着 ΔP 的进一步增加，关系变得线性并几乎平行于瞬态关系。如图2.6所示，在这个阶段中，超滤液中血浆蛋白的浓度和跨血管壁的有效渗透压差几乎保持不变。在图2.8中，可以追踪当 ΔP 突然降低并保持足够长的时间以建立新的稳定状态时，组织中的液体交换是如何变化的。从稳态曲线上的A点开始，压力下降会立即将液体交换从低滤过水平转移到组织快速吸收液体的B点。然后，当在较低压力下建立新的稳态时，液体吸收沿箭头在恒定 ΔP 处减少到C点，此时达到 $\sigma\Delta\Pi$ 的稳态值，与 ΔP 的新水平一致。如果现在将 ΔP 升高到其初始值，则滤过率立即增加到D点，远远高于初始稳态水平，但随着较高的滤过率增加了 $\sigma\Delta\Pi$，又会将滤过率降到较低的A点。

达到液体交换新稳态的速率因组织而异。在肺血管床，随着平均毛细血管压力的变化，液体交换率的变化在1~2分钟内衰减到新的稳态值。在这里，$\sigma\Delta\Pi$ 的化随着 P_I 而变化，P_I 的变化在大气中变得更接近大气压（负值更小），以缓冲 P_C 的上升，而在 P_C 下降时变得更负。在骨骼肌中，初始 P_C 已被调整为无法检测到循环血液和组织之间的液体交换，随后 P_C 逐步降低，从组织中会快速吸收液体，接着吸收慢慢减少，到30分钟或更久之后检测不出。

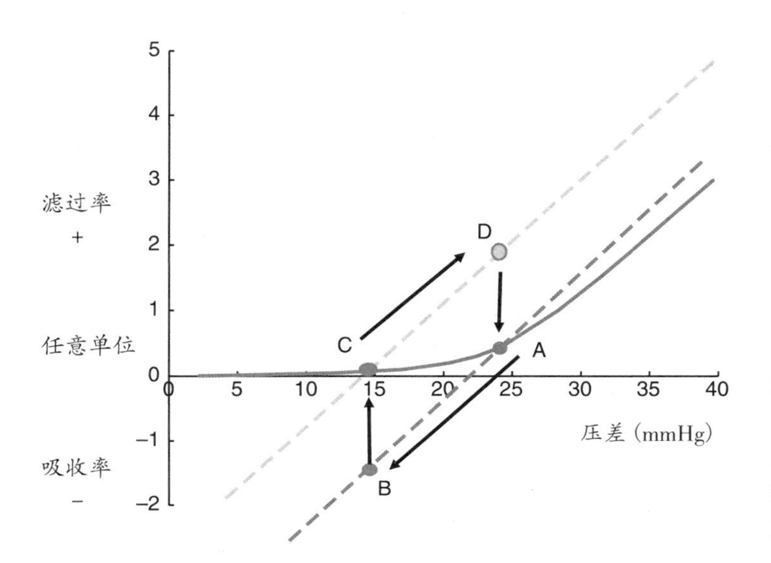

图2.8　液体运动与跨毛细血管静水压差（实线）之间的稳态关系，以及静水压阶跃变化后液体运动的瞬时变化。虚线表示瞬时关系（见正文）。

特殊组织的稳态液体摄取

到目前为止，只考虑了那些组织间液完全是由微循环血浆超滤液形成的组织，得出的结论是，不可能有连续（稳态）的液体从间质空间直接吸收回血液。如果要避免组织水肿，微血管滤过引起的间质净积液必须通过等量淋巴组织的引流来平衡。在肾皮质、髓质和肠黏膜等组织中，液体不断被吸收进入微循环。在这些吸收组织中，微循环靠近上皮细胞，上皮细胞分泌一种无蛋白溶液进入组织间液，作为组织间液的主要成分。从图2.5中可以看出，只有在这些组织中，Starling压力有利于液体的吸收，而在小肠中，只有在吸收阶段才是如此。当液体被吸收到循环中时，邻近上皮的无蛋白质分泌似乎阻止了蛋白浓度的升高（图2.9）。上皮向ISF分泌无蛋白液体的速率越高，则Π_I越低，这会增加$\sigma\Delta\Pi$，从而增加液体摄取。在肾皮质和肠黏膜中，淋巴流量随着血液吸收率的增加而增加，从而防止蛋白质在ISF中积聚，进而通过微循环将液体持续稳定地吸收到血液中。当肠上皮不再吸收液体并因此不再向ISF中分泌无蛋白液体时，微循环中的液体吸收恢复到低滤过水平（见图2.5）。

在肾髓质中，没有淋巴管。在这里，组织蛋白被直接带回到血液中，液体被吸收到上升的血液中。这一过程应使组织蛋白浓缩，但由于集合管上皮细胞和Henle袢的粗升支段持续分泌无蛋白液体，浓缩过程受到阻碍[40-42]。

图2.9 稳定的液体摄取也发生在淋巴结的高内皮微血管中[43]。在这里，组织间液是淋巴，它的流动使蛋白质浓度保持在足够低的水平，使微血管壁的跨壁有效渗透压差大于反向的静水压梯度［方程（2.3）中的$\sigma\Delta\Pi > \Delta P$］。

哪种有效胶体渗透压差与液体交换有关？

稳态液体交换有助于理解骨骼肌等组织中液体交换平衡状态也是一种滤过。然而，这并不能解释肌肉之类组织中，为什么即使用静脉压代替平均毛细血管压，仍存在高水平的净滤过，净滤过可用血浆渗透压和组织（如肌肉）间质静水压和胶体渗透压的平均值根据方程（2.4）计算。在瞬时条件下，决定净液体交换的有效渗透压不是血浆和组织间液体之间的平均压差，而是微血管壁超滤结构的静水压和渗透压差。在血浆蛋白的平均间质浓度不受毛细血管超滤液成分影响的实验中，Π_I的平均值与内皮超滤系统组织侧形成的超滤液的胶体渗透压之间可以保持稳态差异[16]。然而，在生理条件下，皮肤和肌肉等组织的组织间液来自毛细血管滤液，这很难解释跨微血管滤过结构的$\sigma\Delta\Pi$值与稳态条件下由组织间液和血浆平均值计算所得值之间的巨大差异（见图2.5）。这个问题的建议解决方案来自微血管对大分子通透性的特质。

60年前人们已经认识到，大多数水和水溶性小分子可以通过一种大分子不能通过的途径穿过微血管壁。这一通路被称为“小孔通路”，它对不同分子大小的水溶性分子的渗透性可以被模拟为穿越由3.5nm和5nm半径的圆柱形小孔穿透的膜的扩散和对流。这些小孔现在已被确定为是构成内皮管腔表面糖萼的基质纤维分子之间充满液体的空间。在穿过未开窗的内皮细胞

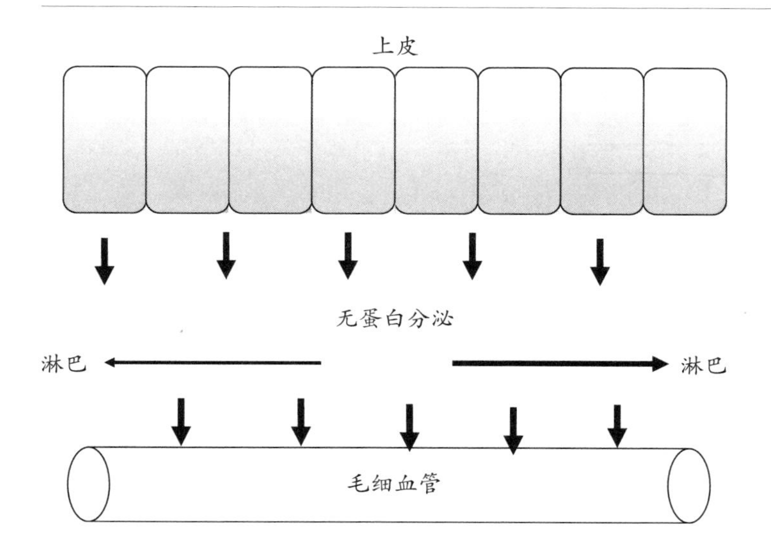

图2.9　说明了如何通过邻近上皮向组织空间分泌无蛋白液体来维持肠毛细血管、肾皮质和髓质中液体的持续摄取。通过这种方式，可以防止组织间液中的蛋白质浓度升高，从而维持微血管跨壁的有效胶体渗透压差，而液体的摄取依赖于微血管跨壁的胶体渗透压差。

糖萼后，超滤液流经细胞间缝隙，通过紧密连接链中偶发的断裂进入基底膜。为了解释微血管壁对大分子的通透性，提出了第二个半径为15~30nm的数量非常少的大孔群，被称为“大孔通路”。

对于“大孔通道”是通过对流携带大分子和小分子的充满水通路，或它们的作用是通过胞吞转运发挥的，一直存在很大的争议。毫无疑问，某些血管中的某些大分子（例如，脑毛细血管中的转铁蛋白）具有特定的跨内皮转运机制，但许多大分子（包括最丰富的血浆蛋白）的通过随净滤过增加，与对流转运一致，并符合与它们的分子大小和所带电荷相关的一般模式（框2.3）。

通过对血浆蛋白质浓度及组织间液平均蛋白浓度推断透过毛细血管壁的胶体渗透压差，假设通过小孔和大孔进入内皮细胞组织侧的溶液已经进行了充分混合。然而，有效渗透压是施加在作为超滤器的血管壁的膜组件，即糖萼上的压力。人们意识到，如果可以阻止大孔与小孔的溶剂在通过糖萼后立刻混合，有效的跨壁胶体渗透压差会增加，因为交替反射系数较高的通路上的蛋白浓度差异会更大。图2.10显示了这种差异应如何随净液体滤过率而变化。值得注意的是，虽然通道分离后$\sigma\Delta\Pi$仅增加4mmHg（提高了20%），但重要的区别是，较高的滤过率曲线下，血浆胶体渗透压提高了75%。这里的有效渗透压差近似于血浆胶体渗透压。

如何实现两条通路下游流出物的分离？Levick的分析[34]所揭示的压力平衡偏差在那些内皮细胞连续（无窗孔）的微血管中最为显著。Michel[6]和Weinbaum[44]

框2.3　内皮细胞的水通路

还有一种水分子通路，是在连续（无窗孔）内皮细胞的内皮细胞膜上的水孔蛋白通道。占总水力渗透率的10%以上，但到目前为止其证据不是很确切。此外，由于它对水溶性小分子和离子是不可渗透的，因此，当液体的净流动由较小的静水压力梯度驱动时，这一通路的作用尚不清楚。

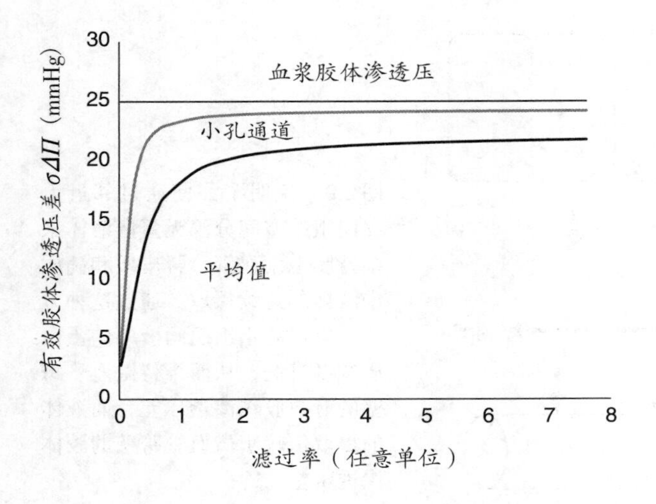

图2.10 骨骼肌微血管有效渗透压差与液体滤过率之间的稳态关系，比较平均值与通道通过小孔（糖萼）的值。注意，通过小孔通道（糖萼）观察到的有效渗透压差比平均渗透压差更接近血浆胶体渗透压。穿过小孔的 $\sigma\Delta\Pi$ 和 ΠP 之间的差值是平均值的1/4。

分别提出了相同的分离液体流动的可能机制。血浆超滤液是流经管腔内皮表面的糖萼形成的，必须通过内皮细胞间隙紧密连接链中少见的断裂，经过曲折的路径，才能到达其腔外表面和基底膜（图2.11）[38]。大孔通道的结构等效物可能是非常罕见的开放性细胞间隙，或由直接穿过内皮到达其腔外表面的融合囊泡形成的通路。从血浆中通过这些通道的大分子可能会到达基膜并与那里的液体平衡，其中大部分在通过完整的细胞间缝隙之前已经通过糖萼滤过。在没有流经缝隙的情况下，血浆蛋白可以通过紧密连接处的裂口扩散到糖萼底部。但计算表明，即使存在通过细胞间缝隙的低水平滤过，例如，可能由于 ΔP 的差异仅为1cmH$_2$O，蛋白质（例如，人血白蛋白）也不太可能从基底膜扩散到紧密连接处以外。这是因为滤液在离开糖萼底部时，其流速被放大了很多倍，滤液呈漏斗状通过连接链的断裂处形成紧密连接。这些开口大小不超过具有连续内皮的渗透性最强的微血管裂缝长度的10%，在哺乳动物骨骼肌中，连接链的冷冻结构研究表明，开口的通道占比接近1%，在这里液体进入和离开细胞间缝隙时，流速会增加100倍。对这种效应的详细模拟表明，蛋白质向糖萼底部的反向扩散的可能性比最初粗略计算表明的更小。图2.12[45]总结了这一假设。

在这个假设提出后不久，Curry提出一个实验来检验它。如果间质空间中含有与血浆中相同浓度的蛋白质，则只有当微血管压力低于血浆胶体渗透压时，才会影响通过毛细血管壁的滤过率。这很快就得以证实，首先是青蛙肠系膜的单根灌注毛细血管[46]，然后是大鼠肠系膜小静脉[47]。Adamson等人的实验（图2.13和图2.14）[47]，首先用无蛋白林格液（超流液）冲洗肠系膜的外表面，然后通过微量移液管将含有5%人血白蛋白的林格液原位灌注单根微血管。据此测定了液体滤过率与微血管压力之间的关系，并测定了对抗滤过的溶质所产生的有效渗透压。

图2.14将超灌流液改为含荧光标记白蛋白，而其他成分与灌流液一致的液体，可以监测其在组织中的存在。当灌注毛细血管周围白蛋白的荧光强度达到与血管内白蛋白浓度相同的水平时，重新测定液体

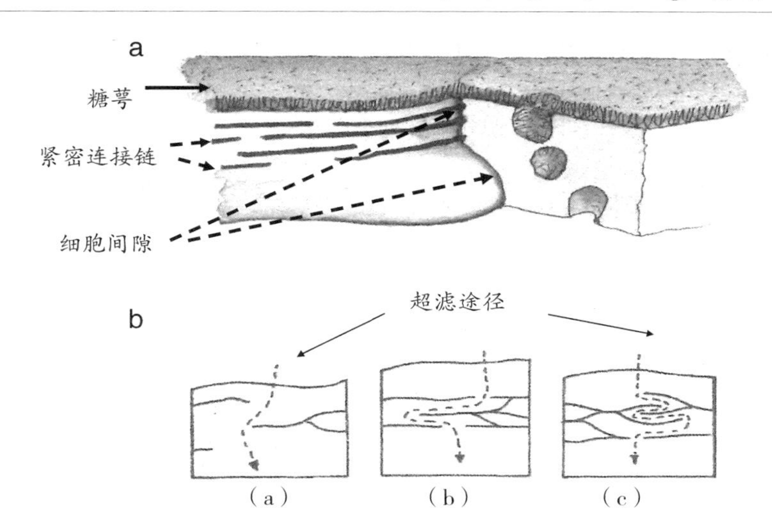

图2.11 图示内皮细胞间隙内的超微结构，以及水和小分子亲水性溶质通过糖萼的途径。(a)前景中的部分单元格已被移除，以显示间隙内部。注意连接链和通过其中断裂的潜在途径。(b)超滤液流经排除大分子的糖萼后，进入细胞间隙的管腔部分，并转移到第一条紧密连接链断裂的地方。带箭头的虚线表示不同毛细血管中通过细胞间隙的潜在途径：(a)肠系膜毛细血管；(b)心肌毛细血管；(c)骨骼肌毛细血管。[Reprinted with permission from Michel CC. Exchange of fluid and solutes across microvascular walls. In: Seldin DW, Giebisch G (eds). The Kidney: Physiology and pathophysiology. Vol 1. 2000. Philadelphia, Pennsylvania, USA: Lippincott, Williams & Wilkins. 2000: p 61–84.]

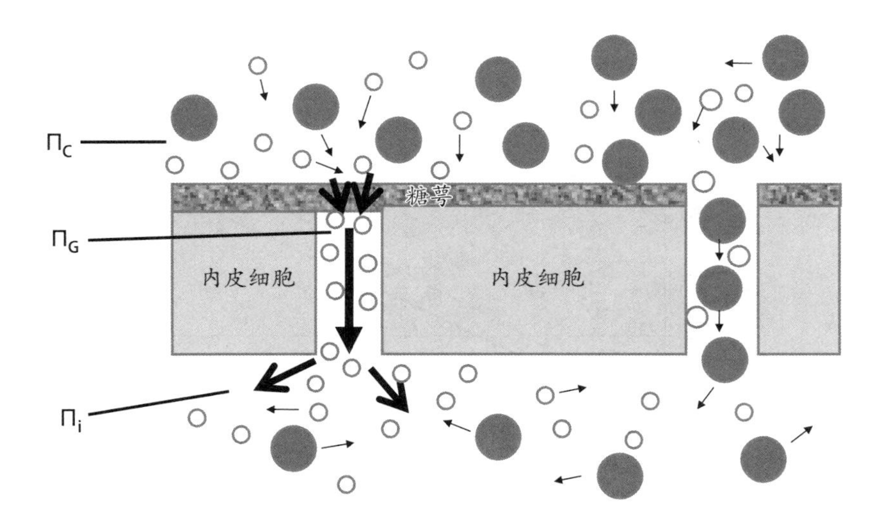

图2.12 具有连续(无窗孔)内皮的微血管壁间液体和蛋白质交换示意图。小的空心圆代表水分子；大实心圆圈代表蛋白质分子，血浆显示在内皮上方，组织间液显示在下方。水通过滤除蛋白质(小孔)的糖萼后，通过细胞间缝隙(左图)穿过内皮细胞。蛋白质穿过糖萼开口下方图片右侧的大孔。大孔隙相对较少(每10 000个小孔隙中有1个)。箭头的粗细和长度表示分子的平均速度。由于细胞间缝隙中的水分子的速度被放大了1~4个数量级，它阻止蛋白质分子从缝隙向上扩散到糖萼的底部。(Reprinted with permission from Michel CC. Microvascular fluid filtration and lymph formation. In: Santambrogio L (ed). Immunology of the lymphatic system. New York: Springer,2013: p 35–51.)

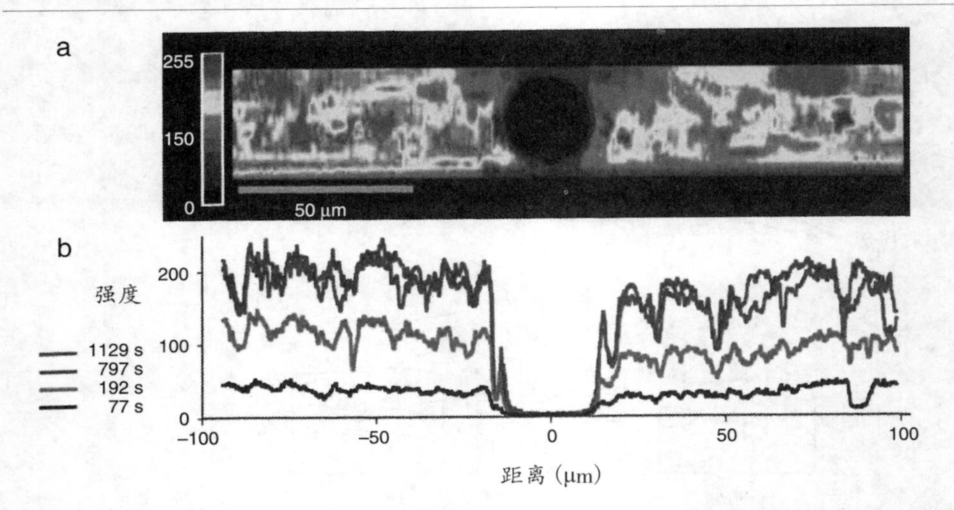

图2.13 将荧光标记的白蛋白加入超流液后，大鼠肠系膜微静脉周围不同时间的人血白蛋白浓度梯度。（a）血管和周围组织横切面的荧光图像。使用与超流液中标记白蛋白浓度相同的未标记白蛋白溶液进行血管内灌注，显示为黑圈。（b）从（a）中所示的图像中获取的强度曲线，显示了组织中的浓度是如何随时间增加的，需要12~20分钟才能达到稳定状态。结果表明，在离血管腔1μm范围内，间质白蛋白浓度与超流液中白蛋白浓度相等。（Reprinted with permission from Adamson RH, Lenz JF, Zhang X, Adamson GN, Weinbaum S, Curry FE. Oncotic pressures opposing filtration across non-fenestrated rat microvessels. J Physiol. 2004; 557: 889–907.）（扫封面折口处二维码看彩图）

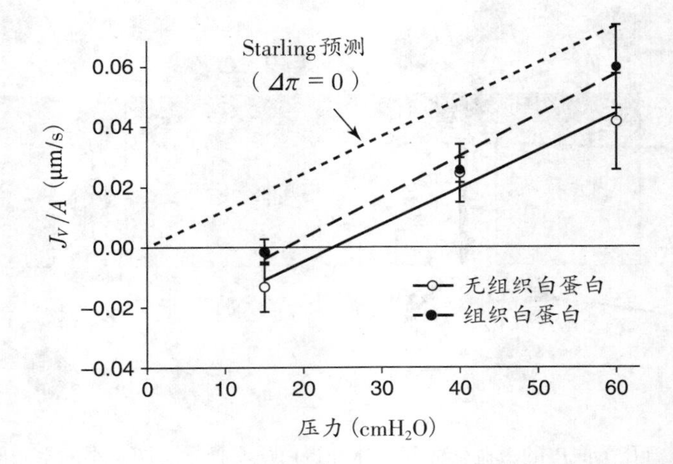

图2.14 当冲洗肠系膜表面的超流液不含白蛋白（空心圆圈），白蛋白浓度与灌注血管的溶液（实心圆圈）中的白蛋白浓度相同时，大鼠小静脉的滤过率与灌注含血清白蛋白（50 mg/mL）溶液的微血管压力之间的瞬态关系。当跨血管壁的白蛋白浓度似乎没有差异时，进行滤过率的测量。Starling理论的经典解释可以预测这种关系应该通过图形的原点。Jv/A =0时的大截距表明相当大的胶体渗透压仍然阻碍过滤。（Reprinted with permission from Adamson RH, Lenz JF, Zhang X, Adamson GN, Weinbaum S, Curry FE.Oncotic pressures opposing filtration across non-fenestrated rat microvessels. J Physiol. 2004; 557: 889–907.）

滤过率与微血管压力之间的关系。在这些条件下，人们可能会认为对抗血管滤过的有效渗透压现在为零。然而测得的压力比灌流液的胶体渗透压高出数个cmH_2O，与超流液不含蛋白质时相比，对抗滤过的有效渗透压只低了一点点。此外，如图2.14所示，当微血管压力降至较低水平时，滤过率的瞬时变化保持不变。只有当血管在低水平灌注几分钟后，与滤过相反的有效渗透压才会降低。实验清楚地证明了跨微血管壁的有效渗透压差与组织间液的平均胶体渗透压无关。此外，滤过率随压力的变化与Michel-Weinbaum假说的预测完全一致，并强调其假说可以解释低滤过率与局部淋巴流动一致。

这一系列实验也证实了稳态理论的有效性，并且与Michel和Phillips[37]的早期实验一样，他们发现如果涉及整个组织间液与微血管滤液平衡，从瞬态到稳态液体交换的转变发生得比预期要快得多。肠系膜微血管的电镜观察显示，这些血管被周细胞紧密包裹。有人认为，内皮细胞和周细胞之间的狭窄空间作为一个隔室或“微区”，与毛细血管滤液迅速平衡，迅速增加建立新稳定状态的速率[48]。

应被遗忘的图

用于说明Starling理论的流行教科书图表描绘了沿毛细血管的压力线性下降，其动脉端的压力值在35mmHg范围内，静脉端的压力值约为15mmHg（图2.15a）。这条倾斜的线穿过水平线，水平线表示血浆的胶体渗透压为25mmHg。当压力>25mmHg时，在两条线之间的空间，一系列向下的箭头表示液体从血管滤过到组织；在毛细血管的后半部分，压力<25mmHg时，箭头指向上方，表示从组织中吸收了液体。这张图表能够帮助医学生理解血液组织间液交换。虽然这张图很吸引人，但它暗示了一些没有实验证据并且可能永远不会正确的事情。

该图意指其代表的是典型微循环（如皮肤或肌肉的微循环）中的净液体运动。没有证据表明在这些微循环中滤过和吸收同时发生（见下文），其所暗示的交换血管在微循环的动脉和静脉末端数量相等，并且对液体和大分子具有相同的通透性在大多数血管床中也是不典型的。小动脉、小动脉毛细血管、中毛细血管和小静脉都被认为与溶质的血液组织交换有关。在小动脉中，交换可能仅限于呼吸气体，而液体交换发生在下游几乎所有其他交换血管中。中毛细血管比动脉毛细血管多，导致可供交换的血管壁表面积增加。当移动至小静脉毛细血管时，血管半径增大，交换面积进一步增大。在大多数组织中，小静脉中，小静脉通过增加直径代偿血管数量的减少来维持血管壁表面积。这有两个明显的后果。首先，静水压在小动脉到中毛细血管的路径上下降最大，当通过微血管床流向静脉时，静水压下降的幅度逐渐减小，这在肠系膜和骨骼肌的微循环中得到了非常清楚地证明[49]。其次，可供交换的面积增加意味着即使所有交换血管的透水性相同，微循环静脉端血管壁上的微小压力差异对液体交换的净影响也大于动脉端。此外，在单支血管中测量L_P时，静脉毛细血管和小静脉中的L_P值高于上游血管中的L_P值。如果在大多数微血管床中存在这种L_P的动静脉梯度，它将随着交换面积的增加而增加，这与先前得出的结论一致，即微血管液体交换主要发生在静脉毛细血管和小静脉区域。

图2.15a的一个明显错误是它忽略了组织间液的胶体渗透压Π_I。但Π_I不能被视为可以从血浆胶体渗透压中减去的一个常数。对于修正的Starling理论，影响液体交换的胶体渗透压差是穿过糖萼的。这随滤过率而变化，最终取决于跨血管壁的静水压差。如我们所见，糖萼下面的胶体渗透压可能与ISF的平均胶体渗透压有很大的不同。为了说明骨骼肌等微循环的这一点，图2.15b中绘制了静水压差ΔP和有效胶体渗透压差$\sigma\Delta\Pi$与小动脉毛细血管到大静脉距离的关系。上面曲线显示为ΔP的非线性下降，下面曲线为$\sigma\Delta\Pi$，估计液体交换的稳态条件。虽然差值（$\Delta P-\sigma\Delta\Pi$）最初>10mmHg，但很快就减小到1mmHg，并继续下降到更低。从血浆到组织的压力驱动液体的最大差异出现在小动脉毛细血管中，其对微血管床的交换面积贡献最小。可能因为它们的L_P值也最低，因此，液体从血液到组织在这部分微循环的净运动相对较小。正如图2.15c所示，当血浆流经微血管床时，血浆中的液体滤过水平较低且几乎恒定。

低水平的滤过代表了肌肉等组织微循环的稳定状态。当受试者仰卧位，P_C在15~35mmHg范围内时，肌肉组织中的滤过水平预计会很低，但健康受试者白天大部分时间都是站立、坐着和行走，此时他们身体的大部分位于心脏水平以下，P_C是可

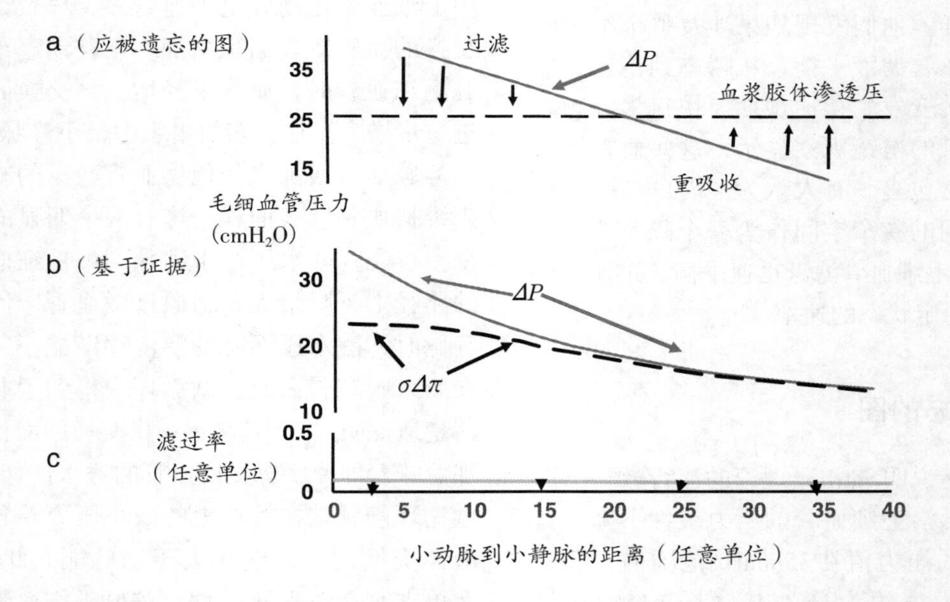

图2.15（a）广泛使用的教科书图表版本，用于说明Starling的假设，即过滤发生在交换血管的上游部分，其中$\Delta P>$血浆胶体渗透压Π_P，而吸收发生在下游，其中$\Delta P<\Pi_P$。用沿血管各点的Π_P减去其平均值，即可合并得到组织胶体渗透压。（b）在符合修正的Starling理论的稳态条件下，骨骼肌等组织微循环中ΔP和$\sigma\Delta\Pi$的变化值。在大多数血管中，所有点的$\Delta P>\sigma\Delta\Pi$，尽管差值<1mmHg。如果在ΔP和$\sigma\Delta\Pi$曲线之间用箭头表示净过滤量，如（a）所示，则无法达到其在广泛微循环中接近恒定的较低数值。（c）当考虑交换表面积和L_P的差异时，如预期的那样，达到了符合$\Delta P-\sigma\Delta\Pi$的值，接近恒定的向组织过滤。

变的，并且高于这个范围[13,14,32]。这些情况确实增加了身体下部的间质容积，并增加了来自它们的淋巴流量[50]。在卧床休息的第1个小时，一些额外的血管外液会被直接吸收到微循环中，但当淋巴流经淋巴结时，可能更多的液体会被淋巴吸收。Adair等[43]，以及Knox和Pflug[51]的研究分别证明，淋巴结后淋巴的蛋白质浓度平均是淋巴结前的2倍。两组均观察麻醉犬腘淋巴结的淋巴流量。Adair等人[43]对结前和结后淋巴流量的估计表明，结后淋巴中蛋白质浓度的翻倍伴随着淋巴流量的减半，表明一半的结前淋巴流量被吸收到流经淋巴结的血液中。Knox和Pflug[51]指出，对于所有蛋白质，其在结后淋巴和结前淋巴的浓度之比都是固定的，与它们的绝对值无关。由此他们得出结论，结后淋巴液中的蛋白质浓度升高是由于流经淋巴结时液体被从淋巴中移除，而不是向淋巴液中增加了蛋白质。将标记的白蛋白直接注射到结前淋巴中的进一步实验证实了这一解释[51]。因为淋巴流经淋巴结，而毛细血管和小静脉外的液体不断更新，所以这里可以发生稳态的液体摄取。如果我们粗略估计每天从血浆中滤过到人体的总肌肉质量中的液体量，就可以理解它的重要性。

一名70kg男性受试者的骨骼肌肉质量约为28kg，其前臂和小腿软组织（主要是肌肉）的 L_PA 乘积估计值在0.0025~0.004mL/（min · mmHg · 100 g）组织。如图2.15b所示，使用差值（ $\Delta P-\sigma\Delta\Pi$ ），并在肌肉微循环的交换面积上对其进行平均，得出的平均值略<1mmHg。利用这些数值，计算出每天净滤过量为800~1300mL。这些数字代表了睡眠（或卧床休息）期间可能出现的基础水平，而坐位或站立时滤过到下半身肌肉中的额外液体量可能使这一数字提高2倍。如果在卧床休息的第1个小时，液体的瞬时吸收是由2mmHg的平均压力驱动的，那么100~300mL的血管外液体可能会被直接吸收到循环中。在8小时的卧床休息期间，流经区域淋巴结的淋巴中再吸收800~1300mL，类似白天的吸收量。这意味着，在一天中滤过到骨骼肌的1600~2600mL液体中，900~1600mL的液体将主要在淋巴结处被吸收，剩下0.7~1L的液体会被流回胸导管淋巴中。对人体胸导管淋巴流量的估计仅限于对胸导管瘘患者进行的一些测量，在非禁食受试者中，当2/3的淋巴液来自肝脏和胃肠道时，估计值为每天4L。由于骨骼肌占身体总体重的40%，所以胸导管淋巴约占20%似乎是合理的。这是一个比29年前Levick[34]所提到的更现实的数字。按照图2.15a所示的论点，通过从 Π_P 中减去平均ISF Π_I ，Bates等人[52]发现（ $\Delta P-\sigma\Delta\Pi$ ）比人类前臂骨骼肌的静脉压高4~5mmHg。因为平均毛细血管压可能比静脉压高5~15mmHg，所以在整个微血管床驱动滤过的净压力可能高达10mmHg。即使只有5mmHg，而且患者都保持仰卧，滤过28kg肌肉中的液体有一半被淋巴结吸收，每天仍有6L液体要补充到胸导管淋巴中，即胸导管和右淋巴管每日流量总和是最大估计值的150%。尽管图2.15a可能是有用的辅助图像，但它具有误导性，不能用于临床决策。图2.15b更接近事实。

修正的Starling理论与静脉输液治疗的相关性

Woodcock[4]提醒人们开始注意修正的Starling理论在指导和解释静脉输液治疗效果方面的作用。然而，“修正的Starling理论”这个命名并不成功，它暗示着原来的法则是不正确的，需要修订。也许正是因为这一命名的不当，修正的Starling理论被误解，随后被歪曲了。

例如，在最近的一份出版物中[53]，有人认为修正后的理论“挑战了传统的Starling理论方程”“血浆的渗透压没有以前认为的那么重要”，组织不会吸收液体。也有人认为，“修正理论”预测液体从间质空间进入血浆的运动只能通过淋巴管发生，而不是通过提高血浆胶体渗透压[53]。所有这些说法都是错误的。

首先，这项研究并没有挑战描述经典Starling理论的方程，而是用传统的方程来说明当组织中的交换血管对大分子具有低但有限的渗透性时，会产生什么后果。

其次，修正的Starling理论并没有说组织不能吸收液体。如果是这样的话，就很难解释从胃肠道摄取的液体或肾脏对大部分肾小球滤液的再吸收，更不用说这种说法与大量证据表明从组织直接摄取液体进入血液之间的不一致了，包括Starling自己的实验。修正的Starling理论确实表明，如果组织的ISF完全是由流经微循环的血浆的超滤液形成的，那么从组织直接进入血液的液体吸收总是短暂的。因此，在这些组织中，跨微血管壁的平均微血管压差低于血浆和ISF之间的有效胶体渗透压差时，导致液体从ISF直接吸收到循环血浆中，但液体吸收率随时间而降低，并最终恢复到低水平滤过。修正的Starling理论认为，在这些组织中，只有当血浆到组织至少有一个非常低的净滤过水平时，才能建立血液-组织间液体交换的稳态。这是一个显而易见的结论，因为在这种组织中，所有ISF都是通过血浆滤过产生的。ISF的容积是通过低水平的滤过进入组织来维持的，这与流出组织的淋巴流量相匹配。这些组织包括骨骼肌和平滑肌、皮肤和结缔组织，构成了体重的很大一部分。在某些ISF的来源是邻近上皮细胞（例如，肠黏膜和肾小球后微循环）的无蛋白质分泌的组织中，可能出现液体稳态的摄取。

第三，从这一点出发，修正的Starling理论并不意味着靠提高血浆胶体渗透压将液体从ISF转移到血浆这种方法不重要。这种情况当然会增加跨微血管壁的有效胶体渗透压差，如果现在这个压差超过静水压差，液体就会从组织流入循环血液。

也许修正的Starling理论对围术期医疗最重要的贡献不在于稳态关系的细节，甚至不在于认识到ISF的平均胶体渗透压和毛细血管周围液体的平均胶体渗透压之间往往存在差异，而是通过图形证明了液体交换是由Starling认为的$\Delta P-\sigma\Delta\Pi$决定的。当这个差值为正值时，液体从循环中滤过进入组织。当差值为负值时，液体从组织吸收到血浆中。滤过率和吸收率与这些差值成正比，并有助于将液体交换返回到稳态曲线上ΔP值所处的点。虽然无法测量不同组织中的ΔP，但在尝试解释静脉输注后的变化时，不能忽略它们的存在。为了说明这一点，必须考虑一个争论的核心问题，即静脉输注晶体溶液在扩充严重失血患者的血浆容量方面是否比在血容量正常的受试者中更有效。

首先考虑一个健康志愿者处于仰卧位时，其中Π_P的初始值为25mmHg，P_C平均值为23mmHg。如果将纯晶体溶液静脉输注到受试者体内，会稀释血浆蛋白，降低Π_P，增加$\Delta P-\sigma\Delta\Pi$，从而增加血浆到组织的滤过。如果由于心输出量增加或代偿性血管扩张（毛细血管前后阻力比降低），尤其是在骨骼肌中，由于其总体重的贡献较大，

P_C随着血容量的增加而增加，则滤过率进一步增加。肾小球滤过率和随后的尿量都增加，引起液体负荷缓慢排泄。已经有大量此类研究，比较值得一提的是Hahn及其同事进行了大量的此类研究，使用了他们的容积动力学模型进行了分析[54-56]。

有经验记录称，在临床情况下晶体输注比胶体更有效，这在一系列试验中得到了支持，这些试验发现，对于重症监护患者，晶体溶液的容积仅略大于含有胶体溶液的容积，就可以达到相似的血流动力学目标[57,58]。在这种情况下，晶体输注有效性增加的机制包括对低血容量的生理反应。

低血容量引起大部分体循环的血管收缩，随后毛细血管前阻力（尤其是皮肤和肌肉）的增加提高了Ra/Rv比率，并降低了P_C［见上文的方程（2.2）］。随着心输出量和P_a下降，P_C的下降可能进一步增加。P_C的这种下降导致滤过的驱动压力$\Delta P-\sigma\Delta\Pi$变为负值，因此液体从ISF进入血浆。这些变化如图2.16a和b中滤过率和吸收率与P_C之间的关系所示。图2.16a显示了健康血容量正常的受试者静脉输注晶体溶液后，滤过率和P_C的预期变化。垂直箭头AB表示如果ΔP保持不变，滤过率上升；直线AC表示如果ΔP增加，该上升可能会被放大。低血容量患者的变化如图2.16b所示。此处，瞬时血管收缩的效果与图2.8所示ΔP阶跃下降的效果相同。如果血管收缩和随后的ΔP下降发生得更慢，则可能遵循曲线路径。向上的垂直箭头表示从组织中生理性摄取液体或在P_C恒定的情况下注入晶体溶液的影响。在这一阶段，静脉输注晶体溶液不仅加快了恢复循环容量的过程，而且有助于这一过程的完成。

之前的文献报道表明，短期内生理补偿是有限的。Kaufmann和Müller[59]报道，对健康个体献血400mL后血浆蛋白即刻稀释的预估表明，虽然血浆容量的50%~60%在15分钟内恢复，但在随后的15分钟内没有进一步的变化。生理代偿性液体摄取和静脉晶体输注的效果应该相同，稀释循环血浆蛋白浓度，从而改变稳态曲线的位置，使其拐点出现在较低的ΔP值。根据图2.16a和b的计算，假设人体所有微血管床的透水性和交换表面积乘积的平均值与人体骨骼肌相似，则图2.16c所示为健康受试者和患者40分钟内循环中保留的输液百分比。在低血容量患者中，晶体溶液输注对Π_P的影响与从组织吸收大量无蛋白液体进入血浆的生理代偿反应相同。然而，一个很大的区别是，在血管收缩的体循环中，随着Π_P降低，$\sigma\Delta\Pi$向ΔP下降，生理液体进入血浆的速率也降低，当$\sigma\Delta\Pi=\Delta P$时，就停止了。但临床医师没有明显的方法能知道这种情况何时会发生。在由体循环供血的大多数器官和组织中，低水平的水肿是可逆的，但肺循环并非如此。过度输血的最大风险是肺水肿。

然而，临床医师在考虑液体治疗对肺循环的影响时，可能会以修正的理论来指导。肺毛细血管中的微血管压力较低（7~10mmHg），以及在Starling压力发生微小变化后滤过率的瞬时变化以迅速达到新的稳态值，可保护健康个体的肺免受水肿的影响。滤过率增加后除了$\sigma\Delta\Pi$迅速增加外，ΔP也降低，因为肺间质静水压通常在5~10mmHg（亚大气）范围内，并随着肺间质容积的扩张迅速升高，作为防止水肿形成的额外缓冲。低的肺毛细血管压力意味着液体滤过率位于稳态曲线的平坦区域，低于其向上拐点10mmHg或更多（类似于图2.16b中的C点）。这意味着在血浆胶体渗透压降至略高于平均肺P_C之前，静

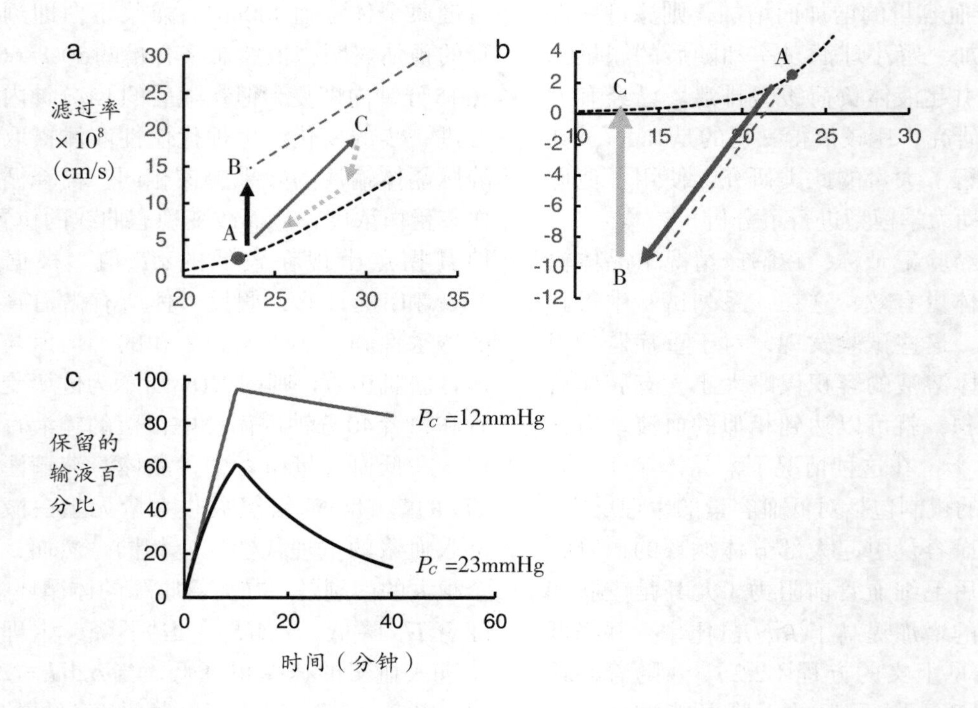

图2.16 静脉输注等渗晶体溶液前后微血管液体过滤（J_v/A）与微血管压差（ΔP）的关系。（a）A点表示输注前J_v和ΔP的值，黑色箭头表示J_v/A以恒定的ΔP变化，直到输注结束的B点。最有可能的情况是，如果循环容量的扩张导致血管扩张，引起Ra/Rv降低，P_C升高，J_v的变化则沿深灰色箭头所示指向C点。虚线箭头表示液体负荷的排出。（b）急性低血容量患者J_v/A的变化。随着Ra/Rv的增加，最初的血管收缩导致P_C的迅速下降，随后液体过滤逆转为从组织到血浆的液体摄取（深灰色箭头A到B）。如果在B处输注晶体溶液，则液体被保留，保留的程度是由血浆蛋白稀释程度决定的，取决于C点上$\sigma\Delta\Pi=\Delta P$时的P_C值。如果输液持续到这一阶段之后，液体就不再被保留了。（c）在P_C正常和降低的条件下，预测输注晶体在组织（如肌肉）的循环中保留的比例。

脉输注晶体溶液引起的血浆蛋白稀释对肺间质容积几乎没有影响。当静脉输注大量液体时，合理的预防措施可能是监测患者的血浆蛋白浓度，若能监测其血浆胶体渗透压和肺动脉压则更佳。一旦胶体渗透压接近10~12mmHg，晶体的输注就可以停止。

尽管循环血浆容量的变化如图2.16c所示，应该记住，当P_C =12mmHg时，假设P_C保持较低水平并且所有微血管对液体和大分子具有与健康人骨骼肌相同的渗透性，输注晶体溶液12分钟后可维持近30分钟的近似恒定值。当然，这充其量只是一个近似值。在对血容量调节的动力学有更全面的定量理解，以及手术室中有更理想的测量方法之前，对静脉输液效果的预测充其量是不精确的。目前，还没有一种简单的方法可供临床医师了解体循环的多数组成部分的平均P_C值。

血浆容量变化测量的注意事项

为了有效地管理静脉输液治疗，应该有一种快速可靠的方法来估计血浆容量变化。不幸的是，没有这种方法可用。虽然血浆容量可以通过稀释标记的血浆蛋白来估算，但是示踪剂充分混合以在循环中达到均匀浓度所需的时间足以使大部分示踪剂离开血浆并进入组织。为了解决这个问题，我们对血浆示踪剂浓度进行了一系列的测量，一旦发现血浆示踪剂浓度呈稳定的指数下降，反向外推到时间零点（注射时刻）所指的浓度值，可用来表示所注射的全部示踪剂均匀分布于整个血浆容量时的浓度值。因此，如果m是注入循环的示踪剂量，C_0是零时间的浓度，V_P是血浆容量，则$V_P=m/C_0$。这不是一种可以用来估计快速变化的血浆容量的方法，当血液循环中的总红细胞容积被认为恒定时，大多数研究者将血细胞比容的变化作为血浆容量相对变化的指标。这似乎是一个合理的方法，却隐含严重的不确定性。在考虑这些之前，先修改一下该方法的基本思想。设H为血细胞比容，V_C和V_P为红细胞和血浆的总循环量，似乎可以合理地表示：

$$\frac{H}{100}=\frac{V_C}{V_C+V_P}$$

$$\frac{100}{H}=\frac{V_C+V_P}{V_C}=1+\frac{V_P}{V_C} \qquad (2.6)$$

设H_1为手术前患者血液样本的血细胞比容，H_2为输注500mL晶体溶液40分钟后的血细胞比容值。假设循环红细胞的总容积保持不变，则根据方程（2.6）计算对应于H_1和H_2的血浆容量的比率：

$$\frac{\frac{100}{H_2}-1}{\frac{100}{H_1}-1}=\frac{V_{P2}}{V_C}\cdot\frac{V_C}{V_{P1}}=\frac{V_{P2}}{V_{P1}} \qquad (2.7)$$

血浆容量的相对变化为：

$$\frac{V_{P2}-V_{P1}}{V_{P1}}=\frac{V_{P2}}{V_{P1}}-1=\frac{(100/H_2)-1}{(100/H_1)-1}-1 \qquad (2.8)$$

如果最初循环血浆和细胞的总容积分别为3L和2L，并且当血液的血细胞比容为H_2时，注入的500mL晶体溶液保留了300mL，则V_{P2}/V_{P1}应等于1.1，血浆容量应为3.3L。如果H_1是40%，那么H_2应该是37.7%。血细胞比容的估计误差为1%，H_1为41%，则H_2为37%。使用这些稍有变化的数值，血浆容量的相对变化估计为1.183。初始血浆容量为3L时，以测得的血细胞比容变化预测血浆容量为3.550L，高估了250mL，比输注容积还多出50mL。该计算强调了血细胞比容测量中的微小误差是如何演变为血浆容量变化的大误差。显然，通过对每个血样进行多次血细胞比容测定，可以将这种误差降到最低。

第二个问题，当根据血细胞比容的变化来估计血浆容量的变化时，由大血管采血测定的血细胞比容与通过测量血浆总容量和红细胞总容积（全身血细胞比容）计算得出的血细胞比容之间存在差异。在大多数个体中，大血管血细胞比容（H_{LV}）高于全身血细胞比容（H_M），对于大多数健康（非妊娠）成年人，H_M/H_{LV}的比值（称为F细胞比值）为0.88~0.94[60-63]。在妊娠期（母体血容量增加），该比值下降，而在新生儿体内，该比值可能低至0.8[60]。在同一个体，其比值也时常发生变化，有人认为这与血液在体循环中的再分配有关[64]。因此，使用染料稀释法预估的体位急剧改变时血浆容量的变化值是采用血细胞比容变化所估值的2倍[64]。

一个贡献因素是红细胞在大多数外周循环中的循环速度比血浆快，大血管中的血细胞比容反映的不是红细胞容积与血液容积的比值，而是细胞流量与血液流量的比值。红细胞和血浆的流速与它们在平均转运时间内流动的总容积有关。如果τ_C和τ_P分别是红细胞和血浆的转运时间，则方程（2.6）可改写为：

$$\frac{100}{H_{LV}}=1+\frac{V_P}{V_C}\cdot\frac{\tau_C}{\tau_P} \qquad (2.9)$$

当根据方程（2.7）计算血浆容量的变化时，结果变为：

$$\frac{[(100/H_2)-1]}{[(100/H_1)-1]}-1=\frac{V_{P2}}{V_{P1}}\cdot\frac{\tau_{C2}}{\tau_{C1}}\cdot\frac{\tau_{P1}}{\tau_{P2}}-1 \qquad (2.10)$$

其中下标1和2分别表示初始和最终容积及运输时间。只有当比值τ_C/τ_P保持不变时，对V_P变化的估计才是正确的。τ_C/τ_P值的微小变化伴随V_P的改变可能导致误读。

这可以通过下面的数值示例来说明。如果静脉输注液体后V_P从3.0L增加到3.5L，并伴随着红细胞速度相对于血浆速度的增加，将τ_C/τ_P从0.9降低到0.85，通过忽略转运时间比值，可以得出血浆容量增加了306mL而不是500mL的结论，即低估了不到40%。相反，如果输注减慢了红细胞速度，将τ_C/τ_P从0.9增加到0.95，忽略这一变化将表明血浆容量增加了694mL，这高估了近40%。这一误差幅度表明，血液循环中红细胞和血浆相对转运时间的微小变化可能会影响对静脉输液后血浆容量变化的估计。由此得出的信息是，应谨慎对待基于大血管血细胞比容变化的血浆容量变化的估算值[64]。

结论

“修正的Starling理论”在两个方面发展了对Starling假说的解释。首先，它认识到微血管壁对大分子的通透性意味着血浆和组织间液之间的静水压和胶体渗透压之间永远不存在平衡。胶体渗透压差本身取决于液体从血浆进入组织的滤过，而液体从ISF到血浆的吸收只能在ISF完全以血浆滤液形成的组织中短暂发生。液体进入循环的稳态吸收仅发生在ISF的大部分成分是来自邻近上皮的无蛋白质分泌的组织中，或ISF流经的那些组织（如淋巴结）中。

修正的Starling理论发展经典假设的第二种方式是它认识到血管系统内胶体渗透压保持液的差异不是血浆和ISF的平均值之间的差异，而是微血管壁内初级超滤结构之间的差异，是内皮管腔表面的糖萼。在具有连续（无窗孔）内皮细胞的血管中，以低流量通过糖萼裂缝穿过内皮细胞的大分子，在低水平滤过的作用下被阻挡，从基底膜反向扩散到糖萼的下面，它的速度在通过连接链的狭窄断裂时被放大了100倍。因此，跨糖萼的相关有效渗透压不同于血浆胶体渗透压和组织间液平均胶体渗透压之间的压差。

当血浆胶体渗透压Π_P恒定时，液体净传输速率的变化在瞬时与静水压的阶跃变化直接成正比。随着不同组织中时间进程的不同，这些初始速率向稳态值移动。在大多数组织（如肌肉、皮肤、结缔组织）中，稳态液体传输与微血管压力的关系曲线不是线性的，当微血管压力接近血浆胶体渗透压时，显示出明显的拐点。当压力在0和Π_P之间升高时，液体滤过非常少且难以检测到；当压力$>\Pi_P$时，滤过率急剧上升，随着压力的进一步增加，其与微血管壁的透水性呈线性关系。这种稳态液体交换的非线性行为对指导静脉输液治疗具有潜在的重要意义。它预测当微血管压（P_C）在Π_P范围内，和当P_C远低于此范围时，稀释血浆蛋白和降低Π_P对血液－组织间液交换的影响不同。当P_C最初≥Π_P时，血浆稀释增加了向组织的滤过；当P_C远低于Π_P时，血浆蛋白稀释的作用很小。这是因为在正常和稍降低的Π_P下，稳态滤过率相差很小，直到Π_P降至较低P_C的几个mmHg以内。较低P_C值发生在外周血管强烈收缩的肌肉中（例如，失血后），通常也出现在肺毛细血管中。这表明，监测Π_P可能有助于避免大容量晶体输注时的肺水肿。

附录

一些读者可能会对下面的理论推导感兴趣：当某种对抗滤过的溶质引起的胶体渗透压差的反射系数<1时，通过膜的液体滤过和跨膜压差之间的稳态关系。溶质通过膜的传输速率为J_S，通过对流（每单位膜面积的液体滤过＝J_v）和扩散（溶质在膜内水中的扩散系数＝D）进行传输。如果膜的上下游表面之间的总厚度＝Δ，且x＝从上游表面膜中测得的0~Δ之间的任何距离，则x处的溶质通量由下式给出：

$$J_S = J_V(1-\sigma)C(x) + D\left(-\frac{dC(x)}{dx}\right),$$

其中，$C(x)$是x处的溶质浓度。重新排列这个表达式导出：

$$\frac{dC(x)}{dx} = \frac{J_V(1-\sigma)}{D}C(x) - \frac{J_S}{D} \quad (2.11)$$

其中，J_S和J_v在稳态下是不随时间变化的变量，σ和D是常数；定义$a = J_v(1-\sigma)/D$和$b = J_S/D$，可将方程（2.11）简化为：

$$\frac{dC(x)}{dx} = aC(x) - b \quad (2.12)$$

当x=0时，$C(x)$=$C1$是溶液进入膜时的溶质浓度；当x=X，$C(x)$=$C2$时，是超滤液离开膜时的溶质浓度。将方程（2.12）做0~X的积分：

$$\int_0^x \frac{dC(x)}{(aC(x)-b)} = \int_0^x dx$$ 写作

$$\ln\frac{(aC_2-b)}{(aC_1-b)} = aX$$，可以写成：

$$aC_2 - b = (aC_1 - b)e^{aX} \quad (2.13)$$

指数aX是溶质通过膜的对流速度与扩散速度的比值，称为Péclet数（Pe）。在稳定状态下，比值J_S/J_V=C_2，将方程（2.13）除以a，表示a和b的全部含义，得出：

$$C_2 = C_1e^{Pe} - \frac{b}{a}(e^{Pe}-1) = C_1e^{Pe} - C_2\frac{(e^{Pe}-1)}{(1-\sigma)}$$

可以简化为：

$$\frac{C_1}{C_2} = \frac{(e^{Pe}-\sigma)}{(1-\sigma)e^{Pe}} \quad (2.14)$$

将等式2.14的右侧除以e^{Pe}，整体反转：

$$\frac{C_2}{C_1} = \frac{(1-\sigma)}{(1-\sigma e^{-Pe})} \quad (2.15)$$

跨膜浓度差为：

$$C_1 - C_2 = C_1\sigma\frac{(1-e^{-Pe})}{(1-\sigma e^{-Pe})} \quad (2.16)$$

假设上游表面和离开膜下游的溶液的渗透压均与其溶质浓度成正比，则对抗滤过的渗透压差$\Delta\Pi$可以用上游渗透压Π_1表示：

$$\Delta\Pi = \Pi_1\sigma\frac{(1-e^{-Pe})}{(1-\sigma e^{-Pe})} \quad (2.17)$$

对于通过微血管壁的液体滤过，Π_1相当于血浆胶体渗透压Π_P，因此，液体滤过与微血管压差之间的稳态关系可以（近似）写成：

$$J_V = L_P\left[\Delta P - \sigma^2\Pi_P\frac{(1-e^{-Pe})}{(1-\sigma e^{-Pe})}\right] \quad (2.18)$$

方程（2.19）类似于方程（2.1）和方程（2.3），但由于Pe是J_v的函数，因此，方程式应依据J_v写成ΔP的表达式：

$$\Delta P = \frac{J_V}{L_P} + \sigma^2 \Pi_P \frac{(1-e^{-Pe})}{(1-\sigma e^{-Pe})} \quad (2.19)$$

当将适当渗透系数值代入方程（2.19）中时，可构建出类似于图2.6、图2.7和图2.14a的非线性曲线。方程（2.18）和方程（2.19）是近似的，因为方程（2.17）中的假设近似正确，大分子溶液的渗透压和浓度之间的关系不是线性的，其斜率随浓度增加，最适用多项式来表达。为了得到更准确的预测，可以用数值解来估计浓度差引起的渗透压差。

（王永徽 王 云 成丹丹 译
邓 姣 审校）

参考文献

1. Bayliss WM. Intravenous injection in wound shock: being the Oliver-Sharpey lectures delivered before the Royal College of Physicians of London in May 1918. London, New York etc:Longmans, Green, and Co; 1918.
2. Starling EH. On the absorption of fluids from connective tissue spaces. J Physiol.1896;19:312–26.
3. Van der Kloot W. William Maddock Bayliss's therapy for would shock. Notes and Records of the Royal Society. 2010;64:271–86.
4. Woodcock TE, Woodcock TM. Revised Starling equation and the glycocalyx model of transvascular fluid exchange: an improved paradigm for prescribing intravenous fluid therapy. Br J Anaesth. 2012;108:384–94.
5. Barcroft H. Bayliss-Starling memorial lecture 1976. Lymph formation by secretion of filtration? J Physiol. 1976;260:1–20.
6. Michel CC. Starling: the formulation of his hypothesis of microvascular fluid exchange and its significance after 100 years. Exp Physiol. 1997;82(1):1–30.
7. Krogh A. Anatomy and physiology of capillaries. Lecture IX. New Haven: Yale University Press; 1922. p. 206–9.
8. Landis EM. Microinjection studies of capillary permeability. II. The relation between capillary pressure and the rate of which fluid passes through the walls of single capillaries. Am J Phys. 1927;82(2):217–38.
9. Krogh A. Anatomy and physiology of capillaries. New Edition. Lecture XII. New Haven: Yale University Press; 1930. p. 312–29.
10. Landis EM. Micro-injection studies of capillary blood pressure in human skin. Heart.1930;15:209–28.
11. Starling EH. The production and absorption of lymph. In: Schafer EA, editor. Textbook of physiology, vol. 1. London: Pentland; 1898. p. 285–311.
12. Landis EM, Pappenheimer JR. Ch 29. Exchange of substances through the capillary walls. In:Hamilton WF, Dow P, editors. Handbook of physiology. Circulation, vol. 2, sec 2. Washington, DC: American Physiological Society; 1963. p. 961–1034.
13. Levick JR, Michel CC. The effects of position and skin temperature on the capillary pressure in the fingers and toes. J Physiol. 1978;274:97–109.
14. Mahy IR, Tooke JE, Shore AC. Capillary pressure during and after incremental venous elevation in man. J Physiol. 1995;485:213–9.
15. Levick JR. Chapter 11, An introduction to cardiovascular physiology, 5E. London: Hodder Arnold; 2010. p. 198–202.
16. Levick JR. An analysis of the interaction between interstitial plasma protein. Interstitial flow and fenestral filtration and its application to synovium. Microvasc Res. 1994;47:90–124.

17. Landis EM, Gibbon JH. The effects of temperature and tissue pressure on the movement of fluid through the human capillary wall. J Clin Invest. 1933;12:105–38.
18. Pappenheimer JR, Soto-Rivera A. Effective osmotic pressure of the plasma proteins and other quantities associated with the capillary circulation in the hind limbs of cats and dogs. Am J Phys. 1948;152:471–91.
19. Öberg B. Effects of cardiovascular reflexes on net capillary fluid transfer. Acta Physiol Scand. 1964;62(Suppl):229.
20. Mellander S, Öberg B, Odelram H. Vascular adjustments to increased transmural pressure in cat and man with special reference to shifts in capillary fluid transfer. Acta Physiol Scand. 1964;61:34–48.
21. Folkow B, Mellander S. Measurements of capillary filtration coefficient and its use in studies of the control of capillary exchange. In: Crone C, Lassen NA, editors. Capillary permeability. Munksgaard: Proceedings of the Alfred Benzon Symposium II; 1970. p. 614–23.
22. Staverman AJ. The theory of measurement of osmotic pressure. Recl Trav Chim Pays-Bas. 1951;70:344–52.
23. Kedem O, Katchalsky A. Thermodynamic analysis of the permeability of biological membranes to non-electrolytes. Biochim Biophys Acta. 1958;27:229–45.
24. Michel CC. The flow of water through the capillary wall. In: Ussing HH, Bindslev N, Lassen NA, Sten-Knudsen, editors. Alfred Benzon Symposium 15: Water transport across epithelia. Copenhagen: Munksgaard; 1981. p. 268–79.
25. Michel CC, Kendall S. Differing effects of histamine and serotonin on microvascular permeability in anaesthetized rats. J Physiol. 1997;501:657–62.
26. Guyton AC. A concept of negative interstitial pressure based on pressures in implanted perforated capsules. Circ Res. 1963;12:399–415.
27. Scholander PF, Hargens AR, Miller SL. Negative pressure in the interstitial fluid of animals. Science. 1968;161:321–8.
28. Wiederhielm CA, Weston BV. Microvascular, lymphatic and tissue pressures in the unanesthetized mammal. Am J Phys. 1973;225:992–6.
29. Aukland K, Fadnes HO. Protein concentration of interstitial fluid collected from rat skin by a wick method. Acta Physio Scand. 1973;88:350–8.
30. Brace RA, Guyton AC. Interaction of transcapillary Starling forces in the isolated dog forelimb. Am J Phys. 1977;233:H136–40.
31. Chen HI, Granger HG, Taylor AE. Interaction of capillary, interstitial and lymphatic forces in the canine hind paw. Circ Res. 1976;39:245–54.
32. Michel CC. Fluid movements through capillary walls. In: Renkin EM, Michel CC, editors. Handbook of physiology. The cardiovascular system, Microcirculation, part 1, vol. 4. Bethesda, MD: American Physiological Society; 1984. p. 375–409.
33. Taylor AE, Townsley MI. Evaluation of Starling's fluid flux equation. News Physiol Sci. 1987;2:48–52.
34. Levick JR. Capillary filtration-absorption balance reconsidered in the light of extravascular factors. Exp Physiol. 1991;76:825–57.
35. Levick JR, Michel CC. Microvascular fluid exchange and revised Starling principle. Cardiovasc Res. 2010;87:198–210.
36. Hu X, Weinbaum S. A new view of Starling's hypothesis at the microstructural level. Microvasc Res. 1999;58:281–304.
37. Michel CC, Phillips ME. Steady state fluid filtration at different capillary pressures in perfused frog mesenteric capillaries. J Physiol. 1987;388:421–35.
38. Michel CC. Exchange of fluid and solutes across microvascular walls. In: Seldin,

Giebisch, editors. The kidney: Physiology and pathophysiology, vol. 1. Philadelphia, Pennsylvania: Academic; 2013. p. 263–90.
39. Kajimura M, Wiig H, Reed RK, Michel CC. Interstitial fluid pressure surrounding rat mesenteric venules during changes in fluid filtration. Experimental Physiol. 2001;86:33–8.
40. MacPhee PJ, Michel CC. Fluid uptake from the renal medulla into the ascending vasa recta in anaesthetised rats. J Physiol. 1995;487:169–83.
41. Pallone TL, Turner MR, Edwards A, Jamison RL. Countercurrent exchange in the renal medulla. Am J Physiol Regul Integr Comp Physiol. 2003;284:1153–75.
42. Wang W, Michel CC. Modeling exchange of plasma proteins between the microcirculation and interstitium of the renal medulla. Am J Phys. 2000;279:F334–44.
43. Adair TH, Guyton AC. Modification of lymph by lymph nodes. II. Effect of increased lymph node venous pressure. Am J Phys. 1983;245:H616–22.
44. Weinbaum S. Distinguished lecture. Models to solve the mysteries of biomechanics at cellular level. A new view of fiber-matrix layers. Ann Biomed Eng. 1998;26:627–43.
45. Michel CC. Microvascular fluid filtration and lymph formation. In: Santambrogio L, editor. Immunology of the lymphatic system. New York: Springer; 2013. p. 35–51.
46. Hu X, Adamson RH, Lui B, Curry FE, Weinbaum S. Starling forces that oppose filtration after tissue oncotic pressure is increased. Am J Phys. 2000;279:H1724–36.
47. Adamson RH, Lenz JF, Zhang X, Adamson GN, Weinbaum S, Curry FE. Oncotic pressures opposing filtration across non-fenestrated rat microvessels. J Physiol. 2004;557:889–907.
48. Zhang X, Adamson RH, Curry FE, Weinbaum S. Transient regulation of transport by pericytes in venular microvessels via trapped microdomains. Proc Natl Acad Sci U S A. 2008;105:1374–9.
49. Zweifach BW, Lipowsky HH. Pressure flow relations in the blood and lymph microcirculations. In: Renkin EM, Michel CC, editors. Handbook of physiology. Section 2, vol. 4, Part iv. Washington, DC: American Physiological Society; 1984. p. 257–307.
50. Olszewski WL, Engeset A, Sokolowski J. Lymph flow and protein in the normal male leg during lying, getting up, and walking. Lymphology. 1977;10:178–83.
51. Knox P, Pflug JJ. The effect of the canine popliteal node on the composition of lymph. J Physiol. 1983;345:1–14.
52. Bates DO, Levick JR, Mortimer PS. Starling pressures in the human arm and their alterations in post-mastectomy oedema. J Physiol. 1994;447:355–63.
53. Zdolsek M, Hahn RG, Zdolsek JH. Recruitment of extravascular fluid by hypertonic albumin. Acta Anaesthesiol Scand. 2018;62:1255–60.
54. Stahle L, Nilsson A, Hahn RG. Modelling the volume of expandable fluid spaces during intravenous fluid therapy. Br J Anaesth. 1997;78:138–43.
55. Drobin D, Hahn RG. Volume kinetics of ringer in hypovolemic volunteers. Anesthesiology. 1999;90:81–91.
56. Hahn RG. Volume kinetics for infusion fluids. Anesthesiology. 2010;113:470–81.
57. Bayer O, Reinhardt K, Kohl M, Kabisch B, Marshall J, Sakr Y, et al. Effects of fluid resuscitation with synthetic colloids or crystalloids alone on shock reversal, fluid balance and patient outcomes in patients with severe sepsis: a prospective sequential analysis. Crit Care Med. 2012;40:2543–51.
58. Jabaley C, Dudaryk R. Fluid resuscitation for trauma patients: crystalloids versus colloids. Curr Anesthesiol Rep. 2014;4:216–24.
59. Kaufmann VW, Müller AA. Expansion des Plasmavolumens nach rascher Verminderung

der zirkulierenden Blutmenge. Z Kreislaufforsch. 1958;47:719–31.
60. Lawson HC. The volume of blood – a critical examination of methods for its measurement. In: Hamilton WF, Dow P, editors. Handbook of physiology, Section 2, vol. 1. Washington DC: American Physiological Society; 1962. p. 23–49.
61. Retzlaff JA, Tauxe WN, Kiely JM, Stroebel KF. Erythrocyte volume, plasma volume and lean body mass in adult men and women. Blood. 1969;33:649–67.
62. Harrison MH. Effects of thermal stress and exercise on blood volume in humans. Physiol Rev.1985;65:149–209.
63. Sawka MN, Young AJ, Pandolf KB, Dennis RC, Valeri CR. Erythrocyte, plasma, and blood volume of healthy young men. Med Sci Sports Exercise. 1991;24:447–53.
64. Johansen LB, Vidabaek R, Hammerum M, Norsk P. Under estimation of plasma volume changes in humans by hematocrit/haemoglobin method. Am J Physiol. 1998;274 (Regulatory Integrative Comp. Physiol 43):R126–30.

第3章　内皮多糖包被的功能及其围术期对患者转归的影响：基础研究和临床应用中评估多糖包被的结构–功能关联的方法回顾

Fitz Roy E. Curry, Kenton P. Arkill, C. Charles Michel

摘要

内皮细胞的多糖包被（也称糖萼）决定了跨血管壁血浆蛋白的渗透压差，并在正常和临床情况下对确定输注液体的分布起着重要作用。多糖包被的丢失会影响输注液体在血浆容量中的保留。根据改进方法对多糖包被结构进行保存和成像的结果，以及对水和红细胞与多糖包被成分相互作用的定量评估，现在认为多糖包被是在一个三维结构中具有不同成分的纤维网络，与内皮细胞膜相关的准周期性内层基质形成通透性屏障；外部区域多孔，成分随与内皮膜的距离而变化，并决定红细胞的血流动力学。本章评估了支持这一认识的实验和理论研究的优缺点，并描述了使用先进成像技术研究多糖包被结构的新兴方法。人们对多糖包被改变作为急性和慢性疾病微血管功能障碍早期指标重要性的认识不断提高，因此，需要有能用于临床中评估多糖包被的方法。通过红细胞和大分子示踪剂分布容积之间的差异来测量全身多糖包被体积的方法会高估多糖包被体积，可能用处有限。一般认为内皮表面的多糖包被厚度变化超过0.5μm是多糖包被渗透屏障功能的可靠标志，这一观点也必须仔细评估。虽然直接观察到红细胞穿透舌下微血管壁无细胞层的变化似乎是某些多糖包被功能障碍的特征，但该方法忽略了多糖包被内层和外层之间孔隙度的差异，以及红细胞力学变化（这种作用独立于多糖包被）对渗透到无细胞层的影响。通过明确这些局限性，本章将为重新评估围术期液体治疗期间输注液体在多糖包被内和跨多糖包被的分布奠定基础，有利于进一步改进评估多糖包被的方法，并比较作为多糖包被功能生物标志物的血浆和尿液中特定多糖包被成分的不同分析方法。本章最后的总结阐述了围术期液体治疗过程中可能出现的有关多糖包被功能和液体平衡的一些常见问题。

要点

1. 多糖包被决定了跨血管壁血浆蛋白的渗透压差，并在正常和临床情况下决定输注液体的分布方面起着重要作用。围术期液体治疗中最重要的现代概念之一是多糖包被成分的丢失是微血管功能障碍的早期步骤，其导致了血浆容量和跨血管液体分布的紊乱。

2. 多糖包被在正常状态下极难保存和可视化。多糖包被可理解为三维结构中具有不同成分的纤维网络。内层是与内皮细胞膜相关的准周期性内基质，形成通透性屏障；外层具有更多孔，决定红细胞血流动力学。一般认为内皮表面的多糖包被厚度变化超过0.5μm是多糖包被渗透屏障功能的可靠生物标志，这一观点必须仔细评估。

3. 保存多糖包被需要抑制基质金属蛋白酶活性和自由基生成，避免低血容量和高血容量。强效糖脂抗炎剂鞘氨醇-1-磷酸（S1P）在维持多糖包被和内皮屏障完整性方面起着关键作用。S1P通过白蛋白和高密度脂蛋白的载脂蛋白M携带进入循环。在S1P减少的情况下（载脂蛋白M水平低和S1P合成减少）可能导致内皮多糖包被的丢失。

4. 多糖包被受损的最直接证据是循环或尿液中多糖包被成分浓度的增加。基于质谱的新分析方法可以测量多糖包被损伤的器官特异性变化。用红细胞和大分子示踪剂（如葡聚糖分子和白蛋白）分布体积之间的差异来测量多糖包被体积，总是会高估多糖包被内血浆的容量，并不是多糖包被调控血管内液体分布的可靠指标。

5. 使用侧流暗场成像技术直接观察患者舌下微血管壁上红细胞穿透到无细胞层的变化，目前被认为是多糖包被变化的生物标志物。虽然在某些疾病状态下，直径达50μm的微血管中红细胞向血管壁的穿透增加，但认为这种变化是多糖包被功能的可靠生物标志物的说法需要更仔细的评估，尤其是考虑到多糖包被的改变对围术期液体治疗很重要。

引言

多糖包被这一名词用于描述存在于所有细胞上的糖基细胞外基质。内皮多糖包被是一种特殊类型，它形成了血液和组织之间的第一个接触面。它参与决定组织内稳态的生理反应，包括血液与组织之间的液体、营养和大分子转运。临床前研究表明，多糖包被构成屏障的一部分，该屏障调节水和大分子通过血管内皮的运动，感知局部血流的大小，并调节局部NO的产生。多糖包被还感知局部血流方向并调节内皮重塑，形成红细胞可穿过微血管转运的层。通过限制白细胞和其他血管细胞（包括血小板）进入内皮表面，多糖包被在炎症和凝血系统中也起着关键作用[1-8]。当全部或部分多糖包被丢失或受损时，体内这些平衡功能就会受到损害[9-12]。越来越多的证据表明，明确了解多糖包被的功能有助于改善急性和慢性疾病状态下（包括围术期液体管理等治疗）的临床转归[13-15]。多糖包被是循环血液和身体组织之间液体流量和血浆蛋白浓度差异的主要决定因素，其对液体治疗的影响见本书第2章：修正的Starling理论与围术期液体管理。

本章的重点是讲述对多糖包被作为靠近内皮表面的三维层状结构的日益深入的理解。图3.1显示了肾小球毛细血管上的多糖包被的最新视图，该图像是由聚焦离子

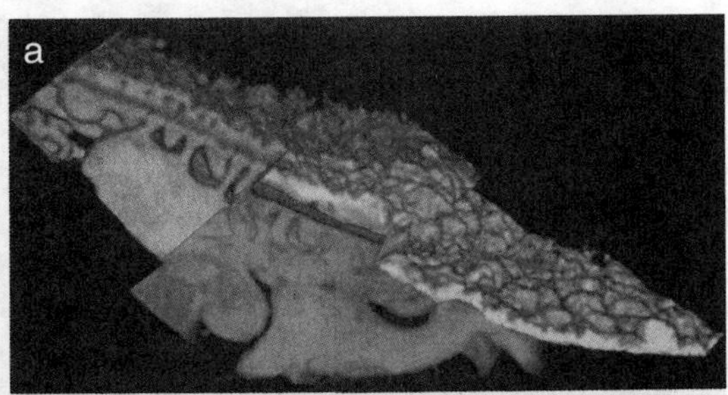

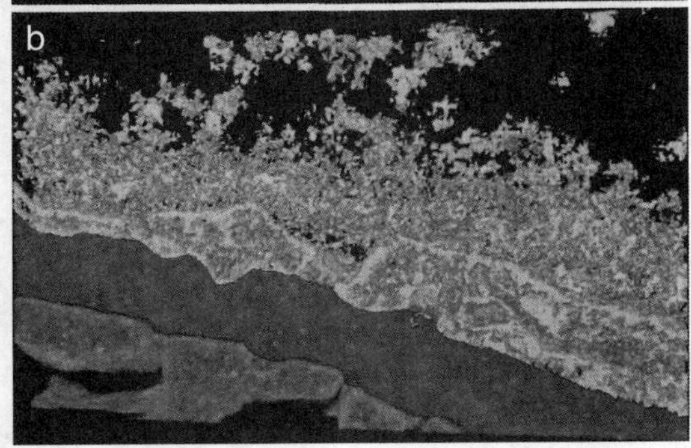

图3.1 肾小球滤过毛细血管的内皮多糖包被。原始数据是[16]：（a）由扫描电子显微镜构建通过聚焦离子束成像的3D系列成像，图像间移除的组织厚度为10nm。多糖包被前缘宽4μm。（b）将透射电子断层图三维重建为1.2μm×0.73μm×0.16μm的长方体。多糖包被用LaDy GAGa技术染色。图中部分多糖包被（黄色）、内皮（蓝色）和足细胞足突（红色）被着色以突出显示，该图改编自Dorosz[16]的研究。多糖包被染色和多糖包被三维扫描电镜的细节见本章后面内容。（扫封面折口处二维码看彩图）

束扫描电子显微镜获得的图像构成，组织层厚固定为10nm[16]。该图像来自本章作者报道的一系列研究的最新结果，这些研究为不同固定方法和不同染色方法下的有孔和无孔微血管中的多糖包被结构-功能关系提供了新的理解[16,17]。对这种三维结构的评估很重要，主要有以下几个原因：①上述多糖包被不同生理功能的调节（例如，红细胞穿过微血管的渗透屏障对润滑层）取决于其亚结构的不同性质；②在临床环境中测量多糖包被功能的生物标志物（微血管中红细胞的分布空间或多糖包被的容积），如果不考虑多糖包被的三维结构，可能导致对多糖包被结构变化的错误估计；③了解降解多糖包被或促进其保护和稳定的机制，需要了解多糖包被及其内部组织的异质性；④在分子水平上研究多糖包被的新方法需要更好地理解当前方法的局限性，这些方法通常假设多糖包被是一个相对均匀的结构。

下文将讨论这些主题，首先简要概述与三维结构相关的多糖包被组成，以及根据当前的知识如何提供一些保护多糖包被的方法。在综述的第二部分中，评估在临床和基础研究中测量多糖包被变化的方法。由于形成直接或间接附着于内皮细胞表面的物理结构的分子成分为层状结构，通常使用术语多糖包被来描述它们。内皮细胞表层（ESL）也常被用于描述靠近血管壁的区域，这是个不太具体的术语，通常认为ESL也指整个多糖包被，但除了多糖包被之外，ESL的厚度可能还受其他机制调节，包括红细胞运动通过血管的微观力学。

与层状结构有关的成分

总的来说，多糖包被是一个复杂的分子纤维网络，从内皮细胞膜延伸到大约0.5μm到数微米的厚度。决定多糖包被整体组织结构的机制尚不清楚，但包括核心蛋白锚定在内皮细胞膜及其底层细胞骨架上，这些核心蛋白的侧链携带负净电荷，侧链之间相互作用，以及与血浆成分（包括透明质酸、血浆蛋白质和小电解质）的其他静电和弱化学相互作用。该结构通过降解层的机制和合成组件恢复层的机制之间的动态平衡来维持。图3.2的上图显示了这一点。有几篇关于多糖包被结构详细的综述[2,4,5,8]。简要回顾了目前所知的对多糖包被结构有影响的分子。如图3.2的下图所示，主要包括以下几部分内容：

1.黏结蛋白聚糖核心蛋白家族，内皮细胞（EC）表达该家族的几种形式，其N端附近有被硫酸乙酰肝素（HS）取代的糖胺聚糖（GAG）附着位点[19]。黏结蛋白聚糖-1有两个位点靠近硫酸软骨素（CS）膜[20]。黏结蛋白聚糖具有多种生化作用，通常与和细胞骨架相关的细胞质尾部形成二聚体。这些附着物被认为在多糖包被的组织中起作用，并参与信号转导机制[21-25]。由于GAG和核心蛋白的分子量表明从内皮表面开始的分子长度约为100nm，即每个二糖残基约为0.4nm，>200个残基，因此，黏结蛋白聚糖很可能构成多糖包被内层的一部分[26]。

2.磷脂酰肌醇聚糖，磷脂酰肌醇聚糖-1（64kDa）是磷脂酰肌醇聚糖核心蛋白家族的成员，在内皮细胞上表达。磷脂酰肌醇聚糖-1通过C端糖基磷脂酰肌醇（GPI）锚直接与质膜结合[27]。GPI锚定将蛋白多糖定位到特殊的膜微区，通常称为脂筏，包括内皮表面小窝。磷脂酰肌醇聚糖-1中的GAG附着位点仅能被硫酸乙酰肝素取代。

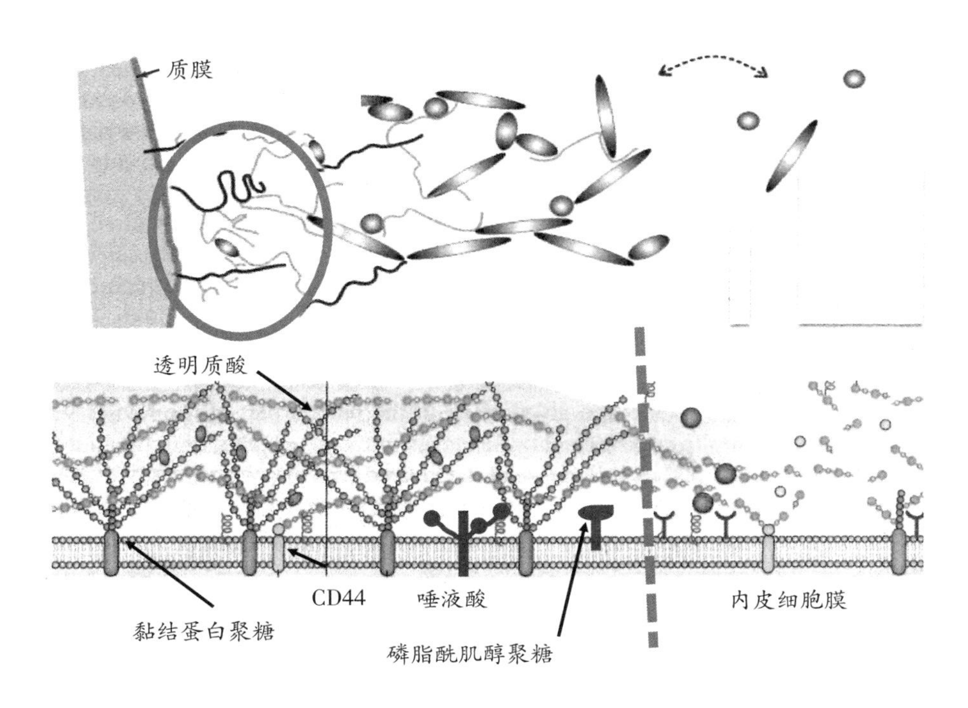

图3.2　上图为最早尝试将内皮多糖包被作为一个复杂的三维结构加以说明的一个例子。该假想的模型强调存在由与内皮细胞膜相关的糖蛋白和蛋白聚糖组成的内部区域，以及结构和组成随距离内皮表面和内皮表面平面的距离而变化的外层。透明质酸形成外层支架的一部分，外层还包括吸附的血浆蛋白和溶解的糖胺聚糖。下图为对内部结构组成部分的一些更详细的新认识。内层成分的物理和化学性质有助于量化多糖包被作为红细胞渗透屏障和润滑层的功能。红色虚线右侧的部分显示了多糖包被降解导致内皮细胞表面受体暴露于循环血浆成分的后果。上图来自Pries AR等人的研究[3]。下图来自Rabelink TJ等人的研究[18]。（扫封面折口处二维码看彩图）

3.透明质酸，与这些核心蛋白相比，玻尿酸或透明质酸（HA）是一种更长的双糖聚合物，为1000~10 000kDa（长度可为数微米），在细胞表面合成，不与核心蛋白共价连接[23]。HA通过与表面受体（如跨膜糖蛋白CD44和CS链）的相互作用与多糖包被相关联[28-30]。由于其大分子尺寸和成缆特性，HA侧链可以延伸到核心蛋白质之外，从而形成多糖包被支架的一部分[31,32]。HA不被硫酸化，而是通过羧基获得负的固定电荷密度，而具有特殊的水合性能。

4.血浆成分，许多血浆蛋白与内皮表面的相互作用受糖胺聚糖侧链的电荷和化学结合的调节[33]。对多糖包被组织特别重要的是白蛋白，它不仅通过带正电的精氨酸和赖氨酸基团与多糖包被结合以促进稳定性和组织形成，而且还是调节基质金属蛋白酶释放以降解多糖包被的信号级联反应的一部分（详见“多糖包被的修复与保存”一节）。

5.多糖包被成分的丢失，血管生理学中最重要的现代概念之一是多糖包被成分的丢失是血管功能障碍的早期步骤[6,9,34]。类似的，多糖包被成分的丢失表明内皮屏障作为渗透和通透性屏障的完整性已受到损害。多糖包被受损的最直接证据为循环或尿液中多糖包被成分浓度的增加高于血管界面多糖包被的正常分解和持续重建。与多糖包被损伤相关的情况包括低血容量，导致组织灌注不良和随后的缺血/再灌注损伤[35]、糖尿病[36]、脓毒症[37-39]，以及暴露于一系列炎症因子，包括肿瘤坏死因子-α、细胞因子、蛋白酶、肝素酶，以及登革热等病毒[40,41]。目前大多数用于测量循环多糖包被成分的分析技术主要依赖基于ELISA的分析，这些技术尽管特异性各不相同，但确实提供了损伤后多糖包被成分丢失的明确证据。例如，在接受大血管手术的患者中，黏结蛋白聚糖-1（比基线12ng/mL增加42倍）和硫酸乙酰肝素（比基线5mg/mL增加10倍）增加[42]，在透析患者中，黏结蛋白聚糖-1（27.1~110ng/mL）和HA（16.8~35.0ng/mL）增加[43]。同样，1型糖尿病患者血浆HA水平升高与循环中透明质酸酶水平升高（170~236U/mL）相关。所有这些方法都需要大量且相对缓慢的分析程序。这一局限性是试图开发更直接的方法来评估多糖包被的主要驱动力，这一点稍后将讨论。尽管如此，使用先进的质谱和其他光谱方法对循环血浆中糖胺聚糖产品和核心蛋白的化学成分进行详细分析很可能成为未来分析的重要部分。如果可以确定不同位置血管碎片的来源，则尤其需要此类技术。例如，据报道使用这些更高级的分析技术可发现肺损伤后HS片段的数量增加了23倍[44]。

多糖包被的修复与保存

多糖包被是一种动态结构，其结构和功能由多糖包被成分的合成和降解之间的平衡决定[9,11,45]。据报道，在动物模型和临床研究中，将多糖包被成分直接恢复到循环血浆中（例如，HA和CS[29]）或输注糖胺聚糖前体可恢复其某些功能[46]。然而，刺激多糖包被合成和重组的机制仍有待更详细的研究。

白蛋白以前被认为是多糖包被的基本结构成分，现在观察到它也是调节多糖包被降解的稳态机制的一部分，因此，对多糖包被稳定和降解之间的平衡很有用。具体而言，Zeng等[47]证明去除血浆蛋白后，硫酸乙酰肝素、硫酸软骨素和黏结蛋白聚糖-1的胞外结构域从内皮细胞表面脱落，但在浓度＞100nm的强效糖脂抗炎剂鞘氨醇-1-磷酸（S1P）存在下可得以保留。特异性鞘氨醇-1-磷酸1（S1P1）受体拮抗剂可消除S1P和血浆蛋白对多糖包被的保护作用。S1P保护多糖包被成分的作用涉及S1P抑制基质金属蛋白酶（MMP）活性。对MMP-9和MMP-13的特异性抑制也可防止多糖包被丢失[47]。这些结果与其他动物实验中的观察结果一致，即激活的MMP导致多糖包被丢失和白细胞附着增加。此外，保护多糖包被的药物（例如，多西环素）至少部分通过抑制MMP发挥作用[48]。

另一个关键的观察结果是，从灌流液中去除红细胞后，仅靠白蛋白不足以维持大鼠肠系膜微血管的正常通透性。然而，当白蛋白和红细胞同时存在时，或当白蛋白溶液事先暴露于红细胞进行预处理时，通透性可得以维持，灌流液中的S1P浓度超过100nm[49]。这些观察结果表明，白蛋白不仅能结合S1P，还能促进S1P从红细胞释放并将其携带至内皮细胞。通常白蛋白会携带40%的循环S1P[50]。

S1P和白蛋白结合的S1P调节多糖包被降解的作用现在被认为是S1P稳定内皮屏障更广泛作用的一部分。先前的研究表明，S1P和S1P类似物通过稳定相邻内皮细胞之间的黏附复合物与细胞外基质的局灶性黏附，以及肌动蛋白细胞骨架来维持屏障[45]。同样重要的是，人们逐渐了解到，载脂蛋白-M［高密度脂蛋白（HDL）的一种成分）将S1P转运到内皮表面受体，它结合S1P并携带高达60%的循环S1P[50,51]。高密度脂蛋白的载脂蛋白M可能有助于高密度脂蛋白的血管保护作用。白蛋白结合的S1P和载脂蛋白M结合的S1P均可调节细胞间连接复合物的稳定性，但Hla等人的研究表明，根据载体不同，S1P受体和信号通路在内皮细胞中会优先激活[50,52]。对于载脂蛋白M，这可能涉及内皮细胞和多糖包被上S1P和HDL结合位点的协同作用。在体外研究中，载脂蛋白-M载体在修饰连接复合物方面比白蛋白载体更有效，但尚未研究载脂蛋白-M依赖性的转运在稳定多糖包被和调节循环释放的S1P方面的作用。最近的一篇文章报道S1P还可通过抑制线粒体功能障碍来保护多糖包被和连接复合体[53]。

图3.3所示为一些调节多糖包被的S1P依赖性机制。这些新研究领域的临床意义在于，S1P的转运在许多疾病状态下可能受到限制。例如，血浆载脂蛋白-M水平降低与急性心肌梗死、内毒素血症、糖尿病和代谢综合征有关[52]。携带S1P的能力也可能受到HDL氧化或白蛋白糖基化的限制。此外，尽管已知活化血小板会分泌S1P，但正常血浆中S1P的主要来源是能合成和储存高水平S1P的红细胞[54]。在患病或感染的红细胞中，S1P的合成可能减少。此外，输注存储时长超过14天的红细胞的患者死亡率和发病率的增加，部分原因可能是S1P合成减少和相应的多糖包被保护丧失[54]。

目前正在探索其他保护多糖包被的策略，包括抑制蛋白酶和透明质酸酶，但这些过程的调节仍然是一个有待研究的领域[9]。也许保护多糖包被最直接的策略是避免可能损害多糖包被的情况，包括低血容量和相关的再灌注损伤。因此，旨在维持组织灌注的液体疗法很可能对多糖包被有保护作用。另一方面，有证据表明，过量输液导致高血容量会引起心房钠尿肽释放而导致多糖包被受损[55]，尽管其作用机

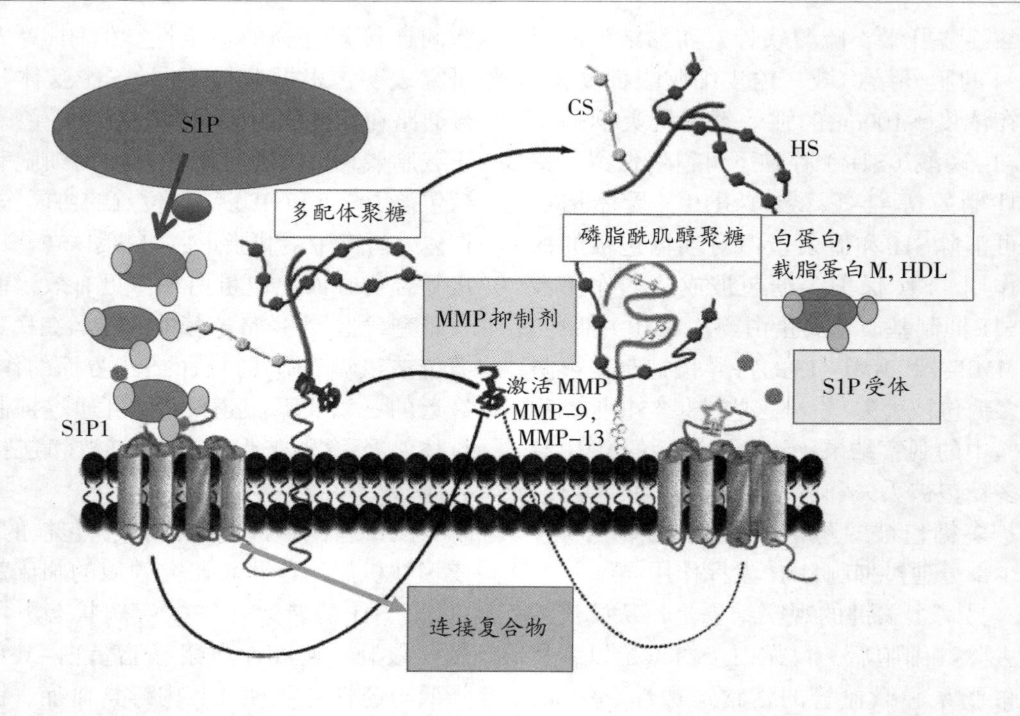

图3.3　鞘氨醇-1-磷酸（S1P）和白蛋白在稳定多糖包被方面的作用。S1P储存在循环红细胞中，释放到循环中，与高密度脂蛋白中的白蛋白和载脂蛋白M结合。连接到内皮细胞上的S1P1受体可激活调节内皮细胞间连接稳定性的信号通路，抑制金属基质蛋白酶（MMP）激活，并消除MMP依赖的多配体聚糖，黏结蛋白聚糖-1胞外域脱落。已证明降低S1P利用率的情况（例如，低血浆蛋白）可减弱MMP-9和MMP-13的抑制作用，并导致多糖包被丢失。S1P还能稳定内皮间连接。（Adapted from [45] with permission.）（扫封面折口处二维码看彩图）

制尚不清楚，但心房钠尿肽也有血管保护作用[56-58]。

随着这些保护多糖包被的方法在不同的临床情景中得到更详细的评估，需要新的策略来评估多糖包被的完整性。除了前述的开发更好的血浆多糖包被成分分析方法外，目前正在积极推广更直接的方法。其中一种方法尝试通过比较穿透多糖包被的示踪剂的容积和循环血浆容量来测量多糖包被的容积。第二种方法是直接观察舌下微循环中的小血管，测量红细胞穿透内皮表面层的变化，作为多糖包被丢失的标志。为了对这些新方法进行评估，有必要回顾目前基于电子显微镜方法、光学技术和三维图像重建方法对多糖包被三维结构的理解。

多糖包被和结构-功能关系的成像

在大量可用的成像技术中，对多糖包被成像最有用的是具有动态和荧光功能的光学显微镜（OP），以及具有分子分辨率和更新3D结构能力的电子显微镜（EM）。其他成像方法，例如，原子力显微镜和MRI则作用有限。OP和EM方法都有很大的局限性。多糖包被的尺寸处于光学显微镜分辨率的极限，理论值接近200nm。在湿的生物样本中检查多糖包被时，无法达到此分辨率水平。同样，通过固定和嵌入塑料树脂制备的生物样本也未达到电子显微镜的理论分辨率（<0.01nm）。此外，用于电子显微镜分析的样本制备可能会导致关键成分的损失，具体取决于固定剂和后续处理。在进行了样本处理后，实际观察到的情况取决于关键成分的保留程度，以及染料与这些成分的化学相互作用。成像方法的更多细节参见“背景：多糖包被成像，更详细的技术问题”一节，下文中的要点1~3也有助于理解这些方法。

基于毛细血管渗透性的孔隙理论[59,60]，当我们首次将对血管壁渗透性的理解建立在合理的定量基础上时，有人提出，通过“孔隙”的水和溶质交换来描述的物理结构实际上是细胞间黏结物的空隙。在光学显微镜下，“水泥样”物质似乎与内皮细胞表面和内皮细胞之间的部分连接有关。早期的电子显微镜学家拒绝了这种细胞间黏结物的想法，因为在早期的电子显微镜研究

要点1　对成像研究的解读

分辨率：两个物体分开某一距离后仍可观察到它们是独立的两个物体，能达到的最小距离被称为分辨率。分辨率近似等于光束波长的一半，对于光学显微镜是200nm，X线显微镜为40nm，电子显微镜为0.003nm。电子光学<1nm的分辨性能良好，但效率非常低。

对比度不是分辨率。它实际上是信噪比，即观察物体的难易程度，这取决于与物体与光束的相互作用后与周围环境的对比。可以观察到比分辨率小得多的物体。

眼见未必为实。可以观察到光束、感兴趣的物体和任何其他物体之间的相互作用。例如，荧光点是与物体发生相互作用的位置的成像点。

其本质并不是：动态的、结构的、功能性或自然标记的分子。除此之外，还有淬灭、漂白和标志物导致目标分子的改变。

要点2　光学显微镜

分辨率	很少<200nm
对比度	干扰荧光标记（如DIC或相位对比）
优点	动态，易于多个标记
缺点	缺乏结构信息，低分辨率
局限性	新的“超级”技术仍限于2D系统
	染料和漂白剂依赖于微环境
	染料染色观察到的不是感兴趣的分子
未来的技术	3D组织内的超级分辨率
	生理学的光谱成像
应用范围	多糖包被
	目前可测量高度和覆盖的范围，但需特殊染色多糖包被体积小于或等于分辨率
问题	染料染的是哪里？所观察到的变化是环境的还是结构的？多糖包被如何适应于微流控？

要点3 透射电镜

分辨率	1nm 以下
对比度	通常重金属染色
优点	高分辨率，显示亚细胞器结构
缺点	破坏性准备步骤，脱水后洗脱
局限性	缺乏动态信息
	染色通常缺乏特异性
	可观察范围非常小
	嵌入树脂限制分辨率
	对比度限制分辨率
未来的技术	3D 自动序列切面
	冷冻技术
	改进的免疫染色
应用范围	多糖包被
	目前可以测量：高度、纤维间距和晶格结构。但需特殊染色或洗脱处理。
问题	染料染的是哪里？其他的在哪里？有可能不用染料成像吗？

中没有发现固定的组织样本中有微血管连接。相反，他们将注意力集中在连接处的屏障和与内皮细胞小窝相关的特殊运输途径上。这需要像John H Luft这样的研究人员进行系统研究，以证明戊二醛等固定剂、四氧化锇等造影剂，钌红等复杂化合物之间的化学反应可用于显示密集的毛细血管内层，该层向血管内腔延伸数十纳米，然后消失在蓬松且不清晰的边界中[61]。毛细血管内层黏附于管腔内皮细胞膜的外小叶上，并延伸至管腔小泡的某些连接和开口的管腔面。植物学家以前曾使用钌红等化合物对植物细胞表面的酸性黏多糖进行染色，因此得出结论，类似的化合物，以及其他血浆成分形成了毛细血管内层。

如上所述，这些对表面多糖包被的早期观察并没有显著改变这种观点，即对应于经典孔隙理论中的小孔隙，内皮屏障中的尺寸有限的结构存在于相邻内皮细胞连接处的狭窄区域内，这种观点从20世纪60年代后期持续到20世纪80年代。然而，到20世纪80年代中期，两条独立的研究路线重新将注意力集中在微血管水平的多糖包被上（这些研究的背景参见1984年出版的第一本《微循环手册》[62-65]）。一条研究路线是正式建立了评估内皮表面纤维基质的渗透性的定量方法。Curry和Michel[66]证明，纤维尺寸类似于糖胺聚糖侧链的基质在低分子量营养溶质穿过内皮细胞间连接时对其几乎没有抵抗力，但会在内皮细胞表面成为血浆蛋白的主要屏障。同样重要的是，实验证实了当血浆蛋白（如白蛋白）从灌流液中去除时，血管对水和大分子溶质的通透性增加的机制。在没有白蛋白或血浆的情况下，内皮屏障对水和大分子的通透性增加，连接处的结构没有明显变化。当白蛋白上的阳离子精氨酸基团被化学屏蔽时，白蛋白不再保持正常的低渗透性，这和白蛋白与带负电荷的糖胺聚糖侧链的静电相互作用有助于多糖包被的稳定性和形成的理论一致[67]。另一个“概念证明”的结果是，阳离子铁蛋白，一种大蛋白质，由于其大的正电荷与内皮表面结合时，可以在电子显微镜切片中显示，它在内皮表面形成一层厚度与观察到的多糖包被结构相似的层，去除白蛋白后通透性恢复。

第二条研究路线关注的是微血管内红细胞和血浆流动的决定机制，以及在提睾肌微血管壁附近一定存在厚度接近0.5μm的无红细胞血浆层，方能解释测量的微血管血细胞比容[68,69]。

Brian Duling等在原位小血管灌注中进行了一系列重要观察，这些观察的结果仍为当前许多多糖包被相关研究和临床方法的基础[70]。如图3.4所示，他们证明大葡聚糖分子（分子量>70kDa）被排除在厚度接近微血管壁（0.3~0.5μm）的血浆层之外。该血浆层的尺寸与排除红细胞的层相似。较小的中性离子和阳离子测试探针可缓慢穿透屏障。多糖包被损伤（例如，暴露于落射照明，即光源来自物体上方）后能排除葡聚糖和红细胞的区域变小。在证明降解透明质酸的酶增加了红细胞和大葡聚糖（70kDa MW）渗透进入内皮表面层后，建立了一种观点，即扩展的多糖包被结构可能通过形成润滑层的一部分决定红细胞排除间隙，也可能决定排除循环大分子的多孔屏障[29,68,70]。很快，人们普遍认为，使用这些光学显微镜方法测量的内皮表面层（毛细血管厚度可达0.5μm）测量的是与膜相连的多糖包被的整个范围，并将电子显微镜下观察到的不太广泛的多糖包被结构视为这一扩展的多糖包被的折叠形式。

这些观察结果还导致了这样一种观点，即测试分子从循环血浆进入多糖包被是一个受限的扩散过程，在很大程度上取决于其大小和电荷。这忽略了一个事实，即白

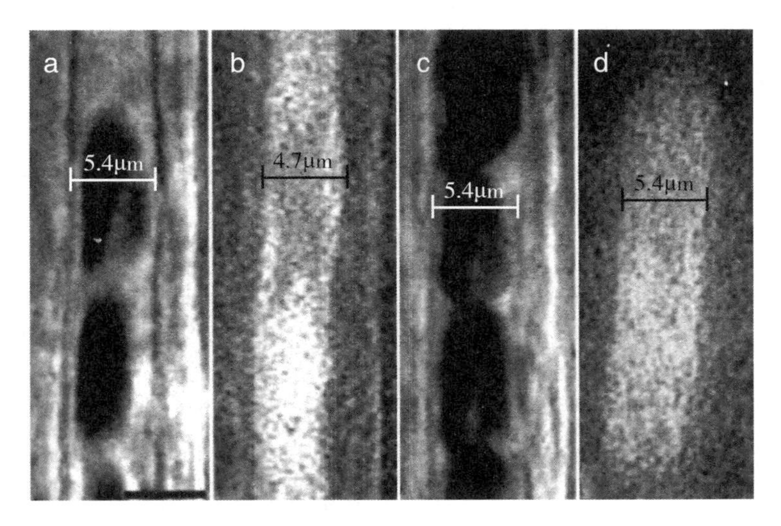

图3.4　内皮多糖包被无法通过大分子，例如，70 kDa葡聚糖和循环红细胞。图a和图b的部分显示了正常血管中毛细血管段的数字化图像。血细胞柱（a）和高分子量FITC葡聚糖（70kDa）柱（b）的宽度均明显小于解剖毛细血管直径。多糖包被损伤（毛细血管暴露于落射照明下，产生自由基）增加了红细胞（c）和FITC葡聚糖柱（d）的宽度，但对解剖上的毛细血管直径没有显著影响。比例尺代表5μm。（Reproduced with permission[70].）

蛋白和葡聚糖（40kDa<分子量<70kDa）从血浆渗透到内皮表面层的时间常数约为几十分钟，远长于预期，这仅仅是由于静电排斥和扩散受限。例如，如果白蛋白的限制扩散系数仅为其游离值的1%，则穿透1μm厚层的半衰期约为1秒，比观察到的快两个数量级。此外，尽管复合物的分子大小增加，但当与白蛋白连接时，通常不会穿透该层的大分子（如70kDa葡聚糖）进入该层。最近有证据表明，不同的酶处理会导致示踪分子不同程度地渗透到多糖包被[71]，这些观察结果表明，复杂的扩散、结合和化学相互作用会影响示踪剂在多糖包被中渗透和分布。

总之，到20世纪90年代末，人们已经清楚地认识到，多糖包被是微血管功能的关键调节物质，它在调节血浆和红细胞流经微血管以及形成主要分子筛方面起着重要作用，决定了血浆成分的交换，尤其是循环血液和身体组织之间的血浆蛋白交换。同时，很明显，目前这一毛细血管内层可视化方面只有多糖包被结构的低分辨率图像，研究人员在量化多糖包被结构变化方面仍然面临很大困难。

多糖包被在微血管中的三维层状结构

如“背景：多糖包被成像，更详细的技术问题”一节详述，重要的技术发展不仅改善了多糖包被的保存，而且可以更详细地研究内皮表面200~400nm区域内的多糖包被3D准周期结构。图3.5基于Rostgaard和Qvortrop等人研究[72]的样本，显示了从大鼠小肠和肾小球后微血管的有孔内皮投射100nm区域内多糖包被中的灌木状结构。这些结构使用一种新的全氟化碳灌注技术保存下来。图3.6总结了首次应用计算机自相关函数和傅立叶变换后青蛙肠系膜毛细血管电子显微镜图像的结果，这些毛细血管通过常规固定和快速冷冻、深蚀刻的多糖包被制剂固定。分析表明，纤维分子网络的特征纤维间距为20nm，纤维直径为12nm。对这些样本的进一步研究表明，规则分布的纤维呈簇状分布，簇间间距约为100nm。在未将组织暴露于化学固定剂的情况下制备的样本，以及使用常规固定和染色技术制备的样本中，所测得纤维大小、间距和排列相似，提示内部多糖包被具有共同的准周期结构。Squire及其同事[17]以Rostgaard和Qvortrup等人[72]的原始研究中观察到的规则灌木状结构为指导，提出了多糖包被的结构模型，其中簇状纤维之间可供大分子运动的空间接近8nm。灌木状束内的纤维（直径12nm）以平均20nm的间距排列。他们还指出，100nm的簇间间距反映了跨膜蛋白与准规则亚膜肌动蛋白网络的连接。这些研究首次证明，在内皮表面约200nm范围内，多糖包被的组织结构更为有序，其锚定病灶似乎来自底层肌动蛋白皮质细胞骨架，这一概念得到了生化证据的支持[73-75]。该超微结构模型的草图如图3.7左图所示。

Rostgaard和Qvortrup[76]对实验室存档组织样本进行的类似研究也发现，在大鼠和兔子的许多不同组织中，纤维簇内的纤维间距为19.5nm。结合青蛙血管的结果，这些基于自相关方法的分析表明，接近20nm的纤维间距可能是组成准周期阵列的多糖包被区域的共同特征。然而，尽管观察到的间距超过80nm，但之前观察到的100nm并非其中之一，这可能是由于没有区分有孔组织和无孔组织。对更长间距的解释仍然没有定论，而且没有额外的特定标记方法很难做出解释。但在图3.7中的示

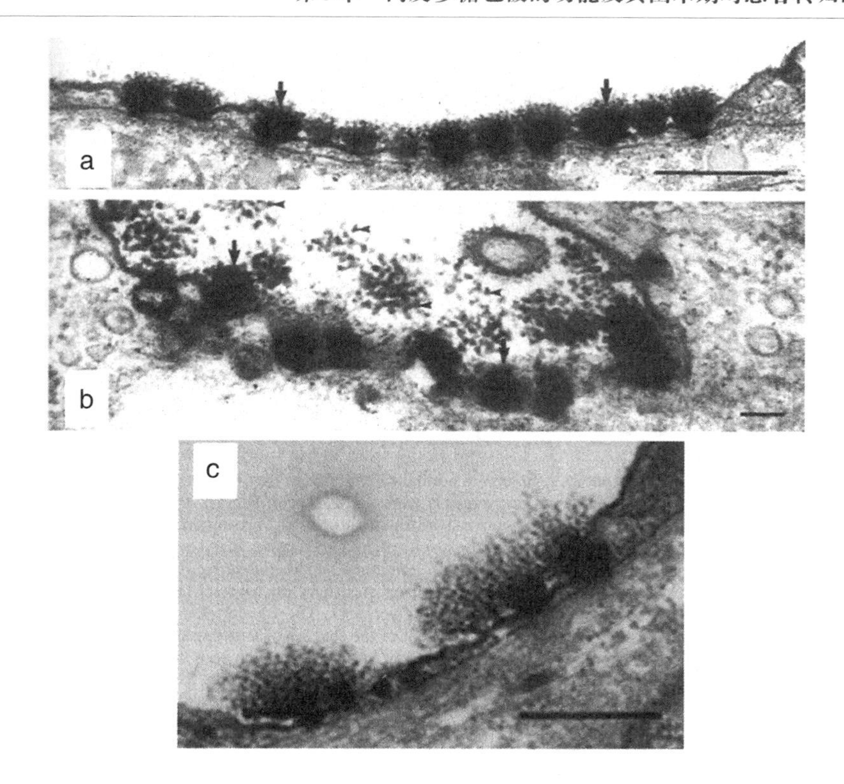

图3.5 在大鼠小肠固有层（a，b）和肾小球（c）的有孔毛细血管的电子显微照片中首次描述的多糖包被中灌木状结构的示例。组织使用全氟碳灌注液灌注、戊二醛固定和单宁酸进行染色处理。（a）显示了约150nm处伸入毛细管腔的灌木状结构。（b）为切向截面，显示了丝状分子（5~10nm厚）形成的灌木状结构，每个灌木状结构有20~40个分子。（c）类似于大鼠肾小球的（a）。（a）和（c）中的标尺为0.5μm，（b）中的标尺为0.1μm。透射电镜中观察到的这些灌木状结构指导了对多糖包被图像自相关分析的解释，以揭示内部多糖包被分子结构的准周期性。（Reproduced with permission from[72].）

意图中，假定更长间距是无孔微血管和有孔微血管中多糖包被内部区域的特征，基于这些研究的测量结果和结论在几篇综述中被引用，并被用于数学模型[1,5,8]。如上所述，证据仍然十分有限，基于厚样本的预测来解释自相关分析存在技术限制。此外，从这些主要提供多糖包被侧视图的方法中无法获得更有用的多糖包被“正面”视图（见“背景：多糖包被成像，更详细的技术问题”一节）。

为了更好地对多糖包被进行三维成像，最近的一项研究使用了电子断层扫描方法来检查多糖包被[77]。从300nm厚的塑料切片上，从许多不同的角度拍摄的图像可以重建成一个3D数据集。由此产生的重建不仅允许与上述自相关方法进行比较，还允许旋转图像，以便能够正面观察哺乳动物微血管（连续和有孔）内皮表面上锚定病灶的横向间距。因此，该方法可以进一步评估直径为10~12nm的纤维的周期性结构，以及100nm左右的较长间距。随着新的分析方法出现，人们越来越一致认为，存在一种准周期结构，该结构从内皮膜投射50~400nm，并且近似于图3.7右图所示的

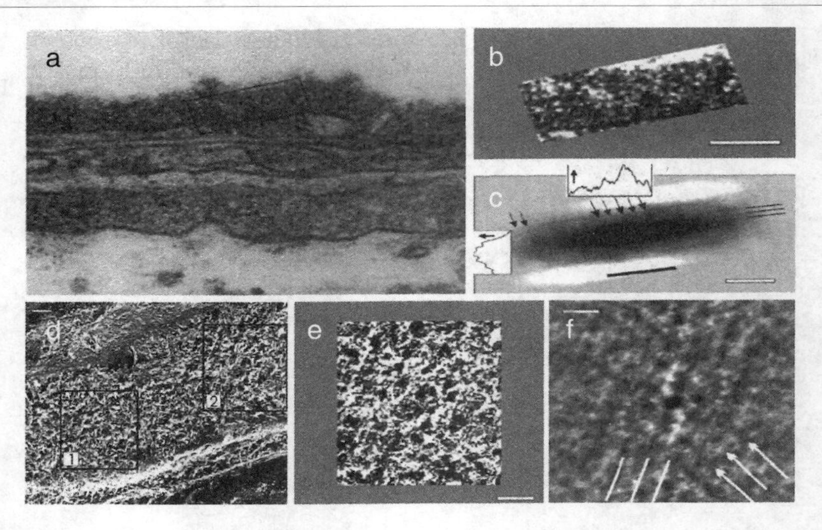

图3.6　上图显示了青蛙肠系膜正常毛细血管的区域，该区域使用传统固定方法制备。在用1%四氧化锇（a）固定之前，用含有4%牛血清白蛋白和钌红的林格溶液灌注单个微血管。（b）为方框内区域的放大图像，（c）为自相关分析结果。分析表明，在平行于管腔内皮表面和垂直于表面的方向上存在周期性。下图显示了青蛙肠系膜微血管快速冻结的图像，冷冻断裂以显示多糖包被的内部区域。方框内区域的自相关分析表明，间隔80~120nm的较大结构呈六边形排列（直线和箭头）。可以看到约20nm的较小周期性重复。不同固定和染色方案后的组织以及青蛙和哺乳动物血管的自相关函数的相似性表明，内部多糖包被具有共同的准周期结构。刻度条在（a）中的比例尺为200nm，（b）为60nm，（c）为110nm，在（d~f）中的比例尺为200nm。（Modified with permission from[17].）

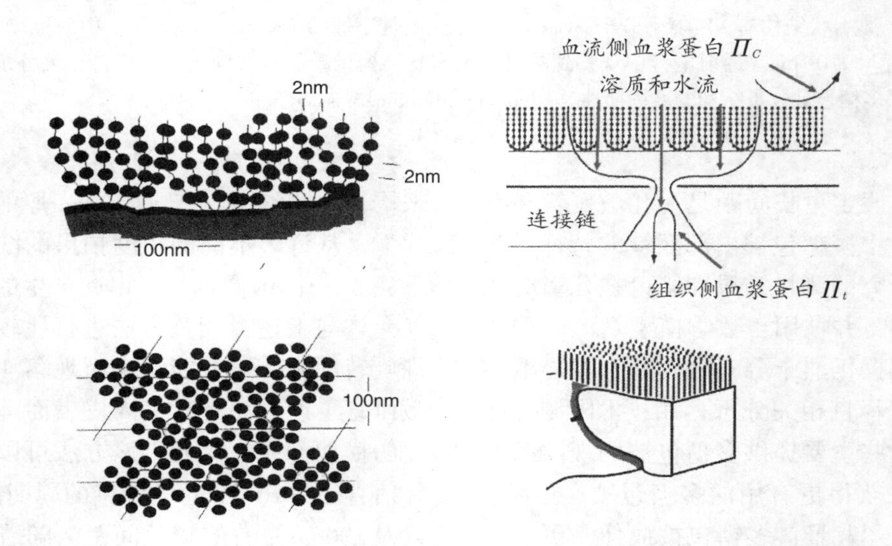

图3.7　左侧示意图显示了内部多糖包被的模型分子结构，显示了从内皮表面突出的纤维束，沿纤维束具有一定的周期性。相邻的簇状物以六边形排列，相隔80~100nm。更正式的示意图如右图所示，这一几何结构可能用于通过多糖包被和细胞间连接的跨内皮水和溶质交换的定量分析，以及红细胞在多糖包被形成的润滑层上的运动分析。（Adapted from［8,17］.）

具有六角对称性的理想化数学模型。有关这些方法的优点和局限性的更多详情，请参阅“背景：多糖包被成像，更详细的技术问题”一节。

多糖包被结构与功能的定量研究

一个关键问题是，如何做到一方面存在厚度≥0.5μm、红细胞无法通过的内皮表面层，另一方面超微结构分析显示更接近内皮表面存在具有分子筛性质的结构。可以使用图3.7中的模型来检验以下假设：层状结构由内部半周期性结构和外部孔隙较少的层组成，由透明质酸和吸附的血浆蛋白来维持稳定。一些文章详细综述了内层结构的相关内容[5,6,8,45]，与本章相关的主要结论总结如下。

关于跨血管交换，图3.6中形成周期性阵列的准周期性阵列中纤维之间的充水空间，具有与血浆蛋白质（如白蛋白）相似的分子尺寸。白蛋白和纤维之间的空间排斥作用和静电相互作用的综合效应导致对跨多糖包被的血浆蛋白交换的高阻力，以及循环血液和多糖包被下方空间之间血浆蛋白的大浓度差异。因此，多糖包被两侧形成主要胶体渗透压差，与血液和间质之间的静水压差相反。在高过滤率下（当微血管压力超过血浆蛋白质的有效胶体渗透压时），血浆超滤液（血浆蛋白质浓度低）流入多糖包被下方的细胞间连接处，从那里通过紧密连接蛋白质链中罕见的断裂漏斗，紧密连接蛋白质链有效地封闭了内皮细胞的大部分周边。这使得多糖包被两侧的血浆蛋白质浓度差异大于血液和组织间隙之间血浆蛋白浓度的差异。在较低压力下，组织间隙中的一些血浆蛋白确实会扩散到多糖包被下方的空间，但是，由于被超滤液稀释，多糖包被下方受保护空间中的血浆蛋白浓度始终小于组织间隙中的血浆蛋白浓度[78-80]。结果是跨多糖包被的静水压和胶体渗透压之间保持稳态平衡，以保持缓慢过滤。

图3.8[81]是高过滤率和低过滤率状态下白蛋白浓度梯度的一个示例。图中强调了维持多糖包被完整性的重要性。当多糖包被受损或丢失时，跨多糖包被的胶体渗透压差对抗血液和组织之间的静水压差并维持低过滤的有效性降低。此外，重要的是要强调，水交换的主要途径是连续毛细血管内皮细胞间的连接和有孔毛细血管中的窗孔。在连续毛细血管（肺、心脏、皮肤、肌肉）中，不到1%的多糖包被位于相邻内皮细胞之间的接触线上，还有更少一部分与连接处连接链的罕见断裂有关。图3.7和图3.8模型中的关键假设是主要水通道区域的多糖包被的组成和结构与在其他99%的内皮表面上观察到的相同。在有孔毛细血管中，形成跨细胞水通道的内皮表面占比较大，但有孔区域的多糖包被结构与在内皮上其他部位观察到的多糖包被结构相同（见图3.7）。

在使用图3.7中的模型评估水和溶质交换的同时，许多研究人员已经广泛研究了多糖包被在改变微血管沿线血浆和红细胞流动方面的作用。特别重要的是，多糖包被内的水在血液流动方向上的运动也受到纤维的限制。通过这种机制，多糖包被形成一个“润滑层”，减少红细胞和微血管壁之间的摩擦。该润滑层必须覆盖整个内皮表面才有效。因此，检验整个内皮表面的多糖包被特性是否也描述了通过局部的连接或窗孔的液体交换，一种方法是使用Weinbaum等人的计算结果[80,82,83]来检验对穿过多糖包被的水流阻力的估计

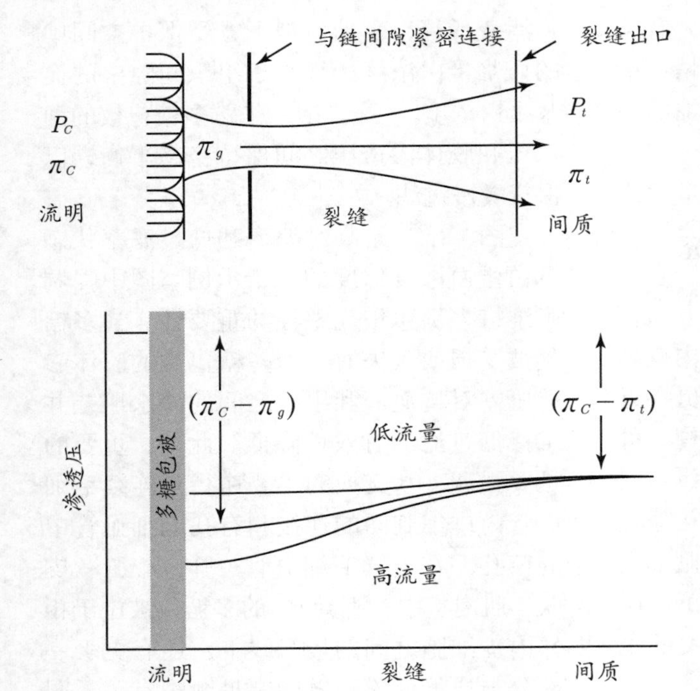

图3.8 模型表明，在过滤微血管中，多糖包被下区域的渗透压始终低于混合组织间隙的渗透压。穿过正常多糖包被的超滤液具有较低的血浆蛋白质含量。当这种超滤液漏入连接链的断裂处时，会减少血浆蛋白质从间质的扩散。这使得跨多糖包被的有效血浆蛋白渗透压差大于整个内皮屏障的有效血浆蛋白渗透压差（血液与组织蛋白浓度差）。(From [81] with permission.)

值（即在跨血管交换期间）是否也能解释功能性润滑层的特性。例如，达西系数（Kw，水流电导率的测量值）的值为10^{-14}~$10^{-13}cm^2$，与图3.8中膜附近的周期性结构相关（在表面200nm范围内）。根据Weinbaum等人[83]的说法，200nm或更厚的层足以描述红细胞的有效润滑层机制。这一机制类似于滑雪者使用坚硬的平板滑雪板穿越粉状雪的方式。

该分析的结果[1,8,78,81]证明了多糖包被是渗透屏障及有效润滑层，多糖包被厚度为200~400nm。该结构具有准周期结构，由多糖包被成分与内皮细胞骨架和细胞膜的直接或间接结合，以及包括白蛋白在内的血浆蛋白成分的结合形成（见图3.7和图3.2）。对于直径<5μm的哺乳动物微血管中的多糖包被这是合理的，如Vink和Duling所研究的（见图3.4）。然而，这种分析需要进一步评估。例如，“滑雪”类比没有考虑红细胞多糖包被的贡献。在模型系统中，双多糖包被相互作用已被证明是重要的，因此仅基于内皮多糖包被性质的标准可能需要修改[84,85]。此外，在连续内皮细胞中，重要的是要了解调节细胞间连接稳定性的黏附复合物的变化[45]如何改变连接区域中附着在细胞骨架上的多糖包被成分的准周期性结构。

直接和间接测量表明，在较大的微血管中，多糖包被厚度>0.5μm（见“人类受试者的红细胞间隙测量”和“人类受试者的多糖包被体积测量”），这也突出了我们对多糖包被结构和组成均匀性存在基本认识差距。虽然具有上述相同性质的多糖包被层厚度增加2~5倍将利于红细胞流动，并减少白细胞与内皮细胞的相互作用，但同样的厚度增加预示着跨血管水运动减少至远低于微血管中的所有测量值[65]。有几种方法可以解决这个问题，这些方法都涉及对距离内皮表面＞300μm，甚至＞400μm的多糖包被成分的组成和分布的假设。最简单的假设之一是多糖包被外层（厚度L）对水流的阻力小于内层。Curry和Michel[86]评估了图3.9所示双层模型的功能特性。其内部结构具有类似于图3.2中多糖包被的渗透特性，但外层的孔隙率增加。

例如，当外部多糖包被厚度最高达1μm，但液压阻力比内部核心小一个数量级时，可以满足有效润滑层的标准，即$L/Kw^{0.5}>100$。在这样的双层中，如果外层对白蛋白的渗透率也比内层高20倍以上，则说明了渗透性能在正常范围。这种特性确保白蛋白在外层和限制性更强的内层之间边界处的积聚能通过将积聚的白蛋白快速扩散到循环中而减少。从内皮表面延伸超过5μm的外多糖包被层的组成尚不清楚。Curry和Michel[86]假设透明质酸是主要成分，因为单个分子的长度可以超过1μm。然而，如图3.2上图所示，外层的组成可能由多糖包被成分损失、循环血浆成分结合和内皮细胞持续合成关键成分之间的动态平衡决定。

评估这些模型很重要，不仅是为了进一步了解更大微血管中基本的多糖包被结构－功能关系，而且因为这些模型表明外层厚度和分布的变化不一定能代表内层的变化。因此，为临床应用而开发的方法（如多糖包被体积的测量和将舌下微血管中阻挡红细胞的层可视化）通常表明数微米厚的多糖包被层可能无法测量多糖包被变化，这种变化是多糖包被的核心结构特征。通过关注作为多糖包被厚度函数的多糖包被组成，双层模型是评估以下假设的一种方法的具体示例：靠近主要跨血管交换途径（细胞间和跨细胞，总面积不到总内皮表面的1%）的多糖包被具有与在其余内皮表面上测量的相同的结构和组成。双层模型限制了外层的渗透性，这与测量的跨血管交换一致，因此可能有助于指导进一步评估多糖包被分层结构。有前景的方法包括使用超分辨率成像方法，如Fu等[88]所

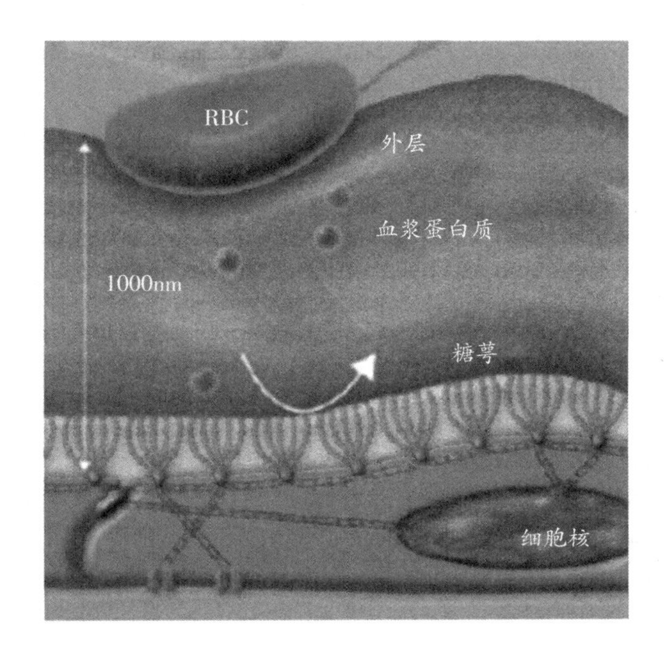

图3.9　内皮多糖包被双层模型的图示。内层是一个准周期矩阵，与灌木状结构相关，纤维之间的间距与如图3.7所示白蛋白的尺寸相似。该层在微血管壁形成初级分子筛。如图所示，锚定在细胞骨架上的灌木状结构代表黏结蛋白聚糖分子，连接了硫酸乙酰肝素和硫酸软骨素作为侧链，并从内皮表面延伸至200nm。外层凝胶状层多孔，并被认为具有透明质酸溶液的某些特征。这一层形成了红细胞运动的“润滑层”。红细胞和内皮细胞的尺寸不是按比例的。在一个小毛细血管中，红细胞将自身卷曲，并作为机械传感器功能的一部分向外层施加压力。（From[87] with permission.）（扫封面折口处二维码看彩图）

述（见下文），与可穿透进入多糖包被内层的荧光探针结合。

人类受试者红细胞间隙的测量

目前多糖包被功能分析的方法包括对血浆中蛋白多糖、透明质酸或硫酸乙酰肝素（HS）等多糖包被成分进行化学分析，或者使用标记红细胞（RBC）和低分子量葡聚糖分布的有创且耗时的方法，为了克服这些方法的局限性，利用侧流-暗场成像等方法分析内皮表层的无创性方法再次成为人们关注的焦点。该方法是在1990年引入的提高红细胞、血管壁和背景之间对比度的方法的基础上发展而来的，称为正交偏振光谱成像[89]。正交偏振光谱法最初并非用于多糖包被成像，但已广泛用于测量微血管系统的其他特征，包括毛细血管密度和局部微血管流量指数[90]。然而，红细胞柱边界和血管壁之间的对比度增强，这一特征使得正交偏振光谱法可以应用于人类的舌下微循环。临床上使用这一方法可以测量红细胞穿透微血管壁附近正常无细胞层的程度的变化。根据对小血管（见图3.4）的观察，关键是假设红细胞柱宽度增加（或无细胞层厚度减少）表明多糖包被丢失。已有一系列报道描述了正交偏振光谱法作为侧流暗场成像的适用性。

在一些报道中，技术细节很少，但该方法似乎至少以三种形式使用过[36,43,91,92]。第一种形式，在小血管（直径<15μm）中通过测量红细胞柱和血管壁图像之间的空间来评估内皮细胞表层厚度，血管壁的位置图像通过计算机处理来增强。第二种形式（图3.10），完全放弃血管壁位置的测量，仅测量微血管段多个部位（20个或更多）的红细胞柱宽度。用红细胞列宽分布的统计值来衡量红细胞进入无细胞边界层的程度。灌注边界区（PBR）厚度被定义为平均红细胞柱宽度和红细胞穿透区域的直径之间的差值，基于红细胞宽度分布的25%和75%分位数的统计分析得出。这个版本是完全自动化的，使用阿姆斯特丹大学开发的软件，研究者无法干预。第3种形式在2008年首次被详细描述[36]，将没有滚动的白细胞下红细胞可用空间与白细胞通过后红细胞可用空间的一过性增加进行比较。该方法的基础是观察到白细胞（比红细胞更坚硬）在通过管腔时毛细血管内皮多糖包被受压，从而允许红细胞柱短暂“加宽”[83]。在这种加宽过程中观察到的红细胞柱直径变化除以2即为微血管多糖包被的尺寸。

有几篇文献描述了其中一种或多种方法。在最初的一篇论文中[27]，Nieuwdorp等在仓鼠肌肉中使用了第3种形式，报道了直径为4~8μm的血管中红细胞和受压的多糖包被之间的间隙为0.4~0.8μm。这些间隙尺寸小于红细胞和血管边缘位置测量值（第1种形式）之间的间隙，表明白细胞没有直接穿透血管壁。这些值与其他研究人员在小血管中的测量值范围一样。作者得出结论，该技术提供的内皮细胞表层值与动物实验中基于示踪剂稀释的有创技术所得到的值一致性较好（见下文）。该文还报道受试者舌下微血管［平均直径为（5.37±0.45）μm］的灌注边界区厚度为（0.58±0.16）μm。在一项简短的初步研究中，还报道了在各种疾病状态下，患者的灌注边界区厚度减小。

第三种形式尽管较为有趣，但报道的细节较少。相反，有报道在直径<50μm的血管中用第二种形式可测量红细胞穿透

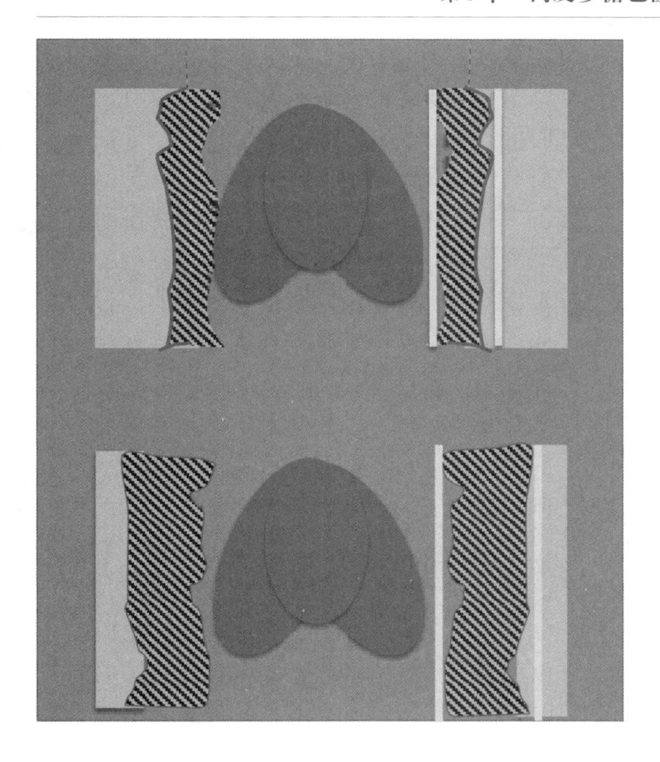

图3.10　当毛细血管中的多糖包被受损时，红细胞穿透会更接近血管壁（见图3.4），这一想法正在患者舌下血管中直径达50μm的微血管侧流暗场成像的基础上进行测试。微血管中灌注边界区域（显示为阴影区域，定义为黄色条带之间的区域）的尺寸可根据微血管沿线多个位点红细胞可到达区域的直径分布和侧流暗视野成像期间的中值红细胞柱宽度进行估计。（Based on the description in[43].）（扫封面折口处二维码看彩图）

边界区域（PBR）的变化。在直径>5μm但<50μm的血管中，Vlahu等人测量到灌注红细胞柱宽度从对照受试者的16.4μm增加到透析患者的17.7μm[43]。参考红细胞柱宽度没有变化（对照组为10.5μm，受试组为10.1μm）。灌注红细胞柱宽度和参考红细胞柱宽度之间的差异表明PBR显著增加［（3.6±0.4）μm，而健康对照组为（3.3±0.4）μm］[43]。该方法能否提供多糖包被损失指数尚存争议；因为这些灌注边界区的增加与多糖包被分解产物循环水平的增加是在相同的患者中测得的（例如，“与层状结构有关的成分”一节中所描述的血HA和黏结蛋白聚糖-1浓度来自相同的患者）。在其他研究中，有心血管疾病证据的患者的PBR值为（2.2±0.3）μm，而对照组为（2.0±0.3）μm[69]，慢性病患者的PBR值为2.7μm（范围2.6~2.9μm），而对照组为2.5μm（范围2.4~2.7μm）[70]。另一方面，Amraoui等人发现PBR与心血管风险没有相关性[93]。这些研究均发现PBR变化相对较小，因此该技术能否区分疾病状态和健康状态有待商榷。尽管存在这些问题，但无创舌下成像用于临床已经证明了操作者之间具有可重复性，而且证明了系统性血管功能障碍与糖尿病、脓毒症、系统性硬化症和发热等疾病的关联[94,95]。只有解决了有关该方法的关键问题，才能进行改进。

侧流暗视野成像方法假设流动红细胞宽度的变化反映了多糖包被的真实变化。尽管对大血管内皮表面几微米的内皮表面层可进行估算（见下文），但这些估算值能否代表多糖包被的变化还值得怀疑。例如，众所周知的Fåhraeus效应根据红细胞的微观力学描述了微血管中无细胞层的形成，无细胞层与多糖包被的相互作用无关。独立于表面层（玻璃微管中）的测量，以及理论模型表明，在直径达50μm的微血管中，预计会有数微米厚的无细胞层[96-99]。此外，炎症条件下微血管内红细胞运动微观力学改变的机制可以与多糖包被无关［例如，炎症细胞的滚动和附着增加，以及内皮细胞表面微粒的释放和（或）吸收］。总之，使用新的光学技术，如侧流暗场成像，为评估微血管功能的变化提供了有趣的新方法。然而，尚无法证实目前的侧流暗视野成像方法能提供多糖包被功能的特定生物标志物。尽管如此，测量患者易于观察到的微血管中红细胞流动的变化有助于与诊断和治疗慢性疾病，这一想法很重要，需要进一步研究，而且必须积极寻求进一步评估多糖包被结构和组成变化的方法。有的新研究将调节局部红细胞流量时的结果与其他测量方法进行逐血管比较。

人类受试者的多糖包被体积测量

评估人类受试者多糖包被功能变化的另一种方法是使用多糖包被体积作为多糖包被的生物标志物。有两种估计整个心血管系统多糖包被体积的方法。两者都基于示踪剂稀释后容积的测量。为了评估这些方法的价值，必须对稀释法的一般原则和基本假设进行改良（另见第2章）。根据示踪剂的稀释来估算隔室容积的原理非常简单：将已知质量的溶质m溶解并混合到待测量容积的流体中。短时间后（该时间足以使标记溶质在整个待测容积内完全混合），测量流体中溶质的浓度C。因为$C = m/V$，所以：

$$容积 V = m/C \tag{3.1}$$

若要该方法能得出隔室中流体的容积，需满足两个条件：①测量浓度时，所有示踪分子仍保留在隔室内；②平衡时，在零时间点加入系统中的所有示踪分子在隔室所有区域的浓度相同。

很少有人能够确信，当溶液在所有区域充分混合时，最初注入流体腔室的所有示踪分子都保留在那里并达到均匀浓度。当示踪剂被注入循环时很难做到这一点。一旦认为循环内的混合完成，可通过连续测量示踪剂浓度来检测从血液（或血浆）的丢失。如果循环中示踪剂的丢失缓慢，则可以合理地假设，最初示踪剂的丢失应呈指数下降，并且浓度比时间的对数应呈线性关系。然后，可将其反推至零时间点，如果整个隔室中的混合是瞬时的，此时浓度将等于混合瞬时出现的浓度。然后用零时间点浓度估计值与注入隔室的示踪剂总量来计算其容积。

第二个条件常常被忽视，但容易受很多因素的影响。为了使最初添加到隔室的示踪剂在整个隔室的浓度相同，示踪剂不得与隔室内的任何结构结合。否则溶液中溶质量将减少，方程（3.1）中的m值降低。

此外，示踪剂应为不带电的分子，且分子大小与水相同。如果示踪剂带有负电荷，它可能会被排除在自身带负电荷的表面或细胞外分子紧密结合的流体区域之外。或者，它可能集中在结合分子带正电荷的区域。此外，如果分子大于水分子，则其将被排除在隔室区域之外，在该区域中，流体填充空间与其自身直径≤水分子的直径。因此，它在这些区域的浓度将低于更开放的区域。这些现象已经为组织间液研究者所熟知[100-102]，60年前，通过示踪剂稀释对细胞外液体积的估计值与示踪剂的分子大小成反比（菊糖得出较低的值，硫氰酸盐得出较高的值）。只有当水的同位素（D_2O或HTO）被用作估计全身水的标签时，才可能接近示踪剂与水分子大小相同的条件。

估计多糖包被体积的问题在于，多糖包被是大分子扩散的屏障。因此，即使比水大得多的示踪剂能够穿透多糖包被，它也将被排除在纤维分子基质中的大部分液相之外。为了估计多糖包被内液体的体积，必须知道血浆和多糖包被之间示踪剂的分配系数。

因此，小分子和多糖包被/血浆分配系数接近1的示踪剂估计多糖包被内的液体体积更合理。虽然小分子示踪剂可能从血浆进入多糖包被并在其液相中迅速分布，但它们也会通过内皮细胞之间的通道或通过窗孔迅速扩散到体积更大的组织间隙中。在大多数（如果不是全部的话）器官和组织中，多糖包被液相的体积远小于组织间液（ISF）的体积，并且因为小分子示踪剂从血浆中消失并进入ISF的速度很快，造成示踪剂通过多糖包被的转运时间太短，无法提供多糖包被体积的信息。然而，若一个小分子一进入多糖包被就与多糖包被成分紧密结合，并且不会显著解离并进入组织间隙，则它可以作为多糖包被体积的指标。为了定量地估计这一点，我们还是必须知道示踪剂在血浆和多糖包被之间的分配系数。然后，可以计算的体积将是虚拟体积，表示循环管腔内皮细胞多糖包被上结合位点的数量，而不是多糖包被内液相的体积。

有两种估计多糖包被体积的方法已经发表，但它们都受到了质疑。第一种方法由Nieuwdorp等人描述，该方法认为葡聚糖分子从血浆进入多糖包被，测量40kDa葡聚糖分子（D40）[103]的初始分布容积可得出血浆容量和多糖包被体积之和。然后从D40的分布体积中减去根据红细胞体积和大血管血细胞比容估计的血浆容量，就可得出多糖包被体积值。在健康志愿者中使用这种方法，获得的平均值为1.7L，而在2型糖尿病患者获得的平均值要低得多。正如Michel等人[104]研究结果所示，该方法在几方面不符合稀释原理的前提条件。首先，荧光标记的示踪剂D40是平均分子量为40kDa的葡聚糖聚合物的混合物。因此，在将其注射到循环中后，由于不同分子量的葡聚糖聚合物以与其分子大小成反比的速率离开循环，因此在最初的10分钟内，其从血浆中的消失不能用简单的指数函数来描述。这导致在零时间点对示踪剂浓度严重低估。其次，他们使用大血管血细胞比容来估计血浆容量可能会导致进一步的错误。第三，作者假设D40在血浆和多糖包被的液相之间的分配系数为1。这是不可能的，因为即使是较小的D40分子也比水分子大，应该会被排除在多糖包被内纤维分子周围的水之外。较大的D40分子与多糖包被结构周围的水的距离应至少与D40分子的Stokes-Einstein半径相等。由于多糖包被是大分子的过滤器，因此多糖包被内的水会被限制在与葡聚糖分子宽度一致的空间内。

示踪分子在血浆和多糖包被之间的分配系数的重要性可以通过一些简单的代数来说明。如果C_p和C_g是血浆和多糖包被水中示踪剂的平衡浓度，λ是多糖包被和血浆之间的分配系数。然后：

$$\lambda = C_g/C_p \qquad (3.2)$$

如果在时间=0时向血浆中添加m摩尔示踪剂，且所有示踪剂在平衡时（即混合完成时）局限于血浆（体积=V_P）和多糖包被液相（体积=V_g）：

$$m = C_p V_p + C_g V_g = C_p V_p + \lambda C_p V_g$$
$$= C_p(V_p + \lambda V_g) \quad (3.3)$$

当公式（3.1）用于计算示踪剂的分布体积时，仅当$\lambda = 1$时才能估计出血浆和多糖包被中水的体积的总和，即：

$$m/Cp = V_p + \lambda V_g \quad (3.4)$$

由于λ未知，只能通过从m/C_p中减去V_p来估计λV_g。此外，m/C_p值的变化容易被误解。如果λ不变的情况下减少多糖包被的厚度，表观多糖包被体积λV_g将减小，并可能伴随着血管壁对水和溶质渗透性的增加。如果多糖包被扩张，其中充满水的空间开放，增加示踪剂分子的λ，从而表观多糖包被体积λV_g进一步增加，则血管壁对水和溶质的渗透性也可能增加。临床医师应批判性地看待通过该方法得出的结论，直到该方法有更可靠的理论基础。

第二种更谨慎的估计多糖包被体积的方法也容易受到批评和误解[105,106]。该方法通过测量术前用胶体溶液（5%白蛋白或6%羟乙基淀粉溶液）扩容的患者的红细胞体积和血浆容量来估计多糖包被体积[106]。根据吲哚菁绿（ICG）分布容积估算的血浆容量可分为循环部分和非循环部分。非循环部分被认为是多糖包被或至少是多糖包被内的血浆蛋白（用ICG标记）。循环部分的测量方法为：通过荧光标记的红细胞来估计血液中红细胞的总体积，再根据大血管所采血液中血细胞比容来计算循环部分容量。从ICG分布容积中减去循环部分容量，即可得到血浆非循环部分的容量。Rehm等[106]估计了给予容量负荷前后患者非循环部分的平均值，发现输液前为700mL，输液后为300mL。

ICG通常用于估计心输出量、评估肝功能和估计血浆容量。注射到血液循环中后，它与血浆蛋白（特别是白蛋白和脂蛋白）快速但非共价地结合。它是一种阴离子染料，血浆中游离染料的浓度非常低，与结合的ICG处于平衡状态。似乎这是种游离染料而不是染料-蛋白质复合物，进入多糖包被并与其中的结构分子结合。尽管ICG法的作者提到了多糖包被中的蛋白质与血浆中的蛋白质之间的动态平衡，但在仓鼠肌肉毛细血管中进行的体内观察表明[107]，在注射到循环中2分钟后，标记的白蛋白和纤维蛋白原的渗透速率可以忽略不计。相比之下，ICG是一种相对较小的分子，可以迅速扩散到多糖包被中，如果它对多糖包被位点的亲和力较高，则可以迅速达到接近平衡的浓度。这方面ICG法应略做改进。

更值得怀疑的是，大血管血细胞比容能不能反映血液的循环部分中细胞和血浆的体积比。80多年来，人们已经知道，从动脉或静脉采集的血样中测得的血细胞比容与根据红细胞体积和血浆容量估算得出的血细胞比容并不相等[108]。大多数早期的血浆容量测量是使用伊文思蓝染料（T1824）进行的，它与ICG一样，是一种阴离子染料，能快速但非共价地与血浆蛋白结合。可以公平地假设，与ICG一样，伊文思蓝也与多糖包被结合，因此其分布包括非循环部分。此外，伊文思蓝（结合和未结合形式）可能从血管间隙漏出（Miles分析的基础，可用作血管通透性的测量，有局限性[109]）。20世纪50年代人们认识到，红细胞和血浆的流速不同（尤其流经微血管时）是造成大血管和全身血细胞比容有差异的主要原因。因此，大血管血细胞比容HLV是红细胞流量与血液循环流量之比。器官或组织循环中的细胞流量(F_c)或血浆流量(F_p)可视为细胞体积除以细胞通过血管的平均转运时间(t_c)。同样，血浆流量等于血浆体积(V_p)除以其平均转运时间(t_p)。对标记红细胞和血浆的平均转运时间的测量表明，不同器官之间，以及同一器官内的不同转运时间存在很大的差异。虽然文献报道的通过肺循环的t_c/t_p比率在0.98~0.99，但肝脏的比率更接近于0.5[110]。如果根据红细胞体积和大血管血细胞比容估算血浆容量，那么：

$$
\begin{aligned}
H_{LV}/100 &= F_c/(F_c+F_p)\\
&= 1/(1+F_p+F_c)\\
&= 1/[1+(V_p+V_c)\cdot(t_c/t_p)]\\
V_p &= V_c(t_p+t_c)[(100/H_{LV})-1] \qquad (3.5)
\end{aligned}
$$

如果用全身血细胞比容代替H_{LV}，则t_p/t_c将不再是公式的一部分。Rehm等和Jacobs等使用动脉血的血细胞比容，这样可将假设$t_p/t_c=1$带来的误差降至最低[105,106]。如果右心室血液中的细胞和血浆的比值接近细胞和血液总体积的比值，并且通过肺循环的t_c/t_p比值接近1，则可以避免相当大的误差。但是，如果通过静脉血测定血细胞比容，通过外周循环床的t_c/t_p波动会很大，计算的结果会多出几百毫升的液体进入或离开血浆。

也许Rehm等和Jacob等人的解读中最严重的错误是没有认识到血浆的非循环部分代表的是虚拟的体积，而不是真实的体积。其值的变化代表附着在循环血浆蛋白上的示踪剂数量的变化。如果m是注入循环的示踪剂的量，m_b是结合在多糖包被内的示踪剂的量，则方程（3.4）可扩展为：

$$
m/C_p = V_p + \lambda V_g + m_b/C_p \qquad (3.6)
$$

如果多糖包被内示踪剂结合位点的亲和力大于血浆蛋白对示踪剂的亲和力，则当循环内示踪剂被肝脏清除时，m_b/m的比值可能随着C_p的下降而增加。这可能被误认为是血浆中非循环部分的增加。或者，如果重复估算了血浆容量，则示踪剂未能从多糖包被中的一部分结合位点分离，可能会被错误地解读为多糖包被体积的减少和血浆容量的扩大。

还值得注意的是，一篇对通过多糖包被进行液体交换的新认识有助于临床医师评估液体疗法的详细综述中，Woodcock等[14]还讨论了液体疗法可能改变多糖包被中的血浆容量。这一想法需要进一步评估，因为多糖包被中的血浆容量可能没有多糖包被体积测量所显示的那么大。

上述内容反映了作者对全身多糖包被体积测量的批判性观点，我们希望这能引起人们对使用稀释技术测量和解读血浆容量（尤其是血浆容量变化）所遇到的困难的关注。正如本节开头所述，稀释法的道理很简单，但能严格符合稀释法使用原则的情况并不简单。

大血管中的多糖包被

值得注意的是，估计的多糖包被体积低至0.7L，高至1.5L，相当于人类血管系统多糖包被厚度平均为2~3μm（假设血管系统表面积为350 m^2[75]）。侧流成像方法和多糖包被体积估计方法之所以可信，部分是由于较大血管中多糖包被厚度的测量值接近这些值。例如，在电子显微镜研究的后续研究中发现，在已知更易发生动脉硬化的小鼠中，颈动脉区的多糖包被较薄。Van der Berg等人[111]报道颈总动脉区的内皮表层厚度为4.3μm，窦区为（2.2 ± 0.7）μm。除了支持多糖包被变薄可能是动脉粥样硬化发展的先决条件这一假设之外，使用双光子显微镜[112]和FITC葡聚糖排除法[113]进行的测量已经使人们广泛接受了在较大的血管中多糖包被区域多为几微米厚。作为进一步评估如此大的多糖包被厚度的一个步骤，需要注意的是，光学方法在壁较厚的血管中比在微血管（图3.4）中更难应用，并且可能产生偏差。为了在大血管（直径150μm）中应用复杂成像，需将每个血管解剖，安装在灌注室中，并用含有0.1%白蛋白的电解质溶液灌注。目前已知，在哺乳动物血管中，如此低的白蛋白浓度不能将S1P浓度维持在稳定内皮屏障和抑制MMP释放的水平（见第2节“与层状结构有关的成分”S1P和多糖包被稳定性）[47]。因此，在血管解剖和灌注过程中，至少有一些多糖包被成分可能会受到影响，导致可能出现更为弥散且相对较厚的表面层，类似于炎症状态下的表面层[17]。

背景：多糖包被成像，更详细的技术问题

光镜与电镜

光成像检测分离物体的理论极限是约为200nm衍射极限分辨率，但在湿组织的弯曲界面附近无法达到此分辨率水平。这意味着多糖包被的相关尺寸通常低于光学显微镜的分辨率。在理想情况下，超分辨率光学显微镜的分辨率约为30nm，但如上所述，含多糖包被的组织样品中无法达到这一理想极限。超分辨率光学显微镜已用于硫酸乙酰肝素和透明质酸的细胞实验[88]，发现透明质酸是沿着硫酸乙酰肝素下方的膜分布的，但需要进一步研究灌注组织的微血管以证实这些发现。另一个混杂因素是糖胺聚糖链的抗体很大，而Fab抗体片段还没有，这使得立体排斥成为一个问题（对于所有形式的标记成像均如此）。电子束的波长比普通光学系统短100 000倍，理论上可以达到可见光分辨率的100 000倍，但由于电子光学系统的效率低得多，因此目前的分辨率仅限于0.05nm。下文我们回顾了电子显微镜的两项不足：需要在真空中制备待处理的湿生物样品分析和需要通过对所选多糖包被成分进行额外染色来提高对比度[114,115]。

组织样品的准备

自20世纪40年代末以来，样品制备中会把生物样品中的水用塑料取代。大多数对组织样品的生物电子显微镜检查是通过以下简化方案实现的：戊二醛固定；四氧化锇染色/固定；不同等级的乙醇脱水；用塑料树脂取代乙醇；超薄切片，获得约300μm宽和80nm厚度的切片；最后用醋酸铀染色。然后用更多的重金属进一步染色，并在透射电子显微镜下成像。这些塑料切片在截面上的树脂限制分辨率为0.5~2nm，在深度方向上的分辨率为80nm。

需要强调的是，在透射电子显微镜中，并不能观察到感兴趣的实际物体，只能观察到用来给物体染色的材料。因此，生成的电镜图像取决于戊二醛固定和乙醇洗涤步骤后保留的染色内容。蛋白质多糖是由糖构成的，糖的化学固定性不好，因此在组织加工过程中经常被去除。这是使多糖包被难以被研究的众多问题之一。另一个原因是，多糖包被位于一个界面上，在该界面上，替代血管内容物的树脂硬度和树脂包埋组织硬度之间的差异影响了电子显微镜中的成像。

染色技术的进展

用于增强对比度的着色剂与目标靶点结合形成的化合物具有多样性和复杂性，因此沉积物密度与黏多糖的数量和位置之间的关系可能并非直接相关。例如，Luft在考虑了钌铵化合物中钌原子的各种氧化状态后，将钌红首次用于标记多糖包被，发现在电子显微镜沉积物中看到的产物不仅是钌红与酸性多糖初始连接的结果，而且是黏多糖被氧化的进一步反应和钌红随后作为催化剂，促进一系列循环反应，从而在该区域连续生成的四氧化锇-钌红衍生化合物。为了将糖胺聚糖侧链上的负电荷标记为结合位点，需要额外加入染料，还需要更多的研究来了解这些染料的复杂化学反应。最常用的是阿尔辛蓝，它在某种程度上类似于铜离子蓝，相对选择性地结合蛋白多糖。这种铜基着色剂的优点是，通过光学组织学可以很容易地看到它们，有助于选择感兴趣的区域进行电子显微镜切片[116,117]。另一种常见的染料是含致密高正电荷的镧离子，这一染料受到Chappel团队和其他人的青睐[118-121]。由于提纯（包括铽）技术的改进和与镧/镝糖胺聚糖黏附技术（LaDy GAGa）的结合，来自镧系元素的其他染料价格得以下降[16,77]。此外，二氧化钍（一种放射性物质），一种以前用于血管造影的化合物，最近被证明可以使肾小球中的多糖包被染色，染色模式与LaDy GAGa相似[122,123]。在周期密度之间观察到的较长间隙与以前的数据基本一致。尽管如此，“相关性并不意味着因果关系”这句格言使得我们很难确定所观察到的是否是生理性的，尤其是在例证很少和对结合和结构保存的机制了解有限的情况下。进一步研究的一个重要领域是了解多糖包被的组成、合成和降解速率，以及在不同厚度切片中的保存方式。可能会有很多之前的材料需要用这些新知识重新审视。

多糖包被成像的未来方向

要想解决比较光镜和电镜研究中的多糖包被图像的困难，一种方法是开发能够将这两种技术应用于相同的多糖包被样本的方法。例如，在为电子显微镜研究准备组织标本之前，可先用荧光标记的探针来分别标记内皮细胞膜和多糖包被上的特定成分。使用这种方法，Betteridge等测量了膜到多糖包被外缘的距离（接近400nm），与用阿尔辛蓝染色的同一多糖包被血管的电镜图像中的厚度相似[124]，重要的是，在这种情况下，光学和电子测量相互关联，导水率和白蛋白溶质渗透率相互关联。

生物电子显微镜的应用范围已经扩大，特别是在过去的10年里。低温电子显微镜利用的是水快速冷冻至-135℃以下形成的玻璃状非结晶态冰。当应用于蛋白质结构的研究时，通过现代计算，使得水相中的分子结构成像可以与X线晶体学相媲美，这项技术在2017年获得了诺贝尔奖。还可以在-90℃左右用丙酮替换冰，然后添加塑料树脂。虽然在有限的样品上无法完全解释，但这一过程应比乙醇脱水造成的物质损失小得多，并且已经有研究者尝试过。冷冻固定方法在青蛙肠系膜多糖包被结构中的初步应用已经产生了一些有用的结果，如“多糖包被在微血管中的三维层状结构”一节所述，但其他应用（例如，Monnet[125]的研究显示的细胞内物质渗漏穿过内皮细胞膜的图像）还不太令人满意。

直到最近，在>1μm的尺度上重建内皮结构的3D图像还需要为透射电镜连续切片，然后手动加载和对齐每个切片的感兴趣区域，是个耗时费力的过程。与上面介绍的断层扫描成像方法不同，3D扫描电子显微镜通过检测电子束的后向散射电子来构建样品表面的图像，从而解决了这个问题。此外，一旦表面成像，金刚石刀或离子束可以移除一层并对新表面成像。当使用金刚石刀时，该方法称为串联块面扫描电子显微镜，当使用离子束时，该方法称为聚焦离子束扫描电子显微镜。额外加入重金属后，对比度得以提高，图像相当震撼，在扫描平面上的分辨率可以<10nm，在数千个切面深度上的分辨率可以<30nm。这种方法在用LaDy GAGa技术染色的肾小球多糖包被上的初步应用表明，肾小球滤过血管表面有多糖包被簇，以及通过多糖包被到膜的间隙（见图3.1）[16]。这些图像并不能解决很多基本生理学问题，但这些技术现在切实可用，它们很快就取代了透射电子显微镜，用于塑料切片的常规应用。

总结：基于“引言”到“背景：多糖包被成像，更详细的技术问题”的常见问题和答案

以下部分总结了本章的一些主要结论，特别是有关影响围术期液体管理的多糖包被功能和输液成分的作用的问题。关键问题包括：

1. 白蛋白溶液在围术期修复多糖包被中的应用。

2. 当输注具有相似胶体渗透压的液体在减少水肿形成方面的效果不同时，多糖包被的作用。

3. 围术期液体治疗中保护多糖包被的方法。

4. 多糖包被通过结合抗凝剂和阻止白细胞黏附到内皮来在凝血和减轻免疫反应中发挥作用。

5. 多糖包被和红细胞上的负电荷对微血管中红细胞运动的影响，以及高钠负荷中和这些负电荷的作用。

6. 多糖包被厚度或体积的测量。

需要强调的是，直到最近人们才广泛认识到多糖包被是围术期液体治疗有效性的主要决定因素，并且才刚开始评估这一新认识如何改善临床转归。然而，正如本章和修正的Starling理论的相关章节所述，多糖包被和内皮屏障结构和功能的知识可用于指导临床医师进行液体治疗。迄今为止，最重要和最广为人知的是内部多糖包被作为重要分子过滤器，将大部分血浆胶体保留在血管内。这一功能需要维持多糖包被纤维之间的间距在接近血浆蛋白质（尤其是白蛋白）分子直径的水平。白蛋白本身可能通过静电结合调节纤维间距，在多糖包被的架构中发挥直接作用。循环中和多糖包被内的白蛋白也有助于将储存在红细胞中的鞘氨醇-1-磷酸（S1P）输送到内皮细胞。S1P通过S1P1受体发挥作用，调节那些抑制基质金属蛋白酶所致多糖包被丢失和稳定内皮细胞间黏附机制的信号通路。然而，就含白蛋白液体在围术期液体治疗中恢复或维持多糖包被的作用（关键问题1）而言，目前尚不清楚向输注液中添加白蛋白是否会改善多糖包被的稳定性，因为多糖包被稳定和S1P释放所需的白蛋白浓度较低。然而，现在已经认识到循环中高密度脂蛋白的载脂蛋白M携带至少60%的血浆S1P。载脂蛋白M水平较低的情况可能会导致多糖包被丢失[51]。

对于关键问题2要考虑的第一个方面是白蛋白溶液的胶体渗透压与单独生理盐水的胶体渗透压。当多糖包被完整且器官内的毛细血管压力低于或接近正常血浆胶

体渗透压时，注入的液体非常缓慢地溢出到器官的血管外空间，这样可避免水肿（如肺），因为跨血管静水压差始终与跨多糖包被的血浆蛋白质胶体渗透压差保持紧密平衡。这是第二章所述修正的Starling理论的应用。因此，在没有多糖包被损伤和血浆蛋白大量损失的情况下，盐水输注这样的输液策略足以平衡肾脏和蒸发性液体损失，避免过度水合，这符合临床观察到的现象和目前对多糖包被功能的理解。这一策略一方面通过避免因低血容量和灌注不良引起的局部再灌注损伤，另一方面通过避免血浆蛋白稀释（高血容量）来保护多糖包被并防止水肿。当血浆蛋白水平较低且血浆胶体渗透压不足以维持上述低过滤状态时，该结论不适用。此外，输注液中白蛋白的有效性取决于其对跨多糖包被的血浆渗透压的贡献。

对于关键问题2中含蛋白溶液和其他胶体液相比有效性的问题，目前所知尚不足以深入评价。原则上，所有不能通过多糖包被的高分子量胶体溶液应该同样有效。然而，动物实验中观察到的是，白蛋白溶液可能比含有羟乙基淀粉（HES）的高胶体渗透压胶体溶液更有效。撇开HES在某些患者群体中的相对安全性问题不谈，重要的是大分子以不同的速率穿透多糖包被。在动物模型实验中，白蛋白穿透多糖包被的速率比其他大分子（如葡聚糖）慢得多。如果HES扩散传输和耦合水流的相互作用导致HES在多糖包被下区域积聚，则由于注入HES而导致的跨多糖包被的胶体渗透压差可能比根据所输液体胶体渗透压得到的预期值小得多。当多糖包被的关键成分丢失时（表现为血浆硫酸肝素或透明质酸增加），由于血浆大分子的跨血管渗漏，导致血浆丢失到血管外空间，白蛋白相比其他胶体的相对有效性可能会进一步改善。

关于在关键成分丢失的情况下恢复多糖包被的问题（关键问题3），需强调以下几点：基质金属蛋白酶（MMP）是破坏多糖包被的常见机制，因此使用MMP抑制剂等策略可能很重要。此外，由于对底层内皮的损伤（如炎性间隙形成）破坏了细胞间连接区域的多糖包被，因此内皮的稳定（使用抗炎策略）与多糖包被的稳定性密切相关。另一方面，不能排除HES也有作用，因为某些高分子量成分可能有助于在炎症条件下堵塞多糖包被间隙或细胞间隙。

关于在围术期很重要的多糖包被的其他屏障和结合作用（关键问题4），多糖包被作为白细胞与内皮表面相互作用的屏障的想法与已知的多糖包被在内皮表面形成可变形机械屏障一致。然而，据观察白细胞可以比红细胞更接近内皮表面，这表明在多糖包被受损时，炎症级联反应中其他因素，如黏附蛋白的上调以增加白细胞黏附，以及趋化因子等辅助因素，可能与机械力一样对于决定白细胞相互作用很重要[126]。类似地，多糖包被结合一系列循环血浆蛋白的能力已得到充分证实，包括调节凝血的各种血浆成分。当多糖包被受损时，这种蛋白质结合的位点会丢失或破坏。

关于多糖包被上的负电荷对红细胞运动通过最小微血管的贡献（关键问题5），需要注意的是，在静态条件下，电荷在多糖包被基质纤维的间距中起着重要作用，并且在对抗红细胞聚集和红细胞与内皮细胞的黏附方面也很重要。然而，在正常微血管流速下，红细胞的运动主要取决于基质外层的可压缩性和对水的阻力。这并不排除极低或间歇流量下更复杂的静电相互作用，但尚不清楚高盐负荷下多糖包被的变化是否仅仅归因于电荷屏蔽。最近的证据表明，盐负荷导致皮肤间质中Na^+的积累，这可能在血管系统的免疫反应中发挥作用，这表明高盐负荷可能通过免疫反应调节血管结构[127]。

关于患者多糖包被功能的生物标志物，最近的临床评估表明，在微血管功能障碍的微血管壁上，红细胞向无血浆层的渗透增加，但多糖包被变化和红细胞流动机制（独立于多糖包被）对这些的相对贡献仍需在不同的疾病状态下进行评估。最近的一篇批判性综述（Michel等[128]）描述了一些已发表的对跨内皮多糖包被的胶体渗透压差是血液与组织间液交换的决定因素的错误理解。此外，在测量血细胞比容和血红蛋白浓度方面，基于容积动力学分析[129]的血管空间内输注盐水分布容积估计值与前述全身多糖包被体积估计值同样容易有误差（见第2章）。

（都义日　曾　毅　成丹丹　译
路志红　审校）

参考文献

1. Curry FE, Adamson RH. Endothelial glycocalyx: permeability barrier and mechanosensor. Ann Biomed Eng. 2012;40(4):828–39.
2. Dane MJ, et al. A microscopic view on the renal endothelial glycocalyx. Am J Physiol Renal Physiol. 2015;308(9):F956–66.
3. Pries AR, Secomb TW, Gaehtgens P. The endothelial surface layer. Pfugers Arch. 2000;440(5):653–66.
4. Reitsma S, et al. The endothelial glycocalyx: composition, functions, and visualization. Pfugers Arch. 2007;454(3):345–59.
5. Tarbell JM, Simon SI, Curry FR. Mechanosensing at the vascular interface. Annu Rev Biomed Eng. 2014;16:505–32.
6. van den Berg BM, et al. Glycocalyx and endothelial (dys) function: from mice to men. Pharmacol Rep. 2006;58(Suppl):75–80.
7. Van Teeffelen JW, et al. Endothelial glycocalyx: sweet shield of blood vessels. Trends Cardiovasc Med. 2007;17(3):101–5.
8. Weinbaum S, Tarbell JM, Damiano ER. The structure and function of the endothelial glycocalyx layer. Annu Rev Biomed Eng. 2007;9:121–67.
9. Becker BF, et al. Degradation of the endothelial glycocalyx in clinical settings: searching for the sheddases. Br J Clin Pharmacol. 2015;80(3):389–402.
10. Broekhuizen LN, et al. Endothelial glycocalyx as potential diagnostic and therapeutic target in cardiovascular disease. Curr Opin Lipidol. 2009;20(1):57–62.
11. Lipowsky HH. Protease activity and the role of the endothelial glycocalyx in infammation. Drug Discov Today Dis Models. 2011;8(1):57–62.
12. VanTeeffelen JW, Brands J, Vink H. Agonist-induced impairment of glycocalyx exclusion properties: contribution to coronary effects of adenosine. Cardiovasc Res. 2010;87(2):311–9.
13. Myburgh JA, Mythen MG. Resuscitation fuids. N Engl J Med. 2013;369(13):1243–51.
14. Woodcock TE, Woodcock TM. Revised Starling equation and the glycocalyx model of transvascular fuid exchange: an improved paradigm for prescribing intravenous fuid therapy. Br J Anaesth. 2012;108(3):384–94.
15. Woodcock TM, Woodcock TE. Revised Starling equation predicts pulmonary edema formation during fuid loading in the critically ill with presumed hypovolemia. Crit Care Med. 2012;40(9):2741–2742. author reply 2742
16. Arkill KP, et al. Resolution of the three dimensional structure of components of the glomerular fltration barrier. BMC Nephrol. 2014;15:24.
17. Squire JM, et al. Quasi-periodic substructure

in the microvessel endothelial glycocalyx: a possible explanation for molecular fltering? J Struct Biol. 2001;136(3):239–55.

18. Rabelink TJ, de Zeeuw D. The glycocalyx--linking albuminuria with renal and cardiovascu- lardisease. Nat Rev Nephrol. 2015;11:667–76.
19. Bernfeld M, et al. Biology of the syndecans: a family of transmembrane heparan sulfate proteoglycans. Annu Rev Cell Biol. 1992;8:365–93.
20. Kokenyesi R, Bernfeld M. Core protein structure and sequence determine the site and presence of heparan sulfate and chondroitin sulfate on syndecan-1. J Biol Chem. 1994;269(16):12304–9.
21. Simons M, Horowitz A. Syndecan-4-mediated signalling. Cell Signal. 2001;13(12):855–62.
22. Manon-Jensen T, Itoh Y, Couchman JR. Proteoglycans in health and disease: the multiple roles of syndecan shedding. FEBS J. 2010;277(19):3876–89.
23. Yoneda A, Couchman JR. Regulation of cytoskeletal organization by syndecan transmembrane proteoglycans. Matrix Biol. 2003;22(1):25–33.
24. Couchman JR. Syndecans: proteoglycan regulators of cell-surface microdomains? Nat Rev Mol Cell Biol. 2003;4(12):926.
25. Couchman JR, Chen L, Woods A. Syndecans and cell adhesion. In: International review of cytology, vol. 207. Amsterdam: Academic; 2001. p. 113–50.
26. Pomin VH, Mulloy B. Glycosaminoglycans and proteoglycans. Pharmaceuticals. 2018; 11(1):27.
27. Fransson LA, et al. Novel aspects of glypican glycobiology. Cell Mol Life Sci. 2004;61(9): 1016–24.
28. Laurent TC, Fraser JR. Hyaluronan. FASEB J. 1992;6(7):2397–404.
29. Henry CB, Duling BR. Permeation of the luminal capillary glycocalyx is determined by hyaluronan. Am J Phys. 1999;277(2 Pt 2):H508–14.
30. Singleton PA, et al. Transactivation of sphingosine 1-phosphate receptors is essential for vascular barrier regulation. Novel role for hyaluronan and CD44 receptor family. J Biol Chem. 2006;281(45):34381–93.
31. Day AJ, Prestwich GD. Hyaluronan-binding proteins: tying up the giant. J Biol Chem. 2002;277(7):4585–8.
32. de la Motte, et al. Viewing hyaluronan: imaging contributes to imagining new roles for this amazing matrix polymer. J Histochem Cytochem. 2011;59(3):252–7.
33. Gallagher J. Fell-Muir lecture: Heparan sulphate and the art of cell regulation: a polymer chain conducts the protein orchestra. Int J Exp Pathol. 2015;96(4):203–31.
34. Nieuwdorp M, et al. Measuring endothelial glycocalyx dimensions in humans: a potential novel tool to monitor vascular vulnerability. J Appl Physiol (1985). 2008;104(3):845–52.
35. Rehm M, et al. Shedding of the endothelial glycocalyx in patients undergoing major vascular surgery with global and regional ischemia. Circulation. 2007;116(17):1896–906.
36. Nieuwdorp M, et al. Loss of endothelial glycocalyx during acute hyperglycemia coincides with endothelial dysfunction and coagulation activation in vivo. Diabetes. 2006;55(2):480–6.
37. Hofmann-Kiefer KF, et al. Serum heparan sulfate l levels are elevated in endotoxemia. Eur J Med Res. 2009;14:526–31.
38. Nelson A, et al. Increased levels of glycosaminoglycans during septic shock: relation to mortality and the antibacterial actions of plasma. Shock. 2008;30(6):623–7.
39. Uchimido R, et al. The glycocalyx: a novel diagnostic and therapeutic target in sepsis. Critical Care. 2019;23(1):16.
40. Henry CB, Duling BR. TNF-alpha increases entry of macromolecules into luminal endothe-

lial cell glycocalyx. Am J Physiol Heart Circ Physiol. 2000;279(6):H2815–23.
41. Puerta-Guardo H, et al. Dengue virus NS1 disrupts the endothelial glycocalyx. Leading to hyperpermeability. PLoS Pathog. 2016;12(7):e1005738.
42. Yacoub S, et al. Association of microvascular function and endothelial biomarkers with clinical outcome in dengue: an observational study. J infect Disease. 2016;214(5):697–706.
43. Vlahu CA, et al. Damage of the endothelial glycocalyx in dialysis patients. J Am Soc Nephrol. 2012;23(11):1900–8.
44. Schmidt EP, et al. The circulating glycosaminoglycan signature of respiratory failure in critically ill adults. J Biol Chem. 2014;289(12):8194–202.
45. Curry FR, Adamson RH. Tonic regulation of vascular permeability. Acta Physiol (Oxf). 2013;207(4):628–49.
46. Broekhuizen LN, et al. Effect of sulodexide on endothelial glycocalyx and vascular permeability in patients with type 2 diabetes mellitus. Diabetologia. 2010;53(12):2646–55.
47. Zeng Y, et al. Sphingosine-1-phosphate protects endothelial glycocalyx by inhibiting syndecan-1 shedding. Am J Physiol Heart Circ Physiol. 2014;306(3):H363–72.
48. Lipowsky HH, Lescanic A. The effect of doxycycline on shedding of the glycocalyx due to reactive oxygen species. Microvasc Res. 2013;90:80–5.
49. Curry FE, et al. Erythrocyte-derived sphingosine-1-phosphate stabilizes basal hydraulic conductivity and solute permeability in rat microvessels. Am J Physiol Heart Circ Physiol. 2012;303(7):H825–34.
50. Christensen PN, et al. Impaired endothelial barrier function in apolipoprotein M–defcient mice is dependent on sphingosine-1-phosphate receptor 1. FASEB J. 2016;30(6):2351–9.
51. Christoffersen C, et al. Endothelium-protective sphingosine-1-phosphate provided by HDL-associated apolipoprotein M. Proc Natl Acad Sci U S A. 2011;108(23):9613–8.
52. Swendeman, et al. An engineered S1P chaperone attenuates hypertension and ischemic injury. Sci Signal. 2017;10(492):eaal2722.
53. Alves, et al. Sphingosine-1-phosphate reduces hemorrhagic shock and resuscitation- induced microvascular leakage by protecting endothelial mitochondrial integrity. Shock. 2019;52:423–33.
54. Selim S, et al. Plasma levels of sphingosine 1-phosphate are strongly correlated with haematocrit, but variably restored by red blood cell transfusions. Clin Sci (Lond). 2011;121(12):565–72.
55. Chappell D, et al. Hypervolemia increases release of atrial natriuretic peptide and shedding of the endothelial glycocalyx. Crit Care. 2014;18(5):538–40.
56. Chen W, et al. Atrial natriuretic peptide-mediated inhibition of microcirculatory endothelial Ca2+ and permeability response to histamine involves cGMP-dependent protein kinase I and TRPC6 channels. Arterioscler Thromb Vasc Biol. 2013;33(9):2121–9.
57. Kuhn M. Endothelial actions of atrial and B-type natriuretic peptides. Br J Pharmacol. 2012;166(2):522–31.
58. Morikis VA. Atrial natriuretic peptide down-regulates neutrophil recruitment on infamed endothelium by reducing cell deformability and resistance to detachment force. Biorheology. 2015;52(5–6):447–63.
59. Landis EM, Pappenheimer JR. Exchange of substances through the capillary walls. In: Handbook of physiology, Circulation. Washington, DC: American Physiological Society; 1963. p. 961–1034.
60. Pappenheimer JR, Renkin EM, Borrero LM. Filtration, diffusion and molecular sieving through peripheral capillary membranes; a

contribution to the pore theory of capillary permeability. Am J Phys. 1951;167(1):13–46.
61. Luft JH. Fine structures of capillary and endocapillary layer as revealed by ruthenium red. Fed Proc. 1966;25(6):1773–83.
62. Crone C, Levitt DG. Capillary permeability to small molecules. In: Renkin EM, Michel CC, editors. Handbook of physiology, Section 2: The Cardiovascular System. Bethesda, MD: Am Physiol Society; 1984. p. 411–66.
63. Curry FE. Mechanics and thermodynamics of transcapillary exchange. In: Renkin EM, Michel CC, editors. Handbook of physiology. Section 2: The cardiovascular system. Bethesda, MD: Am Physiol Society; 1984. p. 309–74.
64. Michel CC. Fluid movements through capillary walls. In: Renkin EM, Michel CC, editors. Handbook of physiology. Section 2: The cardiovascular system. Bethesda, MD: Am Physiol Society; 1984. p. 375–409.
65. Renkin EM. Control of microcirculation and blood-tissue exchange. In: Renkin EM, Michel CC, editors. Handbook of physiology. Section 2: The cardiovascular system. Bethesda, MD: Am Physiol Society; 1984. p. 627–87.
66. Curry FE, Michel CC. A fber matrix model of capillary permeability. Microvasc Res. 1980;20(1):96–9.
67. Michel CC. Capillary permeability and how it may change. J Physiol. 1988;404:1–29.
68. Desjardins C, Duling BR. Heparinase treatment suggests a role for the endothelial cell glycocalyx in regulation of capillary hematocrit. Am J Phys. 1990;258(3 Pt 2):H647–54.
69. Duling BR, Desjardins C. Capillary hematocrit-what does it mean? News Physiol Sci. 1987;2:66–9.
70. Vink H, Duling BR. Identifcation of distinct luminal domains for macromolecules, erythrocytes, and leukocytes within mammalian capillaries. Circ Res. 1996;79(3):581–9.
71. Gao L, Lipowsky HH. Composition of the endothelial glycocalyx and its relation to its thickness and diffusion of small solutes. Microvasc Res. 2010;80(3):394–401.
72. Rostgaard J, Qvortrup K. Electron microscopic demonstrations of flamentous molecular sieve plugs in capillary fenestrae. Microvasc Res. 1997;53(1):1–13.
73. Carey DJ, et al. Syndecan-1 expressed in Schwann cells causes morphological transformation and cytoskeletal reorganization and associates with actin during cell spreading. J Cell Biol. 1994 Jan;124(1–2):161–70.
74. Woods A, Couchman JR. Syndecan 4 heparan sulfate proteoglycan is a selectively enriched and widespread focal adhesion component. Mol Biol Cell. 2004;5:183–92.
75. Li W, Wang W. Structural alteration of the endothelial glycocalyx: contribution of the actin cytoskeleton. Biomechanics Model Mechanobiol. 2018;17(1):147–58.
76. Arkill KP, et al. Similar endothelial glycocalyx structures in microvessels from a range of mammalian tissues: evidence for a common fltering mechanism? Biophys J. 2011;101(5):1046–56.
77. Arkill KP, et al. 3D reconstruction of the glycocalyx structure in mammalian capillaries using electron tomography. Microcirculation. 2012;19(4):343–51.
78. Hu X, Weinbaum S. A new view of Starling's hypothesis at the microstructural level. Microvasc Res. 1999;58(3):281–304.
79. Levick JR, Michel CC. Microvascular fuid exchange and the revised Starling principle. Cardiovasc Res. 2010;87(2):198–210.
80. Feng J, Weinbaum S. Lubrication theory in highly compressible porous media: the mechanics of skiing, from red cells to humans. J Fluid Mech. 2000;422:281–317.
81. Adamson RH, et al. Oncotic pressures opposing fltration across non-fenestrated rat microvessels. J Physiol. 2004;557(Pt 3):889–907.
82. Secomb TW, Hsu R, Pries AR. Motion of red

blood cells in a capillary with an endothelial surface layer: effect of fow velocity. Am J Physiol Heart Circ Physiol. 2001;281(2):H629–36.

83. Weinbaum S, et al. Mechanotransduction and fow across the endothelial glycocalyx. Proc Natl Acad Sci U S A. 2003;100(13):7988–95.
84. Davies HS, et al. Elastohydrodynamic lift at a soft wall. Phys Rev Lett. 2018;120(19):198001.
85. Davies HS, et al. An integrated assay to probe endothelial glycocalyx-blood cell interactions under fow in.mechanically and biochemically well-defned environments. Matrix Biol. 2019;78-79:47–59.
86. Curry FE, Michel CC. The endothelial glycocalyx: barrier functions versus red cell hemodynamics: a model of steady state ultrafltration through a bi-layer formed by a porous outer layer and more selective membrane-associated inner layer. Biorheology. 2019;56:113–30.
87. Curry FE. Layer upon layer: the functional consequences of disrupting the glycocalyx- endothelial barrier in vivo and in vitro. Cardiovasc Res. 2017;113:559–61.
88. Xia Y, Fu BM. Investigation of endothelial surface glycocalyx components and ultrastructure by single molecule localization microscopy: stochastic optical reconstruction microscopy (STORM). Yale J Biol Med. 2018;91(3):257–66.
89. Groner W, et al. Orthogonal polarization spectral imaging: a new method for study of the microcirculation. Nat Med. 1999;5(10):1209–12.
90. De Backer D, et al. Monitoring the microcirculation in the critically ill patient: current methods and future approaches. Intensive Care Med. 2010;36(11):1813–25.
91. Dane MJ, et al. Association of kidney function with changes in the endothelial surface layer. Clin J Am Soc Nephrol. 2014;9(4):698–704.
92. Mulders TA, et al. Non-invasive assessment of microvascular dysfunction in families with premature coronary artery disease. Int J Cardiol. 2013;168(5):5026–8.
93. Amraoui F, et al. Microvascular glycocalyx dimension estimated by automated SDF imaging is not related to cardiovascular disease. Microcirculation. 2014;21(6):499–505.
94. Rovas A, et al. Bedside analysis of the sublingual microvascular glycocalyx in the emergency room and intensive care unit–the GlycoNurse study. Scand J Trauma Resusc Emerg Med. 2018;26(1):16.
95. Djaberi R, et al. Non-invasive assessment of microcirculation by sidestream dark feld imaging as a marker of coronary artery disease in diabetes. Diabet Vasc Dis Res. 2013;10:123–34.
96. Fahraeus R. The suspension stability of the blood. Physiol Rev. 1929;9(2):241–74.
97. Fahraeus R, Lindqvist T. Viscosity of blood in narrow capillary tubes. Am J Phys. 1931;96:562–8.
98. Fedosov DA, et al. Blood fow and cell-free layer in microvessels. Microcirculation. 2010;17(8):615–28.
99. Pries AR, Secomb TW. Microvascular blood viscosity in vivo and the endothelial surface layer. Am J Physiol Heart Circ Physiol. 2005;289(6):H2657–64.
100. Aukland K, Reed RK. Interstitial-lymphatic mechanisms in the control of extracellular fuid volume. Physiol Rev. 1993;73(1):1–78.
101. Ogston AG, Phelps CF. The partition of solutes between buffer solutions and solutions containing hyaluronic acid. Biochem J. 1961;78:827–33.
102. Wiig H, Swartz MA. Interstitial fuid and lymph formation and transport: physiological regulation and roles in infammation and cancer. Physiol Rev. 2012;92(3):1005–60.
103. Nieuwdorp M, et al. Endothelial glycocalyx damage coincides with microalbuminuria in type 1 diabetes. Diabetes. 2006;55(4):1127–32.

104. Michel CC, Curry FR. Glycocalyx volume: a critical review of tracer dilution methods for its measurement. Microcirculation. 2009;16(3):213–9.
105. Jacob M, et al. Technical and physiological background of plasma volume measurement with indocyanine green: a clarifcation of misunderstandings. J Appl Physiol (1985). 2007;102(3):1235–42.
106. Rehm M, et al. Changes in blood volume and hematocrit during acute preoperative volume loading with 5% albumin or 6% hetastarch solutions in patients before radical hysterectomy. Anesthesiology. 2001;95(4):849–56.
107. Vink H, Duling BR. Capillary endothelial surface layer selectively reduces plasma solute distribution volume. Am J Physiol Heart Circ Physiol. 2000;278(1):H285–9.
108. Lawson HC. The volume of blood-a crititcal examination of the methods for its measurement. In: Handbook of physiology. Washington, DC: Am Physiol Soc; 1962. p. 23–49.
109. Miles AA, Miles EM. Vascular reactions to histamine, histamine-liberator and leukotaxine in the skin of Guinea-pigs. J Physiology. 1952;118(2):228–57.
110. Goresky CA, Rose CP. Blood-tissue exchange in liver and heart: the infuence of heterogeneity of capillary transit times. Fed Proc. 1977;36(12):2629–34.
111. van den Berg BM, Spaan JA, Vink H. Impaired glycocalyx barrier properties contribute to enhanced intimal low-density lipoprotein accumulation at the carotid artery bifurcation in mice. Pfugers Arch. 2009;457(6):1199–206.
112. Megens RT, et al. Two-photon microscopy of vital murine elastic and muscular arter- ies. Combined structural and functional imaging with subcellular resolution. J Vasc Res. 2007;44(2):87–98.
113. van Haaren PM, et al. Localization of the permeability barrier to solutes in isolated arteries by confocal microscopy. Am J Physiol Heart Circ Physiol. 2003;285(6):H2848–56.
114. Muller-Reichert T, Verkade P. Introduction to correlative light and electron microscopy. Methods Cell Biol. 2012;111:xvii–xix.
115. Muller-Reichert T, Verkade P. Preface. Correlative light and electron microscopy II. Methods Cell Biol. 2014;124:xvii–xviii.
116. Bancroft JD, Gamble M. Theory and practice of histological techniques. Philadelphia, PA: Curchill Livingstone/Elsevier; 2008.
117. Scott JE, Dorling J. Differential staining of acid glycosaminoglycans (mucopolysaccharides) by alcian blue in salt solutions. Histochemie. 1965;5(3):221–33.
118. Chappell D, Jacob M, Paul O, Rehm M, Welsch U, Stoeckelhuber M, Conzen P, Becker BF. The glycocalyx of the human umbilical vein endothelial cell an impressive structure ex vivo but not in culture. Circulation Res. 2009;104(11):1313–7.
119. Wiesinger A, Peters W, Chappell D, Kentrup D, Reuter S, Pavenstaedt H, Oberleithner H, Kuempers P. Nanomechanics of the endothelial glycocalyx in experimental sepsis. Plos One. 2013;8(11):e80905.
120. Okada H, et al. Three-dimensional ultrastructure of capillary endothelial glycocalyx under normal and experimental endotoxemic conditions. Crit Care. 2017;21:261.
121. Ando Y, et al. Brain-specifc ultrastructure of capillary endothelial glycocalyx and its possible contribution for blood brain barrier. Sci Rep. 2018;8(1):17523.
122. Wagner RC, Chen SC. Ultrastructural distribution of terbium across capillary endothelium: detection by electron spectroscopic imaging and electron energy loss spectroscopy. J Histochem Cytochem. 1990;38(2):275–82.
123. Hegermann J, et al. Visualization of the glomerular endothelial glycocalyx by electron microscopy using cationic colloidal

thorium dioxide. Histochem Cell Biol. 2016;145(1):41–51.

124. Betteridge KB, et al. Sialic acids regulate microvessel permeability, revealed by novel in vivo studies of endothelial glycocalyx structure and function. J Physiol. 2017;595(15): 5015–35.

125. Ebong EE, et al. Imaging the endothelial glycocalyx in vitro by rapid freezing/ freeze substitution transmission electron microscopy. Arterioscler Thromb Vasc Biol. 2011;31(8): 1908–15.

126. Dyer DP, et al. Differential structural remodelling of heparan sulfate by chemokines: the role of chemokine oligomerization. Open Biol. 2017;7(1):160286.

127. Wiig H, et al. Immune cells control skin lymphatic electrolyte homeostasis and blood pressure. J Clin Invest. 2013;123(7):2803–15.

128. Michel CC, Woodcock TE, Curry FE. Understanding and extending the starling principle. Acta Anaesthesiol Scand. 2020. https://doi.org/10.1111/aas.13603.

129. Hahn RG. Understanding volume kinetics. Acta Anaesthesiol Scand. 2020;64(5):570–8. https://doi.org/10.1111/aas.13533.

第4章 目标导向液体管理技术

Paul E. Marik

摘要

越来越多的证据表明，重症监护室（ICU）和手术室（OR）的液体超负荷对患者的发病率和死亡率有重大影响。积极液体复苏的概念已经发展成为生理性的、血流动力学指导的液体治疗概念。这种方法的基础就是液体反应性的概念，即小量快速输液后，每搏量至少增加10%~15%。在不同患者群体的临床研究中已经反复、一致证明，血流动力学不稳定患者中只有大约50%存在液体反应性。传统的临床体征无法较准确地预测液体反应性。被动抬腿试验（PLR）和补液试验结合实时每搏量监测是确定液体反应性的可靠方法。由于补液试验的血流动力学反应非常短暂，而大量快速输液（20~30mL/kg）可能引起严重的容量超负荷，建议使用快速输液（500mL晶体）方法进行液体治疗。

要点

1. 液体反应性是血流动力学不稳定患者管理中的一个基本概念。
2. 液体反应性定义为补液试验后每搏量增加10%~15%。
3. 只有大约50%的血流动力学不稳定患者是有容量反应性的。
4. 传统的临床症状无法准确地预测液体反应性。
5. 被动抬腿试验和补液试验结合实时每搏量监测是确定液体反应性的可靠方法。
6. 补液试验引起的血流动力学反应持续时间非常短暂（通常<1小时）。

引言

越来越多的证据表明，重症监护室（ICU）和手术室（OR）的液体超负荷对患者的发病率和死亡率有重大影响[1-3]。随着积极液体复苏的危害日益被认识到[1,2]，把它作为复苏的基石这一观念受到了严重的挑战[4,5]。然而，关于液体治疗的决定，无论是在手术室还是在ICU，都是临床医师每天面临的最具挑战性的任务之一。这项任务因4个不被认可的概念而变得更加困难：①只有大约50%的血流动力学不稳定患者具有容量反应性；②传统的临床症状不能较准确地预测液体反应性；③被动抬腿试验和补液试验结合实时每搏量（SV）监测是确定液体反应性的可靠方法；

④补液试验引起的血流动力学反应非常短暂（通常<1小时）[6,7]。这4个因素在决定液体治疗方法中起着重要的作用，本章将对这4个因素进行回顾。两篇文章对这一概念的“忽视”，反映了人们普遍未能理解这些概念，第1篇是“12位国际专家关于围术期血流动力学监测的专家共识”，第2篇是对“目标导向液体治疗”的系统综述[8,9]。

液体反应性概念

从根本上说，给任何患者补液试验的唯一原因是增加他们的SV；如果SV没增加，液体管理就没有任何用处，而且很可能是有害的[6]。只有在满足两个条件的情况下，液体管理才会增加SV，即快速输液增加张力血管容量，导致平均循环充盈压（MCFP）增加，从而增加静脉回流（VR）；两个心室都在Frank-Starling曲线的上升支上起作用[10]。心脏只能将接收到的血液泵入动脉[11]。因此，静脉回流是决定心输出量的主要因素。由于大约70%的血容量在静脉系统内，静脉血容量的变化在决定静脉回流和心输出量方面起着重要的作用。静脉系统可以分为两个理论上的部分：无张力容量和张力容量[12]。充满静脉系统直至血管内压力开始上升的血管内容积称为“无张力容量”，而拉伸静脉并导致血管内压力上升的容积称为“张力容量”[12]。压力容量是静脉压力和静脉回流的主要来源。根据Guyton的生理学，当心搏骤停（流量为零）并且循环系统的所有位置压力相等时，MCFP被定义为扩张脉管系统的压力[12-15]。MCFP被认为是决定静脉回流的驱动压，也被认为是有效循环血容量的同义词[12-15]。人类的MCFP通常在8~10mmHg的范围内[12-15]。静脉回流的驱动力由MCFP和中心静脉压（CVP）之间的梯度决定。CVP的增加或MCFP的下降将减少静脉回流、每搏量和心输出量。理论上，如果中心静脉压增加到相当于MCFP时，静脉回流到心脏的量会急剧下降，心输出量接近于零。

根据Frank-Starling理论，随着前负荷增加，左心室SV增加，直到达到最佳前负荷，此时SV保持相对恒定[6]。这个概念假设两个心室在它们的Frank-Starling曲线的相似点上运行，因为每个心室的SV必须相等。在右心室（RV）功能障碍的患者中，尽管左心室（LV）对前负荷有反应，但每搏量可能不会随着液体负荷而增加（实际上可能会减少）。当患者位于Frank-Starling曲线的平台期时，液体负荷的不良反应与心室压力-容积曲线的形状有关。当患者达到其Frank-Starling曲线的平台期时，心房压力急剧增加，增加了静脉和肺部的静水压，导致液体转移到组织间隙，从而引起肺部和组织水肿增加（图4.1）[16]。此外，增加的心脏充盈压力增加了利钠肽的释放。利钠肽从内皮糖萼上切割膜结合蛋白多糖和糖蛋白，增加内皮通透性[17-19]。此外，增加的利钠肽抑制淋巴推进运动，减少淋巴引流，并进一步促进组织水肿[20-22]。此外，增加的右心房压力（及CVP）向后传递，增加重要器官的静脉压力，损害微循环流量和器官功能[23]。

对危重患者、受伤患者及接受手术患者进行不同人群的研究已经一致证明，只有大约50%的血流动力学不稳定的患者在快速补液（通常为500mL）后，SV会增加10%以上，这种情况被称为“液体反应性”[6,24-27]。这是一项具有重要临床意义的基础观察，挑战了输液是血流动力学不稳

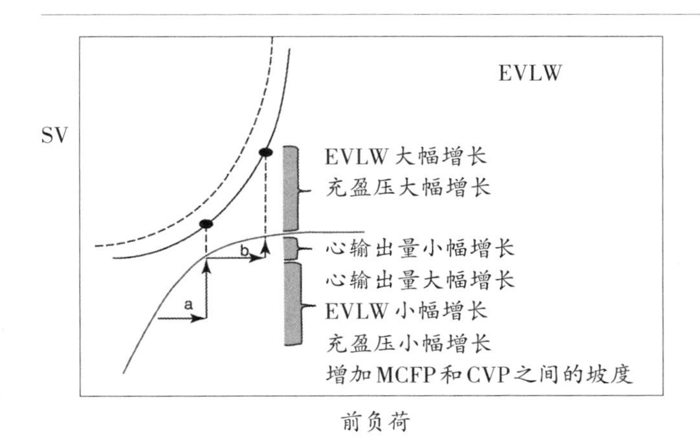

图 4.1 Frank-Starling和Marik-Phillips曲线的叠加展示了增加前负荷对前负荷有反应（a）和无反应（b）患者的每搏量和肺水的影响。对于脓毒症，EVLW曲线向左移动。EVLW，血管外肺水；MCFP，平均循环充盈压；SV，每搏量；CVP，中心静脉压。(Reproduced with permission from Marik and Lemson[16].)

定患者复苏的基石这一概念。这一观察结果表明，在急诊科、ICU或OR中，约50%的血流动力学不稳定患者对容量负荷试验不会有反应。此外，如图4.1所示，当患者的Frank-Starling曲线“上升”时，随着重复快速输液，SV的增加会减少，而液体负荷的不利影响会增加（随着达到Frank-Starling曲线的平台期，收益递减）。这些观察表明，确定患者是否对液体有反应，以及确定患者在Frank-Starling曲线上的“位置”，应该在每次快速补液之前确定。除非快速输液导致SV显著增加，否则它没有任何作用，并且可能是有害的。此外，患者的临床诊断、潜在心脏病的存在和临床环境可能会影响液体反应患者的百分比。由于脓毒症对静脉容量血管和心肌功能的影响，严重脓毒症或脓毒性休克的低血压患者中可能只有不到40%的患者对容量治疗有反应[28-30]。需要注意的是，在脓毒症患者中，舒张功能障碍至少是收缩功能障碍的2倍[31,32]，这显著限制了前负荷反应性。Ognibene等人发表的一项里程碑式的研究强调了这一概念。1988年，他们报道了接受容量负荷试验的脓毒性休克患者的左心室每搏功指数和左心室舒张末期容积指数的增加[33]。必须强调的是，液体反应性仅发生在双心室前负荷反应性患者中。尽管LV对前负荷有反应，但严重RV功能障碍的患者可能对快速补液没有反应。

评估液体反应的方法

体格检查、胸片和尿量（尤其是脓毒性患者）在指导液体管理方面价值有限[24,34-37]。因此《拯救脓毒症运动指南》提出的“由有执照的独立执业医师进行重复集中检查，包括生命体征、心肺、毛细血管再充盈、脉搏和皮肤检查结果”来评估容量状态的建议有待商榷[34]。需要强调的是，体格检查不能用来预测液体的反应性，体格检查也不能可靠地估计血管内容量状况[24,34-37]。由于现在广泛接受床边临床检查和生命体征在评估患者体液状态方面的效用非常有限，因此血流动力学参数已被用于预测体液反应性。随着对液体反应性生理学原理的进一步了解和监测技术的改进，用于评估液体反应性的血流动力学参数随着时间的推移而发展[16]。最初，包括CVP和肺动脉阻塞压（PAOP）在内的静态压力变量被用于指导液体治疗，然后是压力和流量变量的动态变化，以响应机械通气的胸内压力变化到“虚拟”或实际的补液试验后的流量（每搏量）变化。正如本章将进一步扩展的那样，后两种方法是唯一能够以任何程度的准确度预测液体反应性的技术；应摒弃所有其他技术作为确定液体反应性的主要方法。表4.1列出了确定液体反应性的血流动力学方法，以及这些技术的预测准确性（由受试者工作特征曲线决定）。

表4.1 用于评估液体反应性的技术

静态压力和容量参数（ROC 0.5~0.6）
中心静脉压（CVP）
肺动脉阻塞压（PAOP）
下腔静脉（IVC）直径
流量校正时间（FTc）
右心室舒张末期容积（RVEDV）
左心室舒张末期容积（LVEDV）
IVC扩张指数（dIVC）
基于心肺相互作用的动态技术（ROC 0.6~0.8）
脉压变异度（PPV）
每搏量变异度（SVV）
脉搏波变异指数（PVI）
颈动脉多普勒血流变异度（ROC 约 0.9）
基于真实或虚拟补液试验（ROC 约 0.9）
被动抬腿（PLR）
补液试验（350~500mL）

ROC，受试者工作特征曲线下面积。

用于评估液体反应性的静态压力和循环容量变量

1959年Hughes和Magovern描述了CVP监测技术后，该方法成为指导液体治疗的标准工具[38]。在接下来的20年中，临床研究表明CVP不能准确地评估容量状态和指导液体治疗[39-41]。20世纪以来，临床研究已经明确证实了CVP与血管内容量状况关系不大，并且CVP无法准确地预测液体反应性[24,25,42]。全世界文献中只有一项研究证明了CVP与容量状态之间的关系；这项研究是在7匹站立的母马中进行的[43]。用于预测液体反应性的CVP受试者工作特征（ROC）曲线下的平均面积为0.56（95% CI：0.52~0.60）[24]。应该注意的是，完美的测试曲线下面积（AUC）为1.0，而完全无用的测试AUC为0.5。要使诊断测试具有临床实用性，95%CI的下限应高于0.7[44,45]。该数据表明CVP是评估液体反应性的“完全无用的测试”，必须为此而摒弃。从生理学的角度来看，很难理解右心房的压力对液体反应性有何影响。根据Kaplan的心脏麻醉学，有7个认为CVP可以预测液体反应性的假设[46]。尽管CVP不应用于指导液体管理，并且以CVP>10mmHg为目标管理患者与较差的结局（例如，死亡）相关[1,47]，但CVP仍继续被广泛使用[48]，目前被主要麻醉教科书[49]和《拯救脓毒症运动指南》[34]推荐使用。血流动力学监测领域的12位国际专家最近发表的一项共识声明指出，“当CVP低（<6mmHg）并伴有低心输出量时，几乎可以肯定存在一定程度的低血容量”[8]。此外，该文建议CVP“可用于评估对容量负荷试验的动态反应”（见下文）。这份声明是不正确的，没有文献支持，反映了对心血管生理学缺乏了解，并延续了与CVP监测相关的神话[24,42,50]。Cannesson等人就围术期血流动力学监测技术对北美和欧洲的麻醉医师进行了调查[51]。在这项研究中，CVP是最常见的监测技术（测量血压之后），72%的美国麻醉医师和83%的欧洲麻醉医师使用该技术。需要强调的是，正常的CVP在0~2mmHg，这对于确保足够的静脉回流和心输出量是必要的（静脉回流=MCFP−CVP）。当CVP<8mmHg时，临床医师似乎不得不补液；这个普遍问题的唯

一解决方案是停止测量CVP。

补液试验后CVP的变化经常用于指导进一步的液体管理。这种策略在几十年前由Weil和Henning提出，他们提出了2~5 CVP规则[52]。根据该方案，在补液试验后，每隔10分钟测量一次CVP。如果CVP的变化<2mmHg，则继续输注；如为2~5mmHg，则中断输注，并等待10分钟后重新评估；而如果变化>5mmHg，则停止输注[52,53]。然而，2~5 CVP规则或快速输液后CVP的变化无法预测液体反应性[24,42]。

Swan和Ganz于1970年发明了肺动脉漂浮导管（PAC），用于测量PAOP。PAC的一个常见优点是它提供了可用于识别液体反应性和指导液体管理的充盈压。然而，充盈压对于液体指导无效且不准确。PAOP与CVP有相同的局限性[24,42]。多项研究表明，PAOP与循环血容量、SV和左心室舒张末期容积之间的相关性较差[54-59]。此外，PAOP无法预测液体反应性[6,50,60]。与CVP一样，PAOP不应用于指导液体管理。

经食管超声心动图（TEE）（经胃、中乳头短轴切面）已用于评估机械通气患者的左心室尺寸。左心室舒张末期面积（LVEDA）与通过经肺热稀释测量的胸腔内血容量（ITBV）和总体舒张末期容积（GEDV）密切相关[61,62]，与闪烁描记法测量的左心室舒张容积也有很好的相关性[63-65]。舒张末期直径<25mm和LVEDA<55cm^{2}已用于诊断血容量不足[66]。然而，LVEDA似乎不是液体反应性的良好预测指标[67-72]。应该认识到，小的LVEDA数值并不总是反映血管内容量减少。由于心室顺应性降低（肥大、缺血）、急性肺心病（急性RV功能障碍）和心包疾病，可以看到LV容积较小和充盈受限。因此，虽然LVEDA可能是一个很好的前负荷量度，但前负荷并不一定转化为前负荷反应性。类似地，虽然ITBV和GEDV可以提供对血管内容量和前负荷的预估，但它在预测容量反应性方面与LVEDA具有相同的局限性[70,73,74]。

评估液体反应性的“动态”方法

在“广泛”认识到CVP/PAOP在指导液体复苏方面没有效用之后[60]，在21世纪初期，Michard、Pinsky、Teboul和其他人提出机械通气期间心肺相互作用可用于预测液体反应性的想法[67,75]。该技术的基本原理以基本的生理学原理为基础（图4.2）[6,76]。间歇正压通气会引起左右心室负荷状况的周期性变化。吸气时胸膜腔内压升高会减少静脉回流并增加右心室的后负荷[6]。RV前负荷的减少和RV后负荷的增加都会导致RV每搏量减少，这在吸气末时达到最小值。吸气相RV每搏量的减少将导致滞后2~3个心跳相位后LV充盈减少。因此，在正压通气后即刻，脉压和每搏量会出现周期性下降。当心室在Frank-Starling曲线的陡峭部分而不是平坦部分工作时，每搏量和脉压的这些周期性变化更大[6,76]。脉压变异度（PPV）（或每搏量变异度）用以下公式计算：

$$\Delta PP=100\%\times(PP_{max}-PP_{min})/[(PP_{max}+PP_{min})/2]$$

与正压通气（潮气量>8mL/kg IBW的容量控制通气）相关的PPV或SVV>13%被证明可预测液体反应性[67,75]。2009年发表的一项Meta分析表明，PPV对液体反应性具有高度预测性（ROC为0.94；95% CI：0.93~0.95）[25]。由于其良好的生理基础、良好的预测能力和显著的简便特性，该技术受到了极大的欢迎，基于该原理开发了算法用于OR和ICU[77,78]。然而，当Meta

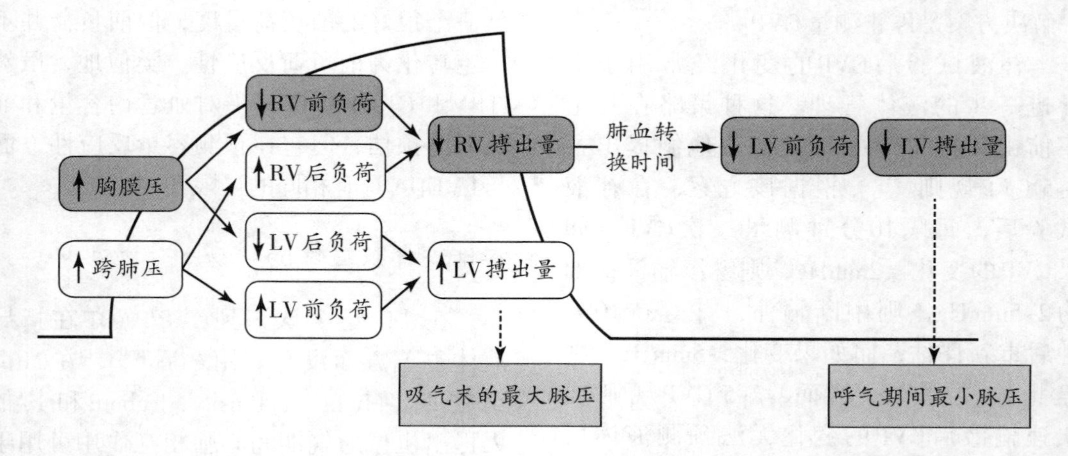

图4.2　机械通气期间的心肺相互作用以评估容量状态。左心室（LV）每搏量的周期性变化主要与由于右心室（RV）充盈的吸气性降低而导致的LV前负荷的呼气性降低有关。

分析发表时并没有得到充分理解的是，几乎所有的研究都是在高度受控的环境（通常是手术室）和高度选择的患者组中进行的[25]。在一组心脏手术患者中，Lansdorp等人证明PPV/SVV不能预测常规临床实践中的容量反应性[79]。多项研究现已证实了这些发现[26,29,80–82]。很快就发现大量临床因素相互作用限制了PPV/SVV在预测液体反应性方面的准确性[83,84]。需要满足（全部）以确保PPV/SVV准确性的条件包括：

- 窦性心律。
- 容量循环通气，潮气量至少为8mL/kg理想体重。
- 无呼吸机–患者不同步，无自主呼吸。
- 心率/呼吸频率比>3.6。
- 胸壁顺应性正常。
- 无肺心病–肺动脉高压的证据。
- 腹内压正常。

Canneson等人评估了416例患者全身麻醉和机械通气期间使用“灰色地带”方法评估PPV预测液体反应性的准确性[27]。已经提出灰色地带方法来避免ROC曲线方法的“非黑即白”决策的二元约束，该方法通常不符合临床实践[27]。在这项研究中，51%的患者是液体反应者。灰色地带方法确定了无法预测液体反应性的9%~13%之间的PPV值范围，其中25%的患者处于灰色地带。这表明PPV可能仅用于预测<9%或>13%时PPV患者的液体反应性。对于处于灰色地带的患者，应使用另一种预测液体反应性的方法，即容量负荷技术。需要注意的是，在Canneson等人的研究中，平均潮气量为7.9mL/kg IBW，51%的患者采用8mL/kg或更高的潮气量进行通气。在潮气量为6mL/kg的患者中，PPV的准确度显著降低，现在这被认为是ICU和OR的护理标准[83,85–88]。在ICU中使用PPV/SVV的准确性和有效性标准似乎明显低于OR[80,81]。在一项多中心、点患病率研究中，Mahjoub及其同事证明，只有2%的ICU患者符合使用PPV评估液体反应性的有效性标准[89]。Bias及其同事使用灰色地带方法来确定556例接受机械通气的ICU患者的PPV（和CVP）的准确性[26]。为了纳入本研究，使用标准排除原则，但潮气量<8mL/kg除外。在这项研

究中，容量负荷试验导致48%的患者每搏量增加≥15%。PPV和CVP的ROC曲线的AUC分别为0.73（95% CI：0.68~0.77）和0.64（95% CI：0.59~0.70）。发现PPV的灰色地带为4%~17%，62%的患者处于灰色地带。

脉搏血氧仪体积描记波形与动脉压力波形的不同之处在于测量的是体积而不是压力变化。机械通气期间脉搏血氧仪体积描记波形的峰值和幅度的动态变化已被用于预测液体反应性[90]。正压通气时体积描记波形的变化显示出与PPV有显著相关性，其准确性与PPV在预测各种情况下的液体反应性方面的准确性相似[91–93]。容积可变性指数（PVI）是对呼吸循环期间灌注指数（PI）变化的自动测量（CA）。PI是相对于非脉动信号索引的红外脉动信号，反映脉搏血氧仪波形的幅度。PVI与呼吸引起的体积描记和动脉压力波形的变化密切相关[94,95]。然而，PVI在适用性和准确性方面与PPV存在同样的局限性。此外，PVI值在低PI患者中受到限制[96]。在应用食管多普勒心输出量监测优化容量状态的大手术患者中，Davies等人报道，PPV和PVI的液体反应性ROC分别为0.61（95% CI：0.46~0.76）和0.59（95% CI：0.46~0.71）[97]。Yokose等人报道，PI和PVI无法预测在脊髓麻醉下进行择期剖宫产术的自主呼吸患者的低血压[98]。

这些数据表明，由于诊断准确性有限和混杂因素较多，PPV/SVV/PVI不应作为指导OR和ICU中液体管理的主要技术。然而，在动脉压波形或脉搏血氧饱和度波形显示脉压变异明显的患者中，应怀疑血管内容量不足。在这些情况下，应进行其他测试以确认液体反应性。然而，正如稍后将提到的，微量液体快速输液后PPV/SVV的变化已被证明是液体反应性的良好预测指标[29]。

下腔静脉扩张指数（dIVC）——计算为下腔静脉吸气时直径（正压）与呼气时直径比值——已经被人们接受，并似乎被广泛用于确定液体反应性[99]。这种方法基于2个小的、单中心的研究，分别由Feissel等人（n=39）在2003年和Barbier等人（n=20）在2004年报道，他们称“下腔静脉直径的呼吸变化是液体反应性的准确预测因子”[100,101]。应注意的是，在这两项研究中，使用了≥8mL/kg的潮气量。我们之前曾报道过dIVC在预测液体反应性方面的ROC为0.81（95% CI：0.64~0.99）；我们的研究受限于较宽的置信区间（下限<0.7），以及平均潮气量为8.6mL/kg[102]。下腔静脉直径及其呼吸相变化已被公认是对右心房压力的间接测量[103–107]。然而，现在人们普遍认为右心房压力在预测容量状态和液体反应性方面毫无价值[24,42]。因此，间接测量右心房压力来预测液体反应性似乎是不合逻辑的。最近的研究证实了这一假设。Ibarra–Estrada及其同事比较了多种评估机械通气患者液体反应性的方法和肺保护策略（潮气量6mL/kg IBW）[82]。dIVC和IVC直径的ROC分别为0.54（95% CI：0.41~0.67）和0.52（95% CI：0.39~0.65），并不优于CVP（0.52；95% CI：0.38–0.65）。已经在自主呼吸患者中研究了IVC直径和dIVC。Corl等人评估了dIVC在预测自主呼吸急诊科患者液体反应性中的作用[37]。在这项研究中，dIVC无法预测液体反应性（ROC为0.46，95% CI：0.21~0.71）。其他研究表明，健康志愿者失血500mL后，IVC直径和dIVC的变化与血流动力学变化的相关性较差[108,109]。这些研究表明，不应使用IVC直径和dIVC来评估机械通气和自主

呼吸患者的液体反应性。

超声心动图已被建议作为评估液体反应性的一种方法[110]。然而，用于估计SV的左心室流出道速度（VTI）经胸测量不容易重复或难以获取[82,111-113]。经食管超声心动图诊断准确率更高；然而，该测试是侵入性的，需要具有该技术专业知识的临床医师[67,114]。此外，超声心动图不适用于检测被动抬腿试验或容量负荷试验后SV的快速变化，以及监测血流动力学状态的变化。因此，其他超声检查方法，包括颈动脉和肱动脉速度，已被作为评估SV的替代方法[110,115]。与其他超声心动图变量相比，颈动脉峰值流量的测量可以快速进行，难度较小。血流动力学受损患者的血流优先转向颈动脉并远离外周动脉，这表明在危重患者中，颈动脉可能是评估血流速度变化的首选部位[81]。

虽然SVV、PPV和dIVC在预测液体反应性方面的价值有限，但据报道，颈动脉多普勒峰值速度（ΔCDPV）的呼吸变化可以可靠地预测接受肺保护性通气的机械通气患者的液体反应性[82]。在Ibarra-Estrada等人的研究中，ΔCDPV在所有研究参数中具有最佳预测值（ROC 0.88；95% CI：0.77~0.95），其中SVV、PPV和dIVC的ROC为分别为0.72（95% CI：0.59~0.83）、0.63（95% CI:0.49~0.75）和0.54（95% CI：0.41~0.67）[82]。同样，Song等人证明ΔCDPV在接受全身麻醉的患者的液体反应性方面比PPV具有更好的预测价值[116]。然而，应该注意的是，在这项研究中，患者以8mL/kg IBW的潮气量进行通气。我们之前已经证明，颈动脉血流量的变化（通过颈动脉多普勒测量）高度预测危重患者（通气和自主呼吸）在被动抬腿试验后的液体反应性[81]。同样，Luzi等人报道了补液试验后股动脉多普勒峰值速度的变化可以预测液体反应性[117]。ΔCDPV似乎是评估ICU和OR中液体反应性的有用技术；然而，这项技术最好由具有一定颈动脉多普勒研究经验的临床医师执行。虽然超声心动图在评估液体反应性方面的用处有限[36]，但这是评估血流动力学不稳定患者心脏功能的重要床边工具。由急诊科医师、重症监护医师和麻醉医师进行的超声心动图对血流动力学不稳定且对液体没有反应的患者特别有帮助（必不可少）。超声心动图可协助医师诊断RV功能障碍、可能的舒张功能障碍（左心室肥厚和左心房增大）、严重收缩功能障碍、主要瓣膜疾病和心包积液——均为缺乏液体反应性的病症[99,118-121]。

被动抬腿试验和补液试验

目前，广泛使用、便于操作且基于生理学概念的，可高度准确地用于确定液体反应性的实用技术只有两种，即PLR试验和补液试验[6,16,122,123]。由于明显的技术原因，在麻醉期间首选补液试验，而在ICU和围术期首选PLR[123]。这些技术最好与微创或无创心输出量监测仪结合使用，可以动态、实时地追踪SV和心输出量的变化[6]。这些监测技术包括经食管多普勒（CardioQ-ODM®，Deltex Medical，奇切斯特，英国）、校准的脉搏波描记设备（LiDCO®，LidCO Group，伦敦，英国；PICCO®，Pulsion，费尔德基兴；德国；EV1000®，Edward Life Sciences，Irvine，加利福尼亚州，美国）、生物电阻抗心输出量监测仪（NICOM®，Cheetah Medical，Newton，马萨诸塞州，美国）和经皮多普勒超声（USCOM®，悉尼，澳大利亚）[124,125]。目前有许多非校准或自动校准的心输出量设备可用，包括FloTrac/Vigileo（Edwards Life Sciences，加利福尼亚州，美国）、ProAQT/Pulsioflex（Pulsion，费尔德基兴，德国）、LiDCOrapid（LidCO Group，伦敦，英国）和压力记录分析方法（PRAM），它们被整合到MostCare设备中（Vyetech Health，帕多瓦，意大利）[124,125]。这些未校准的脉搏波描记设备需要一条动脉导管，其中SV是基于动脉波形的特征，使用各种适当的公式“计算”出来的。与校准的脉搏波描记设备相比，其准确度和精确度较低，趋势预测能力较差[124,125]。FloTrac/Vigileo系统是研究最多的系统，对这些研究的分析表明，该设备在ICU或OR的临床使用中的准确性不足[124,125]。基于有限的数据，同样的评估似乎适用于LiDCOrapid和MostCare设备[126-128]。数量有限的研究表明ProAQT/Pulsioflex系统的准确性、精确度和趋势预测能力优于FloTrac/Vigileo系统[129,130]，并且该设备可能适用于高危普通外科患者[131]。许多“血流动力学监测装置”可在市场上买到，不需要动脉导管。目前有不同的设备可供选择，其中Finapress Nova设备（Finapress Medical Systems，阿姆斯特丹，荷兰）可提供持续的无创动脉血压，而ClearSight设备（Edwards Life Sciences，Irvine，加利福尼亚州，美国），以前称为Nexfin，可提供心输出量的预测值。ClearSight方法是基于通过手指中节指骨周围的充气袖套测量手指动脉压。通过使用内置的光电体积描记器施加与动脉压力相等的反向压力，将脉动的手指动脉固定到恒定体积。所得到的手指动脉压力波形被重建为肱动脉压力波形。心输出量通过脉搏波描记法计算。虽然Finapress和ClearSight设备能够准确测量血压，但ClearSight设备在测量心输出量方面的准确性很差，不能用于测量治疗后心输出量的变化[132-135]。肺动脉导管只是一项具有历史意义的过时技术，在现代医学中的临床适用性有限，不应用于液体管理[136]。尽管事实上监测SV（或心输出量）对于确定液体反应性至关重要，但在Canneson等人的研究中，只有34%的麻醉医师监测了接受高风险手术的患者的SV[51]。此外，尽管已经证明在这种情况下血流动力学优化可以改善患者的预后[137,138]，但那些监测SV的人也很少将其价值用于围术期优化管理中。

PLR试验是通过将下肢从水平位置被动抬起来进行的，并且与血液（约300mL）从下肢向胸腔内的重力转移有关[123,139,140]。除了易于使用之外，这种方法还具有在下肢恢复到水平位置后逆转其作用的优势[123,141,142]。因此，PLR动作可能被认为是可逆的“自体输血”。在危重患者中进行的多项研究证实了PLR作为前负荷反应性测试的能力[81,122,142-149]。主动脉血流的变化（通过食管多普勒测量）在下肢抬高45°时被证明可以预测500mL补液试验后产生的主动脉血流的变化，即使在心律失常和（或）自发性呼吸机触发的患者中也是如此，在这些情况下，PPV失去了预测能力[142]。一项汇总了8项研究结果的Meta分析证实了PLR在预测危重患者［ROC曲线下的整体面积为0.95（95% CI：0.92~0.95）］的液体反应性方面的卓越价值[122]。预测容量反应性的最佳方法是将下肢抬高至45°（自动升高床或使用楔形枕），同时将患者从45°半卧位置于仰卧位（图4.3）[123]。从完全水平位置开始PLR动作可能会导致静脉血转移不足，无法显著提高心脏前负荷[150]。相比之下，从半卧位开始PLR会引起心脏前负荷的增加，

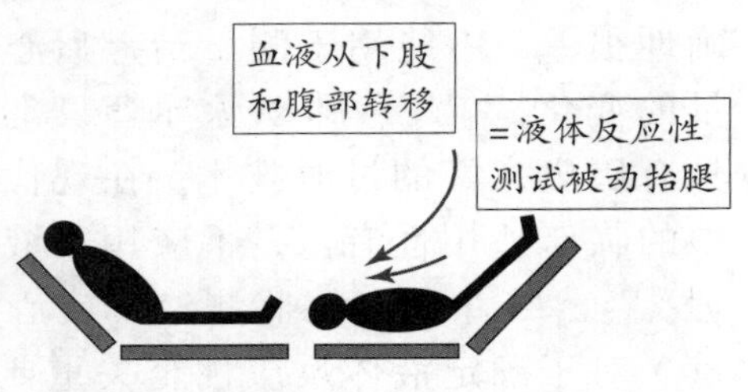

图4.3 被动抬腿试验。

不仅会引起双下肢静脉血液的转移，还会导致腹部静脉血液的转移[151]。应该注意的是，腹内高压（腹内压>16mmHg）会损害静脉回流并降低PLR检测液体反应性的能力[152]。由于PLR的最大血流动力学效应发生在下肢抬高的第1分钟内[123,142]，重要的是用一种能够实时跟踪心输出量或SV变化的方法来评估这些影响。重要的是要注意PLR或补液后的血压变化对补液反应性的指导很差；SV可能增加而血压没有显著变化[153]。在大约5%的患者中，PLR会给出假阴性结果。这可能是由于该技术实施不正确。此外，瘦/消瘦的脱水患者可能由于肌肉质量损失而导致下肢静脉储备减少，从而导致抬腿时自身输血不足。对处于临界PLR反应的患者或那些尽管PLR阴性但临床上怀疑有血管内容量不足的患者，应进行补液（表4.2）。

确定液体反应性的金标准是补液试验后SV的变化[6]。这种技术的缺点是可能为不会受益的患者注射大量的液体。然而，无反应者不应接受更多液体，给予的少量液体应将潜在危害降至最低。由于晶体重新分布非常迅速，因此应尽快给予快速输液，最好在20分钟内给药。建议快速输液350~500mL。>500mL的快速输液可能有害，不推荐使用。Muller等人报道，在1分钟内用100mL胶体进行“微量”补液试验可以高度预测液体反应性[154]。同样，Wu等人证明在10秒内输注50mL晶体溶液后SV的变化高度预测液体反应性[155]。在Wu等人的研究中，微量快速输液与SV增加17%相关。Mallat报道说，在接受低潮气量通气的患者中，100mL微量补液试验后PPV和SVV的变化高度预测液体反应性[29]。这可能是一种有用的替代和（或）补充技术，用于确定ICU或OR中机械通气患者的液体反应性。

目标导向的液体管理和快速输液方法

晶体增加血管内容量的能力很差。据报道，在健康志愿者中，只有15%的晶体在3小时的时候仍留在血管内，其中50%的输注体积位于血管外细胞间室[156]。在脓毒症患者中，输注结束后1小时内可能只有不到5%的晶体液仍留在血管内[157,158]。Nunes等人评估了需要血管加压药支持的患者在500mL补液试验后的血流动力学反应的时间进程[159]。在这项研究中，65%的患者是液体反应者，但是SV增加（在反应者中）在输注后60分钟恢复到基线。快速输液最常用于治疗低血压或少尿。虽然平均动脉压（MAP）可能会在快速输液后立即增加，但这种影响是短暂的。在一项研究脓毒症患者快速输液的血流动力学反应的系统综述中，Glassford等人证明MAP在快速输液后立即增加（7.8 ± 3.8）mmHg，

表4.2 1例72岁患有慢性淋巴细胞白血病的瘦弱男性患者的被动抬腿试验和补液试验

时间	试验CI	试验前SVI	补液试验/PLR	试验后CI	试验后SVI	ΔSVI%
9:20	2.5	20	PLR	2.6	23	9.8
10:10	2.9	24	500mL补液试验	3.9	33	35.4

输注后30分钟时增加（6.9±2.7）mmHg，在1小时仅增加2mmHg，在快速输液后一小时内尿量没有增加[160]。为避免液体超负荷，这些数据表明，对液体有反应的血流动力学不稳定的患者应反复快速输注350~500mL的微量液体，并以血流动力学特征（包括SV）的动态变化为指导。正常健康的心脏在Frank–Starling曲线的上升支上运行，因此对液体有反应。患者对液体有反应的事实并不意味着患者需要快速输液。有明确证据表明血流动力学受损（每搏量低、低血压和心动过速）且对液体有反应的患者才应接受快速输液[123]。此外，虽然SV增加10%或更多通常被认为表明液体反应性，但几乎没有数据表明SV的这种小幅度增加（10%~15%）与患者血流动力学状态的显著改善和临床结果的改善相关。因此，在每次补液前评估风险/受益比至关重要[123]。此外，对于因脓毒症或麻醉而血管扩张的低血压、液体反应性患者，α激动剂可能是首选干预措施，这种情况并不少见[161-163]。然而，当认为确实需要快速输液时，与大容量液体复苏相比，可能小量快速输液的方法引起的心脏充盈压增加较小，心钠素释放减弱，组织水肿较少，累积液体正平衡较低。20~30mL/kg的大量快速输液，尽管仍被广泛推荐[4,34]，但是不符合生理，并且可能导致显著的容量超负荷和严重的组织水肿[1,3]。组织水肿影响氧气和代谢物扩散，扭曲组织结构，阻碍毛细血管血流和淋巴引流，并干扰细胞间相互作用，导致器官功能障碍[164,165]。在有包膜的器官，如肾脏中，组织水肿会增加间质压力，损害肾血流量。这可能在急性肾损伤的病因学中起作用[166]。血管外肺水（EVLW）增加会损害气体交换、降低肺顺应性、增加呼吸做功，并且是死亡的强效独立预测因子[167,168]。

结论

评估液体反应性的方法已经从无法预测液体反应性的静压参数发展到具有适度准确性的基于机械通气期间心肺相互作用的动态指标，进一步发展到基于模拟或真实的补液试验，具有高度准确性的预测液体反应性的方法。大量液体输注可能会导致严重的容量超负荷，并增加器官衰竭的风险。由于对液体的血流动力学反应是短暂的，具有生理目标的重复小量液体输注可能会防止容量超负荷及其相关的并发症。

（王 煜译 邓 姣审校）

参考文献

1. Marik PE. Iatrogenic salt water drowning and the hazards of a high central venous pressure. Ann Intensive Care. 2014;4:21.
2. Malbrain ML, Marik PE, Witters I, et al. Fluid overload, de-resuscitation, and outcomes in critically ill or injured patients: a systematic review with suggestions for clinical practice. Anesthesiol Intensive Ther. 2014;46(5):361–80.
3. Kelm DJ, Perrin JT, Cartin-Cebra R, Gajic O, Schenck L, Kennedy CC. Fluid overload in patients with severe sepsis and septic shock treated with early goal-directed therapy is associated with increased acute need for fuid-related medical interventions and hospital death. Shock. 2015;43(1):68–73.
4. Dellinger RP, Levy MM, Rhodes A, Annane D, Gerlach H, Opal SM, Surviving Sepsis Campaign Guidelines Committee including the Pediatric Subgroup, et al. Surviving sepsis campaign: international guidelines for management of severe sepsis and septic shock: 2012. Crit Care

Med. 2013;41:580–637.

5. Hollenberg SM, Ahrens TS, Annane D, Astiz ME, Chalfn DB, Dasta JF, et al. Practice parameters for hemodynamic support of sepsis in adult patients: 2004 update. Crit Care Med. 2004;32:1928–48.
6. Marik PE, Monnet X, Teboul JL. Hemodynamic parameters to guide fuid therapy. Ann Crit Care. 2011;1:1.
7. Marik PE. Fluid therapy in 2015 and beyond: the mini-fuid challenge and mini-fuid bolus approach. Br J Anaesth. 2015;115(3):347–9.
8. Vincent JL, Pelosi P, Pearse R, Payen D, Perel A, Hoeft A, et al. Perioperative cardiovascular monitoring of high-risk patients: a consensus of 12. Crit Care. 2015;19:224.
9. Wilms H, Mittal A, Haydock MD, van den Heever M, Devaud M, Windsor JA. A systematic review of goal directed fuid therapy: rating of evidence for goals and monitoring methods. J Crit Care. 2014;29:204–9.
10. Marik PE. The physiology of volume resuscitation. Curr Anesthesiol Rep. 2014;4:353–9.
11. Funk DJ, Jacobsohn E, Kumar A. The role of venous return in critical illness and shock-part I: physiology. Crit Care Med. 2013;41:250–7.
12. Gelman S. Venous function and central venous pressure: a physiologic story. Anesthesiology. 2008;108:735–48.
13. Guyton AC. Determination of cardiac output by equating venous return curves with cardiac response curves. Physiol Rev. 1955;35:123–9.
14. Bajaj MM, Ibrahim S. Cardiac output, venous return and their regulation. In: Hall JE, Guyton AC, editors. Guyton and Hall textbook of medical physiology. 12th ed. Philadelphia, PA: Saunders Elsevier; 2011. p. 229–41.
15. Peters J, Mack GW, Lister G. The importance of the peripheral circulation in critical illnesses. Intensive Care Med. 2001;27:1446–58.
16. Marik PE, Lemson J. Fluid responsiveness: an evolution of our understanding. Br J Anaesth. 2014;112:620–2.
17. Bruegger D, Jacob M, Rehm M, Loetsch M, Welsch U, Conzen P, et al. Atrial natriuretic peptide induces shedding of endothelial glycocalyx in coronary vascular bed of Guinea pig hearts. Am J Physiol Heart Circ Physiol. 2005;289:H1993–9.
18. Berg S, Golster M, Lisander B. Albumin extravasation and tissue washout of hyaluronan after plasma volume expansion with crystalloid or hypooncotic colloid solutions. Acta Anaesthesiol Scand. 2002;46:166–72.
19. Bruegger D, Schwartz L, Chappell D, Jacob M, Rehm M, Vogeser M, et al. Release of atrial natriuretic peptide precedes shedding of the endothelial glycocalyx equally in patients under-going on- and off-pump coronary artery bypass surgery. Basic Res Cardiol. 2011;106:1111–21.
20. Atchison DJ, Johnston MG. Atrial natriuretic peptide attenuates fow in an isolated lymph duct preparation. Eur J Phys. 1996;431:618–24.
21. Anderson WD, Kulik TJ, Mayer JE. Inhibition of contraction of isolated lymphatic ducts by atrial natriuretic peptide. Am J Phys. 1991;260:R610–4.
22. Ohhashi T, Watanabe N, Kawai Y. Effects of atrial natriuretic peptide on isolated bovine mesenteric lymph vessels. Am J Phys. 1990;259:H42–7.
23. Vellinga NA, Ince C, Boerma EC. Elevated central venous pressure is associated with impairment of microcirculatory blood fow in sepsis. BMC Anesthesiol. 2013;13:17.
24. Marik PE, Cavallazzi R. Does the Central Venous Pressure (CVP) predict fuid responsiveness: an update meta-analysis and a plea for some common sense. Crit Care Med. 2013;41:1774–81.
25. Marik PE, Cavallazzi R, Vasu T, Hirani A. Dynamic changes in arterial waveform derived variables and fuid responsiveness in mechanically ventilated patients. A systematic review of

the literature. Crit Care Med. 2009;37:2642–7.
26. Biais M, Ehrmann S, Mari A, Conte B, Mahjoub Y, Desebbe O, AzuRea Group, et al. Clinical relevance of pulse pressure variations for predicting fuid responsiveness in mechanically ventilated intensive care unit patients: the grey zone approach. Crit Care. 2014;18:587.
27. Cannesson M, Le MY, Hofer CK, Goarin JP, Lehot JJ, Vallet B, et al. Assessing the diagnostic accuracy of pulse pressure variations for the prediction of fuid responsiveness: a "gray zone" approach. Anesthesiology. 2011;115:231–41.
28. Phillips RA, Smith BE, Madigan V, West M. Decreased mortality, morbidity and emergency transport in septic shock: a new protocol based on advanced noninvasive haemodynamics (USCOM) and early antibiotics. Crit Care Med. 2012;40(12):1023.
29. Mallat J, Meddour M, Durville E, Lemyze M, Pepy F, Temime J, et al. Decrease in pulse pressure and stroke volume variations after minifuid challenge accurately predicts fuid responsiveness. Br J Anaesth. 2015;115(3):449–56.
30. Lammi MR, Aiello B, Burg GT, Rehman T, Douglas IS, Wheeler AP, National Institutes of Health, National Heart, Lung, and Blood Institute ARDS Network Investigators, et al. Response to fuid boluses in the fuid and catheter treatment trial. Chest. 2015;148(4):919–26.
31. Sanflippo F, Corredor C, Fletcher N, Landesberg G, Benedetto U, Foex P, et al. Diastolic dysfunction and mortality in septic patients: a systematic review and meta-analysis. Intensive Care Med. 2015;41(6):1004–13.
32. Landesberg G, Gilon D, Meroz Y, Georgieva M, Levin PD, Goodman S, et al. Diastolic dysfunction and mortality in severe sepsis and septic shock. Eur Heart J. 2012;33:895–903.
33. Ognibene FP, Parker MM, Natanson C, Shelhamer JH, Parrillo JE. Depressed left ventricular performance: response to volume infusion in patients with sepsis and septic shock. Chest. 1988;93:903–10.
34. Surviving sepsis campaign; 6 hour bundle revised. http://www.survivingsepsis.org/News/Pages/SSC-Six-Hour-Bundle-Revised.aspx. 2015. Acessed 4 Sept 2015.
35. Saugel B, Ringmaier S, Holzapfel K, Schuster T, Phillip V, Schmid RM, et al. Physical examination, central venous pressure, and chest radiography for the prediction of transpulmonary thermodilution-derived hemodynamic parameters in critically ill patients: a prospective trial. J Crit Care. 2011;26:402–10.
36. Wetterslev M, Haase N, Johansen RR, Perner A. Predicting fuid responsiveness with transthoracic echocardiography is not yet evidence based. Acta Anaesthesiol Scand. 2013;57:692–7.
37. Corl K, Napoli AM, Gardiner F. Bedside sonographic measurement of the inferior vena cava caval index is a poor predictor of fuid responsiveness in emergency department patients. Emerg Med Australas. 2012;24:534–9.
38. Hughes RE, Magovern GJ. The relationship between right atrial pressure and blood volume. Arch Surg. 1959;79:238–43.
39. Baek SM, Makabali GG, Bryan-Brown CW, Kusek JM, Shoemaker WC. Inadequacy of high central venous pressure as a guide to volume therapy. Surg Forum. 1973;24:14–6.
40. Shippy CR, Appel PL, Shoemaker WC. Reliability of clinical monitoring to assess blood volume in critically ill patients. Crit Care Med. 1984;12:107–12.
41. Sheldon CA, Cerra FB, Bohnhoff N, Belani K, Frieswyk D, Dhanalal K, et al. Peripheral postcapillary venous pressure: a new, more sensitive monitor of effective blood volume during hemorrhagic shock and resuscitation. Surgery. 1983;94:399–406.
42. Marik PE, Baram M, Vahid B. Does the central venous pressure predict fuid responsiveness? A systematic review of the literature and the tale

of seven mares. Chest. 2008;134:172–8.
43. Magdesian KG, Fielding CL, Rhodes DM, Ruby RE. Changes in central venous pressure and blood lactate concentration in response to acute blood loss in horses. J Am Vet Med Assoc. 2006;229:1458–62.
44. Akobeng AK. Understanding diagnostic tests 3: receiver operating characteristic curves. Acta Paediatr. 2007;96:644–7.
45. Fischer JE, Bachmann LM, Jaeschke R. A readers' guide to the interpretation of diagnostic test properties: clinical example of sepsis. Intensive Care Med. 2003;29:1043–51.
46. Reich DL, Mittnacht AJ, London MJ, Kaplan JA. Monitoring of the heart and vascular system. In: Kaplan JA, Reich DL, Lake C, Konstadt SN, editors. Kaplan's cardiac anesthesia. 5th ed. St Louis: Elsevier; 2006. p. 385.
47. Boyd JH, Forbes J, Nakada T, Walley KR, Russell JA. Fluid resuscitation in septic shock: a positive fuid balance and elevated central venous pressure increase mortality. Crit Care Med. 2011;39:259–65.
48. McIntyre LA, Hébert PC, Fergusson D, Cook DJ, Aziz A, Canadian Critical Care Trials Group. A survey of Canadian intensivists' resuscitation practices in early septic shock. Crit Care. 2007;11:R74.
49. Schroeder RA, Barbeito A, Bar-Yosef S, Mark JB. Cardiovascular monitoring: central venous pressure monitoring. In: Miller RD, Erikksson LI, Fleisher LA, Wiener-Kronish JP, Young WL, editors. Miller's anesthesia. 7th ed. Orlando, FL: Churchill Livingstone; 2009. p. 1267–328.
50. Osman D, Ridel C, Ray P, Monnet X, Anguel N, Richard C, et al. Cardiac flling pressures are not appropriate to predict hemodynamic response to volume challenge. Crit Care Med. 2007;35:64–8.
51. Cannesson M, Pestel G, Ricks C, Hoeft A, Perel A. Hemodynamic monitoring and management in patients undergoing high risk surgery: a survey among North American and European anesthesiologists. Crit Care. 2011;15:R197.
52. Weil MH, Henning RJ. New concepts in the diagnosis and fuid treatment of circulatory shock. Thirteenth annual Becton, Dickinson and Company Oscar Schwidetsky Memorial Lecture. Anesth Analg. 1979;58:124–32.
53. Vincent JL, Weil MH. Fluid challenge revisited. Crit Care Med. 2006;34:1333–7.
54. Calvin JE, Driedger AA, Sibbald WJ. Does the pulmonary capillary wedge pressure predict left ventricular preload in critically ill patients? Crit Care Med. 1981;9:437–43.
55. Calvin JE, Driedger AA, Sibbald WJ. The hemodynamic effect of rapid fuid infusion in critically ill patients. Surgery. 1981;90:61–76.
56. Hansen RM, Viquerat CE, Matthay MA, Wiener-Kronish JP, DeMarco T, Bahtia S, et al. Poor correlation between pulmonary artery wedge pressure and left ventricular end-diastolic volume after coronary artery bypass graft surgery. Anesthesiology. 1986;64:764–70.
57. Oohashi S, Endoh H. Does central venous pressure or pulmonary capillary wedge pressure refect the status of circulating blood volume in patients after extended transthoracic esophagectomy? J Anesth. 2005;19:21–5.
58. Raper R, Sibbald WJ. Misled by the Wedge? The Swan-Ganz catheter and left ventricular preload. Chest. 1986;89:427–34.
59. Baek SM, Makabaki GG, Bryan-Brown CW, Kusek JM, Shoemaker WC. Plasma expansion in surgical patients with high central venous pressure (CVP); the relationship of blood volume to hematocrit, CVP, pulmonary wedge pressure, and cardiorespiratory changes. Surgery. 1975;78:304–15.
60. Michard F, Teboul JL. Predicting fuid responsiveness in ICU patients: a critical analysis of the evidence. Chest. 2002;121:2000–8.
61. Hofer CK, Furrer L, Matter-Ensner S, Maloi-

gne M, Klaghofer R, Genoni M, et al. Volumetric preload measurement by thermodilution: a comparison with transoesophageal echocardiography. Br J Anaesth. 2005;94:748–55.
62. Hinder F, Poelaert JI, Schmidt C, Hoeft A, Möllhoff T, Loick HM, et al. Assessment of cardiovascular volume status by transoesophageal echocardiography and dye dilution during cardiac surgery. Eur J Anaesthesiol. 1998;15:633–40.
63. Urbanowicz JH, Shabaan MJ, Cohen NH, Cahalan MK, Botvinick EH, Chatterjee K, et al. Comparison of transesophageal echocardiographic and scintigraphic estimates of left ventricular end-diastolic volume index and ejection fraction in patients following coronary artery bypass grafting. Anesthesiology. 1990;72:607–12.
64. Clements FM, Harpole DH, Quill T, Jones RH, McCann RL. Estimation of left ventricular volume and ejection fraction by two-dimensional transoesophageal echocardiography: comparison of short axis imaging and simultaneous radionuclide angiography. Br J Anaesth. 1990;64:331–6.
65. Ryan T, Burwash I, Lu J, Otto C, Graham M, Verrier E, et al. The agreement between ventricular volumes and ejection fraction by transesophageal echocardiography or a combined radionuclear and thermodilution technique in patients after coronary artery surgery. J Cardiothorac Vasc Anesth. 1996;10(3):323–8.
66. Subramaniam B, Talmor D. Echocardiography for management of hypotension in the intensive care unit. Crit Care Med. 2007;35:S401–7.
67. Feissel M, Michard F, Mangin I, Ruyer O, Faller JP, Teboul JL. Respiratory changes in aortic blood velocity as an indicator of fuid responsiveness in ventilated patients with septic shock. Chest. 2001;119:867–73.
68. Tousignant CP, Walsh F, Mazer CD. The use of transesophageal echocardiography for preload assessment in critically ill patients. Anesth Analg. 2000;90:351–5.
69. Rex S, Brose S, Metzelder S, Hüneke R, Schälte G, Autschbach R, et al. Prediction of fuid responsiveness in patients during cardiac surgery. Br J Anaesth. 2004;93:782–8.
70. Hofer CK, Müller SM, Furrer L, Klaghofer R, Genoni M, Zollinger A. Stroke volume and pulse pressure variation for prediction of fuid responsiveness in patients undergoing off-pump coronary artery bypass grafting. Chest. 2005;128:848–54.
71. Belloni L, Pisano A, Natale A, Piccirillo MR, Piazza L, Ismeno G, et al. Assessment of fuidresponsiveness parameters for off-pump coronary artery bypass surgery: a comparison among LiDCO, transesophageal echocardiography, and pulmonary artery catheter. J Cardiothorac Vasc Anesth. 2008;22:243–8.
72. Lee JH, Kim JT, Yoon SZ, Lim YJ, Jeon Y, Bahk JH, et al. Evaluation of corrected flow time in oesophageal Doppler as a predictor of fluid responsiveness. Br J Anaesth. 2007;99:343–8.
73. Wiesenack C, Fiegl C, Keyser A, Prasser C, Keyl C. Assessment of fuid responsiveness in mechanically ventilated cardiac surgical patients. Eur J Anaesthesiol. 2005;22:658–65.
74. Reuter DA, Felbinger TW, Schmidt C, Kilger E, Goedje O, Lamm P, et al. Stroke volume variations for assessment of cardiac responsiveness to volume loading in mechanically ventilated patients after cardiac surgery. Intensive Care Med. 2002;28:392–8.
75. Michard F, Boussat S, Chemla D, Anguel N, Mercat A, Lecarpentier Y, et al. Relation between respiratory changes in arterial pulse pressure and fuid responsiveness in septic patients with acute circulatory failure. Am J Respir Crit Care Med. 2000;162:134–8.
76. Marik PE, Desai H. Goal directed fuid therapy. Curr Pharm Design. 2012;18:6215–24.

77. Benes J, Chytra I, Altmann P, Hluchy M, Kasal E, Svitak R, et al. Intraopeartive fuid optimization using stroke volume variation in high risk surgical patients: results of prospective randomized study. Crit Care. 2010;14:R118.
78. McGee WT. A simple physiologic algorithm for managing hemodynamics using stroke volume and stroke volume variation: physiologic optimization program. J Intensive Care Med. 2009;24:352–60.
79. Lansdorp B, Lemson J, van Putten MJ, de Keijzer A, van der Hoeven JG, Pickkers P. Dynamic indices do not predict volume responsiveness in routine clinical practice. Br J Anaesth. 2012;108:395–401.
80. Lakhal K, Ehrmann S, Benzekri-Lefèvre D, Runge I, Legras A, Dequin PF, et al. Respiratory pulse pressure variation fails to predict fuid responsiveness in acute respiratory distress syndrome. Crit Care. 2011;15:R85.
81. Marik PE, Levitov A, Young A, Andrews L. The use of bioreactance and carotid Doppler to determine volume responsiveness and blood fow redistribution following passive leg raising in hemodynamically unstable patients. Chest. 2013;143:364–70.
82. Ibarra-Estrada Má, López-Pulgarín JA, Mijangos-Méndez JC, Díaz-Gómez JL, Aguirre-Avalos G. Variation in carotid peak systolic velocity predicts volume responsiveness in mechanically ventilated patients with septic shock: a prospective cohort study. Crit Ultrasound J. 2015;7(1):29.
83. De Backer D, Heenen S, Piagnerelli M, Koch M, Vincent JL. Pulse pressure variations to predict fuid responsiveness: infuence of tidal volume. Intensive Care Med. 2005;31:517–23.
84. Mahjoub Y, Pila C, Friggeri A, Zogheib E, Lobjoie E, Tinturier F, et al. Assessing fuid responsiveness in critically ill patients: false-positive pulse pressure variation is detected by Doppler echocardiographic evaluation of the right ventricle. Crit Care Med. 2009;37:2570–5.
85. Muller L, Louart G, Bousquet PJ, Candela D, Zoric L, de La Coussaye JE, et al. The infuence of the airway driving pressure on pulsed pressure variation as a predictor of fuid responsiveness. Intensive Care Med. 2010;36:496–503.
86. Vallée F, Richard JC, Mari A, Gallas T, Arsac E, Verlaan PS, et al. Pulse pressure variations adjusted by alveolar driving pressure to assess fuid responsiveness. Intensive Care Med. 2009;35:1004–10.
87. [No authors listed.]. Ventilation with lower tidal volumes as compared with traditional tidal volumes for acute lung injury and the acute respiratory distress syndrome. The Acute Respiratory Distress Syndrome Network. N Engl J Med. 2000;342:1301–8.
88. Futier E, Constantin JM, Paugam-Burtz C, Pascal J, Eurin M, Neuschwander A, et al. A trial of intraoperative low-tidal-volume ventilation in abdominal surgery. N Engl J Med. 2013;369:428–37.
89. Mahjoub Y, Lejeune V, Muller L, Perbet S, Zieleskiewicz L, Bart F, et al. Evaluation of pulse pressure variation validity criteria in critically ill patients: a prospective observational multicentre point prevalence study. Br J Anaesth. 2014;112(4):681–5.
90. Desebbe O, Cannesson M. Using ventilation-induced plethysmographic variations to optimize patient fuid status. Curr Opin Anaesthesiol. 2008;21:772–8.
91. Natalini G, Rosano A, Taranto M, Faggian B, Vittorielli E, Bernardini A. Arterial versus plethysmographic dynamic indices to test responsiveness for testing fuid administration in hypotensive patients: a clinical trial. Anesth Analg. 2006;103:1478–84.
92. Cannesson M, Besnard C, Durand PG, Bohé J, Jacques D. Relation between respiratory variations in pulse oximetry plethysmographic waveform amplitude and arterial pulse

pressure in ventilated patients. Crit Care. 2005;9:R562–8.

93. Feissel M, Teboul JL, Merlani P, Badie J, Faller JP, Bendjelid K. Plethysmographic dynamic indices predict fuid responsiveness in septic ventilated patients. Intensive Care Med. 2007;33:993–9.
94. Cannesson M, Desebbe O, Rosamel P, Delannoy B, Robin J, Bastien O, et al. Pleth variability index to monitor the respiratory variations in the pulse oximeter plethysmographic waveform amplitude and predict fuid responsiveness in the operating theatre. Br J Anaesth. 2008;101:200–6.
95. Cannesson M, Delannoy B, Morand A, Rosamel P, Attof Y, Bastien O, et al. Does the Pleth variability index indicate the respiratory-induced variation in the plethysmogram and arterial pressure waveforms? Anesth Analg. 2008;106:1189–94.
96. Broch O, Bein B, Gruenewald M, Höcker J, Schöttler J, Meybohm P, et al. Accuracy of the pleth variability index to predict fuid responsiveness depends on the perfusion index. Acta Anaesthesiol Scand. 2011;55:686–93.
97. Davies SJ, Minhas S, Wilson RJ, Yates D, Howell SJ. Comparison of stroke volume and fuid responsiveness measurements in commonly used technologies for goal-directed therapy. J Clin Anesth. 2013;25:466–74.
98. Yokose M, Mihara T, Sugawara Y, Goto T. The predictive ability of non-invasive haemodynamic parameters for hypotension during caesarean section: a prospective observational study. Anaesthesia. 2015;70:555–62.
99. Labovitz AJ, Noble VE, Bierig M, Goldstein SA, Jones R, Kort S, et al. Focused cardiac ultrasound in the emergent setting: a consensus statement of the American Society of Echocardiography and American College of Emergency Physicians. J Am Soc Echocardiogr. 2010;23:1225–30.
100. Barbier C, Loubières Y, Schmit C, Hayon J, Ricôme JL, Jardin F, et al. Respiratory changes in inferior vena cava diameter are helpful in predicting fuid responsiveness in ventilated septic patients. Intensive Care Med. 2004;30:1740–6.
101. Feissel M, Michard F, Faller JP, Teboul JL. The respiratory variation in inferior vena cava diameter as a guide to fuid therapy. Intensive Care Med. 2004;30:1834–7.
102. Machare-Delgado E, DeCaro M, Marik PE. Inferior vena cava variation compared to pulse contour analysis as predictors of fuid responsiveness: a prospective cohort study. J Intensive Care Med. 2011;26:116–24.
103. Mintz GS, Kotler MN, Parry WR, Iskandrian AS, Kane SA. Real-time inferior vena caval ultrasonography: normal and abnormal fndings and its use in assessing right-heart function. Circulation. 1981;64:1018–25.
104. Brennan JM, Blair JE, Goonewardena S, Ronan A, Shah D, Vasaiwala S, et al. Reappraisal of the use of inferior vena cava for estimating right atrial pressure. J Am Soc Echocardiogr. 2007;20:857–61.
105. Nakao S, Come PC, McKay RG, Ransil BJ. Effects of positional changes on inferior vena caval size and dynamics and correlations with right-sided cardiac pressure. Am J Cardiol. 1987;59:125–32.
106. Nagdev AD, Merchant RC, Tirado-Gonzalez A, Sisson CA, Murphy MC. Emergency department bedside ultrasonographic measurement of the caval index for noninvasive determination of low central venous pressure. Ann Emerg Med. 2010;55:290–5.
107. De Lorenzo RA, Morris MJ, Williams JB, Haley TF, Straight TM, Holbrook-Emmons VL, et al. Does a simple bedside sonographic measurement of the inferior vena cava correlate to central venous pressure? J Emerg Med. 2012;42:429–36.

108. Juhl-Olsen P, Vistisen ST, Christiansen LK, Rasmussen LA, Frederiksen CA, Sloth E. Ultrasound of the inferior vena cava does not predict hemodynamic response to early hemorrhage. J Emerg Med. 2013;45:592–7.

109. Resnick J, Cydulka R, Platz E, Jones R. Ultrasound does not detect early blood loss in healthy volunteers donating blood. J Emerg Med. 2011;41:270–5.

110. Evans D, Ferraioli G, Snellings J, Levitov A. Volume responsiveness in critically ill patients. Use of sonography to guide management. J Ultrasound Med. 2013;33:3–7.

111. Chisholm CB, Dodge WR, Balise RR, Williams SR, Gharahbaghian L, Beraud AS. Focused cardiac ultrasound training: how much is enough? J Emerg Med. 2013;44:818–22.

112. Yong Y, Wu D, Fernandes V, Kopelen HA, Shimoni S, Nagueh SF, et al. Diagnostic accuracy and cost-effectiveness of contrast echocardiography on evaluation of cardiac function in technically very diffcult patients in the intensive care unit. Am J Cardiol. 2002;89:711–8.

113. Dinh VA, Ko HS, Rao R, Bansal RC, Smith DD, Kim TE, et al. Measuring cardiac index with a focused cardiac ultrasound examination in the ED. Am J Emerg Med. 2012;30:1845–51.

114. Monnet X, Rienzo M, Osman D, Anguel N, Richard C, Pinsky MR, et al. Esophageal Doppler monitoring predicts fuid responsiveness in critically ill ventilated patients. Intensive Care Med. 2005;31:1195–201.

115. Monge Garcia MI, Gil CA, Diaz Monrove JC. Brachial artery peak velocity variation to predict fuid responsiveness in mechanically ventilated patients. Crit Care. 2009;13:R142.

116. Song Y, Kwak YL, Song JW, Kim YJ, Shim JK. Respirophasic carotid artery peak velocity variation as a predictor of fuid responsiveness in mechanically ventilated patients with coronary artery disease. Br J Anaesth. 2014;113:61–6.

117. Luzi A, Marty P, Mari A, Conil JM, Geeraerts T, Lepage B, et al. Noninvasive assessment of hemodynamic response to a fuid challenge using femoral Doppler in critically ill ventilated patients. J Crit Care. 2013;28:902–7.

118. Vignon P. Ventricular diastolic abnormalities in the critically ill. Curr Opin Crit Care. 2013;19:242–9.

119. Oren-Grinberg A, Talmor D, Brown SM. Focused critical care echocardiography. Crit Care Med. 2013;41:2618–26.

120. Jardin F, Vieillard-Baron A. Acute cor pulmonale. Curr Opin Crit Care. 2009;15:67–70.

121. Beaulieu Y, Marik PE. Bedside ultrasonography in the ICU, Part 1. Chest. 2005;128:881–95.

122. Cavallaro F, Sandroni C, Marano C, La Torre G, Mannocci A, De Waure C, et al. Diagnostic accuracy of passive leg raising for prediction of fuid responsiveness in adults: systematic review and meta-analysis of clinical studies. Intensive Care Med. 2010;36:1475–83.

123. Monnet X, Teboul JL. Passive leg raising: fve rules, not a drop of fuid! Crit Care. 2015;19:18.

124. Marik PE. Non-invasive cardiac output monitors. A state-of-the-art review. J Cardiothorac Vasc Anesth. 2013;27:121–34.

125. Monnet X, Teboul JL. Minimally invasive monitoring. Crit Care Clin. 2015;31:25–42.

126. Broch O, Renner J, Höcker J, Gruenewald M, Meybohm P, Schöttler J, et al. Uncalibrated pulse power analysis fails to reliably measure cardiac output in patients undergoing coronary artery bypass surgery. Crit Care. 2011;15:R76.

127. Nordstrom J, Hallsjo-Sander C, Shore R. Stroke volume optimization in elective bowel surgery: a comparison between pulse power wave analysis (LiDCOrapid) and oesophageal Doppler (CardioQ). Br J Anaesth.

2013;110:374–80.

128. Paarmann H, Groesdonk HV, Sedemund-Adib B, Hanke T, Heinze H, Heringlake M, et al. Lack of agreement between pulmonary arterial thermodilution cardiac output and the pressure recording analytical method in postoperative cardiac surgery patients. Br J Anaesth. 2011;106:475–81.
129. Monnet X, Vaquer S, Anguel N, Jozwiak M, Cipriani F, Richard C, et al. Comparison of pulse contour analysis by Pulsiofex and Vigileo to measure and track changes of cardiac output in critically ill patients. Br J Anaesth. 2015;114:235–43.
130. Smetkin AA, Hussain A, Kuzkov VV, Bjertnæs LJ, Kirov MY. Validation of cardiac output monitoring based on uncalibrated pulse contour analysis vs transpulmonary thermodilution during off-pump coronary artery bypass grafting. Br J Anaesth. 2014;112:1024–31.
131. Salzwedel C, Puig J, Carstens A, Bein B, Molnar Z, Kiss K, et al. Perioperative goal-directed hemodynamic therapy based on radial arterial pulse pressure variation and continuous cardiac index trending reduces postoperative complications after major abdominal surgery: a multi-center, prospective randomized study. Crit Care. 2013;17:R191.
132. Monnet X, Picard F, Lidzborski E, Mesnil M, Duranteau J, Richard C, et al. The estimation of cardiac output by the Nexfn device is of poor reliability for tracking the effects of a fuid challenge. Crit Care. 2012;16:R212.
133. Fischer MO, Coucoravas J, Truong J, Zhu L, Gérard JL, Hanouz JL, et al. Assessment of changes in cardiac index and fuid responsiveness: a comparison of Nexfn and transpulmonary thermodilution. Acta Anaesthesiol Scand. 2013;57:704–12.
134. Fischer MO, Avram R, Carjaliu I, Massetti M, Gérard JL, Hanouz JL, et al. Non-invasive continuous arterial pressure and cardiac index monitoring with Nexfn after cardiac surgery. Br J Anaesth. 2012;109:514–21.
135. Ameloot K, Plamers PJ, Malbrain ML. The accuracy of noninvasive cardiac output and pressure measurements with finger cuff; a concise review. Curr Opin Crit Care. 2015;21:232–9.
136. Marik PE. Obituary: pulmonary artery catheter 1970 to 2013. Ann Intensive Care. 2013;3:38.
137. Hamilton MA, Cecconi M, Rhodes A. A systematic review and meta-analysis on the use of preemptive hemodynamic intervention to improve postoperative outcomes in moderate and high-risk surgical patients. Anesth Analg. 2011;112:1392–402.
138. Marik PE. Perioperative hemodynamic optimization: a revised approach. J Clin Anesth. 2014;29:500–5.
139. Monnet X, Teboul JL. Passive leg raising. Intensive Care Med. 2008;34:659–63.
140. Teboul JL, Monnet X. Prediction of volume responsiveness in critically ill patients with spontaneous breathing activity. Curr Opin Crit Care. 2008;14:334–9.
141. Boulain T, Achard JM, Teboul JL, Richard C, Perrotin D, Ginies G. Changes in BP induced by passive leg raising predict response to fuid loading in critically ill patients. Chest. 2002;121:1245–52.
142. Monnet X, Rienzo M, Osman D, Anguel N, Richard C, Pinsky MR, et al. Passive leg raising predicts fuid responsiveness in the critically ill. Crit Care Med. 2006;34:1402–7.
143. Lafanechère A, Pène F, Goulenok C, Delahaye A, Mallet V, Choukroun G, et al. Changes in aortic blood fow induced by passive leg raising predict fuid responsiveness in critically ill patients. Crit Care. 2006;10:R132.
144. Lamia B, Ochagavia A, Monnet X, Chemla D, Richard C, Teboul JL. Echocardiographic prediction of volume responsiveness in critically

ill patients with spontaneously breathing activity. Intensive Care Med. 2007;33:1125–32.
145. Maizel J, Airapetian N, Lorne E, Tribouilloy C, Massy Z, Slama M. Diagnosis of central hypovolemia by using passive leg raising. Intensive Care Med. 2007;33:1133–8.
146. Biais M, Vidil L, Sarrabay P, Cottenceau V, Revel P, Sztark F. Changes in stroke volume induced by passive leg raising in spontaneously breathing patients: comparison between echocardiography and Vigileo/FloTrac device. Crit Care. 2009;13:R195.
147. Monnet X, Osman D, Ridel C, Lamia B, Richard C, Teboul JL. Predicting volume responsiveness by using the end-expiratory occlusion in mechanically ventilated intensive care unit patients. Crit Care Med. 2009;37:951–6.
148. Thiel SW, Kollef MH, Isakow W. Non-invasive stroke volume measurement and passive leg raising predict volume responsiveness in medical ICU patients: an observational cohort study. Crit Care. 2009;13:R111.
149. Préau S, Saulnier F, Dewavrin F, Durocher A, Chagnon JL. Passive leg raising is predictive of fuid responsiveness in spontaneously breathing patients with severe sepsis or acute pancreatitis. Crit Care Med. 2010;38:819–25.
150. Lakhal K, Ehrmann S, Runge I, Benzekri-Lefèvre D, Legras A, Dequin PF, et al. Central venous pressure measurements improve the accuracy of leg raising-induced change in pulse pressure to predict fuid responsiveness. Intensive Care Med. 2010;36:940–8.
151. Monnet X, Teboul JL. Passive leg raising:keep it easy! Intensive Care Med. 2010;36:1445.
152. Mahjoub Y, Touzeau J, Airapetian N, Lorne E, Hijazi M, Zogheib E, et al. The passive leg-raising maneuver cannot accurately predict fuid responsiveness in patients with intraabdominal hypertension. Crit Care Med. 2010;38:1824–9.
153. Pierrakos C, Velissaris D, Scolletta S, Heenen S, De Backer D, Vincent JL. Can changes in arterial pressure be used to detect changes in cardiac index during fuid challenge in patients with septic shock? Intensive Care Med. 2012;38:422–8.
154. Muller L, Toumi M, Bousquet PJ, Riu-Poulenc B, Louart G, Candela D, et al. An increase in aortic blood fow after an infusion of 100 ml colloid over 1 minute can predict fuid responsiveness: the mini-fuid challenge study. Anesthesiology. 2011;115:541–7.
155. Wu Y, Zhou S, Zhou Z. A 10-second fuid challenge guided by transthoracic echocardiography can predict fuid responsiveness. Crit Care. 2014;18:R108.
156. Chowdhury AH, Cox EF, Francis S, Lobo DN. A randomized, controlled, double-blind crossover study on the effects of 2-L infusions of 0.9% saline and plasma-lyte 148 on renal blood fow velocity and renal cortical tissue perfusion in healthy volunteers. Ann Surg. 2012;256:18–24.
157. Sánchez M, Jiménez-Lendínez M, Cidoncha M, Asensio MJ, Herrerot E, Collado A, et al. Comparison of fuid compartments and fuid responsiveness in septic and non-septic patients. Anaesth Intensive Care. 2011;39:1022–9.
158. Bark BP, Oberg CM, Grande PO. Plasma volume expansion by 0.9% NaCl during sepsis/systemic infammatory response syndrome, after hemorrhage, and during a normal state. Shock. 2013;40:59–64.
159. Nunes TS, Ladeira RT, Baf AT, de Azevedo LC, Machado FR, Freitas FG. Duration of hemodynamic effects of crystalloids in patients with circulatory shock after initial resuscitation. Ann Intensive Care. 2014;4:25.
160. Glassford NJ, Eastwood GM, Bellomo R. Physiological changes after fuid bolus therapy in sepsis: a systematic review of contemporary data. Crit Care. 2014;18:2557.

161. Monnet X, Jabot J, Maizel J, Richard C, Teboul JL. Norepinephrine increases cardiac preload and reduces preload dependency assessed by passive leg raising in septic shock patients. Crit Care Med. 2011;39:689–94.
162. Persichini R, Silva S, Teboul JL, Jozwiak M, Chemla D, Richard C, et al. Effects of norepinephrine on mean systemic pressure and venous return in human septic shock. Crit Care Med. 2012;40:3146–53.
163. Hamzaoui O, Georger JF, Monnet X, Ksouri H, Maizel J, Richard C, et al. Early administration of norepinephrine increases cardiac preload and cardiac output in septic patients with life-threatening hypotension. Crit Care. 2010;14:R142.
164. Prowle JR, Kirwan CJ, Bellomo R. Fluid management for the prevention and attenuation of acute kidney injury. Nat Rev Nephrol. 2014;10:37–47.
165. Hilton AK, Bellomo R. A critique of fuid bolus resuscitation in severe sepsis. Crit Care. 2012;16:302.
166. Prowle JR, Echeverri JE, Ligabo EV, Ronco C, Bellomo R. Fluid balance and acute kidney injury. Nat Rev Nephrol. 2010;6:107–15.
167. Cordemans C, De Laet I, Van Regenmortel N, Schoonheydt K, Dits H, Huber W, et al. Fluid management in critically ill patients: the role of extravascular lung water, abdominal hypertension, capillary leak, and fuid balance. Ann Intensive Care. 2012;2:S1.
168. Jozwiak M, Silva S, Persichini R, Anguel N, Osman D, Richard C, et al. Extravascular lung water is an independent prognostic factor in patients with acute respiratory distress syndrome. Crit Care Med. 2013;41:472–80.

第5章 动态动脉弹性：生理、数据与实施

Philip Ramirez, Christopher Troianos, Ehab Farag, Oscar Tovar-Camargo

摘要

动态动脉弹性（Ea_{dyn}）是一种将动脉弹性这一有效指标重新应用的实用床旁衍生参数，可用于评估血压对各种干预措施的反应。评估心室和动脉系统间复杂的相互作用时，通常需要使用有创的与有技术难度的监护仪。而如今随着Ea_{dyn}的问世，可以通过微创监护仪获取动脉负荷的动态变化。此外，已证明将Ea_{dyn}用于当前围术期与重症监护液体管理的算法是有效的，并对临床转归可产生影响。

要点

1.每搏量变异度和脉压变异度预测的是心输出量对静脉输液的反应性，而非平均动脉压的反应性。

2.脉压变异度与每搏量变异度的比值预测的是平均动脉压对静脉输液和去甲肾上腺素滴定的反应性。

3.动态动脉弹性作为术后管理措施之一可缩短患者在心胸重症监护室的停留时间。

4.动态动脉弹性临床应用的普适性有限，仍需进一步研究。

引言

血压是克服毛细血管床阻力和实现组织血流灌注所需的势能。这种灌注为能量产生提供必要的底物、允许免疫监视并转移各种配体和代谢产物以维持机体平衡。灌注不足会导致细胞分裂和组织功能障碍，表现为肾损伤、心力衰竭、肝衰竭、伤口愈合不良及感染等病理状态。血压和灌注间的这种重要联系强调了需要足够的平均动脉压以平衡灌注，尤其是在手术室和重症监护环境中。

为达到满意的血流动力学平衡而采取的干预措施并非没有风险，并且对其有效性的预测对麻醉医师而言非常重要。经验性输液是既往控制低血压的主要手段，但这种趋势已经转变。当前已认识到过量的血管内输液对患者有害[1]。过度使用升压药同样存在问题。虽然有许多预测方法可以确定心血管对各种干预措施的反应性，但其中最准确的方法却难以推广应用。因此推进了无创的、容易实施的方法

研究。

每搏量变异度和脉压变异度是目前常用的2种方法。这两种监测模式虽然有用，但其预测的是心输出量的增加，而非平均动脉压，无法提供完整的动脉系统的评估[2,3]。有趣的是，通过简单地比较脉压变异度（PPV）和每搏量变异度（SVV）可对血流动力学有更完善的认识。在“动态动脉弹性”中，PPV/SVV可以预测MAP对输液和去甲肾上腺素滴定的反应性，具有令人满意的准确性[4–9]。

本章从动脉系统特征对动脉波形的影响方面探讨了动态动脉弹性（Ea_{dyn}）的生理学，还回顾了相关临床证据，并提出一种将动态动脉弹性应用于临床实践的方法。

动脉波形和动脉树

脉压将每搏量转化为符合动脉系统特性的压力波。同样，脉压随每搏量的变化而变化也是动脉系统特性的结果。这些主要的动脉系统特性是有效动脉弹性和阻抗。PPV与SVV的耦合程度反映的是有效动脉弹性和阻抗的相对状态。

有效动脉弹性和阻抗是全身血管阻力的动态当量。静态方法（其中心输出量=MAP/SVR）假设在标准稳定血流动力学状态下，消除了心血管系统的脉动性质。而在其他情况下，就会使SVR被错误描述为压力和血流之间能量转换的唯一可变因素，从而导致在确定压力和血流动态时过度依据血管半径而忽略动脉张力。当考虑心血管系统的脉动时，动脉张力就成了共同因素。事实上，动脉张力和血管半径是有效动脉弹性和阻抗的主要因素。

有效动脉弹性根据动脉波形的二元弹性腔模型（Windkessel模型），将每搏量的压力波描述为动脉张力和外周血管阻力的结果。解释一下，弹性与张力同义，是动脉壁固有特性。它代表弹性结构中增加容积所引起的压力升高的速率。从生理学上来说，大的中心动脉扩张并暂时储存每搏量所占容积。这些血管抵抗这种扩张并试图恢复其初始管径，导致心收缩期压力升高，而后随着血液在心舒张期向外周排出，压力稳步下降。由于动脉血管的扩张能力有限，总动脉容积的增加导致压力升高速率呈指数级增加（图5.1）。由于肺血管阻力（PVR）控制大的弹性容量血管的流量，也控制着这些血管在给定心率下的总容量，因此也可维持有效的动脉弹性。在动脉弹性中加入PVR因素是作为固有特性的动脉弹性和作为体内特性的有效动脉弹性之间的区别。有效动脉弹性是动脉张力（AKA弹性）和外周血管阻力的结果[10–13]。

二元弹性腔模型使用有效动脉弹性来准确预测收缩压和舒张压，但在预测收缩峰压时不准确[10]（图5.2）。主动脉收缩峰压和收缩期末压力之间的差值相对较小。然而当压力波穿过动脉系统时，收缩期末压力和收缩峰压就会有很大差异[12]。这种现象被称为远端脉压放大，可能的原因是超压（P_{ex}）[14,15]。

超压是心收缩期开始和结束时垂直于血流的反射或压力波反射的结果。这种压力波增加了二元弹性腔模型在收缩早期预测的压力–容积波，其影响在收缩期末可以忽略不计。超压解释了收缩峰压和收缩期末压之间的差异[15]。

Joukowsky方程很好地描述了超压如何导致收缩峰压大于收缩期末压，方程表达为：$dP=QZ$［（其中Q=波速，Z=阻抗，且$dP \approx$超压（P_{ex}）］[16]。波速（Q）由心室

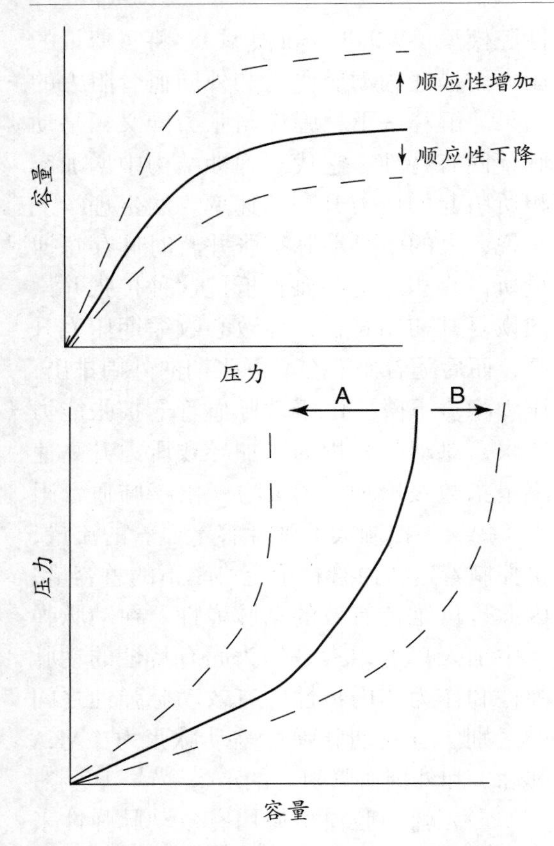

图5.1　血管顺应性曲线（上图）及其反曲线，即弹性曲线（下图）。弹性曲线可以在基线改变，例如，在动脉粥样硬化中。弹性曲线也因血管床和动脉张力而异。虚线描述了顺应性和弹性的压力容积关系的变化。

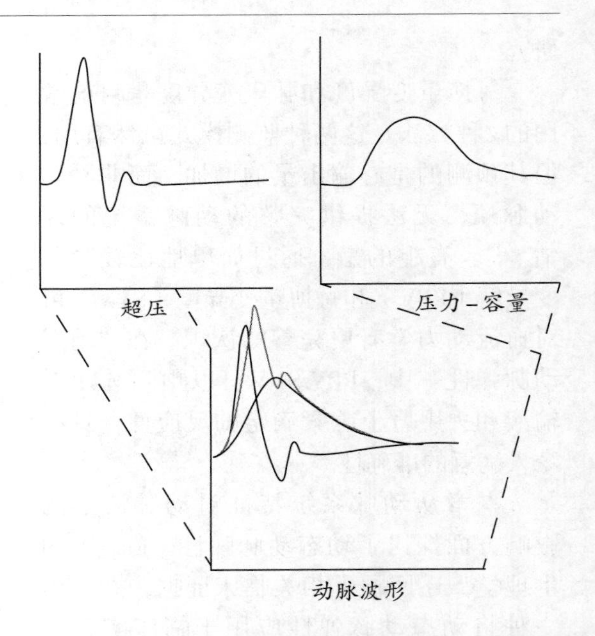

图5.2　Joukowsky方程的超压波形和二元弹性腔模型。合成图说明了它们对动脉波形的总贡献。压力容积图的峰值是收缩期末压力，而动脉波形合成图的峰值是收缩压。

收缩力和动脉弹性决定。阻抗（Z）与弹性和SVR成正比。综上所述，超压随弹性、SVR及收缩力的增加而增加[16,17]。这就表明远端脉压放大的现象解释了超压在每搏量转化为脉压中的作用，及其超压在Ea_{dyn}中重要的作用。

由于动脉壁固有特性和血管管腔总口径的变化，阻抗从动脉树近端向远端递增。引起阻抗增加的主要固有特性是外周动脉中平滑肌与弹性蛋白的比率增加，进而导致弹性或固有张力的增加。此外，靠近外周的总血管半径的典型锥度导致SVR增加。动脉特性随着压力波穿过动脉系统而改变，导致超压增加，进而导致远端脉压放大[15]。比较近端和远端观察到的动脉波形轨迹会更明白这一点。

总之，PPV/SVV反映的是由超压和二元弹性腔模式所描述的有效动脉弹性与阻抗的相对状态。动脉张力、外周血管阻力、阻抗和左心室收缩力决定了左心室能量通过垂直波反射（超压）和血管壁反冲（弹力腔）消散到动脉壁的速率。理论和实验数据预测到，患者难以对输液产生反应的阈值为：PPV/SVV ≈ 0.8，这一阈值已被证实。并且研究在确定PPV/SVV比值时发现其预测能力与SVR无关。因此，PPV/SVV比值提供了一种超越静态血流动力学模型能力的动态动脉特征评估方法。

Joukowsky方程和弹性腔模型的结合

数据和效度

PPV/SVV在临床上的优势在于其能够通过微创甚至无创监护仪来评估复杂的血流动力学特征。因为PPV/SVV是变化的比率，绝对值不是必要的。具体来说，PPV和SVV是Frank-Starling曲线的导数，且PPV/SVV是阻抗和（或）有效动脉弹性曲线的导数。这表明至少在理论上，只要能够以合理的精度追踪变化，任何对SVV和PPV的测量方法都是足够的。

Monge等人（最早评估Ea_{dyn}效度的小组之一）在重症监护室（ICU）使用了2种不同的测量方法。研究的患者群体都使用机械通气，根据前负荷进行液体管理（通过SVV或PPV），患者均无心脏病变。超过一半患者为脓毒症。有趣的是，低血压和正常血压的患者注射500mL生理盐水后，Ea_{dyn}预测MAP升高>10%的能力没有差异（图5.3）。超过一半的患者接受去甲肾上腺素或多巴胺注射，研究期间未对此进行滴定。此外，在PPV/SVV开始下降前，MAP对于输液一直是有反应的。这两项效度研究的最终结果：0.73的PPV/SVV（灰色区域0.72~0.88）预测输注500mL生理盐水后MAP升高>10%的敏感性是90.9%，特异性是91.5%[6]。

Monge等人的第一个效度研究受到“数学耦合”可能性的质疑。这项研究采用FloTrac/Vigileo平台来测量桡动脉置管所记录的PPV和SVV。由于Vigileo使用波形特性来修正其对每搏量的评估，因此，使用相同波形记录PPV和SVV可能错误地将两者联系起来，进而导致研究结果无效[18]。

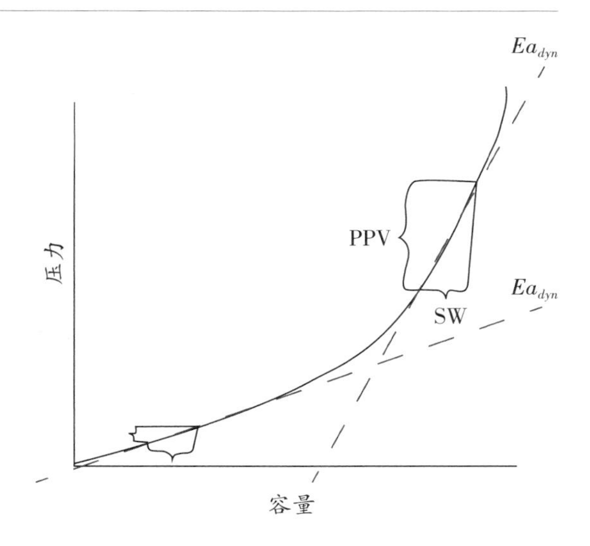

图5.3 脉压变异度和每搏量变异度之间的关系可表示为一条沿动脉血管压力容积曲线的切线。这种关系可用于预测动脉系统对容量增加的压力反应性。

对此，后续研究使用经食管多普勒测量SVV，桡动脉波形测量PPV。这些研究的结果与Monge相似[5,6]。

由于使用不同的平台来记录PPV/SVV，因此，对不同的患者群体需要谨慎实施和解读。高血压患者和非高血压患者的动脉弹性Ea值不同[19]。一项与麻醉和重症监护相关的对接受肝移植的肝硬化患者的研究表明，Ea_{dyn}无法预测MAP对输液的反应[20]。在另一项超过50%的受试者接受动脉粥样硬化继发的血管手术的研究中，Ea_{dyn}无法预测对输液的压力反应[21]。也有阳性的报道，Ea_{dyn}已被证实在机器人辅助腹腔镜前列腺切除术中有效[9]。

越来越多的研究领域使用PPV/SVV来预测去甲肾上腺素的MAP反应性。3项研究的终点事件表明，PPV/SVV有助于预测去甲肾上腺素减量时哪些患者的MAP有可能下降>10%[4,7,8]。最重要的是有研究表明，当使用Ea_{dyn}作为停用去甲肾上腺素算法的一部分时，可缩短去甲肾上腺素的输注时间和在ICU停留时间[7]。预测MAP随去甲肾上腺素减量而下降的临界值为0.85~0.90，且具有接近100%的敏感性和约70%的特异性[4,7,8]。

要注意的是将PPV和SVV耦合的生理学引发了关于它是否是心室–动脉耦合的测量方法的争议。撇开命名不谈且基于生理学，将其作为动脉系统特征测量的重要方法，可能需要患者有正常的心脏和自主神经功能[14,19,22–24]。心脏储备正常和压力感受器反应有效的患者对动脉负荷变化的反应是平稳的。然而无论急性、慢性和（或）药物引起心功能改变的患者，预测的临界值都可能改变[19,22–24]。

虽然没有替代临床判断的方法，但PPV/SVV比值为预测血流动力学状态提供了另一种有效的工具。虽然它可以代表SVR来反映每搏量的动态动脉负荷，但它与SVR是不同的。对于某些患者群体（如动脉粥样硬化、肝硬化及心功能不全）来说，这方面的数据有限，使用前要有一些特别的考虑，需要进一步研究。此外，不同的测量方法和算法可能改变效度和最佳预测值。掌握其生理机制将有助于临床医师在特定的临床情境下理解Ea_{dyn}。目前，只能为Ea_{dyn}的临床应用提供一般性建议。

Ea_{dyn}应该用于预期要经历或正在经历低血压的患者，以决定其是否使用升压药和（或）输液。如果Ea_{dyn}低于阈值且患者的PPV或SVV对输液无反应，则要考虑心脏病变。

对于没有接受药物血流动力学支持的患者，Ea_{dyn}可用于低血压或预期低血压情况下的指导。低于压力反应阈值的患者应在输注液体前或作为输液的替代治疗来给予升压药和（或）强心药。如果Ea_{dyn}预测到压力对输液有反应，则应输液并在输液后再次评估Ea_{dyn}。如果输液后Ea_{dyn}仍维持在阈值以上，患者可能需要额外注射液体。如果注射液体后Ea_{dyn}降至阈值以下，患者可能不再对液体有压力反应，因此如果仍持续低血压则应考虑给予升压药或强心药。

对于接受去甲肾上腺素输注，且Ea_{dyn}低于阈值的患者，应该继续输注去甲肾上腺素，并进一步分析血管麻痹的病因。如果Ea_{dyn}高于阈值，去甲肾上腺素输注应减量，虽然如何减量仍有待医师凭经验确定。使用Ea_{dyn}滴定去甲肾上腺素是与Ea_{dyn}相关的唯一临床阳性结果[7]。

Ea_{dyn}解读面临的一个挑战是：当Ea_{dyn}低于阈值时，SVV或PPV对前负荷依赖的情况。此时应给予药物支持，但是否需输液尚不明确。使用升压药后Ea_{dyn}达到阈值有2种可能：患者仍低血压或达到目标MAP。如果Ea_{dyn}在给药时已达到阈值，但患者仍处于低血压状态，则应输液。对于给予药物支持后达到目标MAP的患者，临床医师应考虑是否为了血压而牺牲了血流。当接受升压药/强心药支持的前负荷反应性患者的Ea_{dyn}高于阈值时，应考虑输液以脱离药物支持。除去甲肾上腺素外，目前尚无研究明确其他升压药/强心药对Ea_{dyn}的影响。因此，在使用去甲肾上腺素以外的升压药/强心药的情况下，Ea_{dyn}的效度和（或）阈值可能不同。

Ea_{dyn}在日常使用中有许多注意点，需要牢记其生理机制。Ea_{dyn}在血流动力学评估中的作用是反映动态全身血管阻力。与所有的临床工具一样，掌握其生理机制有助于指导其在床旁实施。

总结

Ea_{dyn}为临床医师提供了一种独特的工具来评估血流动力学状态。阻抗和有效动脉弹性导致脉压随每搏量变化而变化。验证Ea_{dyn}的研究有望预测输液和去甲肾上腺素滴定的压力反应性。应考虑使用Ea_{dyn}减少去甲肾上腺素输注，这与减少ICU停留时长有关。需要对不同患者群体的结果进行进一步研究。根据患者的特征和临床情况进行谨慎解读的话，Ea_{dyn}可能在术后加速康复外科（ERAS）实施方面起作用。临床医师应开始在临床实践中记录Ea_{dyn}，以进一步评估其效度和应用后的转归。

（张君宝 译　路志红 审校）

参考文献

1. Holte K, Sharrock NE, Kehlet H. Pathophysiology and clinical implications of perioperative fluid excess. Br J Anaesth [Internet]. 2002 Oct 1 [cited 2019 Mar 9];89(4):622–32. Available from http://linkinghub.elsevier.com/retrieve/pii/S0007091217370666.
2. Marik PE, Cavallazzi R, Vasu T, Hirani A. Dynamic changes in arterial waveform derived variables and fluid responsiveness in mechanically ventilated patients: A systematic review of the literature*. Crit Care Med [Internet]. 2009 Sep [cited 2019 Mar 9];37(9):2642–7. Available from http://www.ncbi.nlm.nih.gov/pubmed/19602972.
3. Zhang Z, Lu B, Sheng X, Jin N. Accuracy of stroke volume variation in predicting fluid responsiveness: a systematic review and meta-analysis. J Anesth [Internet]. 2011 Dec 4 [cited 2019 Mar 9];25(6):904–16. https://doi.org/10.1007/s00540-011-1217-1
4. Bar S, Leviel F, Abou Arab O, Badoux L, Mahjoub Y, Dupont H, et al. Dynamic arterial elastance measured by uncalibrated pulse contour analysis predicts arterial-pressure response to a decrease in norepinephrine. Br J Anaesth [Internet]. 2018 Sep [cited 2019 Apr 20];121(3):534–40. Available from https://linkinghub.elsevier.com/retrieve/pii/S0007091218300941.
5. García MIM, Romero MG, Cano AG, Aya HD, Rhodes A, Grounds RM, et al. Dynamic arterial elastance as a predictor of arterial pressure response to fluid administration: a validation study. Crit Care [Internet]. 2014 Dec 19 [cited 2019 Mar 9];18(6):626. Available from http://www.ncbi.nlm.nih.gov/pubmed/25407570.
6. Monge García MI, Guijo González P, Gracia Romero M, Gil Cano A, Rhodes A, Grounds RM, et al. Effects of arterial load variations on dynamic arterial elastance: An experimental study. Br J Anaesth [Internet]. 2017 Jun 1 [cited 2019 Feb 1];118(6):938–46. Available from https://linkinghub.elsevier.com/retrieve/pii/S0007091217300600.
7. Guinot P-G, Abou-Arab O, Guilbart M, Bar S, Zogheib E, Daher M, et al. Monitoring dynamic arterial elastance as a means of decreasing the duration of norepinephrine treatment in vasoplegic syndrome following cardiac surgery: a prospective, randomized trial. Intensive Care Med [Internet]. 2017 May 24 [cited 2019 Apr 26];43(5):643–51. Available from http://www.ncbi. nlm.nih.gov/pubmed/28120005.
8. Guinot P-G, Bernard E, Levrard M, Dupont H, Lorne E. Dynamic arterial elastance predicts mean arterial pressure decrease associated with decreasing norepinephrine dosage in septic shock. Crit Care [Internet]. 2015 Jan 19 [cited 2019 Apr 27];19(1):14. Available from http://www.ncbi.nlm.nih.gov/pubmed/25598221.
9. Seo H, Kong Y-G, Jin S-J, Chin J-H, Kim H-Y, Lee Y-K, et al. Dynamic arterial elastance in predicting arterial pressure increase after fluid challenge during robot-assisted laparoscopic prostatectomy. Medicine (Baltimore) [Internet].

2015 Oct [cited 2019 Mar 9];94(41):e1794. Available from http://www.ncbi.nlm.nih.gov/pubmed/26469925.

10. Westerhof N, Lankhaar J-W, Westerhof BE. The arterial Windkessel. Med Biol Eng Comput [Internet]. 2009 Feb 10 [cited 2019 May 30];47(2):131–41. Available from https://doi.org/10.1007/s11517-008-0359-2
11. Stergiopulos N, Meister JJ, Westerhof N. Determinants of stroke volume and systolic and diastolic aortic pressure. Am J Physiol [Internet]. 1996;270(6 Pt 2):H2050-9. Available from http://www.ncbi.nlm.nih.gov/pubmed/8764256.
12. Stergiopulos N, Westerhof BE, Westerhof N. Total arterial inertance as the fourth element of the windkessel model. Am J Physiol Circ Physiol. 2017;276(1):H81–8.
13. Wang J-J, O'Brien AB, Shrive NG, Parker KH, Tyberg JV. Time-domain representation of ventricular-arterial coupling as a windkessel and wave system. Am J Physiol Circ Physiol [Internet]. 2003 Apr [cited 2019 Mar 17];284(4):H1358–68. Available from http://www.physiology. org/doi/10.1152/ajpheart.00175.2002.
14. Gaddum N, Alastruey J, Chowienczyk P, Rutten MCM, Segers P, Schaeffter T. Relative contributions from the ventricle and arterial tree to arterial pressure and its amplification: an experimental study. Am J Physiol Heart Circ Physiol [Internet]. 2017 Sep 1 [cited 2019 May 30];313(3):H558–67. Available from http://www.ncbi.nlm.nih.gov/pubmed/28576835.
15. Narayan O, Parker KH, Davies JE, Hughes AD, Meredith IT, Cameron JD. Reservoir pressure analysis of aortic blood pressure: an in-vivo study at five locations in humans. J Hypertens [Internet]. 2017 [cited 2019 May 1];35(10):2025–33. Available from http://www.ncbi.nlm.nih.gov/pubmed/28582283.
16. Tijsseling AS, Anderson A. The Joukowsky equation for fluids and solids [Internet]. 2006 [cited 2019 May 1]. Available from http://www.win.tue.nl/analysis/reports/rana06-08.pdf
17. Nourbakhsh SA, Jaumotte BA, Hirsch C, Parizi HB. Water Hammer. In: Turbopumps and pumping systems. Heidelberg: Springer; 2007. p. 122–42. https://doi.org/10.1007/978-3-540-68214-1_9.
18. Jozwiak M, Monnet X, Teboul J-L, Monge García MI, Pinsky MR, Cecconi M. The dynamic arterial elastance: a call for a cautious interpretation. Intensive Care Med [Internet]. 2017 Sep 11 [cited 2019 Apr 26];43(9):1438–9. Available from http://link.springer.com/10.1007/s00134-017-4836-7.
19. Borlaug BA, Lam CSP, Roger VL, Rodeheffer RJ, Redfield MM. Contractility and ventricular systolic stiffening in hypertensive heart disease. J Am Coll Cardiol [Internet]. 2009 Jul 28 [cited 2019 May 31];54(5):410–8. Available from http://www.ncbi.nlm.nih.gov/pubmed/19628115.
20. Wu C-Y, Cheng Y-J, Liu Y-J, Wu T-T, Chien C-T, Chan K-C, et al. Predicting stroke volume and arterial pressure fluid responsiveness in liver cirrhosis patients using dynamic preload variables. Eur J Anaesthesiol [Internet]. 2016 Sep [cited 2019 May 6];33(9):645–52. Available from http://www.ncbi.nlm.nih.gov/pubmed/27167058.
21. Lanchon R, Nouette-Gaulain K, Stecken L, Sesay M, Lefrant JY, Biais M. Dynamic arterial elastance obtained using arterial signal does not predict an increase in arterial pressure after a volume expansion in the operating room. Anaesth Crit Care Pain Med [Internet]. 2017 Dec 1 [cited 2019 Mar 20];36(6):377–82. Available from https://www.sciencedirect.com/science/article/abs/pii/S2352556816301370?via%3Dihub.
22. Chirinos JA. Ventricular-arterial coupling: Invasive and non-invasive assessment. Artery Res [Internet]. 2013 Mar [cited 2019 May 6];7(1).

Available from http://www.ncbi.nlm.nih.gov/pubmed/24179554.

23. Chen CH, Nakayama M, Nevo E, Fetics BJ, Maughan WL, Kass DA. Coupled systolic-ventricular and vascular stiffening with age: implications for pressure regulation and cardiac reserve in the elderly. J Am Coll Cardiol [Internet]. 1998 Nov [cited 2019 May 31];32(5):1221–7. Available from http://www.ncbi.nlm.nih.gov/pubmed/9809929.

24. Borlaug BA, Kass DA. Ventricular-vascular interaction in heart failure. Cardiol Clin. 2011;29:447–59.

第6章 超声心动图在围术期液体管理中的应用

Maged Argalious

摘要

本章将讨论一些常见的“静态”超声心动图测量指标，这些指标可以指导液体管理，包括心室尺寸、面积和容积的超声心动图量化。本章主要关注液体反应性的“动态”超声心动图测量指标，它们可指导围术期医师在手术室、麻醉恢复室和重症监护室对患者进行液体管理。这些指标包括超声心动图定量测定下腔静脉和上腔静脉的直径和塌陷指数，以指导液体治疗。此外，还将描述多普勒超声导向的方法，以量化机械通气患者（通过随呼吸引发的变化）和自主呼吸患者（通过被动抬腿试验）的每搏量变化。

要点

1.在诊断评估后，应在数分钟、数小时或数天的时间内，使用超声心动图作为监测工具，对同一患者进行重复的血流动力学或解剖结构评估，以指导管理。

2.超声心动图“静态”参数，如左心室收缩末期和舒张末期面积和容积，有助于区分不同的休克机制，但对预测液体反应性没有帮助。

3.超声心动图液体反应性的“动态”测量，包括下腔静脉和上腔静脉塌陷指数，以及左心室和右心室每搏量的呼吸变异度，可用于预测机械通气患者在实际液体输注前对液体负荷的反应，因此是目标导向液体疗法的必要组成部分。预测液体治疗反应性可降低与水化过度和液体过负荷相关的围术期并发症发生率，包括肺部并发症、术后肠梗阻和住院时间延长。

4.被动抬腿试验结合超声心动图测量每搏量变化是预测自主呼吸患者液体治疗反应性的唯一有效措施。

5.超声心动图对液体反应性的动态测量有一些局限性，包括识别出液体反应性的界值可能不同，以及它们无法准确预测非窦性心律的心律失常患者、右心室或左心室功能障碍患者、肺动脉高压患者，以及“低”潮气量机械通气患者的液体反应性，低潮气量机械通气会减小超声心动图动态参数的呼吸变异度。此外，超声心动图测量需要具备围术期超声心动图（经胸和经食管）操作和解读方面的专业知识。

引言

在过去的十年中，人们逐渐认识到了对容量反应性的“静态测量”在预测容量反应性方面的局限性。

尽管围术期液体管理需要整合多个临床数据点，包括但不限于围术期液体平衡（液体不足、估计失血量、尿量）、血流动力学数据（血压和心率），以及实验室数据（如乳酸水平、酸碱状态和混合静脉血氧饱和度），但这些数据仍不足以预测对液体负荷的反应[1]。

大多数非超声心动图得出的心脏前负荷静态指标，尤其是中心静脉压或肺动脉楔压，但即使是一些超声心动图得出的参数，如左心室舒张末期大小和舒张早期/晚期波比值，也无法识别对输液有反应患者和无反应患者[2]。虽然这些静态标记可以识别心腔是满的还是空的，并且可能有助于识别休克状态的不同机制（这当然很重要），但它们不能可靠地预测对接下来输液的血流动力学反应[3-5]。

最佳液体管理的最终目标是优化每搏量和心输出量，以使组织和重要器官氧供达到最佳状态，这促使人们用更“动态”的方法测量液体反应性，这些方法可为临床医师提供信息来预测随后的液体输注能否使每搏量增加[6]。

液体输注的生理益处基于Frank-Starling曲线，即心脏前负荷增加导致每搏量增加，随后心输出量增加。这一概念假设患者的前负荷位于Frank-Starling曲线的陡峭部分。然而，根据心室功能情况，每搏量和心脏前负荷曲线有多种类型。在心室功能良好的患者中，某一心脏前负荷值可能增加每搏量和前负荷储备，而在心室功能较差的患者中，相同的前负荷值则不会使每搏量增加（无前负荷储备）。因此，决定液体反应性的是前负荷、每搏量和心脏收缩力3个参数之间的实际相互作用[7]。

难以决策的核心问题是所进行的输液是否会导致每搏量的改善，或是否会加速急性肺水肿的发生，并导致“水化过度”及其相关并发症，如肠道水肿、肠功能障碍、心肺并发症和并发症发生率增加。因此，在过去的十年中，围术期超声心动图的使用稳步增加，作为一种以无创方式获得液体反应性实时“动态”测量的手段[8-10]。

本章将讨论一些可指导液体管理的常见“静态”超声心动图测量指标，重点介绍液体反应性的“动态”超声心动图测量指标，这些指标可指导围术期医师在手术室、麻醉恢复室和重症监护室对患者进行液体管理。

使用超声心动图评估容量状态的适应证

美国超声心动图学会最近发布的《成人治疗性干预的超声心动图监测指南》[10]中建议，在诊断评估后，应在数分钟、数小时或数天的时间内，使用超声心动图作为监测工具，对同一患者进行重复的血流动力学或解剖结构评估，以指导管理，包括液体管理。该建议的提出是由于临床上越来越多的麻醉医师、ICU医师、心脏病医师和创伤医师使用超声心动图指导治疗干预，以及一些观察性试验和综述纷纷阐明超声心动图在非心脏手术患者决策中的潜在作用[9,11]。

该报道还拓展了2010年美国麻醉医师学会和心血管麻醉医师学会发布的多学科指南中所提出的超声心动图的使用指征[12]，该指南建议对治疗后仍持续低血压或低氧的非心脏手术患者使用经食管超声心动图（TEE）。

二维超声心动图评价左心室大小

连续测量心腔内径和（或）面积有助于评估容量状态。虽然左心室测量指标更为常见，但右心室和左心室连续测量指标也有报道。如果在舒张末期左心室内径小，则表明低血容量（表6.1）[13]。

测量的时间至关重要，因为收缩增强状态（高心输出量导致高动力状态）或全身血管阻力降低（如脓毒症和过敏反应导致血管麻痹）也可能导致收缩末期左心室内径变小。

有几个切面可用于测量左心室内径：如果使用经胸超声心动图（TTE），通常使用胸骨旁短轴或长轴，而经食管测量通常使用二尖瓣叶尖端的食管中段双腔切面（图6.1）。或者使用经胃长轴切面。虽然也可以利用乳头肌水平的经胃短轴切面，但切面错误可能导致测量有误。

利用上述胸骨旁TTE视图（二尖瓣环远端1cm二尖瓣叶尖端处）或TEE经胃乳头肌短轴切面（图6.2）对左心室（LV）短轴进行M型成像，也可用于测量收缩期和舒张期的LV尺寸[10]。

无论使用何种切面，建议对LV尺寸进行连续测量，以监测液体反应性。

二维超声心动图评价心室舒张末期和收缩末期面积

值得注意的是，虽然经胃短轴切面中的左心室腔减小可以快速诊断左心室前负荷不足，但有20%的收缩期左心室缩小病例是由于射血分数增加（高心输出量状态下的高动力循环）或后负荷减少（脓毒症、过敏反应伴血管麻痹），凸显了测量舒张末期和收缩末期左心室大小以鉴别诊断低血容量和其他情况的重要性（表6.1）。

二维超声心动图评价左心室容积

二维（2D）超声心动图容积计算的推荐方法是双平面圆盘求和法（修正的辛普森法则）[13]。

在经胸超声心动图中，在心尖二腔和四腔切面中测量。在经食管超声心动图中，使用食管中段四腔（0°）和二腔（90°）心切面。

容积测量通常基于收缩末期和舒张末期致密心肌和LV腔之间的界面追踪。表6.2列出了收缩期和舒张期左心室容积的正常值范围[13]。在二尖瓣水平，将二尖瓣环的两个对应部分用直线连接。LV长度定义为该线中点与LV轮廓最远点之间的距离。圆盘求和法的优点在于，与线性测量相比，它可以纠正左心室变形，并且具

表6.1 LVID变化时低血容量与其他疾病状态的鉴别诊断

	低血容量	低SVR和（或）高心输出量
LVIDS或LVESA	降低	降低
LVIDD或LVEDA	降低	正常

LVIDD的参考范围：女性为3.9~5.3cm，男性为4.2~5.9cm[13]。
LVID，左心室内径；SVR，全身血管阻力；CO，心输出量；LVEDA，左心室舒张末期面积。LVESA，左心室收缩末期面积；LVIDD，左心室舒张期内径；LVIDS，左心室收缩期内径。

有较少的几何假设。然而，左心室缩短是一个常见的问题，可能导致低估左心室容量。通过减浅视图的深度以聚焦左心室腔，可以减少左心室缩短。为了更好地描绘和追踪左心室心内膜边界，可以静脉注射造影剂[14]。

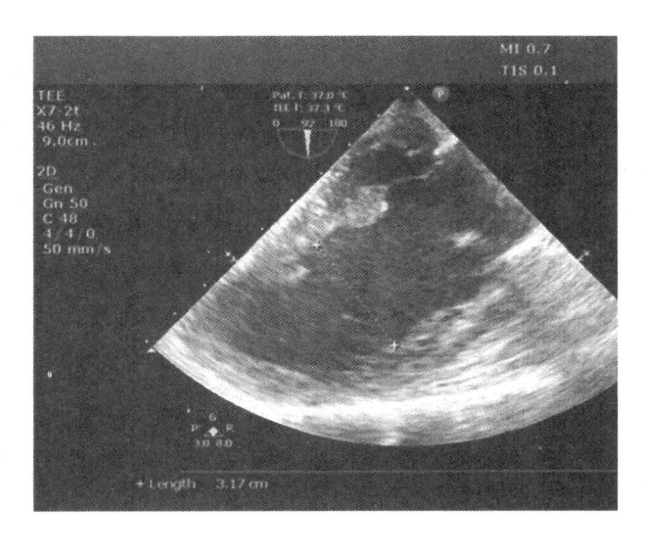

图6.1　经食管超声心动图测量左心室（LV）短轴直径（LVD），左心室经胃二腔心切面，通常最佳成像角度为90°～110°。

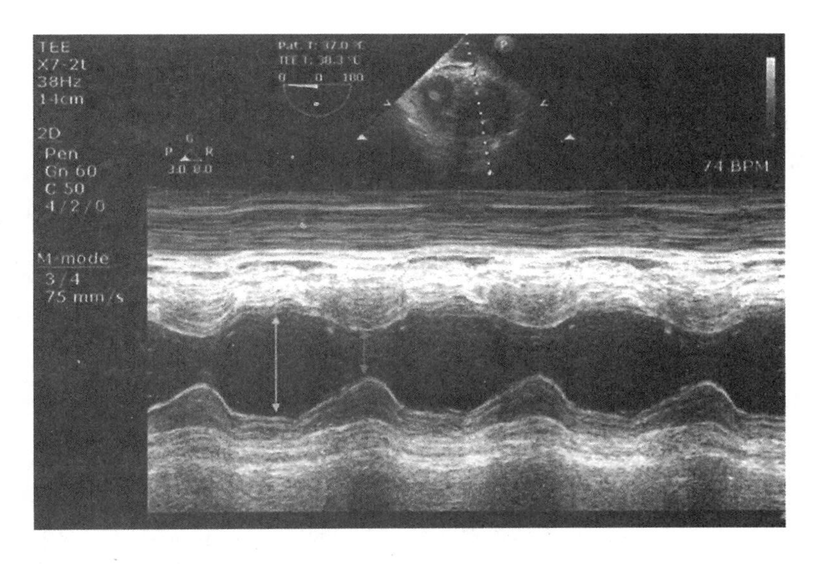

图6.2　经食管超声心动图经胃短轴切面M型超声识别左心室舒张末期内径（黄色箭头所示）和收缩末期内径（红色箭头所示）。（扫封面折口处二维码看彩图）

表6.2　左心室收缩期和舒张期容积的正常值范围[13]

	LVEDV（mL）[LVEDV/BSA（mL/m²）]	LVEDV（mL）[LVEDV/BSA（mL/m²）]
女性	56~104（35~75）	19~49（12~30）
男性	67~155（35~75）	22~58（12~30）

LVEDV，左心室舒张末期容积；LVESV，左心室收缩末期容积；BSA，体表面积。

三维超声心动图评价左心室容积

对于图像质量良好的患者，三维（3D）超声心动图测量准确且可重复[15]。此外，它们不依赖于几何假设，不太容易出现左心室缩短。因此，3D图像采集应侧重于将整个左心室纳入锥体数据集[16]。

除了监测液体状态外，收缩（ESV）和舒张（EDV）期间左心室容积的2D和3D容积评估最常用于以下公式计算射血分数：

$$EF = (EDV - ESV) / EDV$$

下腔静脉直径和塌陷率

下腔静脉（IVC）在穿过横膈膜后，汇入右心房，并将大约80%的静脉回流到右心房。其走行均在腹部，因此仅受腹部压力的影响[8]。

对于自主呼吸的患者，吸气会导致胸内负压，并导致下腔静脉直径减小。在低血容量状态下，IVC塌陷率增大。定期测量下腔静脉直径及其吸气时的塌陷率，现已用于指导休克状态患者的液体管理。

获得适当的成像窗口以保持在整个呼吸周期内下腔静脉均可见是很重要的，因为这有助于测量吸气（最小直径）和呼气（最大直径）时的下腔静脉大小。

自主呼吸患者的经胸超声心动图

从剑突下四腔心切面将探头逆时针旋转90°，始终保持右心房在屏幕上（探头方向标记位于12点钟）。使用16~24cm的深度，调整成像以确保可见到IVC汇入右心房，从而确认成像的不是降主动脉（图6.3）。

二维成像和M型成像均可用于测量下腔静脉直径和塌陷率。M型超声允许对整个呼吸周期中发生的直径变化进行高帧频测量。测量于下腔静脉汇入右心房前2~3cm处进行。IVC塌陷指数的测量方法如下：

$$\text{IVC塌陷指数} = [\text{最大IVC直径}(DIVC_{max}) - \text{最小IVC直径}(DIVC_{min})] / \text{最大IVC直径}(DIVC_{max}) \times 100\%$$

下腔静脉塌陷指数在自主呼吸患者中的应用：

1. IVC直径和收缩性可用于估算右心房压力（表6.3）[17]。
2. 容量状态评估（低血容量、高血容量）。
3. 在自主呼吸患者中，IVC塌陷指数尚未用于评估液体反应性。

机械通气患者的经食管超声心动图

IVC塌陷指数的测量也用于机械通气脓毒症患者，采用经胸（如上所述的TTE）或经食管超声心动图（TEE）对IVC进行2D和（或）M型成像。

在TEE中，从食管中段双房切面（90°~110°），前进探头，使下腔静脉显示

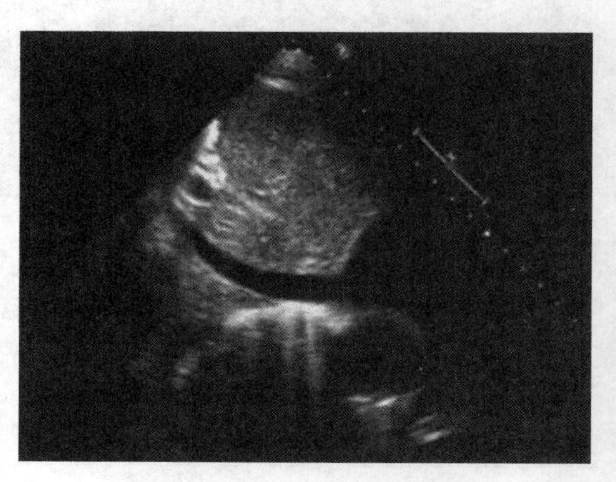

图6.3 经胸剑突下切面所见IVC。

表 6.3　根据 IVC 直径和塌陷率估算右心房压力[17]

IVC 直径（cm）	塌陷率（%）	右心房压力（mmHg）
≤2.1	>50	0~5
≤2.1	<50	5~10
>2.1	>50	5~10
>2.1	<50	10~20

LVEDV，左心室舒张末期容积；LVESV，左心室收缩末期容积；BSA，体表面积。

在屏幕中央，然后旋转回到40°~70°。在该切面中，分别在屏幕的顶部和底部观察下腔静脉的后壁和前壁。

观察下腔静脉的第二种选择是从主动脉瓣水平0°开始。从这点开始，探头向前并向右旋转，直到三尖瓣和冠状窦进入视野。进一步向前并向右旋转将显示IVC，并将其置于屏幕中央[17]。

下腔静脉塌陷指数在机械通气患者中的应用：

1. 液体反应性预测：IVC塌陷指数≥15%通常预测对输液有反应[18,19]。

2. 由于IVC位于腹腔内，因此不适合在机械通气期间估计右心房压力，特别是因为正压通气导致IVC直径扩张[20,21]。然而，对于<10mmHg的RA压力，IVC直径减小（<1.2cm）预测右心房压力<10mmHg具有100%的特异性（灵敏度低）[22]。

上腔静脉直径和塌陷率

上腔静脉（SVC）位于右心房顶部。与下腔静脉不同的是，它的走行完全在胸腔内。它将大约20%的静脉回流到右心房[8]。

机械通气患者的经食管超声心动图

在机械通气患者中，上腔静脉塌陷指数被提议作为容量状态的衡量标准[23]。使用2D和（或）M型超声心动图在食管中段双房切面（90°~110°）距离右心房入口点1~2cm处测量SVC。该技术类似于测量下腔静脉直径和塌陷率时推荐的技术[20]，Cowie等[24]曾做了描述。塌陷指数定义为呼气时的最大SVC直径减去吸气时的最小直径除以最大直径：

$$\text{SVC塌陷指数}=[\text{最大直径SVC}（DSVC_{max}）-\text{最小直径SVC}（DSVC_{min}）]/\text{最大直径SVC}（DSVC_{max}）\times 100\% \quad （图6.4）$$

在机械通气脓毒症患者中，SVC塌陷指数36%可以区分有液体反应性患者和无液体反应性患者[23]。还可以通过观察是否有SVC塌陷和塌陷的程度来快速定性[25]，衡量有无液体反应性。完全或部分塌陷的患者将被视为有液体反应性患者，而没有塌陷的患者将被视为无液体反应性患者（图6.4）：

- 呼吸变异率大 → 完全性上腔静脉塌陷，液体反应性好。
- 呼吸变异率中等 → 部分上腔静脉塌陷，液体反应性可。
- 呼吸变异率无 → 无SVC塌陷，无液体反应性。

采用腔静脉直径随呼吸的变化这类指标的局限性：

1. 在自主呼吸患者中，腔静脉的呼吸

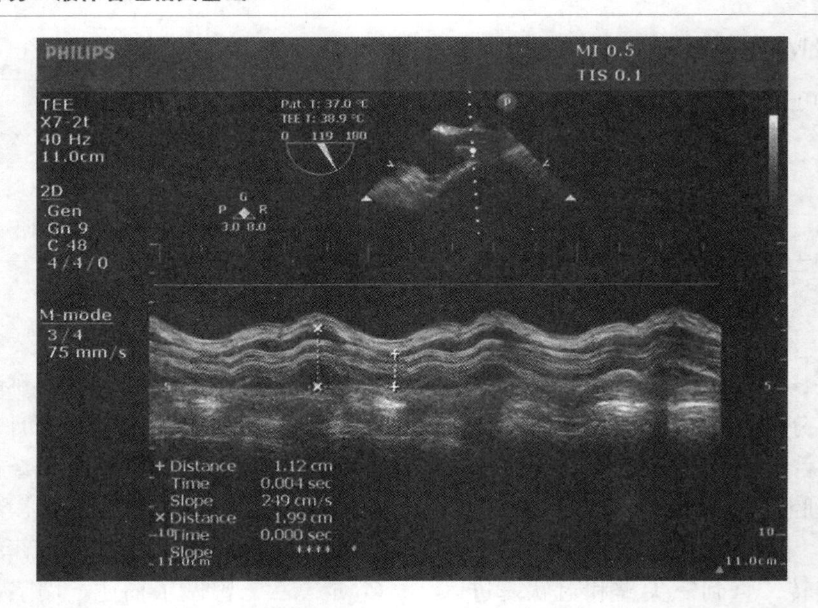

图6.4　在食管中段120°双房切面，用M型超声对SVC塌陷指数进行评估。SVC塌陷指数=（1.99cm-1.12cm）/1.99cm×100%=43%，表示有液体反应性。注意，SVC内的高密度回声代表留置的中心静脉导管，不应与SVC壁混淆。

变异不能用于预测液体反应性。在这种情况下，被动抬腿试验可以模拟输液（见下文），并在动作前后测量左心室每搏量，这是评估自主呼吸患者液体反应性的唯一方法。

2. 在机械通气患者中，腔静脉直径和塌陷率不能用于估计右心房压力。

3. 基于SVC和IVC塌陷指数的液体反应性在非窦性心律患者、小潮气量通气（<6mL/kg）患者、右心室及左心室功能障碍患者或肺动脉高压患者中未得到验证。

4. SVC和IVC塌陷指数的液体反应性阈值差异显著（IVC约为15%，SVC约为35%）。此外，各研究中各腔静脉的液体反应性阈值各不相同，引入了“灰色区域”概念。液体反应性的灰色区域是指塌陷指数的值不能确定他们是否会对液体有反应的患者（例如，IVC塌陷指数范围为10%~15%）[26]。

左心室每搏量的呼吸变异度

使用经食管超声心动图，可以在经胃深部五腔心切面中以0°~20°的角度使脉冲波多普勒信号与左心室流出道对齐，以评估机械通气引起的左心室每搏量变化[8]。

左心室流量曲线下的面积，也称为每搏长度或速度-时间积分（VTI），乘以主动脉瓣的横截面积，可用以测量左心室每搏量（然后可用每搏量乘以患者心率来测量心输出量）。

由于横截面积在整个呼吸循环中是恒定的，因此，速度-时间积分的变化反映了左心室每搏量的变化：

$$\Delta VTI\% = (VTI_{max} - VTI_{min}) \times 100\% / VTI_{mean}$$

其中平均VTI=（$VTI_{max}+VTI_{min}$）/2[27]。

在低血容量患者中，机械通气的呼吸变化幅度会增加吸气和呼气左心室每搏量之间的差异，可用于评估双心室前负荷依赖性和液体反应性。

为了进一步简化测量，可用整个呼吸周期的最大和最小峰值速度代替速度-时间积分来测量左心室每搏量变化[22]。

速度-时间积分测量需要追踪最大和最小VTI曲线下的面积，但测量速度只需要识别整个呼吸循环中的最大和最小峰值速度（Vpeak）。峰值速度的变化可计算如下：

$$\Delta Vpeak（\%）=100\% \times（Vpeak_{max}-Vpeak_{min}）/V\ peak_{mean}$$

其中，平均峰值速度=（$Vpeak_{max}$+$Vpeak_{min}$）/2。

ΔVpeak阈值为12%时，可区分对输液有反应者和无反应者，敏感性为100%，特异性为89%[19]（图6.5）。

正压通气的吸气相导致右心室每搏量减少（通过增加胸膜腔内压和跨肺压），同时增加左心室每搏量。在正压通气的呼气相，这些变化是相反的，呼气期左心室每搏量减少。这些机械通气引起的变化也被称为“反向脉冲反转”，因为它们的方向与自主呼吸时发生的方向（即吸气时右心室每搏量增加，同时左心室每搏量减少，呼气时相反）相反。

机械通气引起的右心室每搏量变化也可通过右心室流出道脉冲波多普勒在食管中段升主动脉短轴0°~20°右心室流出道或食管上段主动脉短轴肺动脉长轴90°切面进行评估（图6.6）。当无法获得经胃切面来评估左心室每搏量变化时，这一点尤为重要。

经口腔置入并调整食管多普勒装置，以从降主动脉获得最强的多普勒速度信号，也已成功用于使用以下公式测量主动脉血流（ABF）的变化，从而评估液体反应性：

$$\Delta ABF\%=（ABF_{max}-ABF_{min}）/ABF_{mean} \times 100\%$$

其中，ABF_{max}和ABF_{min}分别指1个呼吸周期内ABF峰值的最大值和最小值，ABF_{mean}=（ABF_{max}+ABF_{min}）/2。ΔABF值通

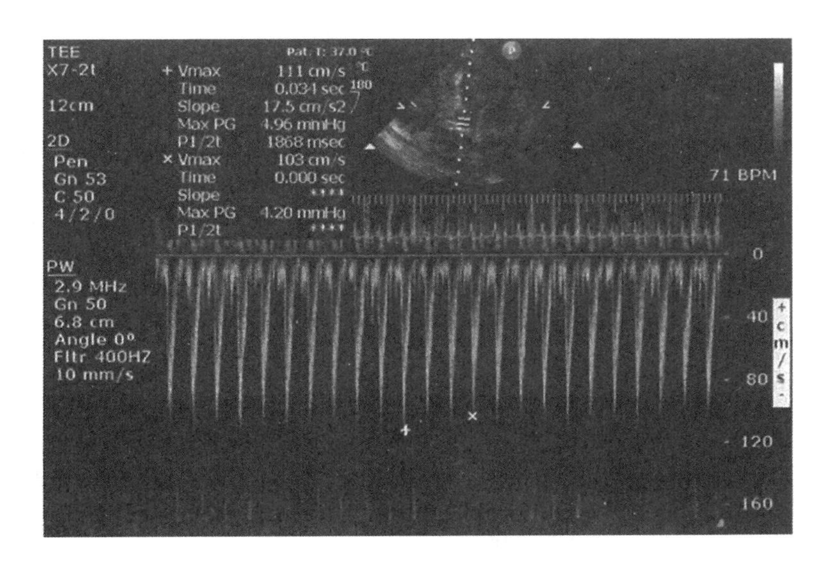

图6.5 经胃深部5腔心切面中ΔVpeak的TEE评估。ΔVpeak=（111cm/s−103cm/s）/[（111cm/s+103cm/s）/2]×100%=7.5%，表示缺乏液体反应性。（扫封面折口处二维码看彩图）

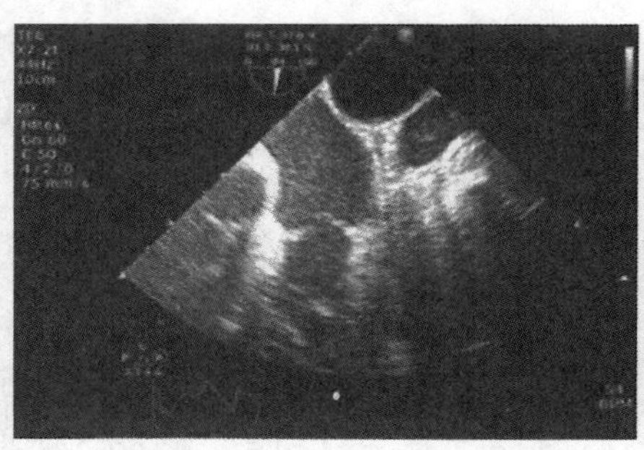

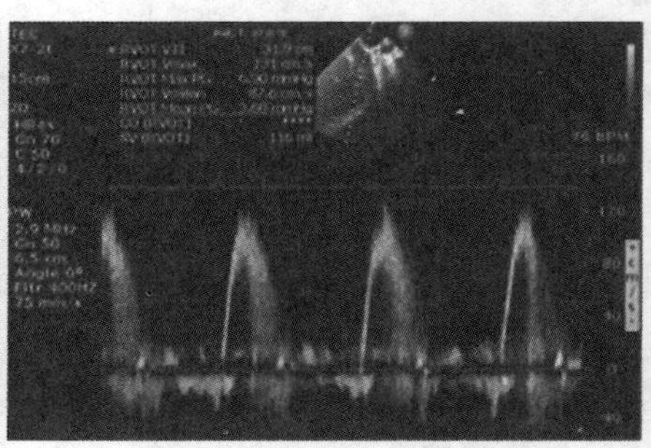

图6.6 也可以使用食管上段主动脉短轴切面以使脉冲波多普勒信号平行于右心室流出道来对ΔVTI%或ΔVpeak%进行TEE评估。

常取5个呼吸周期的平均值[22,28,29]。

被动抬腿试验预测自主呼吸患者的容量反应性（结合每搏量变化）

机械通气引起的血流动力学信号变化不能用于预测自主呼吸患者的液体反应性。被动抬腿试验通过被动地从水平位置抬腿，使血液从下肢向胸内腔室随重力发生转移[1]。为了产生足够的静脉血液转移，从而显著增加心脏前负荷，将下肢抬高至45°（自动床抬高），同时将患者从45°半卧位置于仰卧位。在被动抬腿之前（基线）和之后，TTE测量每搏量可以预测液体反应性。被动抬腿过程中的每搏量增加≥12%可预测输液后血流动力学反应明显和每搏量增加[30,31]。

在胸骨旁2D视图中，需在紧挨着主动脉环水平下方左心室流出道（LVOT）处测量主动脉直径。主动脉瓣面积（AVA）的计算如下：

$$AVA=[\pi\times(\text{LVOT直径})^2]/4$$
$$=0.785\times(\text{LVOT直径})^2$$

在心尖五腔心切面中，使用脉冲多普勒记录主动脉血流，取样容积位于主动脉瓣环下方。计算主动脉血流的速度-时间积分（VTIa）。然后计算SV=VTIa ×AVA，心输出量为SV×HR。主动脉瓣面积仅在基线检查时测量一次，因其被认为保持不变。为了减少VTI测量的误差，一个呼吸循环内测量3~5个VTI，然后取平均值[30]。

检测VTIa变化的超声心动图测量需要经验丰富的超声心动图医师进行测量，尤其是因为VTIa的变化可能不会持续超过几分钟。此外，脉冲多普勒波束的任何角度不对都可能导致测量误差，这主要是由于多普勒波束的角度如果不是严格平行于主动脉血流会导致VTI的低估（15°偏差会导致5%的测量误差）[32]。

在机械通气患者中，经食管多普勒测量被动抬腿引起的降主动脉血流变化已用于多项研究[29,33,34]。由于这些探头在有意识自主呼吸的患者中会引起不适，因此不用于非插管患者。

结论

本章描述了几种超声心动图方法，用于评估容量状态和预测液体反应性。评估机械通气患者液体反应性的超声心动图“动态”测量包括SVC和IVC塌陷指数，左、右心室Δ流速-时间积分百分比，左、右心室Δ峰值流速百分比和Δ主动脉血流百分比。

对于自主呼吸患者，评估液体反应性的唯一有效测试是被动抬腿试验，需要同时经胸超声心动图评估主动脉速度-时间积分或峰值速度的变化，作为液体反应性的动态测量。

详细了解这些超声心动图测量的各种局限性对于避免关于输液的错误决策至关重要。

（张 慧 译 路志红 审校）

参考文献

1. Marik PE, Monnet X, Teboul JL. Hemodynamic parameters to guide fluid therapy. Ann Intensive Care. 2011;1(1):1.
2. Monnet X, Teboul JL. Volume responsiveness. Curr Opin Crit Care. 2007;13(5):549–53.
3. Leung JM, Levine EH. Left ventricular end-systolic cavity obliteration as an estimate of intraoperative hypovolemia. Anesthesiology. 1994;81(5):1102–9.
4. Osman D, Ridel C, Ray P, Monnet X, Anguel N, Richard C, et al. Cardiac filling pressures are not appropriate to predict hemodynamic response to volume challenge. Crit Care Med. 2007;35(1):64–8.
5. Swenson JD, Bull D, Stringham J. Subjective assessment of left ventricular preload using transesophageal echocardiography: corresponding pulmonary artery occlusion pressures. J Cardiothorac Vasc Anesth. 2001;15(5):580–3.
6. Rivers E, Nguyen B, Havstad S, Ressler J, Muzzin A, Knoblich B, et al. Early goal-directed therapy in the treatment of severe sepsis and septic shock. N Engl J Med. 2001;345(19):1368–77.
7. Argalious M. Management of postanesthesia care unit emergencies. Am Soc Anesthesiol. 2009;37(1):1–12.
8. Charron C, Caille V, Jardin F, Vieillard-Baron A. Echocardiographic measurement of fluid responsiveness. Curr Opin Crit Care. 2006;12(3):249–54.
9. Hofer CK, Zollinger A, Rak M, Matter-Ensner S, Klaghofer R, Pasch T, et al. Therapeutic impact of intra-operative transoesophageal echocardiography during noncardiac surgery. Anaesthesia. 2004;59(1):3–9.
10. Porter TR, Shillcutt SK, Adams MS, Desjardins G, Glas KE, Olson JJ, et al. Guidelines for the use of echocardiography as a monitor for therapeutic intervention in adults: a report from the American Society of Echocardiography. J Am Soc Echocardiogr. 2015;28(1):40–56.
11. Memtsoudis SG, Rosenberger P, Loffler M, Eltzschig HK, Mizuguchi A, Shernan SK, et al. The usefulness of transesophageal echocardiography during intraoperative cardiac arrest in noncardiac surgery. Anesth Analg. 2006;102(6):1653–7.
12. Anonymous. Practice guidelines for perioperative transesophageal echocardiography. An updated report by the American Society of Anesthesiologists and the Society of Cardiovascular Anesthesiologists Task Force on Transesophageal Echocardiography. Anesthesiology. 2010;112(5):1084–96.
13. Lang RM, Bierig M, Devereux RB, Flachskampf FA, Foster E, Pellikka PA, et al. Recommendations for chamber quantification: a report from the American Society of Echocardiography's Guidelines and Standards Committee and the Chamber Quantification Writing Group, developed in conjunction with the European Association of Echocardiography, a branch of the European Society of Cardiology. J Am Soc Echocardiogr. 2005;18(12):1440–63.
14. Mulvagh SL, Rakowski H, Vannan MA, Abdelmoneim SS, Becher H, Bierig SM, et al. Amer-

ican Society of Echocardiography consensus statement on the clinical applications of ultrasonic contrast agents in echocardiography. J Am Soc Echocardiogr. 2008;21(11):1179–201. quiz 1281
15. Muraru D, Badano LP, Peluso D, Dal Bianco L, Casablanca S, Kocabay G, et al. Comprehensive analysis of left ventricular geometry and function by three-dimensional echocardiography in healthy adults. J Am Soc Echocardiogr. 2013;26(6):618–28.
16. Dorosz JL, Lezotte DC, Weitzenkamp DA, Allen LA, Salcedo EE. Performance of 3-dimensional echocardiography in measuring left ventricular volumes and ejection fraction: a systematic review and meta-analysis. J Am Coll Cardiol. 2012;59(20):1799–808.
17. Rudski LG, Lai WW, Afilalo J, Hua L, Handschumacher MD, Chandrasekaran K, et al. Guidelines for the echocardiographic assessment of the right heart in adults: a report from the American Society of Echocardiography Endorsed by the European Association of Echocardiography, a Registered Branch of the European Society of Cardiology, and the Canadian Society of Echocardiography. J Am Soc Echocardiogr. 2010;23(7):685–713. quiz 786–8
18. Barbier C, Loubieres Y, Schmit C, Hayon J, Ricome JL, Jardin F, et al. Respiratory changes in inferior vena cava diameter are helpful in predicting fluid responsiveness in ventilated septic patients. Intensive Care Med. 2004;30(9):1740–6.
19. Feissel M, Michard F, Faller JP, Teboul JL. The respiratory variation in inferior vena cava diameter as a guide to fluid therapy. Intensive Care Med. 2004;30(9):1834–7.
20. Beigel R, Cercek B, Luo H, Siegel RJ. Noninvasive evaluation of right atrial pressure. J Am Soc Echocardiogr. 2013;26(9):1033–42.
21. Jue J, Chung W, Schiller NB. Does inferior vena cava size predict right atrial pressures in patients receiving mechanical ventilation? J Am Soc Echocardiogr. 1992;5(6):613–9.
22. Feissel M, Michard F, Mangin I, Ruyer O, Faller JP, Teboul JL. Respiratory changes in aortic blood velocity as an indicator of fluid responsiveness in ventilated patients with septic shock. Chest. 2001;119(3):867–73.
23. Vieillard-Baron A, Chergui K, Rabiller A, Peyrouset O, Page B, Beauchet A, et al. Superior vena caval collapsibility as a gauge of volume status in ventilated septic patients. Intensive Care Med. 2004;30(9):1734–9.
24. Cowie BS, Kluger R, Rex S, Missant C. The relationship between superior vena cava diameter and collapsibility and central venous pressure. Anaesth Intensive Care. 2015;43(3):357–60.
25. Vieillard-Baron A, Charron C, Chergui K, Peyrouset O, Jardin F. Bedside echocardiographic evaluation of hemodynamics in sepsis: is a qualitative evaluation sufficient? Intensive Care Med. 2006;32(10):1547–52.
26. Cannesson M, Le Manach Y, Hofer CK, Goarin JP, Lehot JJ, Vallet B, et al. Assessing the diagnostic accuracy of pulse pressure variations for the prediction of fluid responsiveness: a "gray zone" approach. Anesthesiology. 2011;115(2):231–41.
27. Slama M, Masson H, Teboul JL, Arnout ML, Susic D, Frohlich E, et al. Respiratory variations of aortic VTI: a new index of hypovolemia and fluid responsiveness. Am J Physiol Heart Circ Physiol. 2002;283(4):H1729–33.
28. Michard F, Boussat S, Chemla D, Anguel N, Mercat A, Lecarpentier Y, et al. Relation between respiratory changes in arterial pulse pressure and fluid responsiveness in septic patients with acute circulatory failure. Am J Respir Crit Care Med. 2000;162(1):134–8.
29. Monnet X, Rienzo M, Osman D, Anguel N, Richard C, Pinsky MR, et al. Passive leg raising predicts fluid responsiveness in the critically ill. Crit Care Med. 2006;34(5):1402–7.

30. Maizel J, Airapetian N, Lorne E, Tribouilloy C, Massy Z, Slama M. Diagnosis of central hypovolemia by using passive leg raising. Intensive Care Med. 2007;33(7):1133–8.
31. Thiel SW, Kollef MH, Isakow W. Non-invasive stroke volume measurement and passive leg raising predict volume responsiveness in medical ICU patients: an observational cohort study. Crit Care. 2009;13(4):R111.
32. De Backer D, Pinsky MR. Can one predict fluid responsiveness in spontaneously breathing patients? Intensive Care Med. 2007;33(7):1111–3.
33. Boulain T, Achard JM, Teboul JL, Richard C, Perrotin D, Ginies G. Changes in bp induced by passive leg raising predict response to fluid loading in critically ill patients. Chest. 2002;121(4):1245–52.
34. Lafanechere A, Pene F, Goulenok C, Delahaye A, Mallet V, Choukroun G, et al. Changes in aortic blood flow induced by passive leg raising predict fluid responsiveness in critically ill patients. Crit Care. 2006;10(5):R132.

第7章　微循环血流：围术期液体管理的新工具

Daniel De Backer

摘要

微循环改变常发生在围术期，其受多种因素的影响，包括血容量不足、心脏功能受损、血管麻痹、麻醉药物、手术创伤、缺血/再灌注损伤和脓毒症。这些改变的严重程度和持续时间与患者的转归有关。本章内容将阐述液体管理策略对这些微血管异常的影响程度。

通常情况下，输液通过增加灌注的毛细血管密度来改善微血管功能障碍。然而不同患者间存在显著的变异性。干预时机的选择对此影响很大，早期干预往往能改善微血管灌注，而延迟干预则往往对微循环没有改善。值得注意的是，液体对微循环的影响与其全身效应相对分离，因此不能通过心输出量或血压的变化来预测。乳酸或静脉-动脉PCO_2梯度的变化可用于间接评估液体的微血管效应。尽管在实验条件下胶体通常比晶体具有更大的影响，但这一结论尚未在患者身上得到证实。最后，红细胞输注的影响不同情况下差异很大，可能取决于基线状态下微血管改变的严重程度。

要点

1. 围术期常发生微血管改变。
2. 液体可提高有功能的毛细血管的密度，但这一效应可能有变化。
3. 液体对微血管的作用不能从其全身效应来预测。
4. 液体治疗后微血管灌注的改善与器官功能的改善相关。
5. 红细胞输注的影响存在很大个体差异。

引言

由于低心输出量和（或）低血压相关的器官灌注减少，围术期组织灌注经常发生改变。然而，最近人们认识到微血管灌注的改变也会导致组织灌注受损。这些改变的严重程度和持续时间与围术期器官功能障碍的发展有关[1]。

在围术期输注液体旨在增加心脏前负荷以改善器官和组织灌注。由于微血管灌注相对独立于全身灌注[2-4]，液体对微循环的影响并不明显。针对这一问题，进行了系统性综述（2019年4月使用Pubmed检索，关键词包括液体、晶体、胶体、白蛋白、淀粉、高渗乳酸、输血、微循环、微血管、毛细血管）来讨论液体如何影响微血管灌注。

围术期观察到的微血管改变的特征

围术期可能会发生几种类型的微血管改变（表7.1）。这些改变是由多种因素造成的，包括失血、心脏功能受损、感染、组织创伤、缺血/再灌注损伤，这些因素会以不同方式影响微血管灌注。值得注意的是，多种因素可同时存在，而有时又会产生相反的影响。因此，围术期微血管改变的发生率、性质和严重程度将取决于这些不同因素的作用，以及与患者自身相关的一些潜在因素，如高龄、慢性心血管疾病、糖尿病、肝硬化等，这些因素也会影响微血管对液体的反应。

血容量不足（出血）和心脏功能受损（预先存在或由麻醉药物或脓毒症引起）可能导致心输出量受损，进而直接影响器官灌注，尤其是不太重要的器官，如肌肉、肾脏、内脏区域等。类似的，在麻醉药物、脓毒症或缺血/再灌注损伤影响下，血管张力降低而导致的低血压也与器官之间的血流再分布有关，并且还会导致某些器官的低灌注。这些改变的主要特征是所有微血管（包括小动脉和毛细血管）的灌注均匀减少。可以预计这种类型的微循环改变对补液是敏感的，前提是心脏对前负荷有反应或对正性肌力药和血管活性药有反应。

感染和脓毒症与炎症及凝血的激活有关，导致弥漫性内皮功能障碍。脓毒症相关的微血管灌注改变的特点是毛细血管密度降低和灌注毛细血管比例降低，导致组织灌注不均匀[5-7]。对于仍有灌注的血管，血流量将异常升高，并且这些血管灌注区域组织的需氧量也会上升。这些改变会在过度灌注区附近产生缺氧区域，这与高乳酸水平和高静脉氧饱和度有关。这一过程不是固定的，因为毛细血管灌注可能随时都在变化，无灌注的毛细血管突然有了血液灌注，反之亦然。微循环在应激条件下的反应能力变得迟钝。正常情况下血容量不足时微循环会尽量降低灌注的不均，但与之相反，脓毒症患者微循环的不均一性进一步增加，导致血流量和氧需求之间的不匹配[8]。

表7.1　不同机制的微血管改变类型

机制	效应器	微血管改变
失血	低心输出量导致器官灌注受损	所有血管灌注均匀减少 ± 血管密度降低
心功能不全		
血管麻痹	灌注压力降低导致器官灌注受损	
麻醉药物	??	血管密度降低/部分毛细血管血流停滞，而其他毛细血管仍灌注良好/区域之间灌注不均
脓毒症	激活炎症及凝血通路	
组织创伤		
缺血/再灌注		

几种机制可存在重合。

麻醉、组织创伤和缺血/再灌注损伤与相似类型的炎症级联反应激活有关。因此，经常能遇到与脓毒症相似的微血管改变，通常不太严重。麻醉药物也会导致一些微循环改变，但大多强度有限且在停止使用后迅速消退[9]。对于接受心脏和非心脏手术的患者，已证明微血管改变在麻醉开始时就已发生，于术中持续加重，之后则慢慢恢复[10]。这些微血管改变的严重程度与手术类型和术后早期器官功能障碍的程度有关。在创伤患者中，血流动力学稳定后可观察到微血管改变，其严重程度与器官功能障碍有关[11]。重要的是要认识到多种损伤（低血容量/炎症/低氧血症）组合会进一步加剧这些微血管改变。实验条件下，低血容量合并低氧血症对肠道微循环的影响比单独的任何一种损伤都要大[12]。

为了改善这些不均一性的改变，干预措施应能够恢复微循环，而非增加已有灌注血管中的血流。

微血管灌注液体管理的风险

给予非血液液体存在引起血液稀释的风险。血液稀释对微循环的影响变化很大。一方面，血液稀释会降低血液携氧能力，这可能会损害组织氧合。另一方面，稀释可使血液黏度降低，可能对微血管灌注产生相反的影响，具体取决于血细胞比容的水平。由于血流阻力与血液黏度成正比，黏度降低可使红细胞流速增加。然而，维持最低水平的黏度还需要微血管的持续开放。在高血细胞比容情况下，黏度降低使血流阻力降低，从而改善组织灌注，尤其是在毛细血管水平[13]。在低血细胞比容时，黏度降低可能导致血管塌陷，从而影响灌注[14]。

由于渗透性增加，输液会加剧组织水肿。虽然水肿理论上增加了O_2的扩散距离，但这种作用通常是有限的。更重要的是，组织水肿也可能增加间质压力，尤以内脏器官为甚。即使间质压力有微小的增加也可能与微血管灌注受损和白细胞黏附到内皮有关。

最后，输液有可能通过增加静脉压力而损害组织灌注。尽管一项观察性试验报道液体复苏后高中心静脉压与脓毒症患者的微血管灌注受损有关，但很难将疾病严重程度的影响与背压（back pressure，译者注：指流体流动时被阻碍后产生的与运动方向相反的压力）升高的影响区分开来（因为在相同血容量下，心血管功能障碍更严重患者的CVP也更高）[15]。

液体对微血管灌注的影响：证据是什么？

血容量不足与微血管灌注减少有关。在接受血液透析的患者中，停止输液与微循环改变有关，这一改变在毛细血管中更为突出[16]。

实验研究表明，补液可改善微血管灌注[17,18]。在接受高风险手术的患者中，补液可改善微血管反应性[19]。最近的一项试验表明，接受腹部大手术的患者同时发生前负荷反应指数和微血管的改变[20]。此外，纠正低血容量改善了这些患者的微血管灌注[20]。在脓毒症休克患者中，补液通常会改善毛细血管灌注比例，从而使灌注血管密度增加[21-24]，尽管该反应存在一些个体差异。当微血管灌注增加时，组织间的不均一性也将有所减低[21]，进一步表明微循环的弥散得到显著改善。补液还可使静脉-动脉和耳垂组织PCO_2梯度缩小[25]，这是微血管灌注改善的间接标志[26,27]。

由于对液体的反应差异很大，因此了解能预测微血管反应的阳性因素尤为重要。其中一个因素可能是基线水平微循环的相对充足性，与接近正常状态的微循环相比，若微循环基础状态已经发生了改变，则液体治疗的有效性更佳[23,28]。重要的是，不同研究中的微血管反应通常与全身反应无关[21,22,24]。无论患者液体治疗后是否有心输出量或动脉压的增加，均可观察到微血管灌注的改善[21]。另一方面，输液后心输出量或血压升高的患者，微血管灌注并非总是增加。值得注意的是，微血管灌注增加的幅度与乳酸变化的幅度相关（图7.1），提示微血管灌注是组织灌注的关键决定因素[21]。临床常用乳酸和静脉–动脉PCO_2梯度来间接评估微血管对液体治疗的反应。更重要的是，那些微血管灌注对液体反应性较好的患者第2天器官功能即有所改善，而其他患者则不然[23]。

机体对液体治疗的积极反应只有在疾病的早期阶段才能观察到。在实验性脓毒症中，当延迟输液时，液体治疗无法改善血流分布的不均一性，而病程早期的液体治疗则是有效的[29]。脓毒症休克患者中，在脓毒症发生24小时内给予补液可改善微血管灌注[21]，而非48小时后。

最后一点，改善微灌注可能不需要大量液体。在感染性休克患者中，Pottecher等人[20]证实首次液体大量输注可改善微血管灌注，而第二次却收效甚微，虽然心脏指数有所增加。这提示液体冲击治疗的影响存在饱和性。

胶体与晶体

对于胶体是否比晶体对微循环影响更大一直存在争论。从理论上讲，晶体可能通过更好地保留糖萼（又称多糖包被）而维持微血管灌注、并限制毛细血管渗漏[30–33]。

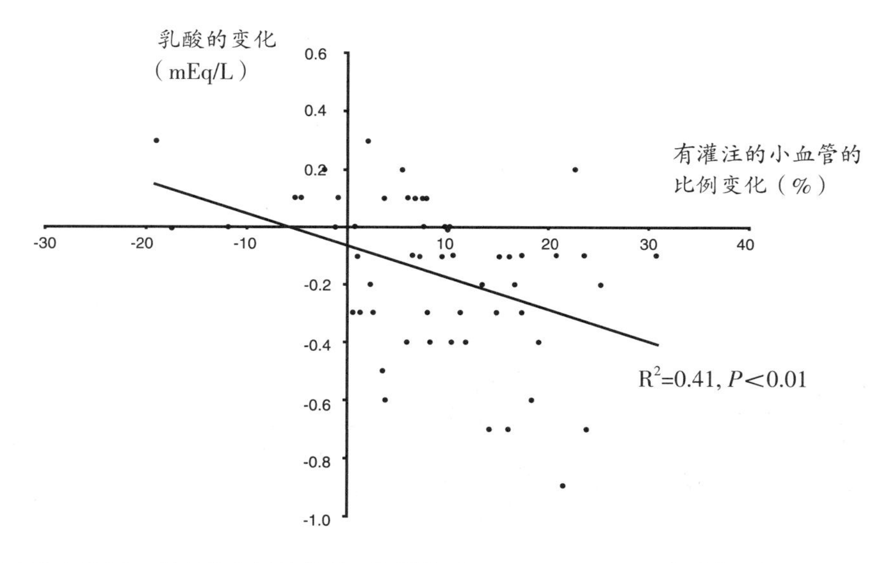

图 7.1 微血管灌注变化与乳酸水平变化之间的关系。换算关系：mmol/L=mEq/L ÷ 离子价。（Derived from Ospina et al[21].）

实验研究显示，缺血再灌注损伤[33]和脓毒症[17]条件下，通常胶体比晶体更显著地增加微血管灌注。此外，胶体也有益于白细胞及血小板对内皮的黏附[17,33]。目前关于比较胶体和晶体对微循环影响的人体研究还很少。在60例感染性休克患者中，白蛋白和乳酸林格液均可改善舌下微循环[21]。以上结果与Dubin等的结论相反[34]，后者发现与生理盐水相比，羟乙基淀粉更好地保护了感染性休克患者的舌下微循环。值得注意的是，在这一研究中没有评估微循环的基线水平，对于如此小样本量的研究而言，很难辨别某种类型液体的有益效应是否由基线不均衡引起。另一因素可能与作为对照的液体有关，因为平衡盐溶液的效果可能与生理盐水不同。在实验性脓毒症中，与生理盐水相比，平衡盐溶液可更好地维持微循环灌注[35]。半摩尔乳酸盐甚至比等渗的盐水能更好地保护内皮，从而更好地保护微循环[36]。因此，实验研究几乎一致指出胶体，尤其是白蛋白，对微血管灌注是有益的，但很难确定这些差异是否也适用于危重患者。

红细胞输注？

应始终考虑将红细胞输注作为非血液体的替代方案，以增加组织的氧输送。预测红细胞输注潜在影响的主要困难在于微血管血细胞比容较低但又与全身的血细胞比容并不成正比。内皮表面存在几微米的强制性血浆层，相较于大血管，该血浆层在小血管管腔中占体积更大，被称为法赫斯效应（图7.2）。此外，由于红细胞的动力学惯性，血细胞比容在血管分叉处发生变化：血细胞比容在与近端血管夹角小的血管内更高[37]（图7.3）。

虽然实验研究经常证明通过输注红细胞可以改善微血管灌注和组织氧合[38,39]，但其效应在围术期或脓毒症患者中的差异很大[40–44]。在接受心脏手术的患者中，输血可增加毛细血管密度，但不会增加微血管血流[44]。在另一组术后患者中，输血的影响更加轻微[43]。大多数实验显示输血在改善脓毒症患者微血管灌注和组织氧合方面没有效果[40,42,45]，但也有实验发现输血有益[41]。在创伤患者中，输血所产生的效应也各不相同[46]。

显然实验表明患者微循环对红细胞输注的反应存在巨大的个体差异，对部分患者有明显积极的效应，对部分患者无效，而对其余患者则有明显负面的效应。效应的幅度远高于测量的固有变异。效应的好坏可能取决于基线时微循环改变的严重程

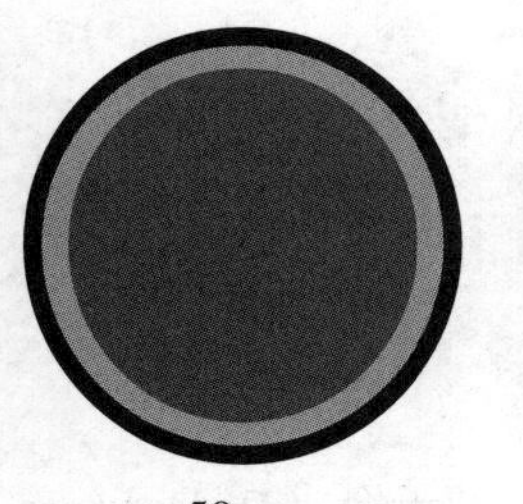

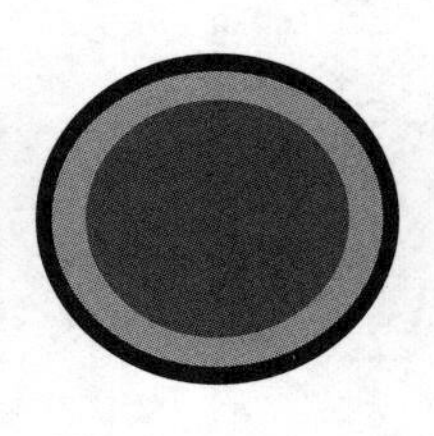

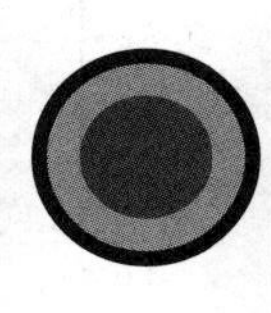

图7.2 微血管血细胞比容因血管口径大小而异。由于在内皮表面有几微米的强制性血浆层，微血管血细胞比容随着血管变细而降低。

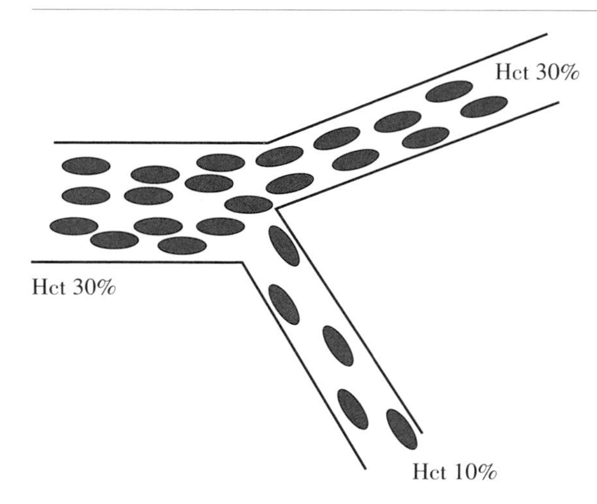

图7.3　分支血管中血细胞比容的变异性。由于红细胞的运动惯性，与近端血管夹角小的血管内血细胞比容更高。

度。对于基线状态下微循环灌注和组织氧有变化的患者，这两方面参数会出现改善，相反，在基线水平微循环没有什么变化的患者，这两方面参数可能出现恶化[40,42,46]。输血对微循环的影响与基线血红蛋白水平无关，也与全身血红蛋白水平的变化无关[40,42]。

根据临床前观察[38]，建议输注新鲜红细胞来改善微循环。在对术后患者进行的一项小规模单中心随机试验中发现，与输注3周以上库存红细胞的患者相比，输注新鲜红细胞患者的微血管灌注改善更多[43]。其他试验中则证实红细胞储存时间不影响危重患者[45]、心脏手术后[47]和脓毒症患者[40]对输血的反应。因此红细胞储存时间对微血管反应的影响仍有待商榷。值得注意的是，此结论与一项大型随机临床试验一致，该试验亦未能证明红细胞新鲜与否对器官功能障碍等临床结局的影响[48]。

如何在床旁评估微循环?

显微影像技术利用较深组织层的反射来显示要研究的组织，并用几种方法来弃去表层反射的光。正交偏振光谱（OPS）、侧流暗场（SDF）和入射暗场（IDF）是三种易于应用于危重患者的床旁成像技术。这些技术主要用于研究舌下区域的微循环灌注[21,49]，该区域被认为可反映诸如脓毒症等广泛病变时其他器官的灌注情况[5]，但无法追踪可能发生在间质压力升高器官（例如，腹腔间室综合征）中的微循环变化。这种技术的使用需要培训，更重要的是可能难以用于躁动或无创机械通气患者中。微循环的评估通常以半定量评分来完成[50]，这些评分具有高度可重复性且通常比目前可用的半自动分析软件更可靠[51]。这种半定量分析甚至可以由经过培训的护士在床边进行[52]。

床旁还可以间接评估微循环。组织PCO_2和静脉-动脉PCO_2梯度是很有意义的指标。组织PCO_2反映了CO_2产生（从而反映代谢）和灌注之间的平衡，因此可用于间接评估组织灌注状况[27]。组织PCO_2可通过耳垂或胃上的接触探头测量（但胃压力测量器不再可用）。即便灌注不均匀，组织PCO_2测量也能检测灌注受损和（或）组织缺氧的区域，因为测量值反映了样本中最异常的值。PCO_2的静脉-动脉梯度（$PvaCO_2$）也可用于评估微血管灌注。在一项75例感染性休克患者的研究中测量了舌下微循环和$PvaCO_2$的数值，发现$PvaCO_2>6mmHg$与舌下微循环的中度改变有关，而$>10mmHg$则与非常严重的微血管改变有关。更重要的是，$PvaCO_2$的变化与微血管灌注的变化呈负相关（$PvaCO_2$增加，微血管灌注下降)[27]。因此$PvaCO_2$测量值可用于间接评估微循环，尤其是当静脉氧饱和度正常时。

结论

围术期患者的微血管灌注经常发生改变，尤其是高危手术和脓毒症患者。低血容量、麻醉和手术创伤及潜在的感染都可能引起微血管改变，从而导致组织灌注和氧合改变。

如果在疾病过程的早期给予液体治疗通常会改善微血管灌注，但这一效应与液体的全身作用存在一定程度的分离。实验研究中观察到的胶体相对于晶体的优势尚未在危重患者中证实。红细胞输注的影响个体差异很大，似乎依赖于基线时微循环的改变。

（邢 东 译 路志红 审校）

参考文献

1. Jhanji S, Lee C, Watson D, Hinds C, Pearse RM. Microvascular flow and tissue oxygenation after major abdominal surgery: association with post-operative complications. Intensive Care Med. 2009;35(4):671–7.
2. De Backer D, Creteur J, Dubois MJ, Sakr Y, Koch M, Verdant C, et al. The effects of dobutamine on microcirculatory alterations in patients with septic shock are independent of its systemic effects. Crit Care Med. 2006;34(2):403–8.
3. De Backer D, Creteur J, Preiser JC, Dubois MJ, Vincent JL. Microvascular blood flow is altered in patients with sepsis. Am J Respir Crit Care Med. 2002;166:98–104.
4. Edul VS, Ince C, Vazquez AR, Rubatto PN, Espinoza ED, Welsh S, et al. Similar microcirculatory alterations in patients with Normodynamic and Hyperdynamic septic shock. Ann Am Thorac Soc. 2016;13(2):240–7.
5. Verdant CL, De Backer D, Bruhn A, Clausi C, Su F, Wang Z, et al. Evaluation of sublingual and gut mucosal microcirculation in sepsis: a quantitative analysis. Crit Care Med. 2009;37:2875–81.
6. Farquhar I, Martin CM, Lam C, Potter R, Ellis CG, Sibbald WJ. Decreased capillary density in vivo in bowel mucosa of rats with normotensive sepsis. J Surg Res. 1996;61:190–6.
7. Secor D, Li F, Ellis CG, Sharpe MD, Gross PL, Wilson JX, et al. Impaired microvascular perfusion in sepsis requires activated coagulation and P-selectin-mediated platelet adhesion in capillaries. Intensive Care Med. 2010;36(11):1928–34.
8. Humer MF, Phang PT, Friesen BP, Allards MF, Goddard CM, Walley KR. Heterogeneity of gut capillary transit times and impaired gut oxygen extraction in endotoxemic pigs. J Appl Physiol. 1996;81:895–904.
9. Koch M, De Backer D, Vincent JL, Barvais L, Hennart D, Schmartz D. Effects of propofol on human microcirculation. Br J Anaesth. 2008;101(4):473–8.
10. De Backer D, Dubois MJ, Schmartz D, Koch M, Ducart A, Barvais L, et al. Microcirculatory alterations in cardiac surgery: effects of cardiopulmonary bypass and anesthesia. Ann Thorac Surg. 2009;88(5):1396–403.
11. Tachon G, Harrois A, Tanaka S, Kato H, Huet O, Pottecher J, et al. Microcirculatory alterations in traumatic hemorrhagic shock. Crit Care Med. 2014;42(6):1433–41.
12. Harrois A, Baudry N, Huet O, Kato H, Lohez M, Ziol M, et al. Synergistic deleterious effect of hypoxemia and hypovolemia on microcirculation in intestinal villi*. Crit Care Med. 2013;41(11):e376–e84.
13. Lipowsky HH, Firrel JC. Microvascular hemodynamics during systemic hemodi-

lution and hemoconcentration. Am J Phys. 1986;250:H908–H22.

14. Cabrales P, Martini J, Intaglietta M, Tsai AG. Blood viscosity maintains microvascular conditions during normovolemic anemia independent of blood oxygen-carrying capacity. Am J Physiol Heart Circ Physiol. 2006;291(2):H581–H90.
15. Vellinga NA, Ince C, Boerma EC. Elevated central venous pressure is associated with impairment of microcirculatory blood flow in sepsis: a hypothesis generating post hoc analysis. BMC Anesthesiol. 2013;13(1):17.
16. Bemelmans RH, Boerma EC, Barendregt J, Ince C, Rommes JH, Spronk PE. Changes in the volume status of haemodialysis patients are reflected in sublingual microvascular perfusion. Nephrol Dial Transplant. 2009;24:3487–92.
17. Hoffmann JN, Vollmar B, Laschke MW, Inthorn D, Schildberg FW, Menger MD. Hydroxyethyl starch (130 kD), but not crystalloid volume support, improves microcirculation during normotensive endotoxemia. Anesthesiology. 2002;97(2):460–70.
18. de Carvalho H, Dorigo D, Bouskela E. Effects of Ringer-acetate and Ringer-dextran solutions on the microcirculation after LPS challenge: observations in the hamster cheek pouch. Shock. 2001;15:157–62.
19. Futier E, Christophe S, Robin E, Petit A, Pereira B, Desbordes J, et al. Use of near-infrared spectroscopy during a vascular occlusion test to assess the microcirculatory response during fluid challenge. Crit Care. 2011;15(5):R214.
20. Bouattour K, Teboul JL, Varin L, Vicaut E, Duranteau J. Preload dependence is associated with reduced sublingual microcirculation during major abdominal surgery. Anesthesiology. 2019;130(4):541–9.
21. Ospina-Tascon G, Neves AP, Occhipinti G, Donadello K, Buchele G, Simion D, et al. Effects of fluids on microvascular perfusion in patients with severe sepsis. Intensive Care Med. 2010;36(6):949–55.
22. Pottecher J, Deruddre S, Teboul JL, Georger J, Laplace C, Benhamou D, et al. Both passive leg raising and intravascular volume expansion improve sublingual microcirculatory perfusion in severe sepsis and septic shock patients. Intensive Care Med. 2010;36:1867–74.
23. Pranskunas A, Koopmans M, Koetsier PM, Pilvinis V, Boerma EC. Microcirculatory blood flow as a tool to select ICU patients eligible for fluid therapy. Intensive Care Med. 2013;39(4):612–9.
24. Klijn E, van Velzen MH, Lima AP, Bakker J, Van BJ GAB. Tissue perfusion and oxygenation to monitor fluid responsiveness in critically ill, septic patients after initial resuscitation: a prospective observational study. J Clin Monit Comput. 2015;29(6):707–12.
25. Vallee F, Mateo J, Dubreuil G, Poussant T, Tachon G, Ouanounou I, et al. Cutaneous ear lobe PCO2 at 37{degrees}C to evaluate micro perfusion in septic patients. Chest. 2010;138(5):1062–70.
26. Creteur J, De Backer D, Sakr Y, Koch M, Vincent JL. Sublingual capnometry tracks microcirculatory changes in septic patients. Intensive Care Med. 2006;32(4):516–23.
27. Ospina-Tascon GA, Umana M, Bermudez WF, Bautista-Rincon DF, Valencia JD, Madrinan HJ, et al. Can venous-to-arterial carbon dioxide differences reflect microcirculatory alterations in patients with septic shock? Intensive Care Med. 2016;42(2):211–21.
28. Edul VS, Ince C, Navarro N, Previgliano L, Risso-Vazquez A, Rubatto PN, et al. Dissociation between sublingual and gut microcirculation in the response to a fluid challenge in postoperative patients with abdominal sepsis. Ann Intensive Care. 2014;4:39.
29. Legrand M, Bezemer R, Kandil A, Demirci C, Payen D, Ince C. The role of renal hypoperfusion in development of renal microcirculatory

dysfunction in endotoxemic rats. Intensive Care Med. 2011;37(9):1534–42.
30. Horstick G, Lauterbach M, Kempf T, Ossendorf M, Kopacz L, Heimann A, et al. Plasma protein loss during surgery: beneficial effects of albumin substitution. Shock. 2001;16(1):9–14.
31. Horstick G, Lauterbach M, Kempf T, Bhakdi S, Heimann A, Horstick M, et al. Early albumin infusion improves global and local hemodynamics and reduces inflammatory response in hemorrhagic shock. Crit Care Med. 2002;30(4):851–5.
32. Ngo AT, Jensen LJ, Riemann M, Holstein-Rathlou NH, Torp-Pedersen C. Oxygen sensing and conducted vasomotor responses in mouse cremaster arterioles in situ. Pflugers Arch. 2010;460(1):41–53.
33. Steinbauer M, Guba M, Buchner M, Farkas S, Anthuber M, Jauch KW. Impact of polynitroxylated albumin (PNA) and tempol on ischemia/reperfusion injury: intravital microscopic study in the dorsal skinfold chamber of the Syrian golden hamster. Shock. 2000;14:163–8.
34. Dubin A, Pozo MO, Casabella CA, Murias G, Palizas F Jr, Moseinco MC, et al. Comparison of 6% hydroxyethyl starch 130/0.4 and saline solution for resuscitation of the microcirculation during the early goal-directed therapy of septic patients. J Crit Care. 2010;25:659.e1–8.
35. Orbegozo D, Su F, Santacruz C, He X, Hosokawa K, Creteur J, et al. Effects of different crystalloid solutions on hemodynamics, peripheral perfusion, and the microcirculation in experimental abdominal sepsis. Anesthesiology. 2016;125(4):744–54.
36. Duburcq T, Durand A, Dessein AF, Vamecq J, Vienne JC, Dobbelaere D, et al. Comparison of fluid balance and hemodynamic and metabolic effects of sodium lactate versus sodium bicarbonate versus 0.9% NaCl in porcine endotoxic shock: a randomized, open-label, controlled study. Crit Care. 2017;21(1):113.
37. Fenton BM, Carr RT, Cokelet GR. Nonuniform red cell distribution in 20 to 100 micrometers bifurcations. Microvasc Res. 1985;29(1):103–26.
38. Gonzalez AM, Yazici I, Kusza K, Siemionow M. Effects of fresh versus banked blood transfusions on microcirculatory hemodynamics and tissue oxygenation in the rat cremaster model. Surgery. 2007;141(5):630–9.
39. Kerger H, Waschke KF, Ackern KV, Tsai AG, Intaglietta M. Systemic and microcirculatory effects of autologous whole blood resuscitation in severe hemorrhagic shock. Am J Phys. 1999;276:H2035–H43.
40. Sakr Y, Chierego M, Piagnerelli M, Verdant C, Dubois MJ, Koch M, et al. Microvascular response to red blood cell transfusion in patients with severe sepsis. Crit Care Med. 2007;35(7):1639–44.
41. Donati A, Damiani E, Luchetti MM, Domizi R, Scorcella C, Carsetti A, et al. Microcirculatory effects of the transfusion of leukodepleted or non-leukodepleted red blood cells in septic patients: a pilot study. Crit Care. 2014;18(1):R33.
42. Sadaka F, Aggu-Sher R, Krause K, O'Brien J, Armbrecht ES, Taylor RW. The effect of red blood cell transfusion on tissue oxygenation and microcirculation in severe septic patients. Ann Intensive Care. 2011;1(1):46.
43. Ayhan B, Yuruk K, Koene S, Sahin A, Ince C, Aypar U. The effects of non-leukoreduced red blood cell transfusions on microcirculation in mixed surgical patients. Transfus Apher Sci. 2013;49(2):212–22.
44. Yuruk K, Almac E, Bezemer R, Goedhart P, de Mol B, Ince C. Blood transfusions recruit the microcirculation during cardiac surgery. Transfusion. 2011;51(5):961–7.
45. Walsh TS, McArdle F, McLellan SA, Maciver C, Maginnis M, Prescott RJ, et al. Does the storage time of transfused red blood cells influence regional or global indexes of tissue oxy-

genation in anemic critically ill patients? Crit Care Med. 2004;32(2):364–71.

46. Tanaka S, Escudier E, Hamada S, Harrois A, Leblanc PE, Vicaut E, et al. Effect of RBC transfusion on sublingual microcirculation in hemorrhagic shock patients: a pilot study. Crit Care Med. 2017;45(2):e154–e60.
47. Stowell CP, Whitman G, Granger S, Gomez H, Assmann SF, Massey MJ, et al. The impact of red blood cell storage duration on tissue oxygenation in cardiac surgery. J Thorac Cardiovasc Surg. 2017;153(3):610–9.
48. Lacroix J, Hebert PC, Fergusson DA, Tinmouth A, Cook DJ, Marshall JC, et al. Age of transfused blood in critically ill adults. N Engl J Med. 2015;372(15):1410–8.
49. De Backer D, Donadello K, Sakr Y, Ospina-Tascon GA, Salgado DR, Scolletta S, et al. Microcirculatory alterations in patients with severe sepsis: impact of time of assessment and relationship with outcome. Crit Care Med. 2013;41(3):791–9.
50. Ince C, Boerma EC, Cecconi M, De Backer D, Shapiro NI, Duranteau J, et al. Second consensus on the assessment of sublingual microcirculation in critically ill patients: results from a task force of the European Society of Intensive Care Medicine. Intensive Care Med. 2018;44:281–99.
51. Sardinha J, MacKinnon S, Lehmann C. Rapid clinical assessment of the sublingual microcirculation – visual scoring using microVAS in comparison to standard semi-automated analysis. Clin Hemorheol Microcirc. 2018;72(3):229–38.
52. Tanaka S, Harrois A, Nicolai C, Flores M, Hamada S, Vicaut E, et al. Qualitative real-time analysis by nurses of sublingual microcirculation in intensive care unit: the MICRONURSE study. Crit Care. 2015;19:388.

第8章 体循环平均充盈压：液体管理的旧概念与新工具

Hollmann D. Aya, Maurizio Cecconi

摘要

目的： 人体大部分血容量都储存在静脉中。所谓“静脉顺应性”说明静脉是一种可调节的储血容器，在维持血流动力学稳定方面起着至关重要的作用。一系列自主反射控制着这个容器的容量。体循环平均充盈压（Pmsf）是无血流时心血管系统中的压力，可用于描述静脉内液体的压力。这种压力可通过无创或微创的方法测量。然而，该血流动力学变量的意义尚未被完全理解。本章的目的是总结关于静脉容量和Pmsf的已知信息，以及如何使用这些信息来评估危重患者的心血管状态。

结果： 静脉张力受交感神经反射控制，主要与化学感受器和通过α－肾上腺素能刺激的压力感受器有关。血管收缩使血液在张力容量和非张力容量血管之间转移，从而显著影响全身容量。Pmsf是循环的基准压力，是血管内容量的定量指标，它也受影响静脉张力的机制控制。Pmsf可以通过危重患者中描述的3种方法在床旁测量。这种压力也可以通过液体疗法和血管活性药物来调节。

Pmsf连同其他血流动力学变量可以提供有价值的信息，以正确了解危重患者的心血管状态，更好地进行液体治疗管理和心血管支持。未来使用Pmsf的研究将显示其对液体管理的效用。

要点

1. 静脉系统是一个可根据血流需求进行调节的储血容器。

2. 静脉张力取决于由压力感受器（α－肾上腺素能受体）和化学感受器调控的交感活性。

3. Pmsf是容量状态的定量测量值，代表静脉系统张力的测量值。

4. Pmsf可在床边通过吸气屏气动作、使用停止流动的静脉平衡压力来测量，或者可以使用计算机数学算法进行估计。

5. Pmsf监测可以在临床医师想尝试快速输液或被动抬腿（PLR）试验的效果时提供重要信息。还可以为使用其他液体或血管收缩药物提供指导。

引言

危重患者血管内容量状态的评估至关重要且极具挑战性。已有证据表明，血容量不足和体液超负荷均为重症的危险状况[1-4]。目前的挑战在于找到一个能够独立于其他混杂因素（如心脏功能、血管张力或前负荷储备）而提供血管内充盈相关信息的参数。心脏前负荷被定义为舒张末期心肌张力（肌节张力），目前临床中还无法测量。因此，提出了一些能反映前负荷的指标：右心房压（RAP）及其替代指标中心静脉压（CVP）被认为是右心室前负荷的静态测量值。这种方法的问题在于CVP数值并不能准确反映前负荷。例如，当心功能下降时，CVP立即升高，但血容量并没有变化。体循环平均充盈压可独立于心脏功能对血管内充盈情况进行量化：它指的是如果心搏骤停并且血液在动脉和静脉间迅速重新分布，此时整个心血管系统的平均压力[5]。这一压力等于循环“枢轴点”上的压力，我们假定该点位于容量血管。这一压力取决于张力容量和全身容量（图8.1）。因此，为了在床旁更好地评估血流动力学情况，了解影响容量血管的因素至关重要，而容量血管大多属静脉系统。本章回顾了静脉生理的一些基本概念，可作为管理患者的重要工具。

静脉系统

静脉系统不仅将血液输送到心脏，它作为一个可调节的储血器，能够根据不断变化的代谢需求改变血流量。静脉内血容量占总血容量的70%，而动脉内仅占13%~18%，毛细血管内占7%[6,7]。与动脉壁相比，静脉壁具有更大的顺应性。让我们把这个“储血器”想象成一个可膨胀的腔室。填充可膨胀管道（例如，轮胎或血管）但不使其内部压力升高所需的容量称

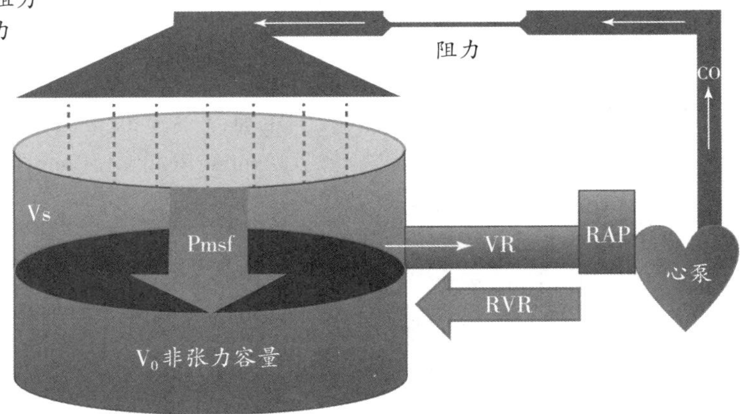

图8.1 体循环模型。循环模型为两室：大静脉室主要位于内脏静脉区，小室位于心泵之前，即右心房。与动脉段较低的顺应性相比，静脉段的尺寸越大表明容量越大，扩张性也越大。不同腔之间的节段代表阻力，在动脉节段部分阻力差异很大。张力容量和非张力容量之间的间隔代表静脉的可调节容量。（扫封面折口处二维码看彩图）

为“非张力”容量（V_0）。此时，容量取决于容器的总容量（或容积），因为压力为零。进一步的容量膨胀必然意味着压力升高和管壁的弹性膨胀。压力和容量之间的关系定义了管壁的顺应性（C）。该容量是“张力性”容量（对），并与方程中的压力（P）相关：

$$P=V_s/C$$

与血管系统的其他部分一样，静脉壁由3层组织构成：内膜、中膜和外膜。中膜包含一个可变厚的血管平滑肌细胞层。可通过多种机制刺激这些细胞收缩，如神经反射信号、激素刺激、牵拉平滑肌和其他方式。下面对其中一些机制进行阐述。

动脉压力感受器反射影响

动脉低血压会降低压力感受器的活动并引起交感冲动增加，从而使静脉收缩、动脉血管收缩及心肌收缩力和心率增加。Heymans等[8]的经典研究证明了颈动脉窦压力感受器对肠系膜、脾脏、肝脏和肠道血容量的影响。研究观察到的大部分血管容量变化发生在内脏血管床中。

Shoukas等人[9]研究了迷走神经切断后犬全身血管容量的反射控制，测量了在心输出量和中心静脉压维持恒定时，颈动脉窦反射通过促进静脉回流至储血池而引起的血容量变化。将独立颈动脉窦压力（ISP）以25mmHg的间隔控制在75~200mmHg之间上下波动。该过程使血液流入（当减少ISP时）或流出（当增加ISP时）容量血管，表明总血管内容量减少或增加。他们观察到当ISP在75~200mmHg变化时，总容量变化约为7.5mL/kg，而将平均动脉压控制在75mmHg，ISP发生相同变化时，总容量变化几乎是双倍。在平均动脉压固定的情况下，血管容积的这种更大的变化证明了颈动脉反射系统对全身血管床总容量的影响。控制平均动脉压下的容量变化表明的是整个反射系统在改变血管阻力和容量时动员的实际血容量。由于反射不影响全身和动脉的顺应性，作者得出结论，颈动脉窦反射控制全身静脉容量，ISP每改变25mmHg，心输出量可能改变30%~40%。Hainsworth[10]在一项阻断犬的后肢血管后刺激主动脉弓并恒速泵入血液的实验中报道了类似的结果。他们观察到犬后肢的粗大浅静脉参与压力感受器反射。同样Shigemi等[11]的研究表明，α-肾上腺素能机制对全身静脉容量的主动变化有显著贡献，而β-肾上腺素能系统对静脉血管的主动变化几乎没有影响，但当颈动脉窦压力反射系统被激活时，通过降低静脉（肝脏）流出阻力，确实有助于提高整体容量。主动变化是由于血管顺应性（压力-体积关系的斜率）的变化或无张力血管容量或血管容积的变化，与血管容积的被动变化（物理变化）相反，定义为伴随血流变化和伴随血管扩张压力的变化而沿同一压力-容量曲线的运动。这项研究中14只犬的迷走神经被切断、颈动脉窦被分离。用恒定流量、恒定中心静脉压体外循环确定血管容量的变化。当颈动脉窦压力从200mmHg降低到50mmHg时，在没有任何肾上腺素能受体拮抗剂的情况下，使用α-受体拮抗剂（酚妥拉明）和（或）β-受体拮抗剂（普萘洛尔）时，计算无张力血管容量的变化。结果显示酚妥拉明使体循环中非张力容量的变化减少了72%，普萘洛尔则减少了35%，两种拮抗剂合用则减少了73%。这表明颈动脉窦压力反射系统对静脉容量的主动控制中，α-肾上腺素能机制优于β-肾上腺素能机制[12]。β-

肾上腺素能机制可能在被动容量变化中起作用。血管容量的主动和被动变化都有助于调节心脏充盈，从而改变心输出量。β-肾上腺素能刺激静脉系统的作用尚存争议；有研究者报道了静脉扩张效应[13,14]，而另有研究者则得出结论，β-受体刺激通过降低全身静脉阻力[15,16]或肝脏流出阻力[11,17]来介导血液从外周向心脏重新分配。

血容量不足时，这些反射会导致静脉收缩，将血液送回中心静脉。实际上，即使在失去20%的总血容量后，循环系统的功能也几乎正常，因为静脉具有可变的储血功能[6]。同样，当人体静止站立时，由于静脉中血液的重力作用，足部静脉压力约为90mmHg。如果没有代偿反射，这种情况可能会危及生命。Hainsworth[18]指出，几乎所有可能的静脉收缩反射都用于维持心输出量。因此，静脉张力在血流动力学的稳定中非常重要。

化学感受器反射的影响

Kahler等的研究[19]表明，将犬的血液由储血器和氧合器泵入静脉血时，在缺氧（SaO_2 50%）期间，血管容量增加了（16±2.8）mL/kg。而在切除犬的脾脏和双侧肾上腺后，血管容量仅增加了10.9mL/kg。因此得出结论，缺氧会导致静脉收缩，但循环中存在儿茶酚胺也是血管收缩反应所必需的。Price等的研究发现吸入含5% CO_2的空气会使心输出量增加，而动脉压和心率的变化相对较小[20]。心输出量的变化也可能与换气过度有关，但Price等给出的结论是交感神经活性增加为心输出量变化的主要原因。

Smith和Crowell[21]用含8%氮气的氮-氧混合气体给犬通气，测试了平均循环充盈压（MCFP）和心输出量对缺氧的反应。MCFP增加27%，而RAP下降；动脉压增加15%，心输出量增加45%，表明静脉显著收缩、心肌收缩力增强。若以腰麻阻断反射，则缺氧时MCFP对静脉回流和动脉压形成的阻力下降，而心输出量和RAP没有变化。

中度高碳酸血症和缺氧对心输出量和体循环平均充盈压（MCFP反映的是整个循环系统的充盈压，而Pmsf反映的仅是体循环的充盈压）几乎没有直接的影响[22]。严重的高碳酸血症[$PaCO_2$达114mmHg（15.2kpa）]导致Pmsf增加5.5mmHg，而PaO_2为34mmHg（4.5kpa）导致Pmsf增加2.5mmHg[23]。

除了极端条件下，哺乳动物四肢静脉对化学感受器刺激引起的静脉收缩作用尚未完全确定。轻度化学感受器刺激对容量系统几乎没有影响：它对犬的皮肤和骨骼肌静脉几乎没有收缩作用，甚至会导致血管扩张[24-27]。大隐静脉对颈动脉或主动脉化学感受器的刺激均无反应[26-29]。

容量血管

静脉不能被视为药理学上的同质系统[30,31]，并且其对刺激的整体反应很难预测。静脉系统的某些部分顺应性很高：包括脾脏、肝脏、腹部大静脉和皮下静脉丛。内脏和皮肤静脉有大量的α_1和α_2肾上腺素能受体，因此与骨骼和肌肉静脉相反，它们对肾上腺素能刺激非常敏感[32]。许多小静脉平滑肌附近有神经末梢[33]，但在骨骼肌静脉中却没有[34]。然而循环中儿茶酚胺可引起骨骼肌和肠系膜的小静脉和静脉收缩[33,34]。因此，从动脉侧交感神经末端释放的儿茶酚胺可能会通过毛细血管床并影响静脉系统。

有学者认为将整个容量系统各部分都

假设为心血管稳态的一个整体单元是合理的[7,35]。某部分（例如，四肢静脉）缺乏反应不应视为其他部分（内脏血管床）也对刺激无反应的证据。皮肤静脉对温度调节的反应强烈[35,36]，而内脏静脉更多地参与心血管稳态的反射。此外压力感受器刺激引起交感神经活性的变化对脾、肾或心脏等不同器官静脉张力的影响并不一致[37,38]，同样，不同器官的静脉的药理反应也不一致[39]。

静脉和动脉的平滑肌对化学信号的反应不一定相同。二氢麦角胺可以激活静脉，但不能激活动脉[40]。静脉系统主要有α-肾上腺素能受体[41-44]。刺激小动脉的β-肾上腺素能受体会导致血管舒张，但对静脉几乎没有影响[45,46]。血管紧张素可增加Pmsf[45, 47]。异丙肾上腺素作为β-肾上腺素能激动剂，当血管紧张素引起静脉收缩时，使用异丙肾上腺素会导致Pmsf降低。另一方面，血管升压素对Pmsf[48]或反射阻断后的血管内容量影响很小[49]，类似的还包括利钠肽[50]。硝酸甘油和硝普钠可降低Pmsf并增加非张力性容量，但不会改变神经节阻滞后犬的血管顺应性[51]。维拉帕米和硝苯地平通过降低静脉回流阻力而不改变Pmsf来增加静脉回流，小剂量的硝酸甘油可降低Pmsf而不改变静脉回流阻力[52]。地尔硫䓬降低阻力和Pmsf而增加心输出量[52]。

内脏静脉可能是容量调节的主要部位。Price等人[53]观察到健康男性志愿者出血1L后内脏血容量减少500mL，而平均动脉压、心率、心输出量和内脏血管阻力与基线相比没有显著变化。作者认为静脉主动收缩同时小动脉血管不收缩可对以上现象进行解释。Hainsworht等人[54]研究了从下腔静脉恒速恒压灌注情况下内脏血管容量对麻醉状态犬颈动脉窦压力变化的反应。血管阻力反应表示为灌注压的变化，容量反应通过整合腔静脉流出量的变化来确定。将分离的颈动脉窦中的压力在整个压力感受器灵敏度范围内降低，可使平均灌注压力从91mmHg增加到149mmHg（阻力增加67%），平均容量减少111mL（5mL/kg）。然而发生容量反应的颈动脉窦压力范围明显高于阻力反应的相应范围。将反射反应与直接刺激交感神经的反应相比较，发现以最高5 Hz刺激传出交感神经，可以产生与颈动脉压力大幅下降引起的反应相仿的阻力和容量反应。这些结果表明，在所有颈动脉窦压力下，阻力血管和容量血管的脉冲流量没有差异。阻力和容量反应的颈动脉压力范围的差异是由于容量血管对交感神经活动的敏感性更高。

体循环平均充盈压

当心脏将血液泵入主动脉时，主动脉中的平均压力很高，平均为80~100mmHg。随着血液流入体循环，平均压力逐渐下降至右心房压（RAP）水平。当心搏骤停时，动脉压下降，RAP逐渐增加。在某一时刻，血液不再流动，此时循环系统各部分的压力相同，该压力被称为平均循环充盈压（MCFP）。不考虑肺循环时，称其为体循环平均充盈压（Pmsf）。这一压力概念最早由Bayliss和Starling[55]提出，他们发现在循环中一定存在某个点，在心搏骤停时压力不改变。实际上在心搏骤停期间，小静脉（＜1mm）和微静脉压力不会发生明显变化，它们是系统的“枢轴点”[56]。该压力低于毛细血管压力，接近门静脉压力且高于RAP。其解剖位置在不同器官不一定在同一静脉分支水平。这种压力的重要性不在于它的解剖定位，而在于它提供了与心功能无关的血管内充盈状态的定量测量：其值等于Pmsf。

1952年，Guyton[5]通过观察所谓的“静态血压”研究了中心静脉阻力。通过使心室颤动，在动静脉压力达平衡（30~50秒）时测定这一压力。在一些动物他使用滚轴驱动泵将血液从动脉输送到静脉，并在不到20秒的时间内使压力达到平衡。一项37只犬的开胸实验中使用了一种特殊的体外静脉回路以研究血液回流到心脏的渐进性阻力。研究者测量了血流量、动脉压、外周静脉压和RAP，随着血流量逐渐减少到零，动脉压下降，外周静脉压略有上升且接近动脉压。这两个压力的推测值与心室颤动颤后测量的静态血压相关。Guyton描述了几种静态血压值，以及在几种情况下的静脉压上限：

- 5.96mmHg：在正常犬的心室颤动后和血管张力反射出现之前的几秒钟内。
- 17.0mmHg：在发展到库欣反射所能达到的最强的血管收缩之后。
- 心室颤动前立即输注液体后的数值没有上限，取决于液体量和心室颤动前多久输液。

后来，Guyton[57]引入了术语MCFP来指代这种静脉压。提出这个术语是为了区分体循环（不包括肺循环）和整个循环系统，但它实际上与Starling之前描述的概念相同。Guyton意识到MCFP明显受到血管舒缩反射的影响：在心搏骤停后的最初几秒钟内测量的MCFP 仅为心搏骤停后30秒或更长时间测量值的1/2。正常犬的MCFP约为6.3mmHg，而全脊髓麻醉状态下，MCFP则降至5mmHg。通过从最小剂量到最大剂量连续输注肾上腺素来增加血管舒缩张力，可使MCFP最大增加至16mmHg。在大量肾上腺素输注情况下，MCFP仍略有上升，而MAP未再增加。

Guyton[57]还观察到，当给犬输注大量液体时，MCFP立即上升，然后沿着负指数曲线下降，几乎接近基线值。他还测定了血细胞比容的变化，最初他认为只要输注液体量过多，液体就会从循环中主动渗漏，而一旦MCFP接近基线值，这种渗漏就会停止。Prather[58]等人随后设计实验进行了研究：使用500mL全血、6%右旋糖酐溶液或台氏液（译者注：一种平衡盐溶液）使36只犬的血容量迅速增加。台氏液组在80分钟内恢复到正常血容量，而血液和右旋糖酐组在2小时后分别显示有25%和70%的剩余；所有组的MCFP和心输出量在输注后均从2倍增加到3倍，并在90~120分钟内恢复到基线水平。实际上，尽管右旋糖酐组和输血组血容量仍是升高的，但这些指标也恢复了正常。虽然血容量持续升高，但MCFP在2小时内仍恢复正常，因此得出结论：循环发生了明显的应力松弛。据估计，由于应力松弛导致的内在血管体积增加在输血组为13%，在右旋糖酐组为32%。

Guyton[59, 60]还观察到，实际上决定流速的是两点之间的压力差，而非心血管系统任一点的单一压力。鉴于大部分血液都在静脉区域，此时的压力特别有趣。Guyton建议静脉回流（VR）必须由3个参数定义：MCFP、RAP和静脉回流阻力（RVR）。可用数学式表示如下：

$$VR = (MCFP - RAP) / RVR$$

Guyton[61]在绘制了新近死亡犬的静脉回流曲线后提出了以上概念。他用泵代替心脏并通过改变泵的分钟容量（调整Starling 电阻器的高度）来控制RAP。他还通过增加或减少血液总量来控制MCFP。从这些曲线可以看出，对于任何给定的RAP，MCFP越高，静脉回流越多。重要的是等容条件下，RAP越高，静脉回流越少。由于稳定条件下CO和静脉回流相等，因此MCFP对CO的调节起着重要作用。

Guyton得出结论，MCFP是静脉回流的驱动力，RAP是对抗MCFP的阻力，但这个概念仍有争议。Brengelmann[62-64]指出，Guyton的实验是通过控制流量来获得所需的RAP水平的，换句话说，自变量是血流量而非RAP。在他看来，静脉回流曲线真正显示的是流经全身脉管系统的血流与RAP之间的稳态关系。Guyton提出的静脉回流方程遵循Poiseuille 方程结构，该方程结构将压力梯度与通过固定传导段的流量大小联系起来。从逻辑上讲，压力梯度和流量是泵输送的结果，这也是为什么Brengelmann能得出结论，即静脉回流的驱动力与心输出量的驱动力相同，均为泵。Brengelmann质疑了Pmsf或RAP作为独立变量的作用，有其他作者也赞同他的观点[56]。在心血管系统等闭环系统中，除了Pmsf之外，没有任何压力能真正独立于流量。然而，从生理学的角度来看，心脏（泵）控制血流量没有任何意义。恰恰相反，正常的心脏可以很好地满足代谢与氧输送的需求。这就是为什么在这个可能过于简化的模型中，受交感神经系统复杂调节的Pmsf控制着血流的原因。

循环完好的人体PMSF的测量

测量静脉张力的难度在于循环完好的患者Pmsf不易测量。Schipke等人[65]对82例心室颤动患者进行了除颤处理，以测量13秒内的Pmsf。结果并未达到真正的压力平衡，动脉–中心静脉压差为（13.2 ± 6.2）mmHg。

Pinsky[66]在具有完好循环的动物中建立模型来模拟静脉回流曲线，观察间歇正压肺复张期间右心室CO和RAP瞬时变化之间的关系，然后外推出CO为零时的RAP值。计算出的Pmsf与循环停止期间的Pmsf相近。其他研究[67-69]已证实了VR和CVP间的线性关系，并从具有完好循环动物模型中的回归方程得出Pmsf。Maas等[70]应用同样的原理研究了心脏术后机械通气患者进行12秒吸气屏气操作至3个不同的稳态水平对CVP和CO的影响，这两者是在吸气操作的最后3秒通过脉搏轮廓法测量的。这项有趣的研究再次显示了CVP和CO之间的线性关系，重要的是，在循环完好的重症监护患者中，可以对Pmsf值进行估计。显然，该技术仅适用于机械通气下完全镇静的患者。Keller及其同事[71]也使用这种方法来评估被动抬腿（PLR）对静脉回流的影响，他们观察了9例心脏病患者术后在基线、PLR 期间和扩容后（500mL羟乙基淀粉）静脉回流的情况。他们报道的Pmsf基线值为19.7mmHg。而在PLR后Pmsf增加到22mmHg，在扩容后增加至26.9mmHg。尽管PLR和扩容后CO增加，但PLR后静脉回流压力梯度（Pmsf和CVP之间的差值）增加2mmHg，扩容后则增加了5.8mmHg。这便解释了为何在对输液有反应的患者PLR试验并未能全身性地增加患者的心输出量[72]，甚至于给予液体冲击治疗时，Pmsf的增加才是有效测试心脏是否有反应的必要条件。

这种方法的主要问题是吸气屏气动作与Pmsf间可能存在相互作用。胸腔内压力升高会增加RAP和静脉区域的压力。在最近的研究中，Berger等人发现屏气试验会将Pmsf高估平均3mmHg[73]。另一方面，该试验会降低心输出量和动脉压，从而触发主动脉和颈动脉区域的压力感受器反射并产生静脉收缩。

Parkin和Wright[74]描述了一种使用平均动脉压、RAP、心输出量和人体测量数据估算“模拟体循环平均充盈压（Pmsa）”的方法。Pmsa的计算详见其他文献[75]。概括地说，他们使用了一种数学算法，利用患者的数据建立了一个心血管模型。在10例接受连续静脉-静脉血液滤过的急性肾衰竭患者中测试了这种方法的临床有效性[76]。利用电子–机械方法控制输液来使Pmsa达到目标值。尽管这项研究有局限性，但该方法支持将Pmsa作为血管内容量状态的定量参数。该方法用于分析ICU患者在接受液体冲击疗法（5分钟内注射250mL胶体或晶体液）后的血流动力学变化[77]：与预期一样，有反应者和无反应者的Pmsa增加类似，但有趣的是在无反应者中CVP增加更多，中和了Guyton描述的静脉回流压力梯度的变化。

最近，Gupta等人[78]使用Pmsa研究了心脏功率（定义为动脉压和CO的乘积）与Pmsa的比值（CP_{vol}）。CP_{vol}表示根据血管张力校正的心脏性能的测量值。根据作者的研究，在预测液体反应性方面，$CP_{vol}<0.047$具有高敏感性（97%）和相对较低的特异性（57.5%）。

Anderson[79]提出了一种通过快速阻断上肢循环来测Pmsf的无创技术（Pmsf–上肢）。一旦手臂的动脉压力（Pa）和静脉压力（Pv）平衡，测得的压力即为Pmsf。最近对这种技术的精度进行了研究[80]。对20例心脏手术后的患者进行4次重复测量，Pa和Pv在袖带充气60秒后平衡。对于单次测量，系数误差（CE）为5%（±2%），最小显著变化（LSC）为14%（±5%）。将两次测量平均，CE提高到4%（±1%），LSC减少到10%（±4%）。

Maas等人[81]对11例心脏术后患者进行了这3种方法的比较。对Pmsf–上肢和Pmsf之间差异的Bland–Altman分析显示偏差为（−1.0±3.1）mmHg（P=0.06），变异系数（CV）为15%。尽管偏差无统计学意义，但考虑到该研究样本量较小，有可能这一偏差实际上是显著的。Pmsf与Pmsa的偏差为（−6.0±3.1）mmHg（$P<0.001$），CV为17%。这3种方法可用于监测扩容后的变化。

与动物研究报道的值相比，危重患者中观察到的Pmsf值更高，这仍然是研究的热点。Repessé等[82]观察了202例死于重症监护病房患者的Pmsf。在心搏骤停后1分钟测量Pmsf，断开呼吸机然后记录动脉和（或）中心静脉管路中的平衡压力。这被称为“1分钟Pmsf”，其平均值为（12.8±5.6）mmHg。尽管本研究报道的值更接近于先前在动物模型中描述的值，但从方法学上提出了若干问题。本研究未描述死亡原因和死亡过程。危重患者可能突然心搏骤停，也可能历经几分钟至几小时的进行性恶化。至心跳完全停止时，中枢神经系统缺氧可能已稳定下来，去神经过程及其对血管张力的影响可能已经恒定。这一点至关重要，因为如前所述，完整的交感神经系统对确定Pmsf的真实价值至关重要[9,83,84]。考虑到这些局限性，本研究中报道的值可能无法代表Pmsf的真实测量值。相反，它应被看作是对低血管张力和无交感神经活动患者Pmsf的估计。因此，这一研究报道的平均值无法与之前在循环完好的受试者中报道的平均值进行比较[77,80,81]。

应该在床旁监测静脉张力吗？

在临床实践中的应用

尽管静脉张力对维持心血管稳态具有重要意义，但关于这些信息对危重患者管理的影响仍缺乏证据。

Rangapa等人[85]研究了计算机决策支持系统（Navigator™，Applied Physiology，Sidney，Australia）在20例择期心脏术后住院患者中能否提高不同专业水平和经验的ICU医师对血流动力学评估和治疗决策的一致性。研究表明，Pmsa普遍被各类ICU医师低估，该系统可提高决策的一致性。

Sondergaard等人[86]对27例需要目标导向治疗的术后患者进行了一项小型临床预实验，以评估Navigator™系统实现血流动力学目标的效率（测量目标区的时间百分比和距目标中心的平均标准化距离及实现目标的时间[87]），以及系统建议的治疗与临床专家建议之间的一致性水平。目标区域的平均时间百分比在对照组为36.7%，干预组为36.5%，距目标中心的平均标准化距离在对照组为1.5，干预组为1.6（未报道P值）。决策支持建议与麻醉医师的做法间存在高度一致性（84.3%）。作者得出结论，Navigator 系统推荐的治疗方法在实现治疗目标方面与高年资麻醉医师的选择类似。不幸的是，这项研究的效能不足以显示效率指标、液体平衡或血管活性药物方面的差异。此外，有趣的是，两种情况下目标区域的时间百分比都很低。

在一项小型研究中，Yastrebov等人[88]研究了13例健康患者术前Pmsf-上肢与左心室充盈的超声心动图变量，如左心室舒张末期面积、容积和下腔静脉直径之间的关系。在Pmsf-上肢和下腔静脉直径之间仅存在微弱的相关性。

一些有趣的研究表明，通过观察体循环平均充盈压可获得一些有用的信息。目前关于循环休克和血流动力学监测的共识指出，即使对液体治疗有反应的患者也应仔细滴定管理液体输注，尤其是在血管内充盈压升高的情况下[89]。然而液体冲击应能增加Pmsf以刺激心血管系统。否则液体冲击试验就没有效果。在最近的一项临床试验中[90]，80例心脏术后的患者被随机分配到不同剂量的晶体液组（1~4mL/kg），5分钟输注完毕。Pmsf是用动静脉闭塞法测量的，有效剂量定义为Pmsf达到并从基线增加至少14%的剂量。在这项研究中，4mL/kg是有效增加Pmsf的晶体液量，而且还发现不同剂量组之间对液体有反应者的比例存在显著差异：从1mL/kg组的20%到4mL/kg组的65%。

此外，液体冲击试验不仅可用于测试液体反应性，而且如Maas等[91]所发现的那样还可用于评估系统顺应性。鉴于Pmsf是枢轴点的压力，其可能代表对静脉血管顺应性的估计。在这项研究中，报道了15例心脏手术术后患者的全身顺应性约为64mL/mmHg。系统静脉顺应性是确定优先治疗措施的非常有用的信息，液体冲击后的高顺应性可能表明应首先使用血管加压药而不是输注大量液体。另一项研究表明[92]，给予去甲肾上腺素会增加前负荷敏感患者的心输出量。去甲肾上腺素通过降低静脉顺应性或使静脉收缩（减少静脉容量和将非张力容量转为张力容量，图8.2）来增加Pmsf。不幸的是，作者未评估去甲肾上腺素对静脉顺应性的影响。在其他患者中，去甲肾上腺素主要具有收缩动脉血管、增加心脏后负荷的作用。该研究体现了使用血管加压药时监测静脉张力和心输出量的重要性。

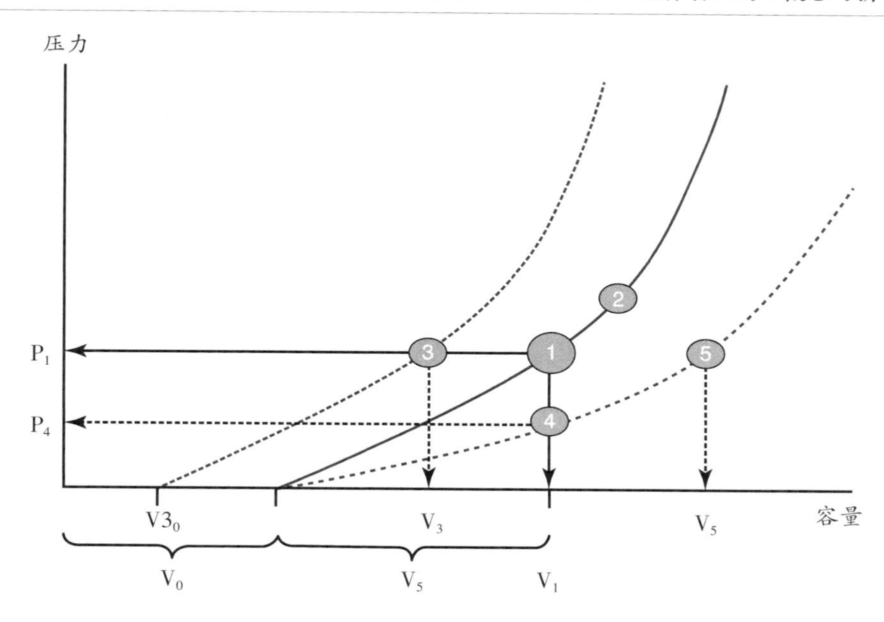

图 8.2　静脉腔内的容积-压力关系。点1代表体循环平均充盈压P_1对应的总血容量。在这一点，0压力下的容量为非张力容量（V_0），总容量（V_1）与V_0之间的差值是张力容量（Vs）。连续的黑线代表基线顺应性。点2表示血管内容量变化引起的压力变化。当从静脉系统中移出部分血液时，点1可向前移动。点3表示在相同压力下，一些非张力容量（$V3_0$）转为张力容量，静脉系统内血液进一步减少（V_3）。然而，系统可以保持压力-容量关系（平行的虚线）。意味着系统容量降少了，但顺应性并未降低。当系统顺应性增加时，由于无法产生相同的压力（P_4），从点1移到点4的总体积是相同的。要返回P_1，必须扩容（V_5），除非顺应性得到纠正。

结论

静脉系统在血流动力学的稳定性中起重要作用。大部分血容量通过交感神经反射在静脉区域内储存和调节，交感神经反射可改变静脉系统的容量。目前可测量体循环平均充盈压力，它是循环内轴点处的压力，该点压力与血流无关。这一压力是静脉回流的驱动压，能影响静脉容量的反射同时也会影响Pmsf。本章介绍了3种在床旁测量循环完好患者Pmsf的方法。该变量可用于评估血管内充盈状态，评估心血管干预措施的效果，并用于临床上解释休克状态的病理生理学。

（邢　东 译　路志红 审校）

参考文献

1. Malbrain ML, Chiumello D, Pelosi P, Bihari D, Innes R, Ranieri VM, et al. Incidence and prognosis of intraabdominal hypertension in a mixed population of critically ill patients: a multiple-center epidemiological study. Crit Care Med. 2005;33(2):315–22.
2. Malbrain ML, Marik PE, Witters I, Cordemans C, Kirkpatrick AW, Roberts DJ, et al. Fluid overload, de-resuscitation, and outcomes in critically ill or injured patients: a systematic review with suggestions for clinical practice. Anaesthesiol. Intensive Ther. 2014;46(5):361–80.
3. McArdle GT, Price G, Lewis A, Hood JM, McKinley A, Blair PH, et al. Positive fluid balance is associated with complications af-

ter elective open infrarenal abdominal aortic aneurysm repair. Eur J Vasc Endovasc Surg. 2007;34(5):522–7.

4. Payen D, de Pont AC, Sakr Y, Spies C, Reinhart K, Vincent JL. A positive fluid balance is associated with a worse outcome in patients with acute renal failure. Crit Care. 2008;12(3):R74.
5. Guyton AC, Satterfield JH, Harris JW. Dynamics of central venous resistance with observations on static blood pressure. Am J Phys. 1952;169(3):691–9.
6. Guyton AC. Textbook of medical physiology. 11th ed. Philadelphia, PA: Elsevier Saunders; 2006.
7. Rothe CF. Reflex control of veins and vascular capacitance. Physiol Rev. 1983;63(4):1281–342.
8. Heymans C. Reflexogenic areas of the cardiovascular system. Perspect Biol Med. 1960;3:409–17.
9. Shoukas AA, Sagawa K. Control of total systemic vascular capacity by the carotid sinus baroreceptor reflex. Circ Res. 1973;33(1):22–33.
10. Hainsworth R, Karim F, Stoker JB. The influence of aortic baroreceptors on venous tone in the perfused hind limb of the dog. J Physiol. 1975;244(2):337–51.
11. Shigemi K, Brunner MJ, Shoukas AA. Alpha- and beta-adrenergic mechanisms in the control of vascular capacitance by the carotid sinus baroreflex system. Am J Phys. 1994;267(1 Pt 2):H201–10.
12. Muller-Ruchholtz ER, Losch HM, Grund E, Lochner W. Effect of alpha adrenergic receptor stimulation on integrated systemic venous bed. Pflugers Arch. 1977;370(3):241–6.
13. Altura BM. Pharmacology of venular smooth muscle: new insights. Microvasc Res. 1978;16(1):91–117.
14. Muller-Ruchholtz ER, Losch HM, Grund E, Lochner W. Effect of beta adrenergic receptor stimulation on integrated systemic venous bed. Pflugers Arch. 1977;370(3):247–51.
15. Green JF. Mechanism of action of isoproterenol on venous return. Am J Phys. 1977;232(2):H152–6.
16. Imai Y, Satoh K, Taira N. Role of the peripheral vasculature in changes in venous return caused by isoproterenol, norepinephrine, and methoxamine in anesthetized dogs. Circ Res. 1978;43(4):553–61.
17. Rutlen DL, Supple EW, Powell WJ Jr. The role of the liver in the adrenergic regulation of blood flow from the splanchnic to the central circulation. Yale J Biol Med. 1979;52(1):99–106.
18. Hainsworth R. Vascular capacitance: its control and importance. Rev Physiol Biochem Pharmacol. 1986;105:101–73.
19. Kahler RL, Goldblatt A, Braunwald E. The effects of acute hypoxia on the systemic venous and arterial systems and on myocardial contractile force. J Clin Invest. 1962;41:1553–63.
20. Price HL. Effects of carbon dioxide on the cardiovascular system. Anesthesiology. 1960;21:652–63.
21. Smith EE, Crowell JW. Influence of hypoxia on mean circulatory pressure and cardiac output. Am J Phys. 1967;212(5):1067–9.
22. Rothe CF, Flanagan AD, Maass-Moreno R. Reflex control of vascular capacitance during hypoxia, hypercapnia, or hypoxic hypercapnia. Can J Physiol Pharmacol. 1990;68(3):384–91.
23. Rothe CF, Stein PM, MacAnespie CL, Gaddis ML. Vascular capacitance responses to severe systemic hypercapnia and hypoxia in dogs. Am J Phys. 1985;249(6 Pt 2):H1061–9.
24. Browse NL, Shepherd JT. Response of veins of canine limb to aortic and carotid chemoreceptor stimulation. Am J Phys. 1966;210(6):1435–41.
25. Calvelo MG, Abboud FM, Ballard DR, Abdel-Sayed W. Reflex vascular responses to stimulation of chemoreceptors with nicotine and cyanide. Activation of adrenergic constriction in muscle and noncholinergic dilatation in

dog's paw. Circ Res. 1970;27(2):259–76.
26. Eckstein JW, Mark AL, Schmid PG, Iizuka T, Wendling MG. Responses of capacitance vessels to physiologic stimuli. Trans Am Clin Climatol Assoc. 1970;81:57–64.
27. Mancia G. Influence of carotid baroreceptors on vascular responses to carotid chemoreceptor stimulation in the dog. Circ Res. 1975;36(2):270–6.
28. Iizuka T, Mark AL, Wendling MG, Schmid PG, Eckstein JW. Differences in responses of saphenous and mesenteric veins to reflex stimuli. Am J Phys. 1970;219(4):1066–70.
29. Pelletier CL, Shepherd JT. Venous responses to stimulation of carotid chemoreceptors by hypoxia and hypercapnia. Am J Phys. 1972;223(1):97–103.
30. Ishikawa N, Ichikawa T, Shigei T. Possible embryogenetical differences of the dog venous system in sensitivity to vasoactive substances. Jpn J Pharmacol. 1980;30(6):807–18.
31. Zimmerman BG, Abboud FM, Eckstein JW. Comparison of the effects of sympathomimetic amines upon venous and total vascular resistance in the foreleg of the dog. J Pharmacol Exp Ther. 1963;139:290–5.
32. Rowell LB. Human Cardiovascular Control, vol. 25. New York: Oxford University Press; 1993. p. 1432.
33. Furness JB, Marshall JM. Correlation of the directly observed responses of mesenteric vessles of the rat to nerve stimulation and noradrenaline with the distribution of adrenergic nerves. J Physiol. 1974;239(1):75–88.
34. Marshall JM. The influence of the sympathetic nervous system on individual vessels of the microcirculation of skeletal muscle of the rat. J Physiol. 1982;332:169–86.
35. Folkow B, Mellander S. Veins and venous tone. Am Heart J. 1964;68:397–408.
36. Rowell LB. Human cardiovascular adjustments to exercise and thermal stress. Physiol Rev. 1974;54(1):75–159.
37. Ninomiya I, Nisimaru N, Irisawa H. Sympathetic nerve activity to the spleen, kidney, and heart in response to baroceptor input. Am J Phys. 1971;221(5):1346–51.
38. Ninomiya I, Irisawa A, Nisimaru N. Nonuniformity of sympathetic nerve activity to the skin and kidney. Am J Phys. 1973;224(2):256–64.
39. Sutter MC. The pharmacology of isolated veins. Br J Pharmacol Chemother. 1965;24:742–51.
40. Mellander S, Nordenfelt I. Comparative effects of dihydroergotamine and noradrenaline on resistance, exchange and capacitance functions in the peripheral circulation. Clin Sci. 1970;39(2):183–201.
41. Appleton CP, Lee RW, Martin GV, Olajos M, Goldman S. Alpha 1- and alpha 2-adrenoceptor stimulation: changes in venous capacitance in intact dogs. Am J Phys. 1986;250(6 Pt 2):H1071–8.
42. Patel P, Bose D, Greenway C. Effects of prazosin and phenoxybenzamine on alpha- and beta-receptor-mediated responses in intestinal resistance and capacitance vessels. J Cardiovasc Pharmacol. 1981;3(5):1050–9.
43. Ruffolo RR Jr. Distribution and function of peripheral alpha-adrenoceptors in the cardiovascular system. Pharmacol Biochem Behav. 1985;22(5):827–33.
44. Shi AG, Ahmad S, Kwan CY, Daniel EE. Characterization of alpha-adrenoceptor subtypes by [3H]prazosin and [3H]rauwolscine binding to canine venous smooth muscle membranes. Can J Physiol Pharmacol. 1989;67(9):1067–73.
45. Hirakawa S, Itoh H, Kotoo Y, Abe C, Endo T, Takada N, et al. The role of alpha and beta adrenergic receptors in constriction and dilation of the systemic capacitance vessels: a study with measurements of the mean circulatory pressure in dogs. Jpn Circ J. 1984;48(7):620–32.
46. Rothe CF, Flanagan AD, Maass-Moreno R. Role of beta-adrenergic agonists in the control

of vascular capacitance. Can J Physiol Pharmacol. 1990;68(5):575–85.
47. Lee RW, Lancaster LD, Buckley D, Goldman S. Peripheral circulatory control of preload-afterload mismatch with angiotensin in dogs. Am J Phys. 1987;253(1 Pt 2):H126–32.
48. Pang CC, Tabrizchi R. The effects of noradrenaline, B-HT 920, methoxamine, angiotensin II and vasopressin on mean circulatory filling pressure in conscious rats. Br J Pharmacol. 1986;89(2):389–94.
49. Martin DS, McNeill JR. Whole body vascular capacitance response to vasopressin is mediated by autonomic function. Am J Phys. 1991;261(2 Pt 2):H493–9.
50. Chien Y, Pegram BL, Kardon MB, Frohlich ED. ANF does not increase total body venous compliance in conscious rats with myocardial infarction. Am J Phys. 1992;262(2 Pt 2):H432–6.
51. Ogilvie RI, Zborowska-Sluis D. Effects of nitroglycerin and nitroprusside on vascular capacitance of anesthetized ganglion-blocked dogs. J Cardiovasc Pharmacol. 1991;18(4):574–80.
52. Ito H, Hirakawa S. Effects of vasodilators on the systemic capacitance vessels, a study with the measurement of the mean circulatory pressure in dogs. Jpn Circ J. 1984;48(4):388–404.
53. Price HL, Deutsch S, Marshall BE, Stephen GW, Behar MG, Neufeld GR. Hemodynamic and metabolic effects of hemorrhage in man, with particular reference to the splanchnic circulation. Circ Res. 1966;18(5):469–74.
54. Hainsworth R, Karim F. Responses of abdominal vascular capacitance in the anaesthetized dog to changes in carotid sinus pressure. J Physiol. 1976;262(3):659–77.
55. Bayliss WM, Starling EH. Observations on venous pressures and their relationship to capillary pressures. J Physiol. 1894;16(3–4):159–31.7.
56. Rothe CF. Mean circulatory filling pressure: its meaning and measurement. J Appl Physiol. 1985;74(2):499–509.
57. Guyton AC, Polizo D, Armstrong GG. Mean circulatory filling pressure measured immediately after cessation of heart pumping. Am J Phys. 1954;179(2):261–7.
58. Prather JW, Taylor AE, Guyton AC. Effect of blood volume, mean circulatory pressure, and stress relaxation on cardiac output. Am J Phys. 1969;216(3):467–72.
59. Guyton AC, Lindsey AW, Kaufmann BN, Abernathy JB. Effect of blood transfusion and hemorrhage on cardiac output and on the venous return curve. Am J Phys. 1958;194(2):263–7.
60. Guyton AC, Lindsey AW, Kaufmann BN. Effect of mean circulatory filling pressure and other peripheral circulatory factors on cardiac output. Am J Phys. 1955;180(3):463–8.
61. Guyton AC. Determination of cardiac output by equating venous return curves with cardiac response curves. Physiol Rev. 1955;35(1):123–9.
62. Brengelmann GL. Letter to the editor: comments on value and determinants of the mean systemic filling pressure in critically ill patients. Am J Physiol Heart Circ Physiol. 2015;309(8):H1370–1.
63. Brengelmann GL. The classical Guyton view that mean systemic pressure, right atrial pressure, and venous resistance govern venous return is/is not correct. J Appl Physiol. 2006;101(5):1532.
64. Brengelmann GL. Counterpoint: the classical Guyton view that mean systemic pressure, right atrial pressure, and venous resistance govern venous return is not correct. J Appl Physiol. 2006;101(5):1525–6. discussion 6–7
65. Schipke JD, Heusch G, Sanii AP, Gams E, Winter J. Static filling pressure in patients during induced ventricular fibrillation. Am J Physiol Heart Circ Physiol. 2003;285(6):H2510–5.
66. Pinsky MR. Instantaneous venous return curves in an intact canine preparation. J Appl Physiol

Respir Environ Exerc Physiol. 1984;56(3):765–71.

67. Versprille A, Jansen JR. Mean systemic filling pressure as a characteristic pressure for venous return. Pflugers Arch. 1985;405(3):226–33.
68. Den Hartog EA, Versprille A, Jansen JR. Systemic filling pressure in intact circulation determined on basis of aortic vs. central venous pressure relationships. Am J Phys. 1994;267(6 Pt 2):H2255–8.
69. Hiesmayr M, Jansen JR, Versprille A. Effects of endotoxin infusion on mean systemic filling pressure and flow resistance to venous return. Pflugers Arch. 1996;431(5):741–7.
70. Maas JJ, Geerts BF, van den Berg PC, Pinsky MR, Jansen JR. Assessment of venous return curve and mean systemic filling pressure in postoperative cardiac surgery patients. Crit Care Med. 2009;37(3):912–8.
71. Keller G, Desebbe O, Benard M, Bouchet JB, Lehot JJ. Bedside assessment of passive leg raising effects on venous return. J Clin Monit Comput. 2011;25(4):257–63.
72. Mahjoub Y, Touzeau J, Airapetian N, Lorne E, Hijazi M, Zogheib E, et al. The passive leg-raising maneuver cannot accurately predict fluid responsiveness in patients with intra-abdominal hypertension. Crit Care Med. 2010;38(9):1824–9.
73. Berger D, Moller PW, Weber A, Bloch A, Bloechlinger S, Haenggi M, et al. Effect of PEEP, blood volume, and inspiratory hold maneuvers on venous return. Am J Physiol Heart Circ Physiol. 2016;311(3):H794–806.
74. Parkin WG, Wright CA. Three dimensional closed loop control of the human circulation. Int J Clin Monit Comput. 1991;8(1):35–42.
75. Parkin WG, Leaning MS. Therapeutic control of the circulation. J Clin Monit Comput. 2008;22(6):391–400.
76. Parkin G, Wright C, Bellomo R, Boyce N. Use of a mean systemic filling pressure analogue during the closed-loop control of fluid replacement in continuous hemodiafiltration. J Crit Care. 1994;9(2):124–33.
77. Cecconi M, Aya HD, Geisen M, Ebm C, Fletcher N, Grounds RM, et al. Changes in the mean systemic filling pressure during a fluid challenge in postsurgical intensive care patients. Intensive Care Med. 2013;39(7):1299–305.
78. Gupta K, Sondergaard S, Parkin G, Leaning M, Aneman A. Applying mean systemic filling pressure to assess the response to fluid boluses in cardiac post-surgical patients. Intensive Care Med. 2015;41(2):265–72.
79. Anderson RM. The gross physiology of the cardiovascular system. 2012th ed. Tucson, AZ: Racquet Press; 1993.
80. Aya HD, Rhodes A, Fletcher N, Grounds RM, Cecconi M. Transient stop-flow arm arterial-venous equilibrium pressure measurement: determination of precision of the technique. J Clin Monit Comput. 2016;30(1):55–61.
81. Maas JJ, Pinsky MR, Geerts BF, de Wilde RB, Jansen JR. Estimation of mean systemic filling pressure in postoperative cardiac surgery patients with three methods. Intensive Care Med. 2012;38(9):1452–60.
82. Repesse X, Charron C, Fink J, Beauchet A, Deleu F, Slama M, et al. Value and determinants of the mean systemic filling pressure in critically ill patients. Am J Physiol Heart Circ Physiol. 2015;309(5):H1003–7.
83. Deschamps A, Magder S. Baroreflex control of regional capacitance and blood flow distribution with or without alpha-adrenergic blockade. Am J Phys. 1992;263(6 Pt 2):H1755–63.
84. Drees JA, Rothe CF. Reflex venoconstriction and capacity vessel pressure-volume relationships in dogs. Circ Res. 1974;34(3):360–73.
85. Rangappa R, Sondergaard S, Aneman A. Improved consistency in interpretation and management of cardiovascular variables by intensive care staff using a computerised

decision-support system. Crit Care Resusc. 2014;16(1):48–53.

86. Sondergaard S, Wall P, Cocks K, Parkin WG, Leaning MS. High concordance between expert anaesthetists' actions and advice of decision support system in achieving oxygen delivery targets in high-risk surgery patients. Br J Anaesth. 2012;108(6):966–72.
87. Smorenberg A, Lust EJ, Beishuizen A, Meijer JH, Verdaasdonk RM, Groeneveld AB. Systolic time intervals vs invasive predictors of fluid responsiveness after coronary artery bypass surgery. Eur J Cardiothorac Surg. 2013;44(5):891–7.
88. Yastrebov K, Aneman A, Slama M, Kokhno V, Luchansky V, Orde S, et al. The stop-flow arm equilibrium pressure in preoperative patients: stressed volume and correlations with echocardiography. Acta Anaesthesiol Scand. 2019;63:594–600.
89. Cecconi M, De Backer D, Antonelli M, Beale R, Bakker J, Hofer C, et al. Consensus on circulatory shock and hemodynamic monitoring. Task force of the European Society of Intensive Care Medicine. Intensive Care Med. 2014;40(12):1795–815.
90. Aya HD, Rhodes A, Chis Ster I, Fletcher N, Grounds RM, Cecconi M. Hemodynamic effect of different doses of fluids for a fluid challenge: a quasi-randomized controlled study. Crit Care Med. 2017;45(2):e161–e8.
91. Maas JJ, Pinsky MR, Aarts LP, Jansen JR. Bedside assessment of total systemic vascular compliance, stressed volume, and cardiac function curves in intensive care unit patients. Anesth Analg. 2012;115(4):880–7.
92. Maas JJ, Pinsky MR, de Wilde RB, de Jonge E, Jansen JR. Cardiac output response to norepinephrine in postoperative cardiac surgery patients: interpretation with venous return and cardiac function curves. Crit Care Med. 2013;41(1):143–50.

第9章　限制性或开放性液体治疗

Thomas E. Woodcock

摘要

虽然由疏忽或处方错误导致的液体缺乏和过量肯定是有害的，但观察和实验并未表明液体治疗是重大手术患者预后的重要决定因素。我们可以采取措施来调节细胞外液量和细胞外液在血管内、外的分布。细胞外液量在手术当天保持1~2L的液体出入量平衡可能是现代微创手术的最佳选择。细胞外液的血管内、外分布有两个相互依赖的细胞外液循环，即血液和间质液循环。血浆容量和间质液容量平衡的决定因素是液体从血液循环到间质液循环的经内皮滤过率（J_v）和淋巴结前淋巴流速（Q_{lymph}）。两者都受麻醉和血管活性药物的影响。通过采取措施来平衡液体出入量、J_v和Q_{lymph}，我们可以最大限度地减少术后水肿（有害的间质液积聚）和优化血管内液体量。

要点

1. 围术期液体治疗管理的是水量平衡和血浆容量与间质液容量比。

2. 液体从血浆到间质液的滤过速率（J_v）是血浆容量与间质液容量动态平衡的主要决定因素。它受麻醉和血管活性药物的影响。

3. 健康人的淋巴结前淋巴流速（Q_{lymph}）与J_v密切匹配，优化血浆容量与间质液容量比的方法是采取措施平衡J_v和Q_{lymph}。

4. 在血容量不足的情况下，当微血管压力较低时，通过传出淋巴管可流出富含蛋白的淋巴液，从而自发性补充血容量，速度约为每分钟1mL。J_v在低血容量时接近于0，因此，复苏液的胶体渗透压对复苏容量的影响很小。

5. 观察和研究表明，胶体溶液对红细胞的稀释效率可达晶体的5倍，而胶体溶液的复苏效率仅为晶体的1.5倍。在复苏后患者胶体导致的贫血和低白蛋白血症目前已被充分证实。

6. 毛细血管“渗漏”（如脓毒症）或不渗漏（如无并发症的围术期病例）之间通常存在错误区分。围术期胶体的使用之所以合理，也是基于这种区分方法。事实上，外伤、手术和脓毒症都与全身性炎性反应有关，没有理由为了合理的液体治疗策略而区分它们。

7. 对非渗透性钠分布的新见解可能解释了“钠悖论”和围术期“缺钠”现象。

8. 虽然低渗溶液对维持禁食患者可能是安全合理的，但精氨酸加压素使围术期患者的肾集合管具有透水性，无法清除游离水负荷。

引言

长期以来，人们认为必须有一种用于创伤和手术的液体治疗最佳方案，以降低并发症发生率和死亡率。液体不足会使患者面临灌注不足的风险，而过多则会导致水肿。Francis Moore是早期对该假设进行科学研究的研究者[1,2]。他在20世纪50和60年代的众多研究表明，创伤和手术应激会导致水钠潴留，因此，限制盐和水的摄入是合理的做法。Tom Shires测量了外科手术后有效细胞外液减少的情况，并将其归因于麻痹性肠梗阻和损伤部位水肿而形成的孤立的细胞外液“第三间隙”[3]。因此，他认为输注大量等渗盐溶液以保持有效的细胞外液量是合理的[4,5]。这些对立的观点使得外科医师和麻醉医师的临床实践出现了两极分化，以至于Moore和Shires于1967年在主要的外科和麻醉杂志上发表了一篇呼吁“液体适度”的文章[6]。

Moore充分认识到，在间质内与血浆中的流体体积之间存在一种稳定的动态平衡。他将这种细胞外液的分配表示为PV∶IF比率。PV∶IF比率在健康人群中约为0.23，意味着“整个细胞外容量的1/5存在于血浆中”。但需要注意的是，Moore强调PV∶IF的概念是为了强调该比值不是一个固定的值，它在出血、自发性血浆回流和静脉输液过程中均会发生变化。

1985年，Twigley和Hillman在其文章中指出，当时的围术期液体治疗策略仍被Shires的第三间隙假说及对肾衰竭和高钾血症的恐惧所支配[7]。他们提出了一种非常简单的解决方案，即应该更多地使用血液和胶体溶液，以保持血容量和肾脏灌注，同时限制晶体输注，避免水肿。他们的“围术期液体管理新方法”被当今许多液体治疗专家在期刊和教科书中多次引用。该方法认为，全身的水分存在于3个静态腔室中：血浆（带有红细胞悬液）、组织间隙和细胞间隙。输注的胶体被不通透的毛细血管壁限制在血浆中，等渗盐溶液通过细胞膜分布到血浆和间质，而游离水可自由进出于3个腔室[8]。但这种方法过于简单，并不能解释临床实践中观察到的情况，因此不能作为合理液体输注策略的基础。在电解质方面，该方法忽略了钠的分布体积接近于全身含水量的事实（钠悖论），错误地使等渗盐溶液成为治疗纯脱水的合适选择[9]。在胶体渗透压方面，该方法与Starling理论不相容。Rodney Levick和Charles Michel在2010年解释了修正的Starling理论的一些临床推论[10]。Michel目前更喜欢稳态Starling理论这一术语。2004年发表的实验证实了这一点，但临床医师和生理学教师在很大程度上忽略了这一点，尽管它是解释许多其他无法解释的临床和实验数据的关键[11,12]。目前教学中常讲授的过滤–再吸收平衡模型在大多数组织的微循环中并不存在。在大多数组织中，组织体液平衡取决于淋巴功能[10]。

作者基于现代心血管生理学提供了一个更好的范例。可称其为修正的Starling方程和糖萼（又称多糖包被）模型（RSE & GM）[13]。这是临床医师的工作范例，解释了之前无法解释的问题：为什么100mL等渗盐溶液与62~76mL人血清白蛋白溶液或63~69mL胶体溶液的疗效相同[14,15]？它解释了为什么在休克疗法中白蛋白单次加量输注并不比输注等渗盐溶液更有效，以及为什么单次加量输注液体可能有害[16,17]。它还可以解释为什么假定血容量不足的危重患者在液体负荷期间血管外肺水可能会增加[18,19]。

在2014年的一项专家意见中，专家组写道："对内皮糖萼的深入了解改变了人们对胶体渗透压在体液平衡中作用的认识。"[20] 自本书第一版以来，稳态Starling理论的临床相关性已获得广泛认可[21]。尽管如此，相对开放性的液体疗法，以及"在危重症早期和围术期液体超负荷致组织水肿是不可避免的"这一观点，仍在对患者造成伤害。在第2版的本章中，作者对支持RSE & GM的证据，以及流体生理学的其他最新进展做了知识更新。

Michel–Weinbaum模型

糖萼模型，也称为连续毛细血管中流体交换的Michel–Weinbaum糖萼连接–断裂模型，是新版生理学的关键。它以建立该模型的Michel命名（本书第2章的作者之一）。大多数毛细血管床的微血管通透性屏障功能类似于单向阀，允许过滤但不允许重吸收（图9.1）。在稳态过滤时，间质蛋白的逆流扩散缓慢，无法提高糖萼下胶体的渗透压π_g，因此，π_g低于总间质胶体渗透压π_i，造成血浆与糖萼下胶体渗透压差与过滤速率相反。当毛细血管压力下

稳态过滤

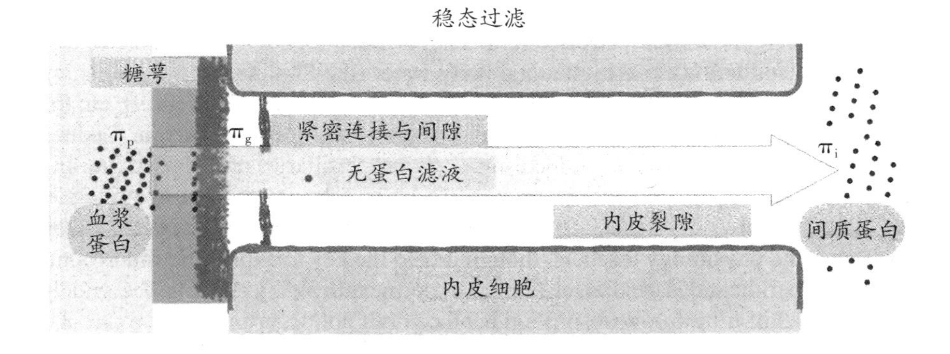

仅短暂重吸收，直到π_g接近于π_p

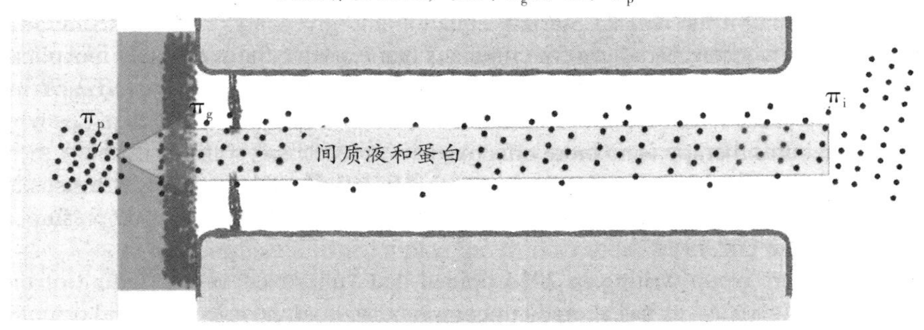

图9.1 过滤（上图）和瞬时重吸收（下图）过程中，溶剂和蛋白质通过内皮间裂隙移动的模式图。过滤过程中，糖萼下的蛋白质浓度（显示为点）非常低，导致糖萼上的胶体渗透压差非常高，这通常会阻碍过滤。（扫封面折口处二维码看彩图）

降到足以开始重吸收时，间质蛋白向糖萼下空间的扩散消除了驱动重吸收的胶体渗透压差，并建立了新的最小过滤稳定状态。值得注意的是，除红细胞外的内皮表层均为双相性，血管内白蛋白分子集中在膜结合的糖萼基质和外表层之间的界面。

修正的Starling方程和糖萼模型（RSE & GM）范例

修正的Starling方程和糖萼模型（RSE & GM）建立在Robert Hahn的临床试验模型基础上。他设计的临床试验表明，快速输注等张盐溶液会引起红细胞稀释，可以用两室容积动力学模型来解释这一变化[22-24]。输注的液体有一个初始的中央分布容积，随后分布到外周或组织容积。液体输注速度直接影响内皮过滤、淋巴回流量和尿量[24]（图9.2）。Hahn报道，胶体溶液单次快速输注对红细胞稀释的影响更大、更久，单室模型即足以描述急性容量不平衡的动力学变化。但这并不是说胶体疗法对经内皮过滤和淋巴流动没有影响。

RSE & GM强调容积动力学。RSE & GM为液体争论提供了若干新的生理学概念，这有助于解释为什么胶体对低血容量复苏几乎没有好处。重要的是，本文仅讲述了临床医师对相关生理学的简要认识。作者在最近的一本教科书中对现代流体生理学做了全面介绍[25]。

微血管系统的异质性

液体治疗的讲授中经常忽视毛细血管和小静脉的异质性。人体微血管系统由4种截然不同的毛细血管组成，必须了解其独特的功能：

- 总重1.5kg的肝脏，每克组织需要的心输出量大约为1mL/min。与脾和骨髓一样，它也有“窦状”毛细血管，这些毛细血管的糖萼层不完整，可以让更大的分子自由渗透，使血浆容量转为这些组织的间质液。大约50%流入胸导管的淋巴液是由此产生的。在复苏的感染性休克患者中，多达50%的心输出量会进入这个渗漏的微循环。

- 高度特化的肾小球毛细血管是连续的，但具有开放的出口，可将液体过滤到肾小管［肾小球滤过率（GFR）］。它们在高毛细血管压力下工作，从不吸收液体。

- 隔膜有孔毛细血管在较低的毛细血管压力下工作，并在需要时专门从间质吸收液体到血浆。它们存在于肠道黏膜、内分泌腺、淋巴结和肾小管周围毛细血管等负责吸收的组织中。

- 全身毛细血管和肺毛细血管的数量最多，是非窦状、无孔毛细血管，其特征是连续的内皮表层，可有节制地通过内皮细胞间的连接间隙过滤液体到组织间质，包括结缔组织、肺实质和大脑。内皮表层现在被认为具有双相性。膜结合的糖萼分子促成了以长链透明质酸为特征的流动性更好的外部区域。Michel-Weinbaum糖萼连接-断裂模型提出，这种毛细血管中的有效孔径（小或大）是糖萼基质纤维之间空间的函数，而流体交换面积是相邻内皮细胞间裂隙状连接断裂长度的函数。在脑和脊髓的毛细血管中，内皮细胞膜之间被紧密连接封闭，从而导致有效孔径非常小，仅为1nm。其完整性因相邻间质的周细胞（小胶质细胞）的存在而进一步加强。因此，血脑屏障只能渗透最小的非脂溶性分子。肌肉、结缔组织和肺的无孔毛细血管有闭锁的黄斑，与细胞间隙疏松连接，有

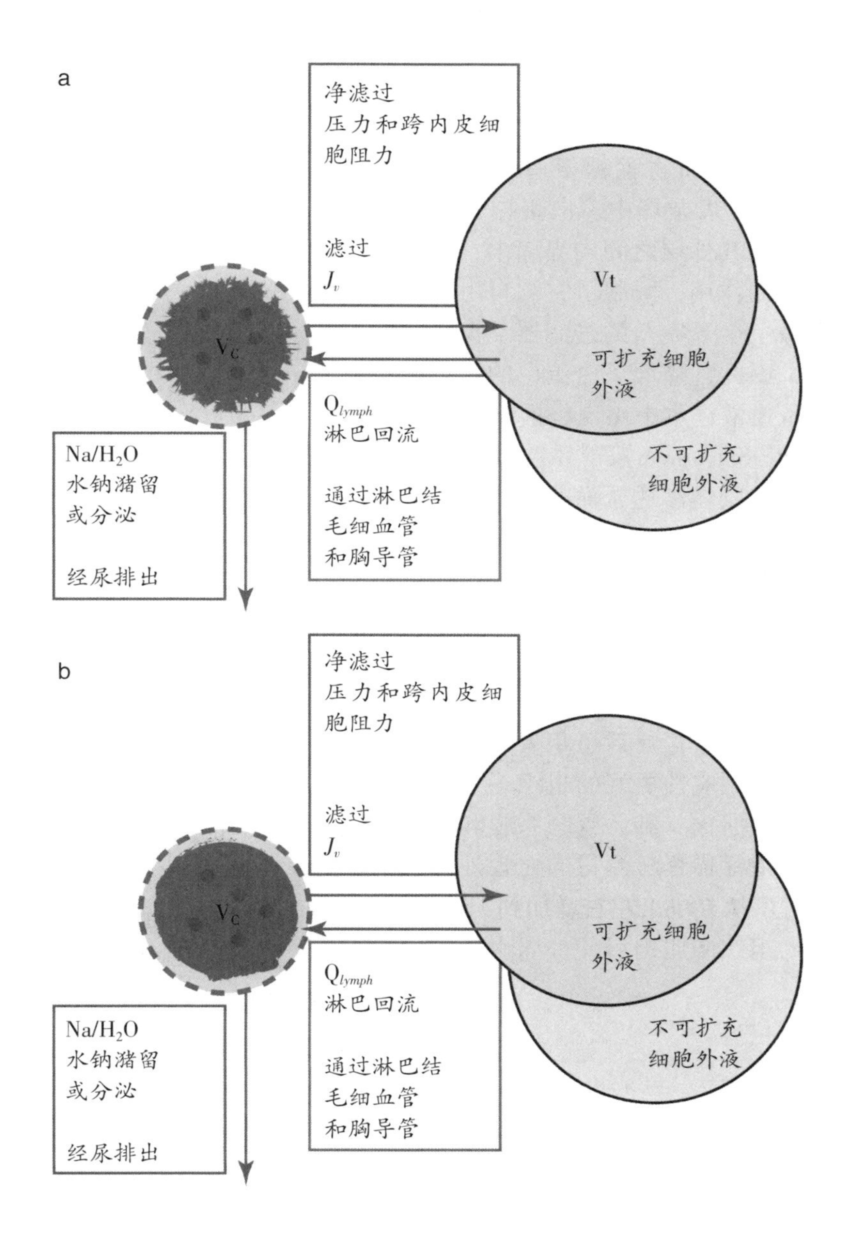

图 9.2　细胞外液分布的动力学。黄色表示中央与组织容积的凝胶相，粉色表示中央容积的自由流动的血浆。红色圆盘表示红细胞容积。（a）显示了健康的血管内凝胶相（内皮糖萼和外表面层）。（b）注意内皮糖萼层的脱水或碎裂是如何导致红细胞稀释的。当由胶体输注引起时，这种稀释性贫血经常被误以为能证明胶体更好地扩充了血浆容量。（扫封面折口处二维码看彩图）

效孔径可达5nm，使其可渗透肌红蛋白等大分子。

目前认为，这些毛细血管的内皮表层易于被压缩，从而将葡糖氨基葡聚糖（GAG）释放到血浆循环中。白蛋白分子被保留在糖萼与其外层之间的界面上，部分是由于静电的作用，限制了它们自由通过糖萼，就像一个不完全的过滤器。炎症破坏了糖萼，因此，降低了白蛋白的反射系数σ，导致血液样本中出现包括GAG在内的糖萼成分。Staverman反射系数σ这一指数代表了有效胶体渗透压而非实测的胶体渗透压对跨内皮溶剂滤过（J_v）的影响。因此，σ下降则胶体渗透压与J_v的对抗作用也减小，并使静水压滤过驱动器自然发挥作用。然而，即使σ接近于0，由基底膜和细胞外基质凝胶引起的液体滤过阻力仍然很大。外伤和脓毒症后可积聚大量间质液的组织（即顺应性更好的组织）是松散的结缔组织、肌肉、肺、胃肠系膜和黏膜。例如，双指标稀释法测得的血管外肺水在肺水肿时可从500mL左右增加到2.5L，而松散的结缔组织和肌肉可使外周水肿扩增更多。

Hahn容积动力学

Robert Hahn对快速输注的静脉液体的容积动力学进行了一系列实验，测量了动脉或静脉血液的血红蛋白浓度，并分别模拟了代表血管内和血管外液体容积的中央和组织容积。实验发现，外周容积为6~8L，小于解剖间质容积。由于容积动力学仅测量可扩张的容积，不包括受刚性结构限制的空间，例如，骨骼（脑、骨髓）或纤维囊（肝、脾、肾）（图9.1）。这在一定程度上解释了为什么等渗盐溶液是比我们想象的更有效的血容量扩容剂。在全身性毛细血管渗漏综合征中，大量液体进入四肢软组织，从而可能导致筋膜室综合征。

3种血管内液体容量

根据RSE & GM范式，存在3种血管内液体容量。众所周知的前两种是血浆容量和红细胞容量，其共同构成循环血量。第3种是由内皮表层所占据的非循环血管内容量，其中包括形成纤维基质支架的膜结合糖萼分子。脆弱的内皮表层平均厚约2μm，在机体健康状况下可占1.5L血管内容量。由于它不包括红细胞，其厚度（和体积）的急剧减少将增加红细胞的可用容积，导致血细胞比容减少。当糖萼变薄时，GAG通常脱落到循环中。

这一新范式的一个关键概念是，等渗血浆代用品单次快速输注后，其中央分布容积约等于自由流动血浆，而等渗盐溶液单次快速输注后，其中央分布容积则包括血管内凝胶相，近似于整个血管内容量，并且可能近似于窦状组织的组织间隙容积。这一概念得到了临床报道的一致支持，即使用等渗血浆代用品进行充分复苏，比使用晶体进行充分复苏所需的容积略小，但代价是血细胞会被严重稀释。血浆和血浆替代品输注引起的贫血仍被广泛误解为胶体是“更好的扩容剂”。在接受麻醉的志愿者中，晶体与胶体引起贫血和低蛋白血症的体积效应比约为4∶1或5∶1。用慕尼黑研究人员具有误导性的话来说，就是“乳酸林格液的血容量效应＜20%”[26]。然而，在脓毒症患者、非脓毒症重症监护患者和接受目标导向液体治疗的外科患者中，晶体与胶体用于纠正血容量不足的体积效应比仅为1.5∶1。Jacob等的数据[26]表明，以3倍于采血速率的晶体输注可完美地保持血流动力学的稳定；换句话说，可以得出结论，出于维持血流动力学稳定的目的，“乳酸林格液的血容量效应>33%”。将红细胞或白蛋白稀释数据认定为复苏有效的指征是错误的。

生物物理渗透疗法导致血液稀释

众所周知，出血或抽血后的血浆容量代偿速度约为1mL/min，且该过程可在不降低血浆蛋白浓度的情况下实现。这种自我复苏的液体大部分来自有泵功能的肠系膜淋巴管和胸导管，称为“淋巴系统对休克恢复的重要性”[27-30]。

为了研究水肿液是否可以从组织转移到血液中，并作为尿液排出体外，Karolinska研究所的研究人员最近调查了15名健康志愿者在血浆胶体渗透压急剧增加后的血液稀释情况。他们通过输注高渗人血清白蛋白溶液将血浆胶体渗透压和血浆白蛋白浓度分别提高约8%和16%后，发现红细胞的分布容积瞬时增加了约16%。输注后20分钟内达到最大限度，但在随后的4小时内血液稀释程度即减半[31]。危重患者高渗人血清白蛋白溶液输注后的红细胞稀释也被解读为反映了液体从血管外到血管内的渗透吸收情况，但如果没有整体血容量的指标信息，如右旋糖酐40等，这样的结论是不合理的。循环血浆胶体渗透压急剧增加意味着打破机体内环境稳态，机体首先从与糖萼和肝脏间质液相关的血容量的非循环凝胶相中吸取水分，以促进新平衡的达成。随后的稳态更为重要，但往往被忽视。

经典的Starling理论提出在毛细血管的小动脉部分过滤和小静脉末端重吸收，这一法则已提出一个世纪，它所造成的根深蒂固的直观印象使人们很难接受更为复杂的现实，也很难领会RSE & GM的影响。除隔膜有孔毛细血管在正常毛细血管压力下吸收溶质外，其他时候，即使在降低的毛细血管压力下，也不会发生从间质到血浆的液体重吸收。其机制是Michel-Weinbaum糖萼连接-断裂模型，根据这一模型，即使在静水跨内皮压差ΔP较低时，也能保持尽量低的滤过状态。静脉注射胶体的方法不能促进其吸收，也不能帮助预防或治疗间质水肿。

*J*曲线和*J*点

根据Michel-Weinbaum糖萼连接-断裂模型，基于稳态Starling理论的跨内皮溶剂过滤速率J_v与毛细血管压力的关系图表明，随着毛细血管压力的升高，J_v保持接近于0的水平，直到滤液通过内皮间通道的对流足够使糖萼保护区域下的胶体渗透压π_g接近于0。跨内皮胶体渗透压差$\Delta\pi$随即达到最大，并且ΔP的进一步增加将使ΔP和已固定的$\Delta\pi$之间的差值增大，导致J_v急剧上升。从而在曲线上出现一个拐点，使曲线呈现*J*形（图9.3）。该拐点称为*J*点[13]。Charles Michel将这条曲线描述为曲棍球棒曲线。

控制毛细血管压力

炎症的主要后果之一是使间质压力下降，因为整合素会改变结构性胶原纤维的构象和水合。J_v随之增加，细胞外液开始从血管内转移到血管外。毛细血管前血管扩张使毛细血管压力增加，从而进一步增

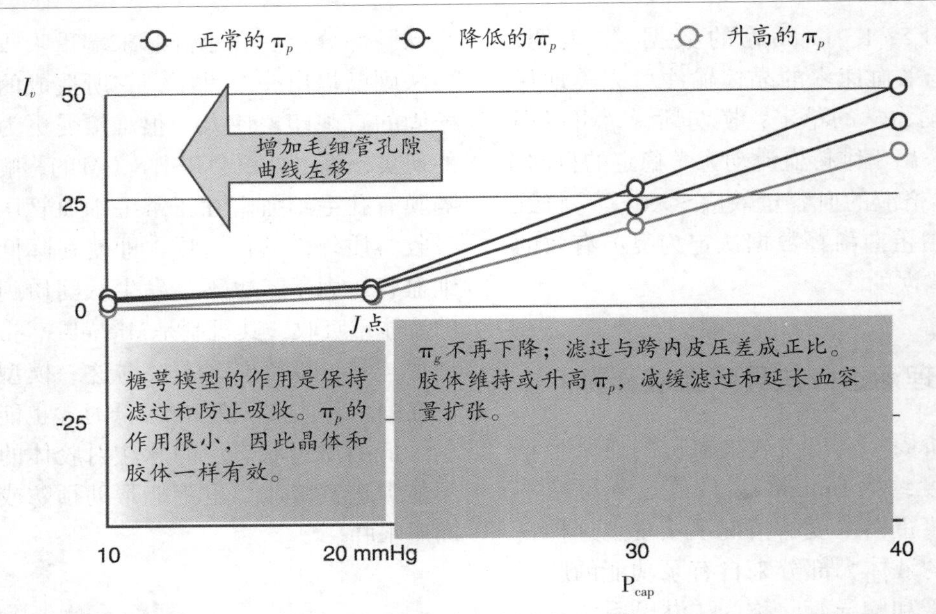

图 9.3 J曲线。跨内皮溶剂滤过速率J_v与毛细血管压力P_{cap}的关系图。健康状态下，毛细血管压力在J点附近调节。提高血浆胶体渗透压π_p只会在毛细血管压力高于正常值（心力衰竭或液体超负荷），且糖萼下胶体渗透压π_g接近于0时，增加经内皮胶体渗透压差$\Delta\pi$。在J点附近或以下（健康和血容量不足）的情况下，J_v较低，基本上不受π_p的影响。（扫封面折口处二维码看彩图）

加J_v。如果血流动力学反射正常，则通过增加心输出量（毛细血管复张）维持血压，这是在全身炎症早期J_v增加的另一因素。

对毛细血管压力的关注使得我们可以从新的角度去看待低剂量小动脉缩血管药物在麻醉和ICU实践中的作用。通常升压药治疗的目标是在充分复苏血管内容量和每搏量后维持足够的动脉收缩压，从而能够限制液体的量。就RSE & GM而言，小动脉收缩药物预计会提高动脉舒张压，但降低毛细血管压力，从而降低J_v，在血管内保持更多的细胞外容量。现在认为α_1激动剂可能作为抗水肿策略之一。该类药物甚至被发现可增加尿量，但作者认为并不能称之为利尿效应。需要注意，在脓毒症或麻醉等血管扩张的情况下[32]，毛细血管充盈压接近于动脉舒张压。在围术期需要更多地关注舒张压[33,34]。

因为担心毛细血管高压有害，所以我们对于用快速推注来增加舒张压持谨慎态度。RSE & GM预测快速输血期间毛细血管压力会暂时升高，这将导致J_v过度升高，降低所有复苏液的血管内扩容效果。输注速度较慢时毛细血管压力峰值较低，最大限度地减少超滤并提高血容量的复苏成功率。Robert Hahn在人体证实了这一预测，但他将这种现象归因于间隙内基质的黏弹性。如果以较低的速度输注液体，可避免水肿且更好地维持中心液体量。

通过RSE & GM范式来关注毛细血管压力表明需要了解对液体流动的跨内皮细胞阻力（在Starling方程中表示为其倒数，即导水率L_p）。在血浆和淋巴之间的液体和溶质电流中，糖萼是第一个也是主要的纤维基质电阻带。基底膜和细胞外基质是系列电阻带中的第2和第3个。

基底膜是细胞外基质的特殊部分，厚度为60~100nm，由Ⅳ型胶原和层粘连蛋白组成，与细胞膜紧密贴合。胶原基质被认为是细胞外液的特殊状态，它提供了一个可交换的钠储存库（约400mmol/L，相比之下一般间质液内约为145mmol/L）[35,36]。Bhave和Neilson提出短期钠储存和间隙容积稳态可能与瞬态或不平衡现象有关，例如，血压下降、快速肺水肿、快速失血、烧伤和脓毒症[37]。这可能是使高渗钠复苏有效而不出现水肿或高钠血症的一种解释。

胶原纤维也出现在细胞间隙内，其上排列着糖蛋白，如纤连蛋白和蛋白聚糖（具有GAG 侧链的蛋白质分子），并含有游离GAG。Toll样受体存在于细胞外基质中，被认为在全身性炎性反应和呼吸机诱导的肺损伤早期发展中起关键作用。整合素及其受体通过细胞外基质调节细胞运动，它们可通过使胶原蛋白构象变化，从而使GAG水合来调节间隙压力。在炎症条件下会发生间隙压力的急剧下降，增加ΔP，从而使J_v增加多达20倍，而与毛细血管"渗漏"的其他原因无关。将糖萼压缩并释放GAG到循环血浆中的变化与跨内皮蛋白流量增加有关，但糖萼的压缩和孔隙率增加可能是两个分开的过程，两者的关联可能不全是因果关系。尽管输注的大分子不容易渗透完整的内皮糖萼层，但它们很容易进入骨髓、脾脏和肝脏中的窦状毛细血管间质液，与间隙大分子平衡并通过淋巴管返回静脉系统。进入窦状组织的心输出量比率的增加将增加整体J_v和白蛋白的经毛细血管逃逸率。

理解"毛细血管渗漏"

麻醉和ICU的许多临床挑战都归因于我们通常所说的"毛细血管渗漏"。推而广之，即使专家也可能只记得反射系数，而很少有人能进一步详细说明。我们被告知的Starling方程，实际上是在其去世后多年被提出的。这一最常被引用的方程解释了跨内皮细胞的溶剂滤过速率J_v，反映的是半透性微循环中的净静水压力差和净胶体渗透压差。反射系数将实际$\Delta\pi$修正为有效$\Delta\pi$。组胺和其同类药物可增加细胞间连接断裂的长度和数量，特别是在毛细血管和小静脉的远端。因此，每个毛细血管内过滤的表面积和导水率L_P增加，同时J_v升高。需注意的是，在某些版本关于J_v的Starling方程中，表面积与导水率的乘积被称为滤过系数K_{fc}。

与理解病理生理学同样重要的是解释跨内皮溶质转移速率J_s的方程，其为经内皮滤液所携带的溶质质量（对流）与独立于流动而渗透微循环的溶质质量（扩散）之和。在临床中需要重视的溶质是白蛋白。研究人员在病理情况下测量白蛋白或其他标记分子的J_s时，通常假设J_v会随着J_s增加并导致水肿。在J_s方程中，如果内皮仅作为一个简单的半透膜分隔静态流体空间的话，则渗透率可作为白蛋白在毛细血管中扩散程度的指标。但事实并非如此。白蛋白通过一种称为gp60或PV-1的膜相关蛋白，被连续的毛细血管积极转运后成为小窝蛋白。小窝蛋白缺乏将影响正常的生理功能。白蛋白和其他有自身运输系统的蛋白质向间质转移的速度将表现为大孔数量的变化。质膜的囊泡携带一些水和白蛋白，但内皮间通路是主要的对流通道。连接断裂处的纤维基质变薄处也会表现得更像大孔通道。

Curry和Adamson回顾了健康和病理状态中血管通透性调节的文献[38]。文献证实鞘氨醇磷酸酯在红细胞中合成，并通过白蛋白转运到内皮细胞。它调节：

- 黏附连接。
- 紧密连接的连续性。
- 糖萼成分的合成和降解。

基线通透性由Rap1和Rac1的小GTP酶维持，这两种酶依赖于鞘氨醇磷酸酯的供应。炎症刺激会降低Rac1和Rap1的活性，因此，增强鞘氨醇磷酸酯传递能够缓冲炎症损伤。这表明维持红细胞和内源性白蛋白向血管内皮的输送很重要，并且提示我们应关注导致贫血和低白蛋白血症的血浆代用品的使用。

组织液循环到淋巴管并返回血管内空间

RSE & GM认识到，微血管系统不是一个将细胞外液循环的血管和间质分隔开的被动生物-物理屏障。集合（传入）淋巴管具有与小静脉相当的屏障特性，其毛细血管为横膈膜开孔，并能够吸收液体将过滤后的组织液运送到淋巴结。到达淋巴结的液体多达50%被重吸收，因此，传出淋巴管内淋巴液的蛋白质浓度较高，并被泵送到胸导管。大部分淋巴液通过胸导管重新进入静脉系统，如胸导管阻塞，淋巴液也可通过其他淋巴-静脉侧支循环回流。淋巴结的射频消融易导致水肿，这也明确证明淋巴结外的无孔毛细血管不能有效吸收组织液。淋巴管的收缩可因α-肾上腺素能药物增强，也可被炎症介质和阿片类药物抑制。值得一提的是，25%的心输出量进入肝脏、脾脏和骨髓的不连续毛细血管循环，这里白蛋白和其他大分子的σ值非常低，胸导管中超过50%的高蛋白淋巴来自肝脏。在复苏的高动力学脓毒症患者中，流向肝脏的血液比率高达50%，因此，高分子量的分子很容易从血液中流失。

钠缺失

人们普遍认为，醛固酮影响下的Na^+重吸收发生在远曲小管并维持细胞外液量和渗透压。过量的Na^+摄入会增加细胞外液体积，从而产生不良后果。围术期患者的液体和电解质平衡研究显示情况其实相当复杂。Na^+在体内的分布容积远大于细胞外液的体积。手术患者经常会有大量的Na^+摄入，但没有相关的水潴留（水肿），这是从渗透平衡可以预料到的结果，称为“钠缺失”。这种非渗透性的Na^+以透明质酸钠的形式储存于间质，特别是皮肤和结缔组织间质的凝胶相中。因此，非渗透性Na^+与渗透性Na^+处于平衡状态，当Na^+平衡波动时，非渗透性Na^+在调节细胞外液体积方面具有生理效应。此外，长期高钠负荷导致间质淋巴通道密度增加，间质淋巴通道是Na^+储存和循环的活跃场所。通常认为过量的Na^+输注会不可避免地导致水肿，但在1986年首次在外科患者中观察到多余Na^+的非离子性非水肿储存[39]。这种Na^+储存的临床重要性正日益凸显。

细胞内液容量的调节独立于全身水分

一个平行现象是，细胞内液容量的维持超出了身体水分的渗透范围。Hessels及其同事在一项队列研究中观察了重症监护病房接受4天常规静脉输液治疗的术后患者，发现其钠和总液体量明显升高，但无电解质水和K^+则呈负平衡。在一项比较以4mmol/L和4.5mmol/L为目标补钾的子研究中，研究者发现，4.5mmol/L组患者所有过量的K^+都经肾脏排泄了。他们将这些观察结果合理地解释为临床中过量的液体导致间隙扩张（细胞外水肿），而细胞内容量（K^+是主要的渗透阳离子）被调节至接近正常健康状态。他们推测，当无电解质水输注体积增加时，细胞溶质能够清除替代性渗透物质，而当高渗盐水输注减少细胞体积时产生替代渗透物质。因此，面对不断变化的体内水分张力，细胞内容量得以保持[40,41]。

修正的Twigley–Hillman图

Twigley–Hillman图将全身水分表示为分布于被两个屏障隔开的3个静态腔室中[7,8]。作者提供了一种改良的细胞外液两室容积动力学模型，希望有助于制订合理的液体输注方法。第3个腔室（细胞内液）的体积在细胞外液体积的波动下保持恒定[40,41]。作者建议对全身水分分布的Twigley–Hillman图进行修正。从左到右分别代表：

• 血浆。自由流动的血管内血浆容量。通常约占血管内液总量的75%，约为3L。

• 约2L的红细胞容量（细胞内液）未在此图表中单独显示。

• 内皮表层（ESL）。循环的红细胞被内皮表面最外层的多孔凝胶相排斥，而膜结合糖萼的内部纤维基质则起到排除较大分子（包括白蛋白）的小孔功能。这一阶段不可能给出精确的量，但健康状态下约为1L。

• 区分了三相间隙的水相和凝胶流体相。在健康状态下，水相可能只有1%，但水肿时会大幅度增加。第三相是结构性的，主要是Ⅰ型胶原纤维，它可能引导间隙内的溶剂和溶质流。透明质酸钠是凝胶相中钠离子的非渗透性缓冲成分。此外不包括白蛋白。

• 淋巴是进入淋巴管系统的水性间质液。

• 细胞内液。

修正后的全身水分分隔Twigley–Hillman图（图9.4）重点强调了细胞外液（ECF）循环（蓝色箭头），它在大多数时间存在于大多数组织中。血管内空间通常包含约5L血液和1L内皮表层，不包括循环红细胞。血管内细胞外液为自由流动的水相（血浆相）和凝胶相（ESL相）。ESL含有由内皮细胞表面产生的糖萼纤维基质分子。三相间质空间包含结构性胶原纤维相和大约14L的液体；水相；凝胶相，其中的糖胺聚糖，如透明质酸，具有在不提高组织渗透性的情况下储存钠和淋巴液的能力。细胞内液（ICF）量通常约为23L，对ECF渗透性的急剧变化很敏感。然而，细胞容量调节机制的存在使细胞内液量得以保持稳定，并使受试者能耐受慢性低渗。

水和溶质穿过上皮屏障进出机体，这里用棕色椭圆体表示。在临床实践中，我们可将液体直接注入，或从自由流动的血浆中滤过出血液中的水分。

在窦状组织（肝脏、脾脏和骨髓）中，ESL是不连续的，内皮上有窗（孔），无法通过红细胞，但允许白蛋白进入组织间隙，因此，没有跨内皮的胶体渗透压差来阻止滤过。

在非窦状组织中，连续的ESL对白蛋白几乎不通透，因此，与血浆或一般间质液相比，直接亚糖萼空间（受保护区域）中的滤过液体具有非常低的胶体渗透压。因此，反滤过的跨内皮胶体渗透压差很高。

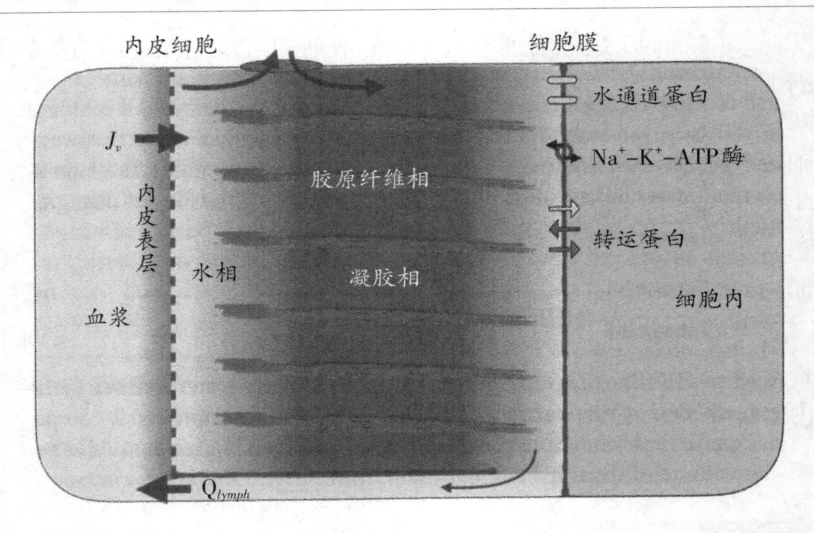

图 9.4 修订的Twigley-Hillman图。J_v是经内皮溶剂滤过率，在稳态时由溶剂 Q_{lymph} 通过淋巴结内的毛细血管吸收和淋巴回流来平衡。（扫封面折口处二维码看彩图）

Michel和Weinbaum做出了正确的假设，即如果非窦性毛细血管和微静脉的跨内皮水运动因静水压差的突然下降而暂时逆转，间质白蛋白会迅速进入受保护区域，从而减少跨内皮胶体渗透压差。因此，净水运动迅速恢复到稳态滤过。这就是Michel-Weinbaum无重吸收规则。

水从传入淋巴吸收进入淋巴结毛细血管和小静脉。因此，传出淋巴具有较高的蛋白质和脂质含量，并通过胸导管返回中央静脉。富含蛋白质的传出淋巴进入循环血容量是人类对出血性休克的一个重要代偿反应。

非稳态吸收规则的例外：皮下溶解

1896年，Ernest Starling对小型犬（体重通常为6~12kg）进行了实验，他将1%氯化钠溶液注入后腿的结缔组织，并观察到这些液体被毛细血管吸收入血[42]。他写道：

> 这些测量的重要性在于，尽管血浆蛋白质的渗透压极低，但其重要性与毛细血管压力相当；毛细血管压力决定渗出量，而血清蛋白的渗透压决定吸收量。

这一理论在本科医学教育和研究生重症医学教学中仍然是重点，但Starling本人也提出了一些应注意的点。首先，他意识到这种影响是短暂的，会引起一种无吸收的稳定状态：

> 随着毛细血管压力的降低，血管外液中的盐溶液会被渗透吸收，直到其富含蛋白质；其（蛋白质）渗透压与血管内血浆的渗透压之差等于减少的毛细血管压力。

其次，他意识到他用外源性盐水观察到的效果可能不适用于他所谓的水肿液重吸收：

> 与血浆等渗的盐溶液可被血管直接吸收。这种说法可能适用于含有少量蛋

白质的水肿液。

一个世纪以来，Starling对其实验的解释中我们能发现的唯一错误是，他没有意识到间质蛋白质浓度是由溶质流入速率J_S与液体流入速率J_v的比动态决定的。他的实验设计将生理学上的反向“血管外稀释”关系或者说将π_i和J_v解耦联，创造了一种例外的情况，从那时起就误导了胶体渗透压的治疗。

时至今日，皮下注射被认为对于等渗溶液和某些药物的给药是安全有效的。事实上，其并发症发生率低于静脉给药。皮下输注已广泛用于小型动物的医疗实践，但对于成年人仅推荐2L/d的输注量，尽管这样也足以进行暂停肠内营养和补水时所谓的“维持”疗法。透明质酸酶是一种增加液体和药物吸收面积的酶，将其添加在液体中可增加吸收率。使用静脉输液的液体进行皮下输注所产生的电解质或渗透压与同等输注速率的静脉输注相同。动物试验表明，与静脉吸收相比，头孢菌素和克林霉素的皮下吸收无明显差异。针对人体放射性同位素示踪剂的研究表明，皮下输注终止后1小时内，示踪剂可完全从皮下组织清除[43]。

回想一下，被糖萼滤过的液体几乎不含蛋白质，并在内皮间隙出口处形成了一个低胶体渗透压区域。一旦滤过减慢，组织蛋白几乎立即扩散到间隙提高胶体渗透压，减小胶体渗透压差从而保持低滤过率。在注射不含蛋白质的等渗盐溶液的情况下，相邻间隙出口处的低胶体渗透压区域相对较大，没有蛋白质可供扩散到间隙。因此盐溶液可被吸收，直到注射的溶液容量减小，组织蛋白可再次进入间隙，最终恢复低渗透的正常平衡。

“无稳态吸收”规则的例外：局部上皮运输的影响

当然，在某些情况下，液体从间质吸收到血浆是至关重要的。

- 肾皮质的肾小管周毛细血管和肾髓质的升直血管升支处于持续吸收肾小管上皮分泌的间质液的状态。
- 肾集合管向髓质间质供应不含蛋白质的溶剂和溶质，以保持胶体渗透压足够低，使髓质毛细血管持续吸收液体。对流的溶剂流动甚至将间质白蛋白分子运送回肾静脉。肾髓质内无淋巴管分布。
- 当肠道吸收肠内水分时，黏膜上皮分泌水分进入间质，供黏膜毛细血管吸收。
- 在淋巴结处，低蛋白浓度的结前淋巴液不断地补充到组织间液中。
- 在血脑屏障，血管周围的周细胞（星形胶质细胞）的水通道蛋白4将水输送到内皮的近腔侧。同时，脑脊液被淋巴系统输送到星形胶质细胞足突的水通道蛋白4通道，以便其进入大脑间质液。

在以上每种情况下，由邻近上皮分泌的低蛋白浓度液体对间质液进行更新，解除了π_i和J_v之间的逆“血管外稀释”关系，并阻止π_i接近π_p。支持间质液吸收到血浆的胶体渗透压差得以维持。

“无稳态吸收”规则的例外情况：窦状组织的不连续毛细血管

在窦周隙（肝型间质间隙）中，几乎没有静水压差或胶体渗透压差施加于有孔的内皮细胞。它与血管内空间自由连接，因此溶剂和溶质可以在双向自由地通过。事实上，如果淋巴系统的目的是将间质蛋白和大分子从肠道循环到血浆，人们可能会质疑肝脏是否需要淋巴系统。长期以来，人们一直认为注入骨髓的液体可以很快与血浆量达到平衡，而无须经过淋巴管。

围术期液体治疗研究的科学方法

在第1版的本章内容中，作者提到，伟大的哲学家路德维希·维特根斯坦对1943年用于研究休克的科学方法非常不满[44,45]。科学方法始于对事物的观察。合理的液体治疗要求我们了解那些并非最优化的液体治疗对手术并发症的影响。不理想的液体治疗（不包括疏忽导致的治疗失败或故意过量）引起的并发症是否直接导致手术死亡率上升？医疗转归和政策中心的Ghaferi等在多个手术患者人群中观察到，死亡率极低和死亡率极高的医院之间的并发症发生率大致相似[46]。根据收集的信息，他们进行了科学研究的第二步：提出假设。他们的假设是，医院内较高的手术死亡率主要是由于机构未能抢救出现并发症的患者而造成的。科学方法的第三步，是在可重复的受控试验中检验该假设，但这里存在明显的伦理困难。液体疗法研究人员必须关注并发症的发生率而非死亡率，因为它们更常见，并可能会导致死亡、增加医疗成本。研究人员设计了方案A与方案B的随机对照试验（RCT），但它们的可重复性较低。第四步，对试验数据的分析，通常无法得出无可争议的结论，基本假设也很少受到质疑。最后一步是复现能验证假设的试验。

术后并发症的分类于1992年首次发布，经过了严格的重新评估、修改和重新测试，以提高其在外科人群的准确性和可接受性。新的Clavien-Dindo分类法在6336例接受择期普外科手术[47]的患者中得到了前瞻性验证，作为记录术后并发症及其严重程度的系统获得了广泛接受[48]。最近在荷兰和丹麦的6个临床中心进行的一项临床试验发现，在接受择期结直肠手术和一期吻合术的患者中，最常见的不良事件是术后肠梗阻（20%~30%）、吻合口漏（约10%）和肺炎（<10%）[49]。液体超负荷被怀疑是导致此类并发症的可能因素。术中持续肠袢加温（ICLW）可降低术后肠梗阻的发生率和持续时间[50]。

Varadhan和Lobo在择期开腹手术中静脉输液治疗的Meta分析中定义了限制性和开放性液体疗法[51]。前者为每天<1.75L的“维持液”。后者为每天>2.75L的“维持液”。正如Twigley和Hillman 25年前所评论的那样，“标准的”维持液输注方式是基于生理上没有压力的成年人的需求，通常是每天3L的水和150mmol的钠，这符合开放性液体疗法的定义。Varadhan和Lobo发现，宽松策略和限制策略之间的并发症发生率并没有差异，他们根据体液平衡对患者重新进行了分类，平衡指零容量平衡、重量变化很小或没有变化。失衡患者并发症的发生率似乎更高。他们的假设得到了生物阻抗数据的支持，证实了肝-胰-胆手术患者术后液体不平衡与腹水或积液有关[52]。零平衡或等容目标导向液体治疗（GDFT）越来越被视为良好的围术期实践策略[53]。

临床研究

Doherty和Buggy回顾了截至2012年的围术期液体治疗的证据[54]。可供研究的现代研究很少。2003年，Brandstrup的丹麦多中心研究随机将172例接受结直肠手术的患者分为进行限制（零平衡）或开放（麻醉医师判定）液体治疗[55]。限制组并发症较少，无死亡病例，而标准组死亡4例，并发症较多。Mackay在一项随机分配80例接受结直肠手术患者的试验中发现限制性方案没有优势[56]。在丹麦，Holte将48例ASA Ⅰ～Ⅲ级的日间胆囊切除术患者随机分配至开放（40mL/kg）或限制（15mL/kg）治疗组。接受开放性输液治疗的患者术后问题较少，更有可能在当天出院[57]。然后，研究者随机分配了32例ASA Ⅰ～Ⅲ级接受结肠手术的患者，发现限制性治疗者术后动脉氧合更好[58]。同年，Holte将48例ASA Ⅰ～Ⅲ级接受膝关节假体手术的患者随机分组，发现接受开放性液体治疗的患者术后早期肺功能更好[59]。Doherty和Buggy提出，既避免血容量不足，又尽量将输液限制在最低限度的“限制性”术中输液方案，可能会减少复杂手术后的并发症。一项对1242例结直肠手术的单中心病历回顾证实，在手术风险预测上，更多的围术期输液量与术后恢复时间延长独立相关[60]。对于相对风险较低的日间手术，Doherty和Buggy证实，大容量晶体输注（20~30mL/kg）可减少术后恶心、呕吐、头晕和疼痛。日间手术只会引起轻微的生理应激反应，那些支持大量输液可使门诊患者症状改善的人通常没有考虑到深静脉血栓形成的风险增加[61]。Twigley和Hillman于伦敦的Charing Cross医院工作期间，在Greenhalgh教授团队的指导下进行了血栓研究，双方一致认为，对接受中小型手术的患者，如果术后24小时内即可饮水，那么静脉输注任何液体的价值都值得怀疑，并可能使患者面临晚期血栓栓塞并发症的风险。当时作者本人还是Charing Cross医院的低年资麻醉医师，也被教导在中小型手术中要延迟液体治疗。如有必要，可在患者麻醉苏醒并移动她的下肢时给予延迟输液。

一项研究对224例腹腔镜减肥手术患者进行了超过1年的观察，发现与输液>1750mL的患者相比，术中输液<1750mL者的住院时间更长。接受开放性术中输注速率[>7mL/（kg·h）]的患者预后最好，只有15%的患者住院时间延长。术中输液速率较低也与伤口愈合延迟有关[62]。

英国普利茅斯的研究人员对220例接受直肠切除或膀胱切除的患者使用了一种宽松的围术期补液方案[约13mL/(kg·h)]，并随机分组给予不同的处理，干预组根据每搏量的变化输注额外的改良液体明胶以达到血流动力学目标。研究终点为第5天的严重并发症，结果发现，两组之间没有差异。但研究人员承认，在干预组中观察到的患者并发症发生率相对较高[63]。在另一项关于膀胱切除术的研究中，Wuethrich及其同事发现预先使用低剂量去甲肾上腺素输注后，进行限制性延迟补液策略的患者包括死亡在内的并发症更少[64]。澳大利亚墨尔本的研究人员对100例接受结直肠手术的患者使用了限制性围术期补液方案，并将其中一半患者随机分配到以每搏量指数为指导的额外补液治疗组中。结果发现，两组患者的术后并发症没有差异[65]。

国际多中心随机对照RELIEF试验（腹部大手术中的限制性与开放性液体治疗），在3年内成功收集了近3000例患者的临床资料，并于2018年发表[66]。但令人遗憾的是，这些患者并未都采用现代加速康复方案，且没有设置常规对照组。开放性输液组患者围术期的输液中位数为6L，限制性输液组患者的输液中位数为3.7L。由此产生的体重增加（连同液体潴留）为开放性输液组增加1.6kg，限制性输液组仅增加0.3kg。值得注意的是，在有体重记录的（作者特别强调这一点）患者中，约1/4在术后24小时内限制了液体输注，体重减轻超过1kg。该研究得出的主要结论为：与开放性液体方案相比，限制性液体方案与术后1年更高的无残疾生存率无关，但与更高的急性肾损伤率相关。

Mayo诊所的外科医师整理了自己的数据库作为回应，收集了包含40 000多例在加速康复路径中接受择期结直肠手术患者的信息[67]。结果显示，术后早期急性肾损伤的发生率为2.5%，远低于RELIEF中的任何一组（8.6%和5%），且长期后遗症非常低。当然，其研究群体可能为更健康的患者，但研究者发现急性肾损伤患者在手术当天接受的液体量更高［（3.8±2.4）L对（3.2±2）L，P=0.01），这与RELIFE研究的结果相反。在Mayo诊所，急性肾损伤和术后体重增加之间的关联在术后第2天更加明显［（6±4.9）kg对（3±2.7）kg，P=0.007）］，但这可能是损害的结果，而非原因。

该试验中液体潴留较少的原因之一可能是目前的许多外科手术均为微创，这减少了导致精氨酸升压素血症的代谢应激。另一原因可能是目前研究中使用的低渗或平衡静脉内液体，与等渗液相比渗透负荷较低。

特殊情况手术？

近年来，有一些观察性和回顾性关于减少某些外科手术特定并发症的围术期液体方案的报道。经蝶窦垂体手术常并发低钠血症，但对344例患者的回顾性研究显示，限制液体或利尿剂治疗并没有显著的益处[68]。来自65例接受体肺分流术新生儿的数据显示，液体负平衡时间与机械通气持续时间或住院时间没有相关性[69]。在365例接受直肠癌手术的男性患者中，术中限制液体似乎可以降低术后尿潴留的风险[70]。40例接受肺切除术的患者在围术期采用全血容量（容量平衡）液体治疗方案，其整体舒张末期容量保持不变，心输出量增加，但肺水容量没有增加。但有3例患者（7.5%）出现了急性肾损伤[71]。来自另一中心的研究显示，1442例肺切除患者的急性肾损伤发生率约为5%，但该发生率似乎与晶体治疗量无关。输注羟乙基淀粉的患者更易发生急性肾损伤[72]。在54例随机抽取的胰腺手术患者中，输液速率较低组［5mL/（kg·h）］与较高组［10mL/（kg·h）］患者的胃肠功能恢复指标无差异[73]。尚无证据表明胰腺手术患者的术中液体限制会影响术后转归[74]。美国杜克医学中心的外科医师在肾供体手术中使用液体限制方案，他们相信，术中液体限制的使用可以防止过度的第三间隙及肠道水肿，在不影响受体移植功能的情况下促进肾脏捐献者肠道功能恢复[75]。164例活体肝移植供肝切除术中也使用了术中液体限制，目的是降低中心静脉压，减少失血，同时避免急性肾损伤[76]。在肝移植后不久就观察到了肾功能的严重下降。肾脏耗氧量会升高，但与肾脏供氧量比例增加不匹配[77]。在147例接受脑外科手术的患者中，目标导向的液体限制方案与重症监护病房住院时间和费用的减少，以及术后并发症发病率的降低相关[78]。在马萨诸塞大学医学院接受细胞减灭术腹腔热灌注化疗的169例患者中，术中限制性液体治疗与较低的术后并发症发病率和住院时间缩短有关[79]。

安全地实施较小容量的围术期液体治疗方法

液体平衡监测

人们普遍认为，围术期液体剥夺（负液体平衡）容易造成肾损伤，但令人惊讶的是，无意的液体剥夺并不少见，临床中对液体平衡监测的依从性仍然不足[80-83]。本部分内容提出了质量改善建议，特别是在执行非常严格的液体输注策略时。

输注胶体？

生物物理胶体渗透压疗法的最终目的是提高细胞外液的中央容积，同时保持低组织容积。这种策略存在许多问题，尤其是其效果远不如普遍预期的那样有效。2004年发表了两篇具有里程碑意义的论文。

- 一项大型随机临床试验比较了白蛋白和生理盐水在普通重症监护患者群体中的液体复苏效果，观察到在第一天实现复苏所需的人血清白蛋白溶液容积（平均1.2L）仅略低于0.9%氯化钠的有效容积（平均1.6L），且白蛋白治疗的患者在前2天内输注了更多的红细胞[14]。
- 一项实验室研究表明，“与无孔连续毛细血管过滤相反的胶体渗透力是通过内皮糖萼产生的，并且间质液的渗透压不直接决定微血管内皮的液体平衡”[11]。

2009年，阿姆斯特丹的研究人员通过对脓毒症和非脓毒症患者的临床试验证实，降低血浆胶体渗透压不会导致肺水肿，而且胶体复苏不会降低风险[84]。研究者希望羟乙基淀粉能够在白蛋白无效的情况下取得成功，2012年进行了一项大型随机对照试验，证实血浆替代品比等渗盐溶液造成的危害更大，且在临床复苏中几乎没有优势[15]。2013年的研究表明，使用晶体可实现以优化围术期每搏量为目标导向的液体治疗，但没有证据表明使用羟乙基淀粉使患者受益。作者提出“低血容量患者中1∶3替代率的概念已经过时了”[85]。2016年Cochrane对使用胶体与晶体的危重病、创伤和手术患者进行了Meta分析，纳入59项临床试验的近17 000例患者，结果显示使用胶体没有临床优势。在纳入脓毒症患者的试验中，使用胶体增加了需要肾脏替代治疗的急性肾损伤风险[86]。有人推测在小手术中，胶体不会对患者造成伤害，但其并不比晶体具有任何优势。外伤、手术和脓毒症均与全身性炎性反应有关，并伴有白蛋白毛细血管逸出率的增加，没有理由为了合理的液体治疗策略而区分它们。

Cochrane中心仍然建议不要使用胶体进行容量复苏[87]。虽然一些麻醉医师仍然觉得无法在没有生物物理渗透疗法的情况下管理手术患者，但容积动力学发现，实际上全身麻醉延缓了晶体输注的消除速度[88]。晶体将在术中承担调节渗透压的功能。

早期生理学家所预测的静脉生物物理胶体渗透压疗法的优点并没有被证实，反之，试验显示胶体弊大于利。对现代Starling生理学的全面了解有利于更好地调整血管内－血管外容量比。

少尿

2016年的一项系统性综述在随机对照试验中检验了围术期少尿的重要性。结果显示，限制性方案的少尿发生率往往更高，但因数据太少而无统计学意义。即使在给予大量液体的患者中也会出现少尿。限制组和开放组的急性肾衰竭发生率相同[89]。加速康复路径越来越不强调传统的0.5mL/kg规则。承认尿量低限与体重不成正比，作者建议成年患者的少尿应定义为连续4小时内少于80mL。最近的一项研究表明，限制性地给予去甲肾上腺素与术中开放性液体输注对肾功能同样安全[90]。低剂量α_1激动剂输注可抵消麻醉相关少尿，可能是比输注大量液体更有效的方法。

口渴

口渴是需要额外静脉输液的良好指标。作者设计了一种响应主观口渴的静脉输液系统，可以纠正健康志愿者的体液不足。下一步研究计划将是在围术期评估该系统的可行性[91]。

降低静脉容量

虽然血容量正常的健康患者在不太深的麻醉下无须进行血流动力学支持，但高风险的患者有时会给予滴定剂量的血管升压药以维持血管张力。参见Jacob等的方案[26]。在较高（高血压）剂量下，α_1效应主要是毛细血管前血管收缩，而有实验证据表明，丙泊酚引起的低血压主要是由毛细血管后静脉扩张所致，通过恢复体循环平均压和静脉补液来治疗更为合适。Robert Hahn在一项人体临床实验中发现，输注0.001μg/（kg・h）的去氧肾上腺素可减缓所输注晶体从中枢到外周的分布，维持血浆容量，从而防止麻醉引起的低血压[92]。作者更倾向于将RSE & GM机制视为由于毛细血管压力降低而导致J_v减少。低剂量去氧肾上腺素输注可增加尿量，对抗麻醉引起的少尿，却不会减慢心率或升高血压，且不会像大剂量时可能发生的那样减少血浆容量。另一个优势是α_1介导的淋巴自发收缩性增量，这有助于组织间液返回血管。Wuethrich及其同事证明，以2μg/（kg・h）的去甲肾上腺素预先输注可用于限制液体平衡，并改善膀胱切除患者的预后[64]。

钠剂量

生理学预测，许多住院患者无电解质水的排泄非常少，因为精氨酸升压素会打开肾集合管的水通道蛋白2通道，使其对水通透。精氨酸升压素血症的临床重要性常被现代液体治疗指南的作者们所忽视。许多在医院给予成人的药物要么刺激精氨酸升压素的进一步释放，要么增加精氨酸升压素受体的敏感性。因此，容量和张力障碍是与静脉输液治疗相关的最常见而严重的问题。一篇社论评论警告说："没有理由在围术期使用低渗液体"[93]。Moritz警告麻醉医师，他们最紧张的创伤和手术患者处于精氨酸升压素的内分泌影响下，当输液时，即使是等渗溶液，也很容易出现血钠减少症状。他建议将0.9%的氯化钠加5%的葡萄糖溶液作为术后液体维持，并提醒血浆钠$<$138mmol/L的患者不要输注低渗液体。在神经外科临床实践中，可能必须使用高渗盐溶液来使血浆钠保持高于140mmol/L[94]。Thomas Jefferson医学中心的外科医师设计了一项研究，以确定3%的高渗盐水是否可以减少围术期维持组织灌注所需的液体量，并改善胰十二指肠切除患者的预后。264例患者完成了这项研究，证实了围术期高渗盐水输注可实现较小的净体液平衡并减少并发症[95]。Moritz和作者本人对英国的指南有质疑，因为该指南仍然提倡在葡萄糖中加入1/5生理盐水，用于术后液体治疗[96,97]。易受影响的患者群体包括：

- 通常儿童和年轻人颅腔内细胞内液容量与细胞外液容量的比率较高。
- 脑膜炎、脑炎、外伤、肿瘤等血脑屏障缺陷患者。
- 老年人和患有神经肌肉疾病的患者会导致肌肉量减少，而肌肉是细胞外液的主要储存库。

• 绝经前成人（雌激素）。

• 外伤或手术（精氨酸升压素）。

• 并用药物包括吗啡、非甾体抗炎药、抗惊厥药（精氨酸升压素）。

• 内分泌异常，包括甲状腺功能减退症、肾上腺皮质功能减退症、抗利尿激素（ADH）分泌不当综合征。

我们必须摒弃一种液体在某种程度上一定优于另一种或存在一种通用的复苏或维持液的观念。最早的等渗盐溶液是由荷兰生理学家Hartog Hamburger描述的。配备Hamburger溶液（0.9%氯化钠）、1.26%的碳酸氢钠和5%的葡萄糖溶液，按需可加钾，这样的话，聪明的液体治疗者几乎可以满足任何患者的液体和电解质需求。如果一天需要输注超过2L（30mL/kg）等渗盐溶液，氯化物/碳酸氢盐平衡和血浆酸/碱状态将是重要的考虑因素。我们不知道高氯血症是否比低氯血症更可怕，很有可能血清氯异常只是基础疾病的症状，而非液体治疗并发症。Cochrane的一项合作研究发现，在手术期间给成年患者使用等渗氯化钠（无缓冲）或缓冲液同样安全有效[98]。使用缓冲液可减少高氯血症，但氯血症的临床意义尚不清楚。尽管如此，临床医师仍可按适当的比例同时使用等渗的氯化钠和碳酸氢钠，或选择所谓的平衡盐溶液。出于某种原因，英国和澳大利亚的麻醉医师推崇美国儿科医师Hartmann并经常使用他的液体治疗方案，而美国和欧洲麻醉医师则更多选择英国生理学家Ringer的乳酸溶液。Hartmann和Ringers乳酸盐在本质上是相同的。它们是低渗溶液而非等渗溶液，将它们用于易受低钠血症脑病伤害的血管升压素血症患者的复苏是有风险的。下面是一些可能造成伤害的例子。血浆、0.9%的氯化钠和Hartmann溶液的渗透压分别约为288mOsm/kg、286mOsm/kg和256mOsm/kg。因此，我们期望Hartmann溶液输注能以剂量依赖的方式降低无法排出游离水患者的血浆渗透压。考虑一下血浆或细胞外液渗透压从288mOsm/kg降低3%会发生什么；细胞内容量将增加3%（40mL），必然导致颅内血液和脑脊液容量减少40mL（30%）。对于颅内顺应性严重受损的患者，这种变化可能是致命的。另一个考虑因素是输注的乳酸盐将使血乳酸测量无法作为衡量组织灌注的指标[99]。有许多等渗平衡盐溶液，其中包括除乳酸以外的阴离子，都可能成为临床上的合理选择。

墨尔本大学研究中使用的限制性液体治疗方案是接受腹部大手术患者的合理模板。术前2小时需要供应碳水化合物饮料。不推荐预先静脉输液，但如果低血压是由血容量不足引起的，可以在诱导后给予5mL/kg的液体输注。术中维持液体用量为300~400mL/h［5mL/（kg·h）］，术后减至40mL/h［较大患者为0.5mL/（kg·h）］。术后少尿的尿量标准是120mL/4h。非血性液体可用来替代失血丢失的容量，对于非大出血患者，每丢失1mL血液可输注2mL晶体作为补充，另外，非血液体还用于治疗对升压药无反应的低血压。在美国，5%的葡萄糖和0.9%的氯化钠常用于危重患者和大手术期间的维持输注，但出于安全原因，这些液体在英国很少用于成人[100]。在英国，加速康复外科（ERAS）策略被广泛推广，并提倡对不复杂手术采用零平衡液体目标。术后液体治疗应尽量少并鼓励患者经口摄入。如无其他原因，可以接受术后少尿［<0.5mL（kg·h）］[53]。可能是担心费用问题，美国对ERAS的接受程度较低。Stone等认为实际上费用是能够节

减的[101]。

本文作者是英国和爱尔兰麻醉医师协会（AAGBI）最近关于糖尿病患者围术期管理共识的撰写者之一。共识建议在接受胰岛素治疗的该患者亚组中使用含葡萄糖的生理盐水进行常规术后维持[102]。在有条件的情况下，向葡萄糖溶液中加入生理盐水可能是更好的液体选择。Hartmann溶液会升高血糖，糖尿病患者最好避免使用。

保护淋巴泵功能

人们普遍错误地认为淋巴是一种被动的溢流、引流系统，但实际上它是细胞外液循环的重要组成部分，并由多种可优化的机制泵送。淋巴管平滑肌对容量和神经体液因素的反应与心肌一样。α-肾上腺素能激动剂（催淋巴剂）可增强淋巴平滑肌收缩的速度和强度，而许多炎症介质、麻醉操作和阿片类药物可抑制其收缩。由于淋巴管中含有半月形瓣膜，胸内压力循环使淋巴向中心静脉移动。躯体肌肉活动促进淋巴（和静脉血）流动。

容量目标导向治疗的监测

据推测，早期发现每搏量减少能够及早纠正和避免组织灌注不足。我们可以接受这样一个前提，即机械正压通气引起的前负荷周期性变化的心室反应性先于每搏量的降低。目前发现动态参数，如动脉压和每搏量变化可合理而准确地预测液体反应性。但存在3种例外：潮气量低或患者自主呼吸时、胸腔打开时和持续心律失常期间。该策略的效用是实现零平衡的液体管理，同时避免低血容量的循环损害。可惜，一项随机对照的观察性研究发现，每搏量和脉压变化对液体反应性的预测准确性不足以在胃肠道手术期间或之后指导临床实践。数据证实了既定观点，即这些变量不应用于预测自主呼吸患者对液体治疗的反应性[103]。

Brandstrup将150例接受结直肠手术的患者随机分配到零平衡方案或最佳每搏量方案，结果两种方案没有发现差异[104]。她的液体管理方法还涉及羟乙基淀粉的使用。2013年发表的一项Cochrane系统综述确定了31项涉及5292例患者的研究，强调了目前关于目标导向治疗数据的缺乏；Sandham10年前在《新英格兰医学杂志》上发表的文章使用了肺动脉导管监测，占据了数据集的主导地位。审稿人发现，围术期心输出量监测并未降低围术期死亡率，但会减少非致命性肾脏和肺脏并发症及伤口愈合不良的发生率，此外，使总住院时间缩短约1天。心律失常、心肌梗死、充血性心力衰竭、静脉血栓形成和其他类型感染的发生率没有降低。他们认为，目前的证据并不支持广泛地使用围术期心输出量监测[105]。后来的试验也支持了这一结论。不出所料，动脉脉搏轮廓分析并没有改善椎管内麻醉下有自主呼吸老年患者的预后[106]。OPTIMIZE纳入了734例接受重大胃肠手术的高危患者，但未能证明高动力治疗的优势[107]。通过巧妙地将试验数据添加到Meta分析中，作者声称在统计学上显著降低了并发症的发生率。OPTIMISE的Ⅱ期试验有望在2019年底之前完成对2500例患者的纳入工作。根据目前的证据，术前和术后使用的每搏量监测器可以成为麻醉医师术中设备的重要组成部分，以达到维持正常血容量、便于临床判断的目的。

监测高血容量/高动力目标导向的液体治疗

自从加州William Shoemaker的开创性工作以来，人们一直希望较高的每搏量能够实现更多的氧输送，从而有助于治疗和减少手术并发症[108,109]。该策略的前提与正常容量下的GDFT相同，但其效用是在水肿损害最小的情况下达到高动力状态。重症监护方面3项大的研究表明，由心输出量监测指导的高血流动力学治疗在改善患者预后方面无效[110–112]。最近一项对187例接受大手术患者的研究证实，氧供高的患者并发症更少，但以高氧供为目标的方案并不能改善手术结果[113]。作者个人认为这种策略在生理上是不合理且显然无效的，不应继续推行。

避免液体单次加量输注

在将健康志愿者的流体动力学参数外推到患者时必须非常谨慎。尽管如此，Hahn的容积动力学研究证明，当为健康志愿者快速输注晶体时，水肿是血浆体积膨胀的常见的结果，而当晶体缓慢注入时，水肿形成的趋势很小[24]。虽然Hahn认为这主要是由间质基质的黏弹性导致的，但作者认为，在毛细血管压力瞬态峰值期间的跨内皮超滤（过量的J_v）也是合理的。在一项术中患者的研究中，胶体和晶体单次加量输注都不会增加氧输送，但后者会增加肾小球滤过率。肾耗氧量随着肾小球滤过率的增加而增加，但与肾供氧量的比例增加不匹配，可能引起肾氧合不足[114]。这些证据从生理上说明了为什么在液体膨胀支持疗法（FEAST）试验中观察到单次加量输注疗法是有害的[16]。目前迫切需要对液体加量输注疗法的作用进行研究。在获得更多证据前，临床医师应以较低的输注速率加以小量加量输注，根据需要重复，以实现所需的中心液体容量扩张。

（邢　东 译　路志红 审校）

参考文献

1. Boling EA, Davis JM, Mcmurrey JD, Moore FD. The evaluation of body composition in surgical disease processes utilizing a method for the simultaneous determination of red blood cell volume, plasma volume, blood volume, total body water, extracellular water and total exchangeable chloride, sodium and potassium. Surg Forum. 1956;6:14–8.
2. Moore FD. Common patterns of water and electrolyte change in injury, surgery and disease. N Engl J Med. 1958;258:277–85.
3. Shires T, Williams J, Brown F. Acute change in extracellular fluids associated with major surgical procedures. Ann Surg. 1961;154:803–10.
4. Carrico CJ, Coln CD, Lightfoot SA, Allsman A, Shires GT. Extracellular fluid volume replacement in hemorrhagic shock. Surg Forum. 1963;14:10–2.
5. Carrico CJ, Coln CD, Shires GT. Salt administration during surgery. Surg Forum. 1966;17:59–61.
6. Moore FD, Shires GT. Moderation. Anesth Analg. 1968;47:506–8.
7. Twigley AJ, Hillman KM. The end of the crystalloid era? A new approach to peri-operative fluid administration. Anaesthesia. 1985;40:860–71.
8. Vercueil A, Grocott MP, Mythen MG. Physiology, pharmacology, and rationale for colloid administration for the maintenance of effective hemodynamic stability in critically ill patients. Transfus Med Rev. 2005;19:93–109.
9. Spital A, Sterns RD. The paradox of sodium's volume of distribution. Why an extracellular sol-

ute appears to distribute over total body water. Arch Intern Med. 1989;149:1255–7.

10. Levick JR, Michel CC. Microvascular fluid exchange and the revised Starling principle. Cardiovasc Res. 2010;87:198–210.
11. Adamson RH, Lenz JF, Zhang X, Adamson GN, Weinbaum S, Curry FE. Oncotic pressures opposing filtration across non-fenestrated rat microvessels. J Physiol. 2004;557:889–907.
12. Levick JR. Revision of the Starling principle: new views of tissue fluid balance. J Physiol. 2004;557:704.
13. Woodcock TE, Woodcock TM. Revised Starling equation and the glycocalyx model of transvascular fluid exchange: an improved paradigm for prescribing intravenous fluid therapy. Br J Anaesth. 2012;108:384–94.
14. Finfer S, Bellomo R, Boyce N, French J, Myburgh J, Norton R. A comparison of albumin and saline for fluid resuscitation in the intensive care unit. N Engl J Med. 2004;350:2247–56.
15. Myburgh JA, Finfer S, Bellomo R, Billot L, Cass A, Gattas D, et al. Hydroxyethyl starch or saline for fluid resuscitation in intensive care. N Engl J Med. 2012;367:1901–11.
16. Maitland K, Kiguli S, Opoka RO, Engoru C, Olupot-Olupot P, Akech SO, et al. Mortality after fluid bolus in African children with severe infection. N Engl J Med. 2011;364:2483–95.
17. Glassford NJ, Eastwood GM, Bellomo R. Physiological changes after fluid bolus therapy in sepsis: a systematic review of contemporary data. Crit Care. 2014;18:696.
18. Aman J, Groeneveld AB, van Nieuw Amerongen GP. Predictors of pulmonary edema formation during fluid loading in the critically ill with presumed hypovolemia*. Crit Care Med. 2012;40:793–9.
19. Woodcock TM, Woodcock TE. Revised Starling equation predicts pulmonary edema formation during fluid loading in the critically ill with presumed hypovolemia. Crit Care Med. 2012;40:2741–2. author reply 2742
20. Vincent JL, Russell JA, Jacob M, Martin G, Guidet B, Wernerman J, et al. Albumin administration in the acutely ill: what is new and where next? Crit Care. 2014;18:231.
21. Finfer S, Myburgh J, Bellomo R. Intravenous fluid therapy in critically ill adults. Nat Rev Nephrol. 2018;14:541–57.
22. Svensén C, Hahn RG. Volume kinetics of Ringer solution, dextran 70, and hypertonic saline in male volunteers. Anesthesiology. 1997;87:204–12.
23. Hahn RG. Volume kinetics for infusion fluids. Anesthesiology. 2010;113:470–81.
24. Hahn RG, Drobin D, Zdolsek J. Distribution of crystalloid fluid changes with the rate of infusion: a population-based study. Acta Anaesthesiol Scand. 2016;60(5):569–78.
25. Woodcock T. Fluid physiology: a handbook for anaesthesia and critical care practice. Newcastle upon Tyne: Cambridge Scholars; 2019.
26. Jacob M, Chappell D, Hofmann-Kiefer K, Helfen T, Schuelke A, Jacob B, et al. The intravascular volume effect of Ringer's lactate is below 20%: a prospective study in humans. Crit Care. 2012;16:R86.
27. Cope O, Litwin SB. Contribution of the lymphatic system to the replenishment of the plasma volume following a hemorrhage. Ann Surg. 1962;156:655–67.
28. Moore FD, Dagher FJ, Boyden CM, Lee CJ, Lyons JH. Hemorrhage in normal man. I. distribution and dispersal of saline infusions following acute blood loss: clinical kinetics of blood volume support. Ann Surg. 1966;163:485–504.
29. Adamson J, Hillman RS. Blood volume and plasma protein replacement following acute blood loss in normal man. JAMA. 1968;205:609–12.
30. Boulanger BR, Lloyd SJ, Walker M, Johnston MG. Intrinsic pumping of mesenteric lymphatics is increased after hemorrhage in awake

sheep. Circ Shock. 1994;43:95–101.
31. Zdolsek M, Hahn RG, Zdolsek JH. Recruitment of extravascular fluid by hyperoncotic albumin. Acta Anaesthesiol Scand. 2018;62:1255–60.
32. Akata T. General anesthetics and vascular smooth muscle: direct actions of general anesthetics on cellular mechanisms regulating vascular tone. Anesthesiology. 2007;106:365–91.
33. Venkatesan S, Myles PR, Manning HJ, et al. Cohort study of preoperative blood pressure and risk of 30-day mortality after elective non-cardiac surgery. Br J Anaesth. 2017;119:65–77.
34. Sweitzer BJ, Howell SJ. The Goldilocks principle as it applies to perioperative blood pressure: what is too high, too low, or just right [editorial]. Br J Anaesth. 2017;119(1):7.
35. Wiig H, Swartz MA. Interstitial fluid and lymph formation and transport: physiological regulation and roles in inflammation and cancer. Physiol Rev. 2012;92:1005–60.
36. Wiig H, Luft FC, Titze JM. The interstitium conducts extrarenal storage of sodium and represents a third compartment essential for extracellular volume and blood pressure homeostasis. Acta Physiol (Oxford). 2018;222:13006.
37. Bhave G, Neilson EG. Body fluid dynamics: back to the future. J Am Soc Nephrol. 2011;22:2166–81.
38. Curry FR, Adamson RH. Tonic regulation of vascular permeability. Acta Physiol (Oxford). 2013;207:628–49.
39. Nielsen OM, Engell HC. Changes in extracellular sodium content after elective abdominal vascular surgery. Acta Chir Scand. 1986;152:587–91.
40. Hessels L, Oude Lansink A, Renes MH, et al. Postoperative fluid retention after heart surgery is accompanied by a strongly positive sodium balance and a negative potassium balance. Phys Rep. 2016;4(10):e12807.
41. Hessels L, Oude Lansink-Hartgring A, Zeillemaker-Hoekstra M, Nijsten MW. Estimation of sodium and chloride storage in critically ill patients: a balance study. Ann Intensive Care. 2018;8:97.
42. Starling EH. On the absorption of fluids from the connective tissue spaces. J Physiol. 1896;19:312–26.
43. Barton A, Fuller R, Dudley N. Using subcutaneous fluids to rehydrate older people: current practices and future challenges. QJM. 2004;97:765–8.
44. Monk R. Wittgenstein: the duty of genius. London: Penguin; 1990.
45. Vineis P. Methodological insights: fuzzy sets in medicine. J Epidemiol Community Health. 2008;62:273–8.
46. Ghaferi AA, Birkmeyer JD, Dimick JB. Variation in hospital mortality associated with inpatient surgery. N Engl J Med. 2009;361:1368–75.
47. Dindo D, Demartines N, Clavien PA. Classification of surgical complications: a new proposal with evaluation in a cohort of 6336 patients and results of a survey. Ann Surg. 2004;240:205–13.
48. Clavien PA, Barkun J, de Oliveira ML, et al. The Clavien-Dindo classification of surgical complications: five-year experience. Ann Surg. 2009;250:187–96.
49. Peters EG, Smeets BJJ, Nors J, et al. Perioperative lipid-enriched enteral nutrition versus standard care in patients undergoing elective colorectal surgery (SANICS II): a multicentre, double-blind, randomised controlled trial. Lancet Gastroenterol Hepatol. 2018;3:242–51.
50. Rulli F, Stefani M, Torba M, et al. Intraoperative continuous intestinal loop warming technique A prospective randomised trial. Ann Ital Chir. 2017;88:237–41.
51. Varadhan KK, Lobo DN. A meta-analysis of randomised controlled trials of intravenous fluid therapy in major elective open abdominal surgery: getting the balance right. Proc Nutr

Soc. 2010;69:488–98.
52. Chong JU, Nam S, Kim HJ, et al. Exploration of fluid dynamics in perioperative patients using bioimpedance analysis. J Gastrointest Surg. 2016;20:1020–7.
53. Gupta R, Gan TJ. Peri-operative fluid management to enhance recovery. Anaesthesia. 2016;71(Suppl 1):40–5.
54. Doherty M, Buggy DJ. Intraoperative fluids: how much is too much. Br J Anaesth. 2012;109:69–79.
55. Brandstrup B, Tønnesen H, Beier-Holgersen R, Hjortsø E, Ørding H, Lindorff-Larsen K, et al. Effects of intravenous fluid restriction on postoperative complications: comparison of two perioperative fluid regimens: a randomized assessor-blinded multicenter trial. Ann Surg. 2003;238:641–8.
56. MacKay G, Fearon K, McConnachie A, Serpell MG, Molloy RG, O'Dwyer PJ. Randomized clinical trial of the effect of postoperative intravenous fluid restriction on recovery after elective colorectal surgery. Br J Surg. 2006;93:1469–74.
57. Holte K, Klarskov B, Christensen DS, Lund C, Nielsen KG, Bie P, et al. Liberal versus restrictive fluid administration to improve recovery after laparoscopic cholecystectomy: a randomized, double-blind study. Ann Surg. 2004;240:892–9.
58. Holte K, Foss NB, Andersen J, Valentiner L, Lund C, Bie P, et al. Liberal or restrictive fluid administration in fast-track colonic surgery: a randomized, double-blind study. Br J Anaesth. 2007;99:500–8.
59. Holte K, Kristensen BB, Valentiner L, Foss NB, Husted H, Kehlet H. Liberal versus restrictive fluid management in knee arthroplasty: a randomized, double-blind study. Anesth Analg. 2007;105:465–74.
60. Aga Z, Machina M, McCluskey SA. Greater intravenous fluid volumes are associated with prolonged recovery after colorectal surgery: a retrospective cohort study. Br J Anaesth. 2016;116:804–10.
61. Janvrin SB, Davies G, Greenhalgh RM. Postoperative deep vein thrombosis caused by intravenous fluids during surgery. Br J Surg. 1980;67:690–3.
62. Nossaman VE, Richardson WS, Wooldridge JB, Nossaman BD. Role of intraoperative fluids on hospital length of stay in laparoscopic bariatric surgery: a retrospective study in 224 consecutive patients. Surg Endosc. 2015;29:2960–9.
63. Lai CW, Starkie T, Creanor S, Struthers RA, Portch D, Erasmus PD, et al. Randomized controlled trial of stroke volume optimization during elective major abdominal surgery in patients stratified by aerobic fitness. Br J Anaesth. 2015;115:578–89.
64. Wuethrich PY, Burkhard FC, Thalmann GN, Stueber F, Studer UE. Restrictive deferred hydration combined with preemptive norepinephrine infusion during radical cystectomy reduces postoperative complications and hospitalization time: a randomized clinical trial. Anesthesiology. 2014;120:365–77.
65. Phan TD, D'Souza B, Rattray MJ, Johnston MJ, Cowie BS. A randomised controlled trial of fluid restriction compared to oesophageal Doppler-guided goal-directed fluid therapy in elective major colorectal surgery within an Enhanced Recovery After Surgery program. Anaesth Intensive Care. 2014;42:752–60.
66. Myles PS, Bellomo R, Corcoran T, et al. Restrictive versus liberal fluid therapy for major abdominal surgery. N Engl J Med. 2018;378:2263–74.
67. Grass F, Lovely JK, Crippa J, Mathis KL, Hübner M, Larson DW. Early acute kidney injury within an established enhanced recovery pathway: uncommon and transitory. World J Surg. 2019;43:1207–15.
68. Barber SM, Liebelt BD, Baskin DS. Incidence,

etiology and outcomes of hyponatremia after transsphenoidal surgery: experience with 344 consecutive patients at a single tertiary center. J Clin Med. 2014;3:1199–219.

69. Nicholson GT, Clabby ML, Mahle WT. Is there a benefit to postoperative fluid restriction following infant surgery. Congenit Heart Dis. 2014;9:529–35.
70. Lee SY, Kang SB, Kim DW, Oh HK, Ihn MH. Risk factors and preventive measures for acute urinary retention after rectal cancer surgery. World J Surg. 2015;39:275–82.
71. Assaad S, Kyriakides T, Tellides G, Kim AW, Perkal M, Perrino A. Extravascular lung water and tissue perfusion biomarkers after lung resection surgery under a normovolemic fluid protocol. J Cardiothorac Vasc Anesth. 2015;29:977–83.
72. Ahn HJ, Kim JA, Lee AR, Yang M, Jung HJ, Heo B. The risk of acute kidney injury from fluid restriction and hydroxyethyl starch in thoracic surgery. Anesth Analg. 2016;122:186–93.
73. van Samkar G, Eshuis WJ, Bennink RJ, et al. Intraoperative fluid restriction in pancreatic surgery: a double blinded randomised controlled trial. PLoS One. 2015;10:e0140294.
74. Chen BP, Chen M, Bennett S, et al. Systematic review and meta-analysis of restrictive perioperative fluid management in pancreaticoduodenectomy. World J Surg. 2018;42:2938–50.
75. Rege A, Leraas H, Vikraman D, et al. Could the use of an enhanced recovery protocol in laparoscopic donor nephrectomy be an incentive for live kidney donation. Cureus. 2016;8:e889.
76. Wang CH, Cheng KW, Chen CL, et al. Effect and outcome of intraoperative fluid restriction in living liver donor hepatectomy. Ann Transplant. 2017;22:664–9.
77. Skytte Larsson J, Bragadottir G, Redfors B, Ricksten SE. Renal function and oxygenation are impaired early after liver transplantation despite hyperdynamic systemic circulation. Crit Care. 2017;21:87.
78. Luo J, Xue J, Liu J, Liu B, Liu L, Chen G. Goal-directed fluid restriction during brain surgery: a prospective randomized controlled trial. Ann Intensive Care. 2017;7:16.
79. Hendrix RJ, Damle A, Williams C, et al. Restrictive intraoperative fluid therapy is associated with decreased morbidity and length of stay following hyperthermic intraperitoneal chemoperfusion. Ann Surg Oncol. 2019;26:490–6.
80. Vincent M, Mahendiran T. Improvement of fluid balance monitoring through education and rationalisation. BMJ Qual Improv Rep. 2015;4:w4102.
81. Jeyapala S, Gerth A, Patel A, Syed N. Improving fluid balance monitoring on the wards. BMJ Qual Improv Rep. 2015;4:w4102.
82. Davies A, Srivastava S, Seligman W, et al. Prevention of acute kidney injury through accurate fluid balance monitoring. BMJ Open Qual. 2017;6:e000006.
83. Baird DP, Rae F, Beecroft C, et al. Introducing an AKI predictive tool for patients undergoing orthopaedic surgery. BMJ Open Qual. 2019;8:e000306.
84. van der Heijden M, Verheij J, van Nieuw Amerongen GP, Groeneveld AB. Crystalloid or colloid fluid loading and pulmonary permeability, edema, and injury in septic and nonseptic critically ill patients with hypovolemia. Crit Care Med. 2009;37:1275–81.
85. Yates DR, Davies SJ, Milner HE, Wilson RJ. Crystalloid or colloid for goal-directed fluid therapy in colorectal surgery. Br J Anaesth. 2014;112:281–9.
86. Qureshi SH, Rizvi SI, Patel NN, Murphy GJ. Meta-analysis of colloids versus crystalloids in critically ill, trauma and surgical patients. Br J Surg. 2016;103:14–26.
87. Lewis SR, Pritchard MW, Evans DJ, et al. Colloids versus crystalloids for fluid resuscitation in critically ill people. Cochrane Database Syst

Rev. 2018;8:CD000567.

88. Li Y, Yi S, Zhu Y, Hahn RG. Volume kinetics of Ringer's lactate solution in acute inflammatory disease. Br J Anaesth. 2018;121:574–80.
89. Egal M, de Geus HR, van Bommel J, Groeneveld AB. Targeting oliguria reversal in perioperative restrictive fluid management does not influence the occurrence of renal dysfunction: A systematic review and meta-analysis. Eur J Anaesthesiol. 2016;33:425–35.
90. Wen Wu FM, Burkhard F, Turri F, et al. Renal outcome after radical cystectomy and urinary diversion performed with restrictive hydration and vasopressor administration in the frame of an enhanced recovery program: A follow-up study of a randomized clinical trial. Urol Oncol. 2017;35:602.e11–7.
91. Hughes F, Ng SC, Mythen M, Montgomery H. Could patient-controlled thirst-driven fluid administration lead to more rapid rehydration than clinician-directed fluid management? An early feasibility study. Br J Anaesth. 2018;120:284–90.
92. Li YH, Zhu HB, Zheng X, Chen HJ, Shao L, Hahn RG. Low doses of esmolol and phenylephrine act as diuretics during intravenous anesthesia. Crit Care. 2012;16:R18.
93. Moritz ML, Ayus JC. Water water everywhere: standardizing postoperative fluid therapy with 0.9% normal saline. Anesth Analg. 2010;110:293–5.
94. Thongrong C, Kong N, Govindarajan B, Allen D, Mendel E, Bergese SD. Current purpose and practice of hypertonic saline in neurosurgery: a review of the literature. World Neurosurg. 2014;82:1307–18.
95. Lavu H, Sell NM, Carter TI, Winter JM, Maguire DP, Gratch DM, et al. The HYSLAR Trial: a prospective randomized controlled trial of the use of a restrictive fluid regimen with 3% hypertonic saline versus lactated ringers in patients undergoing pancreaticoduodenectomy. Ann Surg. 2014;260:445–55.
96. Moritz ML, Ayus JC. Maintenance intravenous fluids in acutely ill patients. N Engl J Med. 2015;373:1350–60.
97. Woodcock T. GIFTAHo; an improvement on GIFTASuP? New NICE guidelines on intravenous fluids. Anaesthesia. 2014;69:410–5.
98. Burdett E, Dushianthan A, Bennett-Guerrero E, Cro S, Gan TJ, Grocott MP, et al. Perioperative buffered versus non-buffered fluid administration for surgery in adults. Cochrane Database Syst Rev. 2012;12:CD004089.
99. Garcia-Alvarez M, Marik P, Bellomo R. Sepsis-associated hyperlactatemia. Crit Care. 2014;18:503.
100. Sprint Working Party, Woodcock TE, Cook TM, Gupta KJ, Hartle A. Arterial line blood sampling: preventing hypoglycaemic brain injury 2014: the Association of Anaesthetists of Great Britain and Ireland. Anaesthesia. 2014;69:380–5.
101. Stone AB, Grant MC, Pio Roda C, Hobson D, Pawlik T, Wu CL, et al. Implementation costs of an enhanced recovery after surgery program in the United States: a financial model and sensitivity analysis based on experiences at a quaternary academic medical center. J Am Coll Surg. 2016;222(3):219–25.
102. Membership of the Working Party, Barker P, Creasey PE, Dhatariya K, Levy N, Lipp A, Nathanson MH, et al. Peri-operative management of the surgical patient with diabetes 2015: Association of Anaesthetists of Great Britain and Ireland. Anaesthesia. 2015;70(12):1427–40.
103. MacDonald N, Ahmad T, Mohr O, Kirk-Bayley J, Moppett I, Hinds CJ, et al. Dynamic preload markers to predict fluid responsiveness during and after major gastrointestinal surgery: an observational substudy of the OPTIMISE trial. Br J Anaesth. 2015;114:598–604.

104. Brandstrup B, Svendsen PE, Rasmussen M, Belhage B, Rodt SÅ, Hansen B, et al. Which goal for fluid therapy during colorectal surgery is followed by the best outcome: near-maximal stroke volume or zero fluid balance. Br J Anaesth. 2012;109:191–9.
105. Grocott MP, Dushianthan A, Hamilton MA, Mythen MG, Harrison D, Rowan K. Optimisation Systematic Review Steering Group Perioperative increase in global blood flow to explicit defined goals and outcomes after surgery: a Cochrane Systematic Review. Br J Anaesth. 2013;111:535–48.
106. Moppett IK, Rowlands M, Mannings A, Moran CG, Wiles MD, NOTTS Investigators. LiDCO-based fluid management in patients undergoing hip fracture surgery under spinal anaesthesia: a randomized trial and systematic review. Br J Anaesth. 2015;114:444–59.
107. Pearse RM, Harrison DA, MacDonald N, Gillies MA, Blunt M, Ackland G, OPTIMISE Study Group, et al. Effect of a perioperative, cardiac output-guided hemodynamic therapy algorithm on outcomes following major gastrointestinal surgery: a randomized clinical trial and systematic review. JAMA. 2014;311:2181–90.
108. Lazrove S, Waxman K, Shippy C, Shoemaker WC. Hemodynamic, blood volume, and oxygen transport responses to albumin and hydroxyethyl starch infusions in critically ill postoperative patients. Crit Care Med. 1980;8:302–6.
109. Waxman K, Lazrove S, Shoemaker WC. Physiologic responses to operation in high risk surgical patients. Surg Gynecol Obstet. 1981;152:633–8.
110. ARISE Investigators, ANZICS Clinical Trials Group, Peake SL, Delaney A, Bailey M, Bellomo R, Cameron PA, Cooper DJ, et al. Goal-directed resuscitation for patients with early septic shock. N Engl J Med. 2014;371:1496–506.
111. ProCESS Investigators, Yealy DM, Kellum JA, Huang DT, Barnato AE, Weissfeld LA, Pike F, et al. A randomized trial of protocol-based care for early septic shock. N Engl J Med. 2014;370(18):1683–93.
112. Mouncey PR, Osborn TM, Power GS, Harrison DA, Sadique MZ, Grieve RD, ProMISe Trial Investigators, et al. Trial of early, goal-directed resuscitation for septic shock. N Engl J Med. 2015;372:1301–11.
113. Ackland GL, Iqbal S, Paredes LG, et al. Individualised oxygen delivery targeted haemodynamic therapy in high-risk surgical patients: a multicentre, randomised, double-blind, controlled, mechanistic trial. Lancet Respir Med. 2015;3:33–41.
114. Skytte Larsson J, Bragadottir G, Krumbholz V, Redfors B, Sellgren J, Ricksten SE. Effects of acute plasma volume expansion on renal perfusion, filtration, and oxygenation after cardiac surgery: a randomized study on crystalloid vs colloid. Br J Anaesth. 2015;115:736–42.
115. Ståhle L, Nilsson A, Hahn RG. Modelling the volume of expandable body fluid spaces during i.v. fluid therapy. Br J Anaesth. 1997;78:138–43.

第10章 围术期白蛋白的应用

Ehab Farag, Zeyd Y. Ebrahim

摘要

人血清白蛋白（HSA）是肝脏蛋白质合成的主要产物，也是血浆中含量较高的蛋白质之一。HSA是一种单体多结构域的大分子，是影响血浆渗透压的主要决定因素和体液在体内分布的主要调节因子。HSA在维持血管屏障的完整性方面发挥着重要作用。HSA是人体血浆中最重要的抗氧化物质，能够保护身体免受铁和铜等重金属的有害影响，并降低它们产生活性氧自由基的能力。HSA是血液中一氧化氮（NO）转运载体的主要仓库。HSA是脂肪酸的主要载体，影响许多药物的药代动力学，并为一些药物提供代谢修饰，表现出假性酶特性。50多年来，HSA已被成功地广泛应用于许多围术期医学领域，包括血容量不足、休克、烧伤、手术失血、脓毒症和急性呼吸窘迫综合征（ARDS）。最近，HSA的使用在蛛网膜下隙出血患者中显示出良好的神经保护作用。本章回顾了围术期HSA的最新循证功能和用途。

要点

1.人血清白蛋白是人体内含量最丰富的蛋白质。
2.人血清白蛋白是人体血浆中最重要的抗氧化剂。
3.人血清白蛋白是血液中一氧化氮转运载体的主要仓库。
4.人血清白蛋白在维持血管屏障和内皮糖萼的完整性方面起着非常重要的作用。
5.人血清白蛋白已成功应用于围术期医学的许多情境。

引言

人血清白蛋白是人血浆中含量最高的蛋白质（40~50g/L）。HSA有很多功能；它是血管屏障的主要调节剂、血浆中的抗氧化剂、NO、脂肪酸和药物的转运蛋白。

自第二次世界大战以来，HSA输注成功用于许多围术期情境，例如，休克、容量扩张、烧伤、体外循环、急性肝衰竭、脓毒脓毒症等，已有50多年的历史。最近，在1998年一项广泛宣传的Meta分析报道了接受白蛋白溶液的患者死亡率增加后，它的使用受到了质疑。白蛋白在危重患者中的作用引起了极大的争议。然而，这项

Meta分析的结果受到多项Meta分析、随机对照试验的挑战，这些试验不仅证明了HSA的安全性，而且证明了其获益处，尤其是在脓毒脓毒症、肝衰竭、低白蛋白血症和烧伤患者中[1-4]。本章回顾了HSA在围术期的最新循证功能和使用。

白蛋白基因和结构

人血清白蛋白是一种非糖基化、带负电荷的血浆蛋白。HSA是一条由585个氨基酸组成的单链多肽链，分子量为66.5 kDa。HSA由α-螺旋组成，但没有β-折叠，它由3个同源结构域（Ⅰ~Ⅲ）组装形成一个心形分子。每个域由两个子域（A和B）组成，子域具有不同的螺旋折叠模式，通过柔性环连接。分子的中心由疏水性基团组成，它们是许多配体的结合位点，而分子的外部由亲水性配体组成（图10.1）[6]。

HSA是白蛋白超家族的成员之一，该家族还包括α-胎蛋白、维生素D结合蛋白和α白蛋白。HSA合成由位于4号染色体长臂上的一个复制基因控制，该基因位于长臂着丝粒附近，位于4q11~13号位置。HSA的mRNA编码609个氨基酸残基的前体蛋白（前白蛋白）。裂解18个残基的单肽和6个残基的前肽（原白蛋白）得到585个残基的成熟蛋白[7]。

白蛋白及其在内皮屏障中的作用

HSA在维持血管屏障的完整性方面起着不可或缺的作用。HSA通过其带正电荷的精氨酸残基与核心糖蛋白（如蛋白多糖-1和磷脂酰肌醇聚糖-1）的带负电荷的硫酸肝素侧链静电结合，增强了血红细胞（RBC）产生的鞘氨醇-1-磷酸（S1P）的可用性，从而增强了血管屏障的完整性。细胞外鞘氨醇被RBC的鞘氨醇激酶（SK）摄取并磷酸化为S1P，S1P储存在红细胞的细胞膜中。S1P由高密度脂蛋白（HDL）的载脂蛋白M（ApoM）（载脂蛋白M是HDL中S1P的主要配体）和HSA从红细胞膜中提取，这确保了可用于细胞信号传递的受体S1P的持续供应。与S1P和HDL之间形成的键相反，HSA促进了S1P在水溶液中的溶解度，但不促进与HSA的物理键合。

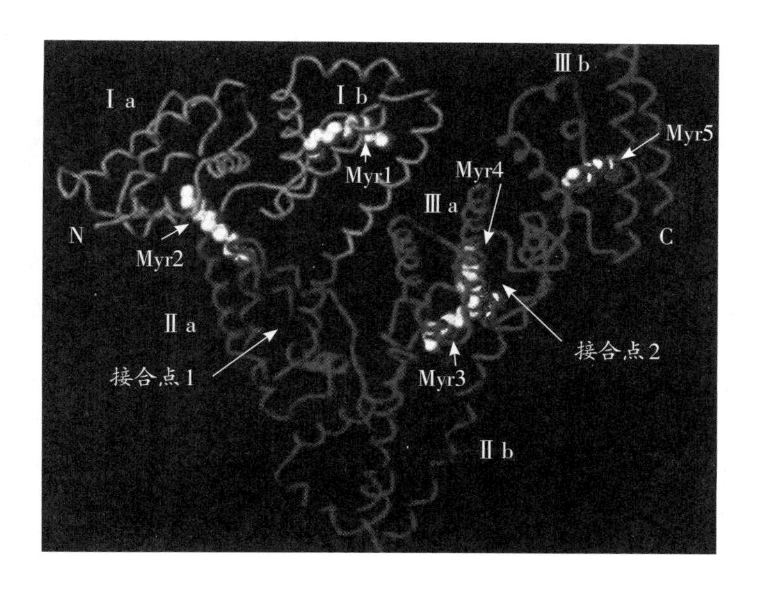

图 10.1 人血清白蛋白的X线结构。(Reprinted with permission from Kratz[5]. Proceedings of the *Tenth European Symposium on Controlled Drug Delivery*.)（扫封面折口处二维码看彩图）

这种未绑定的S1P是S1P的活化形式。值得一提的是，500个人血清白蛋白分子提取一个S1P分子，表明 HSA不与S1P物理结合[8-10]。S1P激活G蛋白耦联的S1P1受体，该受体迅速激活内皮细胞中的 Rho家族小GTPase Rac1，导致细胞骨架效应物（皮层肌动蛋白和非肌肉肌球蛋白轻链激酶）的外周化。这种定位促进了黏附体的连接（包括血管内皮-钙黏蛋白和相关连环蛋白）和紧密连接（封闭、封闭小带蛋白和密蛋白）的形成。因此，S1P改善血管屏障并稳定内皮糖萼。已发现S1P可减少基质金属蛋白酶的活化，从而减少内皮细胞表面多糖成分的损失。这两种作用似乎都与激活S1P受体传递信号有关[11]。

白蛋白作为主要的抗氧化剂

氧化应激被定义为促氧化和抗氧化失衡，导致脂质、蛋白质和核酸损害。根据Halliwell和Whiteman的说法，抗氧化剂是一种物质，当与可氧化底物的浓度相比、以低浓度存在时，可显著延迟或阻止该底物的氧化[12]。人血清白蛋白是人血浆中的主要抗氧化剂。HAS的抗氧化活性源于半胱氨酸34（Cys 34）的氧化还原特性和金属结合能力。在金属配体中，铜（Cu）和铁（Fe）非常重要，因为它们能够在与氧反应后生成活性氧（ROS）。游离的Cu^+和Fe^{2+}可以与H_2O_2反应，通过Fenton反应形成有害的羟基自由基。Cu^+和Fe^{2+}与HSA结合促进它们被氧化成Cu^{2+}和Fe^{3+}，从而限制了它们参与Fenton反应的能力。铜离子在N 端三肽Asp-Ala-His处以高亲和力与HSA结合。HSA N末端的前4个氨基酸Asp-Ala-His-Lys（DAHK）形成Cu^{2+}的紧密结合位点。DAHK/Cu具有超氧化物歧化酶活性，从而减少ROS的生成。通过捕获Cu^{2+}，HSA可防止低密度脂蛋白（LDL）脂质过氧化。此外，在H_2O_2/Cu^+/抗坏血酸试剂产生的氧化应激下[13]，HSA和四肽（DAHK）可防止小鼠细胞的神经元死亡。因此，Cu^+与白蛋白的结合被认为是白蛋白最重要的抗氧化功能之一，因为Cu^+与H_2O_2反应生成羟基自由基的速度是Fe^+的60倍。

HSA对血红素铁具有重要的清除作用，可防止游离血红素铁氧化损伤。在血浆中出现血红素铁后的最初几秒钟内，超过80%的这种强氧化剂与HDL和LDL结合，只有剩余的20%与HSA和血红素结合蛋白（HPX）结合。然后，HSA和HPX从HDL和LDL中去除大部分血红素铁。之后，血红素铁从HSA转移到HPX，在HPX-血红素铁复合物通过CD91受体介导的内吞作用内化后，将其释放到肝实质细胞中。需要指出的是，血红素铁从HDL和 LDL转移到HSA和HPX的动力学比血红素铁诱导的脂蛋白氧化更快[14,15]。

白蛋白结合胆红素通过抑制脂质过氧化而产生抗氧化作用。与白蛋白结合的胆红素被证明可以保护α-生育酚免受过氧自由基介导的损伤，并减少原位的氧化应激而延长人心室肌细胞生存[16,17]。胆固醇在体外和体内经历氧化，形成的生物活性衍生物称为氧固醇。氧固醇对白蛋白具有高亲和力。与胆固醇相比，白蛋白携带的氧固醇释放到细胞的速度较慢。通过这种方式，白蛋白可以限制氧固醇对细胞的不利影响。此外，HSA结合同型半胱氨酸可防止动脉粥样硬化，因为升高的血浆同型半胱氨酸是公认的动脉粥样硬化危险因素（图10.2和图10.3）[20]。

在生理上，HAS主要以还原形式存在

（即带有游离硫醇，HSA-SH），称为巯基白蛋白。然而，一个小而重要的白蛋白池以混合二硫化物（HSA-SSR）的形式存在；其中，R代表血浆中的低分子量含硫醇的物质，主要是半胱氨酸和谷胱甘肽[21]。混合二硫化物的形成是衰老过程和疾病过程的一部分，以氧化应激为特征，氧化应激增加内皮细胞损伤，增加细胞凋亡水平。半胱氨酸34（Cys34）是血浆中游离硫醇的最大部分，HAS是血浆中含量最丰富的蛋白质。Cys34位于HAS的表面，靠近天冬氨酸38（Asp38）、组氨酸39（His39）和酪氨酸84（Tyr84）。这3个残基影响Cys34的电离状态，从而调节其反应性[14]。在健康成人中，白蛋白中70%~80%的Cys34含有游离巯基，而25%~30%的HSA分子含有Cys34，与半胱氨酸或同型半胱氨酸或谷胱甘肽形成混合二硫化物，从而影响

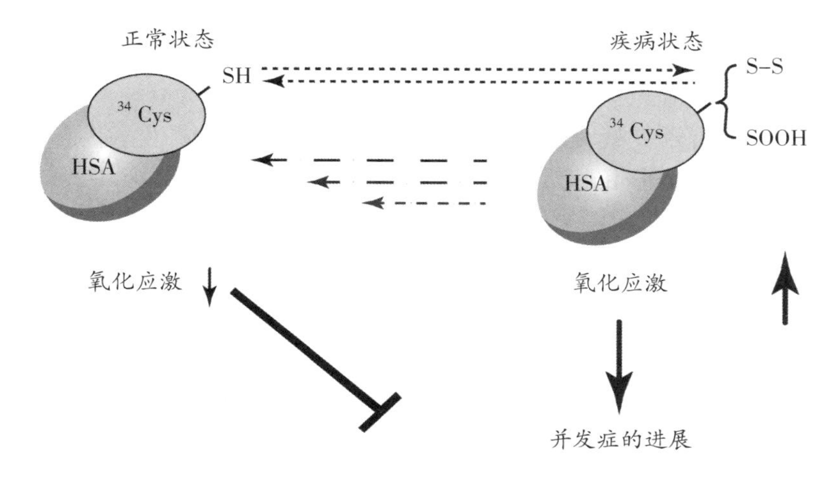

图 10.2 Cys34参与维持血液内稳态的机制。在几种疾病中将Cys34氧化水平降至最低水平的治疗可能有助于预防严重并发症的发生和进展，这会影响生存预后。（Reprinted with permission from Anraku et al.[18]）（扫封面折口处二维码看彩图）

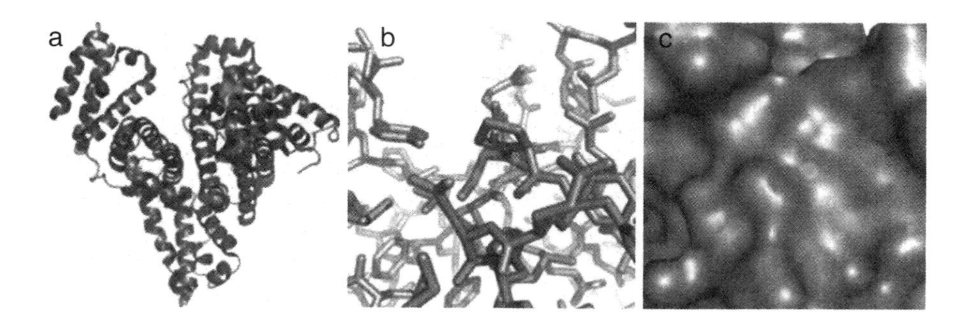

图 10.3 人血清白蛋白的三维结构、局部环境和Cys34表面暴露。（a）Cys34以绿色显示。（b）硫醇微环境：C，绿色；O，红色；N，蓝色；S，黄色。（c）Cys34的表面暴露。原子坐标从蛋白质数据库下载，登录代码4EMX。这些图使用PyMOL v0.99 制备。（Reprinted with permission from Turell et al.[19]）（扫封面折口处二维码看彩图）

Cys34的氧化还原电位。Cys34氧化生成磺酸（RSOH），后者被进一步氧化为亚磺酸（RSO_2H）或磺酸形式（RSO_3H）。亚磺酸通过活性物质在可逆和不可逆氧化还原调节中构成中心中间体。活性氮物质（RNS）构成类似于ROS的以氮为中心的物质。RNS如硝酸（NO）参与各种生物过程。HSA充当NO储存库和NO传感器。此外，血液中82%的NO（约7μm）以S-亚硝基硫醇的形式与HSA残基Cys34结合进行转运。S-亚硝基化HSA可能是NO的循环内生储库，并可作为NO供体。S-亚硝基化HSA在体内主要为血管扩张剂和稳定的NO储存库，可在低分子量硫醇浓度升高时释放NO[22]。S-亚硝基化HSA已被证明可以通过长期释放NO，减少猪和兔心脏无保护热缺血后的缺血或再灌注损伤[14]。其他RNS，如过氧亚硝酸盐（$ONOO^-$），构成强氧化剂和硝化物质[23]。白蛋白的-SH基团是一种重要的抗过氧亚硝酸盐的抗氧化剂，因为硫醇基团被氧化成亚磺酸（HSA-SOH）。随后，HSA-SOH可以转化为二硫化物，然后再转化为巯基白蛋白（HSA-SH）。对脓毒症和急性呼吸窘迫综合征患者给予HSA有利于影响血浆硫醇依赖性抗氧化状态，以及蛋白质氧化损伤水平[24,25]。此外，HSA还能够清除次氯酸（HOCI）和次硫氰酸等强氧化剂。Cys34优先被次氯酸和次硫氰酸及相应的亚苯基衍生物氧化。HSA能够清除HOCI，防止其首选生物靶点α_1-抗蛋白酶的改变[26]。有趣的是，西尼罗河病毒被次氯酸修饰的HSA中和，该HSA与病毒包膜蛋白E的结构域Ⅲ结合[27]。

在其漫长的生命周期（约3周）中，一个HSA分子通过循环15 000次造成一些损害，影响其配体结合和抗氧化特性。糖尿病是损害白蛋白抗氧化功能的主要病理状况之一。在这种疾病中，白蛋白糖化增加。正常人的糖化HSA水平约为10%，在高血糖患者中增加至20%~30%。糖化是指葡萄糖分子与游离胺残基的非酶结合。HSA糖基化与His和Trp残基的氧化、主链断裂，以及二级和三级结构的丢失有关。双氯芬酸（一种非甾体抗炎药）和阿司匹林的使用都能降低晚期糖基化水平[28]。HSA的糖基化会削弱其抗氧化活性和铜结合能力。HSA的糖化导致其对铜介导的LDL氧化抗氧化活性显著丧失，这可能是由超氧化物产生所致。此外，HSA的Fe^{3+}结合抗氧化能力在糖尿病患者中显著降低。最后，最大的必需氨基酸色氨酸（Trp）的HSA转运在糖基化后减少。HSA糖化改变内源性和外源性配体的结合，特别是Lys199的糖基化增强了华法林结合力，但降低了胆红素亲和力[14]。

几种晚期糖基化终产物受体通过识别和结合包括HSA在内的糖化分子来启动细胞内信号传导并增加细胞中ROS的形成。此外，次氯酸介导的糖化HSA赖氨酸残基的羰基化是高血糖和炎症中的主要抗原性晚期糖基化终末产物[29]。糖化白蛋白在兔体内会损害主动脉血管内皮NO合酶活性[30]。糖化HSA对小胶质细胞的毒性作用与细胞蛋白水解系统损伤有关，这可能反映了晚期糖基化终末产物在神经系统变性中的作用。

与其他蛋白质相比，HSA半衰期长且浓度高，因此，HSA可以保护其他蛋白质（包括血红蛋白、胰岛素和免疫球蛋白）免受糖尿病早期糖化的影响[31]。与糖尿病相关的不可逆损害，如视网膜病、肾病、神经病和冠状动脉疾病，可归因于糖化HSA的抗氧化特性降低。

最近在阻塞性睡眠呼吸暂停综合征患者体内发现了HSA抗氧化特性的改变。这反映了抗氧化剂HSA活性受损，这与阻塞性睡眠呼吸暂停综合征患者的HSA糖基化水平升高有关。这可能会增加这类患者的围术期风险[32]。

抗凝作用

HSA具有抗凝和抗血栓形成功能。这些功能可能部分基于HSA结合NO形成S-亚硝基硫醇，从而抑制NO的快速失活，并延长其对血小板的抗聚集作用[33]。因此，在高凝状态下，如在围术期使用HSA可能非常有益。

HSA的酶学性质

HSA和另一个分子相互作用产生酶活性。HSA的这种特性称为类酶或伪酶活性。赖氨酸（Lys）199的酯酶活性能够将乙酰水杨酸（阿司匹林）分解成水杨酸，乙酰基转移到Lys199上。因此，阿司匹林而非其他水杨酸盐会诱发阿司匹林抵抗综合征，因白蛋白分子乙酰化可致过敏。哮喘、鼻炎和鼻息肉是阿司匹林抵抗综合征的特征。此外，Lys199和青霉素可以通过氨基水解共价结合，生成含青霉素的肽。Lys199的共价标记会产生临床效应。霉酰-HSA复合物无抗菌活性；然而，它代表了青霉素过敏的主要抗原决定因素。HSA具有磷酸三酯酶活性，从而使有机磷化合物失活。HSA可催化RNA磷酸二酯键断裂；因此，它参与内源性细胞外RNA和循环致病核酸的降解。HSA对二氢睾酮具有烯醇酶活性，将其从3-酮转化为3-烯醇形式。此外，HSA促进葡糖苷酸结合物的异构化、立体选择性水解，以及葡糖苷酸结合物的去除，从而通过可逆和（或）不可逆结合降低其血浆水平。最后，HSA似乎在前列腺素的生物合成和消除中都具有重要作用。HSA对白三烯或血栓烷没有酶促作用。然而，它结合并因此稳定血栓素A_2。这种结合可使这些强效化合物失活，减少那些如果存在量过多可能对身体有害的物质的生物活性[7,14]。

低白蛋白血症

低白蛋白血症通常定义为人血清白蛋白浓度≤30g/L，通常在危重患者中很常见。低白蛋白血症可能是由于HSA进入胃肠道的损失增加，毛细血管通透性增加导致从血管内重新分配到间质间隙，以及由细胞因子和危重疾病应激引起肝脏HSA合成减少。

低白蛋白血症被认为是危重患者预后较差的独立危险因素。HSA水平＜20g/L与烧伤患者较高的死亡风险相关，敏感性为84%，特异性为83%[34]。在外科脓毒症患者中，＜23g/L的白蛋白每减少1g/L，住院死亡率就会增加19.4%，多器官衰竭的发生率会增加28.7%[35]。此外，在一项纳入90个队列研究评估低白蛋白血症作为急性病患者预后生物标志物的Meta分析中，人血清白蛋白每下降10g/L，与137%的发病率增加和71%住院时间增加相关[36]。术前低人血清白蛋白（＜4.0 g/dL）是非体外循环冠状动脉旁路移植术（OPCAB）后急性肾损伤（AKI）的独立危险因素。AKI与ICU和长时间住院，以及高死亡率有关[37]。

人血清白蛋白代谢

HSA从血液循环中穿过毛细血管壁进入间质，包括脑脊液，并通过淋巴系统返回血液，循环半衰期约为16小时。HSA穿过毛细血管壁的运动被定义为经毛细血管逃逸率（每小时5%），它表示每小时血管内HSA离开血管腔的百分比[14]。一个HSA分子的半衰期为2~3周，可通过循环约15 000次。HSA主要在肝脏合成。在健康的年轻人中，每天在与肝细胞内质网结合的多核糖体中合成12~25g HSA。HSA不在肝脏中储存，因此没有按需释放的储备[33]。在生理情况下，只有20%~30%的肝细胞产生HSA，其合成量可按需增加至200%~300%。HSA合成受胶体渗透压和肝细胞周围间质液体的渗透压调节。胰岛素在促进HSA合成中起着重要作用，因此，糖尿病患者可能会出现低蛋白血症。雌激素不影响HSA转录，但通过改变HSA mRNA的稳定性起作用。皮质类固醇、胰岛素和氨基酸可以促进HSA的合成。氨基酸缺乏可限制HSA的合成，但这在临床中很少见，除非处于极度饥饿和营养不良的状态[33]。在急性反应中，例如，外伤和围术期，肝细胞因子（如白细胞介素6 和肿瘤坏死因子-α）可抑制HSA的合成。

免疫球蛋白G（IgG）和白蛋白，尽管形式和功能不同，但人们早就知道它们有两个共同的特征，即寿命长，以及血清浓度与半衰期之间成反比关系。较长的半衰期归因于有效的受体介导的循环途径，包括新生儿Fc受体（FcRn）。FcRn是非经典主要组织相容性Ⅰ类（MHC Ⅰ）α 链和 β_2 微球蛋白（β_{2m}）的异二聚体，可结合体内两种丰富的血清蛋白IgG和白蛋白。FcRn在受体的两侧同时结合IgG和白蛋白，其中净转运可以是基底外侧到顶端、顶端到基底外侧或顶端到顶端（内皮细胞）。FcRn以严格的pH值依赖方式与IgG和白蛋白相互作用,因此，它在酸性pH值而不是生理pH值下与它们结合。被酸化内体中受体结合的胞饮IgG和白蛋白被转运回细胞表面，血液的生理pH值触发配体释放到血液循环中。细胞内未结合部分是溶酶体降解的目标。FcRn还主要负责将IgG运输穿过胎盘，从而使 IgG在足月新生儿的浓度通常超过母亲的浓度。缺乏FcRn 的动物比正常动物更快地分解代谢IgG和白蛋白，致使两种分子的血浆浓度相对低。家族性高分解代谢性低蛋白血症患者由于 β_{2m} 突变，FcRn缺乏，导致高分解代谢、白蛋白和IgG的血浆浓度低。而肌强直性营养不良（DM）患者是因为FcRn对IgG的亲和力降低，仅表现出血浆IgG缺乏，而非白蛋白缺乏[38-40]。

HSA的分解代谢发生在几个器官中，在一个70kg的健康成人体内，以大约14g/d的速度分解代谢，或全身蛋白质转换的4%。蛋白质和热量剥夺会增加HAS分解代谢的速度，因为 HSA被用作能量来源。HSA分解的机制涉及蛋白质摄取到内吞囊泡中，内吞囊泡与内皮细胞的溶酶体融合。

循环中的HSA也会流失到肠道中（每天约1 g），消化过程中释放氨基酸和肽，这些氨基酸和多肽会被重吸收。健康受试者的尿液中HSA损失极少。值得一提的是，在70kg的成人每天通过肾脏的HSA中，只有几毫克从肾小管分泌[14]。

白蛋白在围术期的应用

白蛋白在脓毒症中的应用

在过去的20年里，在危重患者和脓毒

症患者中使用人血清白蛋白一直饱受争议。1998年，British Medical Journal发表了一项关于重症患者白蛋白给药的Cochrane Meta分析[41]。该Meta分析中所选32项研究的平均样本量仅为46例患者。这项Meta分析的结果显示，接受白蛋白治疗的患者死亡率增加了近70%。这份Cochrane 报道的结果迅速改变了世界各地的做法，尤其是在欧洲，白蛋白的使用急剧减少。由于一些方法学原因，该Meta分析的有效性存在争议，例如，相关试验的遗漏、小型试验偏倚和包括成人和高危新生儿在内的异质性试验的组合，方法学质量对结果的影响评估不足，并且缺乏合理的机制来解释白蛋白相关的死亡率过高[42,43]。此外，Meta分析不包括白蛋白组死亡率较低的烧伤试验[44]。最后，对照组中病情最严重的患者改用白蛋白作为挽救措施的交叉模式，会使相对风险的综合估计于对照组有利[43]。仅在几年后，这项Meta分析就进行了更新，其中纳入了55项试验，涉及3504例随机分配的患者，525例死亡[43]。对采用盲法的试验和100例及以上患者试验分别合并，相对风险估计分别为0.73（95%CI：0.48~1.12）和0.94（95%CI：0.77~1.14）。考虑4个决定方法学高质量的要素，例如，盲法、以死亡率为终点、无交叉和试验纳入100例及以上患者，具备上述两个或以上要素的试验，相对风险也始终<1.0。这些观察结果表明，白蛋白治疗降低了死亡率。总体而言，这项Meta分析的结果支持重症患者使用白蛋白的安全性。2004 年发表了对7000例危重患者进行的盐水与白蛋白液体评估（SAFE）随机对照试验（RCT）的结果，表明4%的白蛋白溶液在危重患者中与生理盐水一样安全[45]。此外，SAFE研究的亚组分析显示，在重度脓毒症患者中使用白蛋白是有益的，调整后的死亡优势比（OR）为0.71（95%CI：0.52~0.97；P=0.03）。因此，作者得出结论，与生理盐水相比，使用白蛋白不会损害肾功能或器官功能，并且可能降低了严重脓毒症患者的死亡风险[1]。

此外，Guidet及其同事评估了白蛋白的成本效益，如对重度脓毒症和脓毒性休克患者进行的SAFE研究中，患者来自法国的35家ICU。根据SAFE试验中显示的与白蛋白治疗相关的死亡率假设降低4.6%，在纳入的11 137例患者中，513例救治成功，预计每一例存活的预期寿命为9.8年。因此，作者认为，对于重度脓毒症或脓毒性休克患者，给予白蛋白是一种有益的干预措施[4]。

在随后的Meta分析中，纳入了17项随机研究的1977例受试者，其中8项研究仅包括脓毒症患者，并且患者是研究人群的一个亚组。使用白蛋白对脓毒症患者进行复苏与死亡率降低相关，优势比为0.82%（95%CI：0.67~1.0，P=0.047）[1]。Caironi及其同事将100家ICU中的1818例重度脓毒症患者随机分配，接受20%的白蛋白和晶体溶液，或单独使用晶体溶液。在前7天，白蛋白组患者的平均动脉压较高，净体液平衡较低（P<0.001）。在第28天，白蛋白组的死亡率为31.8%，晶体组为32.0%。第90天，白蛋白组的死亡率为41.1%，晶体组为43.6%。然而，脓毒性休克患者与白蛋白相关的生存率提高（1121例患者；90天死亡率白蛋白组为43.6%，而晶体组49.9%；相对风险为0.87；95%CI：0.77~0.99；P=0.03）[46]。最近的一项Meta分析包括14项研究（18 916例脓毒症患者），结果表明，脓毒症患者使用平衡晶体液或白蛋白进行复苏似乎与死亡率降低

有关[47]。此外，最近的一项Meta分析证实了脓毒性休克患者与使用白蛋白相关的生存率提高。在这项Meta分析中，3658例重度脓毒症患者和2180例脓毒性休克患者被纳入分析[48]。与晶体液相比，在用白蛋白复苏的重度脓毒症患者中观察到90天死亡率有降低的趋势（OR 0.88；95% CI：0.76~1.01；P=0.08）。然而，在脓毒性休克患者中，使用白蛋白进行复苏可显著降低90天死亡率（OR 0.81；95% CI：0.67~0.97；P=0.03）[48]。

与晶体液相比，脓毒症中的白蛋白复苏具有独有的特征，因为即使在脓毒症导致微血管通透性增加的病理条件下，其作为血浆扩容的有效性也不受影响。此外，在重度脓毒症中，产生相等血浆扩容效应时，白蛋白与晶体的比率为1~4.5[49]。与单独使用抗生素治疗相比，对肝硬化和自发性细菌性腹膜炎患者静脉注射白蛋白和抗生素可降低肾功能损害、死亡和穿刺引起的循环衰竭的发生率[50,51]。在急性呼吸窘迫综合征患者中，白蛋白的使用改善了氧合，但不影响死亡率[52]。

在脓毒症患者中使用白蛋白益处的唯一例外是在液体扩容作为支持疗法（FEAST）试验中显示的，在东非国家感染疟疾儿科患者中使用白蛋白和盐水输注与不输注（对照组）相比死亡率增加。与对照组相比，这些患者使用白蛋白和生理盐水的大剂量治疗引起的高容量血症可以解释在本研究中死亡率的增加[53]。

白蛋白是动物实验和临床环境中的神经保护剂

人血清白蛋白是一种独特的多效性蛋白质，具有神经保护特性。大鼠大脑中动脉闭塞（MCAO）2小时，再循环30分钟后，用人血清白蛋白或生理盐水进行治疗。随后用激光多普勒灌注成像（LDPI）检查皮质血管。白蛋白治疗导致小动脉直径显著增加，并在局灶性缺血后的再灌注阶段逆转皮质微静脉内的血流停滞、血栓形成和微粒黏附[54]。在MCAO诱导的急性缺血性脑卒中大鼠模型中，大鼠在MCAO发作后2、3、4或5小时静脉内接受1.25 g/kg白蛋白治疗显著改善了神经功能，减少了梗死体积和脑肿胀[54]。白蛋白的神经保护作用已在大鼠永久性MCAO研究中得到证实，其中白蛋白治疗导致皮质灌注增加48%（$P<0.002$），但对照组中的盐水没有引起任何变化[54]。

此外，功能磁共振成像（fMRI）用于评估大鼠脑卒中恢复期间的白蛋白治疗效果。白蛋白治疗与fMRI反应幅度和时间曲线的恢复有关[55]。大鼠因血管内穿孔导致蛛网膜下隙出血。手术后立即注射0.63 g/kg或1.25 g/kg的白蛋白。低至中等剂量的白蛋白显著改善蛛网膜下隙出血后的长期神经行为后遗症[56]。

关于急性缺血性脑卒中和蛛网膜下隙出血（SAH）后使用白蛋白的已发表的大型试验只有两项。在一项基于美国国立卫生研究院脑卒中量表（NIHSS）对急性缺血性脑卒中患者进行的随机、双盲、平行组多中心试验中，422例患者被随机分配接受25%白蛋白［2g（8mL）/kg；最大750mL］和419例接受等渗生理盐水。主要结局是有利性，定义为90天时改良 Rankin量表评分为0或1，或NIHSS评分为0或1，或两者兼有。两组之间的有利结局的比率没有差异。然而，白蛋白组的患者有更多的轻至中度肺水肿和有症状的颅内出血[57]。这项精心设计的研究出现负面结果的原因是单次输注大剂量的白蛋白，这可能会诱发这些不利影响，并掩盖白蛋白的神经保护作用。

SAH患者可以耐受7天1.25 g/（kg·d）的白蛋白输注，没有严重并发症，并且可能具有神经保护作用。接受这一治疗的患者经颅多普勒（TCD）测量的脑血管痉挛、迟发性脑缺血（DCI）脑梗死发生率较低。白蛋白治疗的主要生理效应是提升人血清白蛋白浓度和平均动脉血压。此外，人血清白蛋白在治疗后7天仍保持升高，这在整个DCI的关键时期可能是有益的[58,59]。

白蛋白的神经保护作用机制可以通过其减轻脑水肿和抑制内皮细胞凋亡的能力来解释[60,61]。输注白蛋白可改善微循环血流量，增加器官灌注，减少白细胞滚动和黏附，并减少炎性反应[62]。白蛋白通过消除蛛网膜下隙出血后金属蛋白酶-2和金属蛋白酶-9（MMP-2/9）的过度活化来保护血脑屏障（BBB），表明MMP-2和MMP-9是白蛋白诱导的神经血管保护的关键介质[56]。此外，白蛋白被认为是体内主要的抗氧化剂。白蛋白通过其半胱氨酸34残基的巯基部分与NO结合形成S-亚硝基硫醇（RSNO），起到内源性一氧化氮储库的作用。值得一提的是，血液中82%的NO以为RSNO的形式稳定保存[14]。因此，白蛋白能够中和循环中过量的NO，从而防止硝基氧化应激，另一方面，当低分子硫醇浓度升高时，继续释放NO。因此，白蛋白通过RSNO加合的NO可以舒张血管，抑制血小板聚集，增加主动脉血流量[56]。

白蛋白在创伤性脑损伤患者中的使用

在SAFE试验中，用白蛋白治疗的创伤性脑损伤（TBI）患者的结果比生理盐水更差，很可能是因为研究中使用的低渗（4%）白蛋白溶液的平均渗透压为266（266~267）mOsm/kg H_2O会导致颅内压升高，而不是由使用白蛋白本身导致[63,64]。然而，在93例重度TBI和格拉斯哥昏迷评分≤8分的患者同时维持中性或轻微负液体平衡，使用4%和20%的溶液与患者死亡率低相关[65]。因此，正确的结论应该是低渗溶液不应用于TBI患者[66]。

白蛋白和心脏手术

在体外循环（CPB）期间发生的全身炎症和凝血系统的激活导致纤维蛋白形成、血小板激活或消耗和内皮损伤。然而，在启动CPB机时使用5%的白蛋白具有许多优点，如保持渗透压、防止纤维蛋白原和血小板黏附，以及内皮糖萼保护。此外，它维持血管屏障能力，防止间质水肿，并保持微循环的完整性[67]。

Oliver等在儿科患者中比较了5%的白蛋白预充与基于新鲜冷冻血浆（FFP）的预充[68]。5%的白蛋白组患者的血液制品用量明显减少。结果表明，使用白蛋白作为预冲，在CPB期间凝血因子稀释是可以接受的。这将导致更少的凝血酶生成和凝血因子的消耗，补充FFP可在鱼精蛋白给药后。然而，使用FFP作为预充溶液会导致CPB过程中凝血酶的形成增强，从而需要更多的肝素，引发更多的凝血因子消耗。

使用白蛋白预充成人CPB可能与纤维蛋白原竞争形成覆盖回路和氧合器的蛋白质层，并且白蛋白的预吸附可防止纤维蛋白原吸附和血小板黏附。Russell等在他们的Meta分析中表明，与晶体液相比，白蛋白作为预充溶液具备许多有益的作用，包括血小板计数和胶体渗透压的保存[69]。

在心脏手术后期间使用白蛋白可保持血凝块的形成时间和最大凝块的硬度。然而，使用低摩尔羟乙基淀粉溶液（HES）（6% 200/0.5或130/0.4）导致血凝块的形成时间延长和最大凝块的硬度降低[70]。此外，使用旧的高摩尔HES和明胶溶液与心脏手术后的出血量相关，但使用4%的白蛋白溶液则没有影响[71]。在比较HES溶液与白蛋白使用的Meta分析中也证实了相同的结果。两组的血流动力学相似，但白蛋白的使用减少了失血量、输血量和术后再次手术的需要[72]。心脏手术后低白蛋白血症（临界值为18g/L）是心脏手术后死亡率更好的预测指标，甚至优于EURO评分[73]。在最近发表的一项前瞻性、随机、双盲、安慰剂对照试验中，通过在接受非体外循环冠状动脉旁路移植术的患者中使用HSA来预先纠正术前低白蛋白水平与AKI的发生率显著降低相关，对照组为26%，白蛋白组为13.7%。随附的编者按表明，在接受OPCAB的患者中，恢复目标白蛋白水平所致AKI降低的幅度大于任何已知的干预措施[74,75]。

白蛋白溶液

Edwin Cohn在研发的稳定白蛋白溶液是基于分馏方案，该方案很快被多家制药公司采用。白蛋白溶液生产中使用的巴氏杀菌技术在消除病毒和细菌感染的风险方面非常有效。此外，最近在白蛋白生产中引入的离子交换色谱技术，非常有效地降低了白蛋白溶液传播朊病毒疾病的风险[76]。白蛋白的使用被认为是安全的；在一项评估1998—2000年不良事件报道的研究中，所有报道的严重非致命和致命不良事件的发生率仅为0.05‰，并且没有患者死亡被归类为可能与使用白蛋白有关[77]。

目前可用的白蛋白溶液在蛋白质含量和组成、结合能力、金属离子含量、抗氧化剂的兴盛和结合药物的能力方面可能有所不同[78]。值得一提的是，半胱氨酸34（HSA中最重要的抗氧化剂残留物）在23%的健康人志愿者中被氧化，而在商业制剂中被氧化比率为54%~60%[79]，这可能会影响白蛋白溶液的特性和临床效果[80]。

白蛋白溶液有多种浓度，主要为20%~25%或4%~5%。HSA的等渗制剂在维持血容量方面比晶体溶液更有效（>80%与<20%）[81]。高渗白蛋白（20%~25%）用于水肿患者，它避免了过多的钠和氯负荷[78]。然而，4%的低渗溶液不应用于创伤性脑损伤患者。

对HSA溶液的过度需求促使制药公司在原核和真核宿主中使用重组DNA技术进行生产。HSA分子结构相当复杂；有35个半胱氨酸残基，其中34个形成二硫键。这种大型重组蛋白中如此复杂的结构可能是蛋白质合成和折叠系统的负担，这可能导致重组HSA（rHSA）的低表达或错误折叠。最近，转基因水稻已成功用作新型生物反应器，以生产足够数量的安全rHSA。然而，在rHSA制造中建立适当的杂质去除和检测方法仍然是一个挑战（图10.4）[82,83]。

结论

HSA具有许多生理和生化特性，使其用于血管和细胞功能紊乱的许多相关方面。HSA的秘密尚未全部揭晓，只有针对相关临床终点进行具备适当效能的临床试验才能实现其益处。

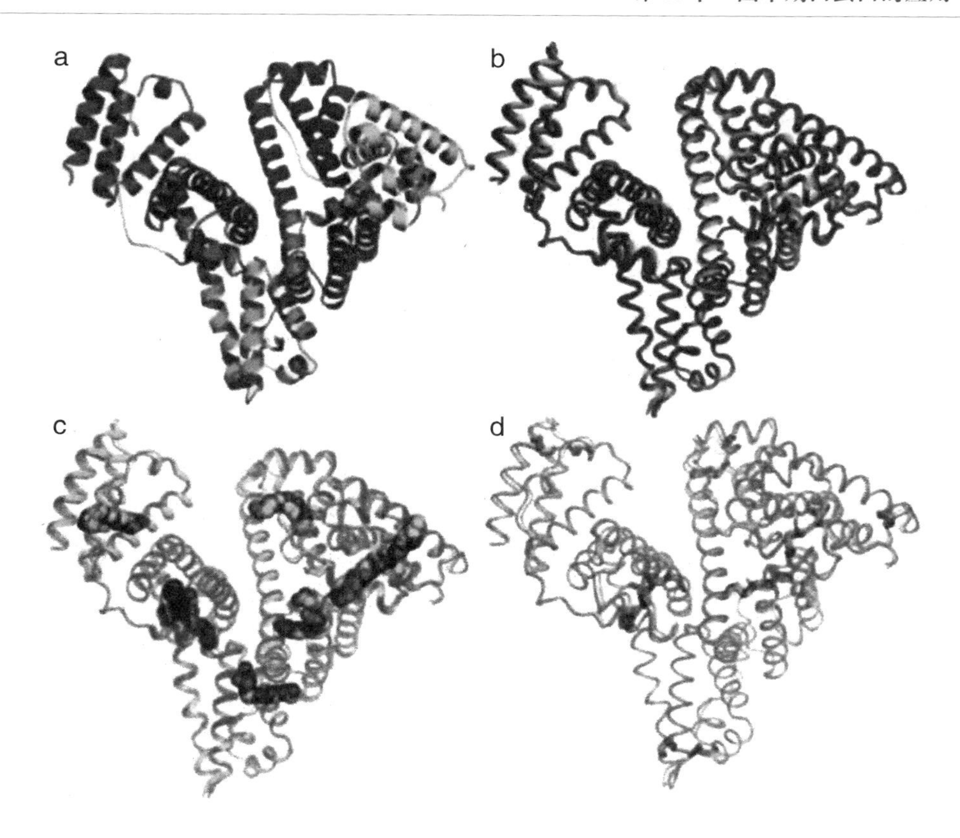

图10.4 酵母和水稻rHSA结构。（a）重组人血清白蛋白的整体结构。（b）水稻（绿色，PDB：3SQJ）和酵母（蓝色，PDB：1E7G）的重组HSA与血浆的HSA（红色，PDB：2I2Z）的比较，两种rHSA与pHSA的RMSD分别为0.605和0.374 Å。（c）与rHSA中的脂肪酸结合。与来自植物（绿色）和酵母（蓝色）的rHSA结合的脂肪酸由球体着色为黄色和棕色。（d）酵母和水稻的rHSA中的二硫化物。二硫键显示为黄色棒状。（Reprinted with permission from Chen et al.[82]）（扫封面折口处二维码看彩图）

（柴 薪译 聂 煌审校）

参考文献

1. Delaney AP, Dan A, McCaffrey J, Finfer S. The role of albumin as a resuscitation fluid for patients with sepsis: a systematic review and meta-analysis. Crit Care Med. 2011;39(2):386–91.
2. Ferreira LA, Henriques OB, Lebrun I, Batista MB, Prezoto BC, Andreoni AS, et al. Biologically active peptides from bothrops jararacussu venom. Agents Actions Suppl. 1992;36:209–14.
3. Guevara M, Terra C, Nazar A, Sola E, Fernandez J, Pavesi M, et al. Albumin for bacterial infections other than spontaneous bacterial peritonitis in cirrhosis. A randomized, controlled study. J Hepatol. 2012;57(4):759–65.
4. Guidet B, Mosqueda GJ, Priol G, Aegerter P. The COASST study: cost-effectiveness of albumin in severe sepsis and septic shock. J Crit Care. 2007;22(3):197–203.
5. Kratz F. Albumin as a drug carrier: design of prodrugs, drug conjugates and nanoparticles. J Control Release. 2008;132(3):171–83.
6. Farrugia A. Albumin usage in clinical medicine: tradition or therapeutic? Transfus Med Rev.

2010;24(1):53–63.

7. Kragh-Hansen U, Minchiotti L, Galliano M, Peters T Jr. Human serum albumin isoforms: genetic and molecular aspects and functional consequences. Biochim Biophys Acta. 2013;1830(12):5405–17.
8. Bode C, Sensken SC, Peest U, Beutel G, Thol F, Levkau B, et al. Erythrocytes serve as a reservoir for cellular and extracellular sphingosine 1-phosphate. J Cell Biochem. 2010;109(6):1232–43.
9. Michel CC, Phillips ME, Turner MR. The effects of native and modified bovine serum albumin on the permeability of frog mesenteric capillaries. J Physiol. 1985;360:333–46.
10. Thuy AV, Reimann CM, Hemdan NY, Graler MH. Sphingosine 1-phosphate in blood: function, metabolism, and fate. Cell Physiol Biochem. 2014;34(1):158–71.
11. Zeng Y, Adamson RH, Curry FR, Tarbell JM. Sphingosine-1-phosphate protects endothelial glycocalyx by inhibiting syndecan-1 shedding. Am J Physiol Heart Circ Physiol. 2014;306(3):H363–72.
12. Halliwell B, Whiteman M. Measuring reactive species and oxidative damage in vivo and in cell culture: how should you do it and what do the results mean? Br J Pharmacol. 2004;142(2):231–55.
13. Gum ET, Swanson RA, Alano C, Liu J, Hong S, Weinstein PR, et al. Human serum albumin and its n-terminal tetrapeptide (dahk) block oxidant-induced neuronal death. Stroke. 2004;35(2):590–5.
14. Fanali G, di Masi A, Trezza V, Marino M, Fasano M, Ascenzi P. Human serum albumin: from bench to bedside. Mol Aspects Med. 2012;33(3):209–90.
15. Roche M, Rondeau P, Singh NR, Tarnus E, Bourdon E. The antioxidant properties of serum albumin. FEBS Lett. 2008;582(13):1783–7.
16. Neuzil J, Stocker R. Free and albumin-bound bilirubin are efficient co-antioxidants for alpha-tocopherol, inhibiting plasma and low density lipoprotein lipid peroxidation. J Biol Chem. 1994;269(24):16712–9.
17. Wu TW, Wu J, Li RK, Mickle D, Carey D. Albumin-bound bilirubins protect human ventricular myocytes against oxyradical damage. Biochem Cell Biol. 1991;69(10–11):683–8.
18. Anraku M, Chuang VT, Maruyama T, Otagiri M. Redox properties of serum albumin. Biochim Biophys Acta. 2013;1830(12):5465–72.
19. Turell L, Radi R, Alvarez B. The thiol pool in human plasma: the central contribution of albumin to redox processes. Free Radic Biol Med. 2013;65:244–53.
20. Papatheodorou L, Weiss N. Vascular oxidant stress and inflammation in hyperhomocysteinemia. Antioxid Redox Signal. 2007;9(11):1941–58.
21. Quinlan GJ, Martin GS, Evans TW. Albumin: biochemical properties and therapeutic potential. Hepatology. 2005;41(6):1211–9.
22. Orie NN, Vallance P, Jones DP, Moore KP. S-nitroso-albumin carries a thiol-labile pool of nitric oxide, which causes venodilation in the rat. Am J Physiol Heart Circ Physiol. 2005;289(2):H916–23.
23. Pacher P, Beckman JS, Liaudet L. Nitric oxide and peroxynitrite in health and disease. Physiol Rev. 2007;87(1):315–424.
24. Quinlan GJ, Margarson MP, Mumby S, Evans TW, Gutteridge JM. Administration of albumin to patients with sepsis syndrome: a possible beneficial role in plasma thiol repletion. Clin Sci (Lond). 1998;95(4):459–65.
25. Quinlan GJ, Mumby S, Martin GS, Bernard GR, Gutteridge JM, Evans TW. Albumin influences total plasma antioxidant capacity favorably in patients with acute lung injury. Crit Care Med. 2004;32(3):755–9.
26. Halliwell B. Albumin – an important extracellular antioxidant? Biochem Pharmacol. 1988;37(4):569–71.

27. Vossmann M, Kirst M, Ludolfs D, Schreiber M. West Nile virus is neutralized by HOCl-modified human serum albumin that binds to domain iii of the viral envelope protein E. Virology. 2008;373(2):322–8.
28. van Boekel MA, van den Bergh PJ, Hoenders HJ. Glycation of human serum albumin: inhibition by diclofenac. Biochim Biophys Acta. 1992;1120(2):201–4.
29. Mera K, Nagai R, Haraguchi N, Fujiwara Y, Araki T, Sakata N, et al. Hypochlorous acid generates n epsilon-(carboxymethyl)lysine from amadori products. Free Radic Res. 2007;41(6):713–8.
30. Xu B, Chibber R, Ruggiero D, Kohner E, Ritter J, Ferro A. Impairment of vascular endothelial nitric oxide synthase activity by advanced glycation end products. FASEB J. 2003;17(10):1289–91.
31. Bhonsle HS, Singh SK, Srivastava G, Boppana R, Kulkarni MJ. Albumin competitively inhibits glycation of less abundant proteins. Protein Pept Lett. 2008;15(7):663–7.
32. Faure P, Tamisier R, Baguet JP, Favier A, Halimi S, Levy P, et al. Impairment of serum albumin antioxidant properties in obstructive sleep apnoea syndrome. Eur Respir J. 2008;31(5):1046–53.
33. Evans TW. Review article: albumin as a drug--biological effects of albumin unrelated to oncotic pressure. Aliment Pharmacol Ther. 2002;16(Suppl 5):6–11.
34. Aguayo-Becerra OA, Torres-Garibay C, Macias-Amezcua MD, Fuentes-Orozco C, Chavez-Tostado Mde G, Andalon-Duenas E, et al. Serum albumin level as a risk factor for mortality in burn patients. Clinics (Sao Paulo). 2013;68(7):940–5.
35. Sun JK, Sun F, Wang X, Yuan ST, Zheng SY, Mu XW. Risk factors and prognosis of hypoalbuminemia in surgical septic patients. Peer J. 2015;3:e1267.
36. Vincent JL, Dubois MJ, Navickis RJ, Wilkes MM. Hypoalbuminemia in acute illness: is there a rationale for intervention? A meta-analysis of cohort studies and controlled trials. Ann Surg. 2003;237(3):319–34.
37. Lee EH, Baek SH, Chin JH, Choi DK, Son HJ, Kim WJ, et al. Preoperative hypoalbuminemia is a major risk factor for acute kidney injury following off-pump coronary artery bypass surgery. Intensive Care Med. 2012;38(9):1478–86.
38. Andersen JT, Pehrson R, Tolmachev V, Daba MB, Abrahmsen L, Ekblad C. Extending half-life by indirect targeting of the neonatal fc receptor (FcRn) using a minimal albumin binding domain. J Biol Chem. 2011;286(7):5234–41.
39. Kim J, Hayton WL, Robinson JM, Anderson CL. Kinetics of FcRn-mediated recycling of IgG and albumin in human: pathophysiology and therapeutic implications using a simplified mechanism-based model. Clin Immunol. 2007;122(2):146–55.
40. Stapleton NM, Einarsdottir HK, Stemerding AM, Vidarsson G. The multiple facets of FcRn in immunity. Immunol Rev. 2015;268(1):253–68.
41. Anonymous. Human albumin administration in critically ill patients: systematic review of randomised controlled trials. BMJ. 1998;317(7153):235–40.
42. Wiedermann CJ, Wiedermann W. Beautiful small: misleading large randomized controlled trials? The example of colloids for volume resuscitation. J Anaesthesiol Clin Pharmacol. 2015;31(3):394–400.
43. Wilkes MM, Navickis RJ. Patient survival after human albumin administration. A meta-analysis of randomized, controlled trials. Ann Intern Med. 2001;135(3):149–64.
44. Recinos PR, Hartford CA, Ziffren SE. Fluid resuscitation of burn patients comparing a crystalloid with a colloid containing solution: a prospective study. J Iowa Med Soc.

1975;65(10):426–32.

45. Finfer S, Bellomo R, Boyce N, French J, Myburgh J, Norton R. A comparison of albumin and saline for fluid resuscitation in the intensive care unit. N Engl J Med. 2004;350(22):2247–56.
46. Caironi P, Tognoni G, Masson S, Fumagalli R, Pesenti A, Romero M, et al. Albumin replacement in patients with severe sepsis or septic shock. N Engl J Med. 2014;370(15):1412–21.
47. Rochwerg B, Alhazzani W, Sindi A, Heels-Ansdell D, Thabane L, Fox-Robichaud A, et al. Fluid resuscitation in sepsis: a systematic review and network meta-analysis. Ann Intern Med. 2014;161(5):347–55.
48. Xu JY, Chen QH, Xie JF, Pan C, Liu SQ, Huang LW, et al. Comparison of the effects of albumin and crystalloid on mortality in adult patients with severe sepsis and septic shock: a meta-analysis of randomized clinical trials. Crit Care. 2014;18(6):702.
49. Bansch P, Statkevicius S, Bentzer P. Plasma volume expansion with 5% albumin compared to ringer's acetate during normal and increased microvascular permeability in the rat. Anesthesiology. 2014;121(4):817–24.
50. Kwok CS, Krupa L, Mahtani A, Kaye D, Rushbrook SM, Phillips MG, et al. Albumin reduces paracentesis-induced circulatory dysfunction and reduces death and renal impairment among patients with cirrhosis and infection: a systematic review and meta-analysis. Biomed Res Int. 2013;2013:295153.
51. Sort P, Navasa M, Arroyo V, Aldeguer X, Planas R, Ruiz-del-Arbol L, et al. Effect of intravenous albumin on renal impairment and mortality in patients with cirrhosis and spontaneous bacterial peritonitis. N Engl J Med. 1999;341(6):403–9.
52. Uhlig C, Silva PL, Deckert S, Schmitt J, de Abreu MG. Albumin versus crystalloid solutions in patients with the acute respiratory distress syndrome: a systematic review and meta-analysis. Crit Care. 2014;18(1):R10.
53. Maitland K, Kiguli S, Opoka RO, Engoru C, Olupot-Olupot P, Akech SO, et al. Mortality after fluid bolus in African children with severe infection. N Engl J Med. 2011;364(26):2483–95.
54. Belayev L, Pinard E, Nallet H, Seylaz J, Liu Y, Riyamongkol P, et al. Albumin therapy of transient focal cerebral ischemia: in vivo analysis of dynamic microvascular responses. Stroke. 2002;33(4):1077–84.
55. Kim YR, van Meer MP, Mandeville JB, Tejima E, Dai G, Topalkara K, et al. fMRI of delayed albumin treatment during stroke recovery in rats: implication for fast neuronal habituation in recovering brains. J Cereb Blood Flow Metab. 2007;27(1):142–53.
56. Xie Y, Liu W, Zhang X, Wang L, Xu L, Xiong Y, et al. Human albumin improves long-term behavioral sequelae after subarachnoid hemorrhage through neurovascular remodeling. Crit Care Med. 2015;43(10):e440–9.
57. Ginsberg MD, Palesch YY, Hill MD, Martin RH, Moy CS, Barsan WG, et al. High-dose albumin treatment for acute ischaemic stroke (alias) part 2: a randomised, double-blind, phase 3, placebo-controlled trial. Lancet Neurol. 2013;12(11):1049–58.
58. Suarez JI, Martin RH, Calvillo E, Bershad EM, Venkatasubba Rao CP. Effect of human albumin on TCD vasospasm, DCI, and cerebral infarction in subarachnoid hemorrhage: the ALISAH study. Acta Neurochir Suppl. 2015;120:287–90.
59. Suarez JI, Martin RH, Calvillo E, Dillon C, Bershad EM, Macdonald RL, et al. The albumin in subarachnoid hemorrhage (ALISAH) multicenter pilot clinical trial: safety and neurologic outcomes. Stroke. 2012;43(3):683–90.
60. Belayev L, Saul I, Busto R, Danielyan K, Vigdorchik A, Khoutorova L, et al. Albumin treatment reduces neurological deficit and

protects blood–brain barrier integrity after acute intracortical hematoma in the rat. Stroke. 2005;36(2):326–31.

61. Zoellner H, Hofler M, Beckmann R, Hufnagl P, Vanyek E, Bielek E, et al. Serum albumin is a specific inhibitor of apoptosis in human endothelial cells. J Cell Sci. 1996;109(Pt 10):2571–80.
62. Horstick G, Lauterbach M, Kempf T, Bhakdi S, Heimann A, Horstick M, et al. Early albumin infusion improves global and local hemodynamics and reduces inflammatory response in hemorrhagic shock. Crit Care Med. 2002;30(4):851–5.
63. Cooper DJ, Myburgh J, Heritier S, Finfer S, Bellomo R, Billot L, et al. Albumin resuscitation for traumatic brain injury: is intracranial hypertension the cause of increased mortality? J Neurotrauma. 2013;30(7):512–8.
64. Myburgh J, Cooper DJ, Finfer S, Bellomo R, Norton R, Bishop N, et al. Saline or albumin for fluid resuscitation in patients with traumatic brain injury. N Engl J Med. 2007;357(9):874–84.
65. Rodling Wahlstrom M, Olivecrona M, Nystrom F, Koskinen LO, Naredi S. Fluid therapy and the use of albumin in the treatment of severe traumatic brain injury. Acta Anaesthesiol Scand. 2009;53(1):18–25.
66. Van Aken HK, Kampmeier TG, Ertmer C, Westphal M. Fluid resuscitation in patients with traumatic brain injury: what is a safe approach? Curr Opin Anaesthesiol. 2012;25(5):563–5.
67. Moret E, Jacob MW, Ranucci M, Schramko AA. Albumin-beyond fluid replacement in cardiopulmonary bypass surgery: why, how, and when? Semin Cardiothorac Vasc Anesth. 2014;18(3):252–9.
68. Oliver WC Jr, Beynen FM, Nuttall GA, Schroeder DR, Ereth MH, Dearani JA, et al. Blood loss in infants and children for open heart operations: albumin 5% versus fresh-frozen plasma in the prime. Ann Thorac Surg. 2003;75(5):1506–12.
69. Russell JA, Navickis RJ, Wilkes MM. Albumin versus crystalloid for pump priming in cardiac surgery: meta-analysis of controlled trials. J Cardiothorac Vasc Anesth. 2004;18(4):429–37.
70. Schramko AA, Suojaranta-Ylinen RT, Kuitunen AH, Kukkonen SI, Niemi TT. Rapidly degradable hydroxyethyl starch solutions impair blood coagulation after cardiac surgery: a prospective randomized trial. Anesth Analg. 2009;108(1):30–6.
71. Niemi TT, Suojaranta-Ylinen RT, Kukkonen SI, Kuitunen AH. Gelatin and hydroxyethyl starch, but not albumin, impair hemostasis after cardiac surgery. Anesth Analg. 2006;102(4):998–1006.
72. Navickis RJ, Haynes GR, Wilkes MM. Effect of hydroxyethyl starch on bleeding after cardiopulmonary bypass: a meta-analysis of randomized trials. J Thorac Cardiovasc Surg. 2012;144(1):223–30.
73. Fritz HG, Brandes H, Bredle DL, Bitterlich A, Vollandt R, Specht M, et al. Post-operative hypoalbuminaemia and procalcitonin elevation for prediction of outcome in cardiopulmonary bypass surgery. Acta Anaesthesiol Scand. 2003;47(10):1276–83.
74. Jiang Y, Shaw AD. Albumin supplementation as a therapeutic strategy in cardiac surgery: useful tool or expensive hobby? Anesthesiology. 2016;124(5):983–5.
75. Lee EH, Kim WJ, Kim JY, Chin JH, Choi DK, Sim JY, et al. Effect of exogenous albumin on the incidence of postoperative acute kidney injury in patients undergoing off-pump coronary artery bypass surgery with a preoperative albumin level of less than 4.0 g/dl. Anesthesiology. 2016;124(5):1001–11.
76. Thyer J, Unal A, Thomas P, Eaton B, Bhashyam R, Ortenburg J, et al. Prion-removal capacity of chromatographic and ethanol precipitation

steps used in the production of albumin and immunoglobulins. Vox Sang. 2006;91(4):292–300.

77. Vincent JL, Wilkes MM, Navickis RJ. Safety of human albumin – serious adverse events reported worldwide in 1998–2000. Br J Anaesth. 2003;91(5):625–30.
78. Vincent JL, Russell JA, Jacob M, Martin G, Guidet B, Wernerman J, et al. Albumin administration in the acutely ill: what is new and where next? Crit Care. 2014;18(4):231.
79. Bar-Or D, Bar-Or R, Rael LT, Gardner DK, Slone DS, Craun ML. Heterogeneity and oxidation status of commercial human albumin preparations in clinical use. Crit Care Med. 2005;33(7):1638–41.
80. Martin GS. Pharmacological aspects of albumin as a niche product in the intensive care unit. Crit Care Med. 2005;33(7):1667–9.
81. Rehm M, Orth V, Kreimeier U, Thiel M, Haller M, Brechtelsbauer H, et al. Changes in intravascular volume during acute normovolemic hemodilution and intraoperative retransfusion in patients with radical hysterectomy. Anesthesiology. 2000;92(3):657–64.
82. Chen Z, He Y, Shi B, Yang D. Human serum albumin from recombinant DNA technology: challenges and strategies. Biochim Biophys Acta. 2013;1830(12):5515–25.
83. He Y, Ning T, Xie T, Qiu Q, Zhang L, Sun Y, et al. Large-scale production of functional human serum albumin from transgenic rice seeds. Proc Natl Acad Sci U S A. 2011;108(47):19078–83.

第11章　白蛋白与重症患者

Sekar S. Bhavani, Ashish K. Khanna, Piyush Mathur

摘要

尽管使用白蛋白的证据有限，但它仍然是危重患者胶体复苏的选择之一。它似乎确实比其他具有副作用的胶体更有优势。由于白蛋白能够增加血管内渗透压和其他推测的代谢益处，因此，全世界许多医师都优先选择白蛋白用于ICU患者的液体复苏。在一些研究中，尤其是在脓毒症患者和心脏手术后患者中，其结果显示了益处。白蛋白使用的局限性与其可获得性、成本和有限的副作用有关。

要点

1. 白蛋白仍然是危重患者胶体复苏的主要选择之一。
2. 除了脓毒症和心脏手术后患者外，很少有证据支持白蛋白作为复苏的主要手段。
3. 在创伤性脑损伤患者中使用白蛋白会导致预后更差。
4. 白蛋白的成本和可用性仍然是其在危重患者中使用的主要限制因素。

引言

液体复苏是绝对或相对血容量不足的危重患者治疗的关键方面之一。除了心源性休克，其他所有形式的休克都需要液体复苏或容量扩张。尽管进行了数十年的研究，但在该患者群体中，关于一种液体复苏是否优于另一种液体的争论在很大程度上仍未解决[1]。晶体液仍然是扩张容量以减轻血容量不足的主要和初始液体选择。胶体被假定在复苏中比晶体具有显著的益处，因为它们更有可能在血管内停留更长时间。

一项针对重症患者首选血浆作为容量扩张剂的国际调查显示，世界各地的实践模式存在显著差异[2]。除了脱水和药物过量（初始复苏主要使用晶体）外，大多数（65%）被调查的受试者使用晶体和胶体的组合进行初始复苏。对于肝硬化（42%）、凝血障碍（42%）或成人急性呼吸窘迫综合征（39%）患者，胶体复苏更受欢迎。尽管缺乏任何证据表明对ARDS患者有益，并且胶体复苏对凝血障碍或淀粉复苏患者有一些有害影响[3]。一线血浆扩张剂仍然是等渗晶体（81%）、淀粉（55%）、明胶（35%），而对白蛋白（7%）的偏好较低。胶体应用还存在区域实践差异，尤其是明胶在英国（68%）更受欢迎，而淀粉在德国（81%）和荷兰（66%）更受欢迎。影响一线血浆容量扩张剂选择的主要因素包括纠正容量损失的时间、作用持续时间、不良事件和成本[2]。

危重病病理生理学与复苏

健康人血浆中的白蛋白浓度为33~52g/L。人血清白蛋白约占血浆总蛋白的60%，约占血管内渗透压的80%[4,5]，分子量为66 500 Da。胶体产生更高渗透压的能力使它们对复苏更具优势，因为它们被认为可以保持更高的血管内渗透压，从而驱动更多的血容量而不是渗漏到血管外空间。

危重症是一种复杂的病理生理状态，具有多系统器官功能障碍、代谢紊乱，以及为纠正这些紊乱而产生的反应。在手术后的危重患者和脓毒症患者中，通透性改变和毛细血管渗漏增加，导致这种关系被破坏，血容量损失[6]。全身炎性反应综合征（SIRS）和多器官功能障碍综合征（MODS）以这种病理生理状态为特征。在SIRS中，损伤促发机体对不同细胞和非细胞因子产生炎症级联反应，造成血管舒张和毛细血管渗漏。这导致相对血容量减少，主要因为血管舒张使血容量增加，以及由于毛细血管渗漏导致液体渗漏到血管外空间。人血清白蛋白穿过毛细血管壁的运动被定义为经毛细血管逃逸率（每小时5%），它表示每小时离开血管腔的HSA的百分比[7]。MODS在决定患者的体液平衡方面也起着重要作用，因为心脏抑制、急性肾损伤和其他器官功能障碍会造成明显的体液失衡。代谢紊乱加剧了酸中毒、高血糖和相关电解质失衡所致的环境，可进一步使血管内和血管外的液体平衡复杂化。

这些患者的液体复苏得到了早期目标导向治疗的支持，尤其是在脓毒症中，尽管最近这些治疗的组成部分受到了挑战[8,9]。恢复血容量状态，改善血流量，从而将氧气输送到外周组织。血压、中心静脉压的改善、每搏量变异和乳酸酸中毒的减少是危重患者液体复苏的常用指标。使用30mL/kg晶体液尽早恢复体液状态，评估和随访乳酸水平，并应用血管升压药，以将灌注恢复至平均动脉压至少65mmHg，同时进行细菌培养和病因治疗，包括经验性抗生素应用，一直是脓毒症重症患者复苏的主要措施[10]。包含一些临床实践变化的相似目标已应用于其他血管扩张性休克和低灌注状态。

白蛋白的商业制剂

20世纪40年代，Edwin Cohn基于分馏技术研发了一种稳定的混合白蛋白溶液，随后被许多制药公司迅速采用[11,12]。目前可用的HSA主要通过Cohn首次描述的冷乙醇分馏技术生产，然后在60℃下巴氏杀菌至少10小时以消除病毒和细菌感染的风险。已有文章描述了该方法与色谱的多种修改和组合[13]。

对HSA溶液的过度需求促使制药公司在原核和真核宿主中使用重组DNA技术进行生产。最近，转基因水稻已成功用作新型生物反应器以生产足够数量的安全rHSA[14]。

随着提取和纯化工艺的进步，白蛋白的使用被认为是安全的；在一项评估1998—2000年不良事件报道的研究中，所有报道的严重非致命性和致命性不良事件的发生率为$5.28/10^6$。对于非致命性严重不良事件，观察到的发生率为4.65/10^6，而观察到的可能与白蛋白相关的致命性严重不良事件的发生率为0.185/10^6，尽管没有患者死亡被归类为与白蛋白给药直接相关[15]。

目前可用的人血清白蛋白溶液在蛋白质含量和组成、结合能力、金属离子含量、抗氧化剂的含量和结合药物的能力方面可能有所不同[6]。白蛋白溶液有多种浓度可供选择，如3.5%~5%或20%~25%的高渗溶液。高渗白蛋白（20%~25%）用于水肿患者，因其避免了过多的钠和氯负荷，并且能够以最小的容积负荷提供更高的渗透压[16]。创伤性脑损伤患者不应使用低渗白蛋白制剂[17]。

白蛋白的优缺点：证据在哪里？

在患有急性和慢性疾病的患者中，人血清白蛋白的浓度已显示出与死亡风险负相关[18]。白蛋白也被证明在维持内皮屏障的完整性方面发挥重要作用[19]，作为抗氧化剂[20,21]，以及NO、脂肪酸和药物的转运蛋白[20,22,23]。

1.白蛋白与其他蛋白质的相互作用

由于与其他蛋白质相比，HSA半衰期长且浓度高，因此，HSA可以保护其他蛋白质（包括血红蛋白、胰岛素和免疫球蛋白）免受糖尿病早期糖化的影响[24]。同样，阻塞性睡眠呼吸暂停患者可能表现出氧化应激增加，由于HSA抗氧化特性降低，导致心血管和代谢疾病[25]。与糖尿病相关的不可逆损害，如视网膜病、肾病、神经病变和冠状动脉疾病，也可归因于糖化HSA的抗氧化特性降低。

2.白蛋白与酸碱平衡和血清电解质的影响

无论使用何种液体，在短时间内使用大量复苏液都会导致酸碱失衡[1-3,8,9]。Belloma等在2006年研究了盐水或白蛋白复苏对酸碱状态和血清电解质的影响[26]。他们得出的结论是，输液量是比输液类型更强的预测因素，而且这些因素受到疾病严重程度和时间的影响[26]。

3.白蛋白及其对凝血系统的影响

HSA具有抗凝和抗血栓形成功能[27]。因此，在高凝状态的情况下，如在围术期，使用HSA可能非常有益。

Bellomo. R.等在2009年研究了盐水或白蛋白复苏对标准凝血测试的影响并得出结论[3]，白蛋白或大量液体的复苏与APTT的延长有关，在ICU患者中，复苏液的选择和数量可能会影响常规使用的凝血试验结果。Rasmussen等在2016年[28]发表的一篇文章证实，使用HSA不会增加失血量、输血需求，但会降低大手术期间的凝血功能。

重症监护中的白蛋白

重症监护中晶体与胶体的争论已经持续了几十年。一些问题似乎源于胶体与晶体使用的安全性、有效性和风险收益比，以及与相对较低的晶体成本相比白蛋白的费用更高。20多年前，在德国451家ICU进行的一项邮寄调查显示，这些病房中不存在容量替代治疗的真正方案或标准，所用液体的种类存在很大的差异[29]。就白蛋白的安全性和有效性而言，过去的几项系统综述给出了相互矛盾的证据。这些分析中有许多比较了胶体和晶体，并在胶体组中使用了羟乙基淀粉和相关的明胶，显然，这些年来上述胶体在器官系统衰竭和肾损伤方面表现出明显的缺陷。一个重要的具体问题是，在脓毒症和危重患者的复苏过程中白蛋白的使用或效用。支持这一点的证据很少，并且在几年的证据中没有发现全因死亡率的差异。尽管如此，白蛋白对于这些患者是一种安全的溶液，并且使用它没有发现危害[30]。

2004年，Finfer及其同事在一项多中心、随机、双盲试验中纳入了近7000例患者，以比较在综合ICU人群中使用盐水或4%白蛋白的死亡率和安全性。这项具有里程碑意义的试验，名为SAFE试验，在评估白蛋白复苏对危重患者的有用性方面仍然是主要的证据。作者看到了类似的结果（28天时死亡、ICU天数、住院天数、机械通气治疗天数或肾脏替代治疗的天数）[31]。通过白蛋白治疗组的亚组分析显示，脓毒症休克患者的死亡率呈下降趋势，创伤患者的死亡率呈上升趋势，尤其是脑外伤患者。该试验还为Cochrane的一项大型综述提供了最有力的证据，该评价确定白蛋白对血容量不足或烧伤患者的死亡率没有益处。作者使用了38项试验和10 842例患者的数据，并建议进一步质疑是否可以在特定危重患者中使用白蛋白[18]。Annane及其同事进行了CRISTAL试验，在欧洲的几个ICU中开放标签随机使用白蛋白和晶体，他们发现28天死亡率无显著性差异。在任一组的近1500例受试者中，有一个明显的信号表明90天死亡率改善，没有机械通气和血管升压药的存活天数更多，尽管这些发现被认为是探索性的，值得进一步研究[32]。在大容量复苏期间，白蛋白的使用与较高的氯离子浓度有关。虽然不同液体类型对酸碱状态和电解质水平影响的总体差异较小，但液体容量是这些变化更强的预测因素，另外，疾病严重程度和持续时间也有影响[26]。同样，对SAFE试验的事后分析显示白蛋白复苏和更大容量替代治疗与凝血时间延长相关[3]。与晶体相比，20%和4%的白蛋白在健康受试者中均被证明是安全的，并且与每搏量的增加及后负荷的减少有关[33]。白蛋白曾与利尿剂联合使用，这种组合似乎可以改善氧合，维持血流动力学稳定，并在急性肺损伤患者中实现更好的液体负平衡[34]。尽管低白蛋白血症与死亡率增加有关，但使用白蛋白对人血清白蛋白浓度≤25g/L的危重患者进行容量复苏，并不降低死亡率、ICU住院时间或机械通气时间或肾脏替代治疗的使用。这种在重症监护病房的危重手术患者中“常规”使用白蛋白以“建立”人血清白蛋白水平的做法是没有证据的，并且可能不会提供任何临床益处。同样，没有实质性的证据证明使用高渗白蛋白溶液对危重患者进行复苏或补充是合理的。一个有希望的领域似乎是在ICU中预防压疮的发生和进展[35]。

最近，使用白蛋白进行复苏主要由SAFE试验和Cochrane分析指导[31]。使用人血清白蛋白溶液在危重患者中进行复苏和容量扩张的Cochrane分析证明了重要的结果[18]。重要的是，总体估计值受到SAFE试验结果的影响，该结果贡献了75.2%的信息（基于Meta分析中的权重）。分析表明，烧伤的死亡相对风险比为2.93，低蛋白血症的相对风险比为1.26。不同类别的试验之间没有实质性的异质性。白蛋白给药的合并相对死亡风险为1.05。即使在大量体液丢失或低白蛋白血症等患者群体中，白蛋白复苏或胶体复苏没有任何已证实的益处。高成本是一个重要问题，因为白蛋白是人源性的，并且相对于晶体或大多数胶体而言是一种昂贵的溶液。

低白蛋白血症状态下的白蛋白应用

低白蛋白血症在住院和危重患者中非常常见。导致这种状态的机制可能是合成减少（罕见于肝功能障碍引起）、第三间隙的白蛋白损失增加（如脓毒症和烧伤）或使用大量晶体引起的血液稀释，或通过肾脏丢失（见于慢性肾病和肾病综合征）、胃肠道丢失（见于克罗恩病或淋巴管压力升高）[36]、失血或由于白蛋白分解代谢增加。Vincent等[37]2003年进行的Meta分析纳入了291 433例将低白蛋白血症作为结果预测因子的90项队列研究和9 项对535例患者纠正低白蛋白血症的前瞻性对照试验，得出的结论是，人血清白蛋白浓度每下降10g/L，死亡率提高137%，发病率提高89%，重症监护室时间延长28%，住院时间延长71%，资源利用率增加66%[37]。他们还得出结论，低白蛋白血症与不良结局之间的关联似乎与营养状况和炎症无关，在白蛋白给药期间人血清白蛋白水平超过30g/L时，并发症的发生率可能会降低[37]。

烧伤状态下的白蛋白应用

对于烧伤患者的液体管理，已经提出了多种策略。大多数人提倡晶体、胶体或血浆的不同组合。2008年对欧洲烧伤患者容量替代方案的实际临床实践进行了调查，共发出问卷187份，包括20道多选题，回应率为43%。答案来自总共20个欧洲国家。他们研究了容量复苏的类型、监测技术（使用CVP）、PiCCO系统的使用及混合静脉饱和度数据集。

他们得出的结论是，欧洲各烧伤中心没有标准化的治疗方法，而且中心之间的治疗方案差异很大。他们还发现，广为接受的目标导向疗法的重要性或有关在重症患者中使用白蛋白的数据，尚未影响烧伤患者的容量替代策略[38]。

Navickis等[39]在2016年进行了一项Meta分析，研究了随机和非随机研究的最新数据，这些研究评估了白蛋白的使用及其对成年患者死亡率和发病率的影响。通过计算机数据库搜索确定随机和非随机对照临床研究并检索期刊内容和参考文献列表。提取的数据通过随机效应Meta分析进行定量组合。总共包括4项随机和4项非随机研究，共688例成年患者。他们发现在最初的24小时内输注白蛋白对死亡率没有显著的总体影响。然而，当排除包括高风险患者的研究时，白蛋白的使用与死亡率的降低有关。白蛋白的使用还导致筋膜室综合征的发生率较低。他们得出结论，白蛋白可以改善一些烧伤患者的休克复苏结果。

一般而言，高渗溶液、白蛋白和血浆与较低的初始复苏容量需求、较低的腹内压和较低的筋膜室综合征发生率相关[40]。

Eljaiek等在2017年[41]对文献进行了综述，总结了在体表受累超过20%的烧伤患者的液体复苏阶段，白蛋白与非白蛋白溶液相比对死亡率的影响。通过搜索MEDLINE、EMBASE和CENTRAL及*Burns*和*Journal of Burn Care and Research*的内容收集数据。共有4项试验（来自164项）涉及140例患者符合纳入标准。他们没有发现白蛋白溶液作为复苏液对烧伤患者死亡率的任何显著益处。确实发现在复苏阶段接受含白蛋白溶液的患者输液总量较低。他们得出的结论是，没有足够的数据证明用白蛋白溶液进行急性复苏的烧伤患者的死亡率有改善。

神经损伤后的白蛋白应用

人血清白蛋白是一种独特的多效性蛋白质，具有神经保护特性。据报道，静脉注射白蛋白可减轻脑卒中急性期的神经元损伤，通过消除金属蛋白酶的过度活化来保护血脑屏障[42]，通过改善微血管血流动力学并发挥内皮原效应起到神经保护作用，促进脑卒中后恢复[43]。白蛋白已被证明可以改善微循环血流量，增加器官灌注，减少白细胞滚动和黏附，并减少炎性反应[44]。白蛋白的神经保护作用机制可以通过其充当抗氧化剂，作为内源性NO储库[7]，以及减轻脑水肿和抑制内皮细胞凋亡来解释[45,46]。

Belayev等证明了与正常盐水输注相比，白蛋白在大鼠大脑中动脉闭塞2小时后具有神经保护作用。他们表明，虽然白蛋白治疗不会导致实质灌注显著增加，但它会导致小动脉直径显著增加，并通过激光多普勒灌注成像显示逆转局灶性缺血后再灌注阶段皮质微静脉内的血流停滞、血栓形成和微粒黏附[43]。因此，他们证明白蛋白治疗显著改善神经功能，通过改善缺血半暗带内的红细胞灌注减少梗死体积和脑肿胀[43]。2007年，Kim等在大鼠模型中使用fMRI研究了白蛋白的治疗功效，及其对刺激诱导的脑血流动力学恢复的影响[47]。他们得出结论：fMRI反应幅度、时间分布和与结构的相关性的恢复可能揭示白蛋白治疗相关的脑卒中恢复程度和特定特征。

已发表的关于急性缺血性脑卒中和蛛网膜下隙出血后使用白蛋白的大型试验很少。在一项以美国国立卫生研究院脑卒中量表为基础的急性缺血性脑卒中患者进行的随机、双盲、平行组多中心试验中，422例患者被随机分配接受25%的白蛋白［2 g（8mL）/kg；最大750mL］和419例接受等渗盐水。在841例受试者被随机分配后，该试验因无效而终止。在（90 ± 30）天的随访结束时，不同治疗方案的主要结局无差异（白蛋白，44.1%；盐水，44.2%）。而次要结果也是中性的。治疗开始后48小时内发生的主要不良事件是轻至中度肺水肿，白蛋白（13.1%）比生理盐水（1.2%）更常见，这一比率与在ALIAS试点试验[48]和第1部分试验中的白蛋白治疗受试者一致[49]。CT检查结果显示，与生理盐水（1.7%）[50]相比，白蛋白（4.1%）在24小时内出现症状性颅内出血的发生率高约2.4倍，导致脑实质出血的风险更高（2.8倍）。

在ALIAS预试验中，无严重并发症的蛛网膜下隙出血患者可以耐受高达1.25 g/(kg·d)的白蛋白剂量，持续7天，并被认为具有神经保护作用。白蛋白1.25 g/（kg · d）的剂量连续7天输注可降低通过经颅多普勒（TCD）测量的脑血管痉挛发生率、迟发性脑缺血（DCI）和脑梗死发生率[51]。

在SAFE试验中，用白蛋白治疗的创伤性脑损伤患者的结果比生理盐水更差，很可能是因为低渗（4%）白蛋白溶液的平均渗透压为266mOsm/kg。Van Aken等非常有力地证明，输注溶液的渗透压而不是胶体渗透压本身是脑水肿形成发病机制的关键决定因素[52]。

心血管ICU中的白蛋白应用

由于手术创伤、体外循环中血液成分的激活、内毒素释放、缺血再灌注损伤的综合作用，常用于常规和复杂心血管手术的体外循环会引发全身炎性反应[53]，导致纤维蛋白形成、血小板活化或消耗和内皮损伤[54]。这最终会导致低热、内皮完整性丧失所致的第三间隙增加[55]、血流动力学不稳定、凝血障碍，有时会导致多器官衰竭甚至死亡[53,54]。迄今为止，许多试图减轻这些损伤的尝试都失败了，包括实施非体外循环手术、限制体外循环、生物兼容涂层、类固醇等。在启动CPB机时使用5%白蛋白具有许多优点，例如，保持渗透压、防止纤维蛋白原和血小板黏附，以及保护内皮糖蛋白复合物。此外，它还能维持血管屏障能力，防止间质水肿，并保持微循环的完整性[56]。

Oliver等2003年在儿科患者中比较了5%的白蛋白与新鲜冰冻血浆为基础的预充[57]。在无发绀、非复杂疾病的儿科患者中，与使用FFP相比，使用5%的白蛋白预充与血液制品的需求显著降低有关。事后分析表明，接受复杂手术的发绀患者使用新鲜冰冻血浆与较少的失血量有关。

使用白蛋白预充成人CPB可与纤维蛋白原竞争形成覆盖回路和氧合器的蛋白质层，并且白蛋白的预吸附可防止纤维蛋白原吸附和血小板黏附。2004年，Russell等[58]进行了一项包括21项对照研究共1346例患者的Meta分析，得出结论：白蛋白预充主要保留了血小板计数，并显著减少了转流时血小板计数的下降。

Golab等在2011年，将70例体重<10kg的儿童分为两组[59]。一组在预充液中使用0.5 g/kg白蛋白，目标是保持胶体渗透压（COP）>15mmHg。第二组在预充溶液中使用5%的白蛋白，以达到COP>18mmHg。两组术后体重增加相当。高COP组患者的机械通气持续时间较短，血小板计数较高，术后24小时血浆乳酸浓度水平较高。

在心脏手术的术后期间使用白蛋白可保持凝块形成时间和最大凝块硬度。然而，使用低摩尔羟乙基淀粉溶液（6% 200/0.5或130/0.4）会导致凝块形成时间延长和最大凝块硬度降低[60]。

Navickis等在2012年进行了一项Meta分析，纳入18项试验共970例患者，比较了HES溶液与白蛋白的使用效果。他们得出结论，两组的血流动力学相似，但使用HES会增加失血量（33.3%），对红细胞（28.4%）、新鲜冰冻血浆（30.6%）和血小板（29.8%）的输注需求增加[61]。他们没有发现两组液体平衡、机械通气时间、重症监护病房停留时间或死亡率存在差异。

心脏手术后出现低白蛋白血症（临界值 18g/L）似乎是一个影响术后结局的重要发现。Fritz等在2003年发现术后白蛋白<18g/L和降钙素原水平>2.5 ng/L与心脏手术后较高的28天死亡率相关。它们是比EURO评分更好的预测因子[62]。

在最近发表的一项前瞻性、随机、双盲、安慰剂对照试验中，通过对接受非体外循环冠状动脉旁路移植术患者给予HSA来预先纠正术前低白蛋白水平，AKI的发生率显著降低，从对照组的26%降低到白蛋白组的13.7%。同期编者按表明，在接受OPCAB的患者中，恢复白蛋白至目标水平对AKI降低的幅度比任何已知的干预措施都大[63,64]。

20%白蛋白与5%白蛋白相比的功效和安全性

最近，已提倡缓冲盐溶液和20%白蛋白（低容量复苏）作为静脉复苏的替代液体。在一项对6例健康男性受试者的随机、双盲、交叉研究中，Bihari等比较了静脉注射30mL/kg 0.9%生理盐水、哈特曼（Hartmann）溶液、4%白蛋白和6mL/kg

20%白蛋白（白蛋白剂量当量）后的肺和血流动力学影响。在每次输液前后进行肺功能检查（肺活量测定、超声、脉冲波、弥散能力、体积描记），测量2D/3D多普勒超声心动图、压平式颈动脉压力测量、血气分析、内皮和肾损伤的血清、尿液标志物检测。与晶体相比，胶体引起更大的左心房牵张、肺容量减少和扩散能力增强，但没有产生肺水肿。搏出功与所有4种液体的前负荷成比例增加，但胶体给药后增加更多，与后负荷减少有关。与4%白蛋白相比，通过较小剂量的输注导致心脏功能增加[33]。此外，没有证据表明20%白蛋白会导致间质性肺水肿，但Ang-1/Ang-2的比值增加，它们与内皮完整性有关[33]。除了钙浓度降低外，20%白蛋白对血清电解质浓度的影响最小[65]。

最近的一项SWIPE（重症监护中使用白蛋白的低容量复苏：生理效应随机试验）比较了20%白蛋白与4%~5%白蛋白对ICU患者的液体复苏的复苏容量需求、液体平衡，以及生化和生理功效[16]。他们证明20%白蛋白组48小时的复苏液累积量（主要结局）较低，白蛋白峰值水平较高，但钠和氯水平较低。

白蛋白的使用限制

与白蛋白相关的成本因素已经被详细研究，并且当白蛋白似乎不能显著降低死亡率时，这些因素就显得更加重要。在心脏重症监护病房的1400例患者的试验中，限制白蛋白使用政策每月节省约45 000美元的成本，而临床结果没有改变[66]。

胶体，包括白蛋白，并非没有自身毒性。白蛋白尤其与血管内容积超负荷和心肌抑制有关。其他毒性作用可能包括但不限于稀释性凝血病、毛细血管渗漏（尤其是在全身炎症综合征的情况下）和过敏反应[67]。

结论

尽管用于危重患者的成本较高且证据有限，但白蛋白仍然是世界各地的一种胶体选择。尽管使用白蛋白假定可以减少患者的整体体液平衡并保持血管内的体液，但反复的研究并未证明这种功效和结局改善。在其他胶体可用性有限的情况下，主要是基于它们的副作用，白蛋白仍被认为是目前和不久将来的关键复苏液之一。

（柴 薪 译 聂 煌 审校）

参考文献

1. Bunn F, Trivedi D. Colloid solutions for fluid resuscitation. Cochrane Database Syst Rev. 2012;6:CD001319.
2. Schortgen F, Deye N, Brochard L, Group CS. Preferred plasma volume expanders for critically ill patients: results of an international survey. Intensive Care Med. 2004;30(12):2222–9.
3. Bellomo R, Morimatsu H, Presneill J, French C, Cole L, Story D, et al. Effects of saline or albumin resuscitation on standard coagulation tests. Crit Care Resusc. 2009;11(4):250–6.
4. Caironi P, Gattinoni L. The clinical use of albumin: the point of view of a specialist in intensive care. Blood Transfus. 2009;7(4):259–67.
5. Matejtschuk P, Dash CH, Gascoigne EW. Production of human albumin solution: a continually developing colloid. Br J Anaesth. 2000;85(6):887–95.
6. Vincent JL, Russell JA, Jacob M, Martin G, Guidet B, Wernerman J, et al. Albumin administration in the acutely ill: what is new and where

next? Crit Care. 2014;18(4):231.

7. Fanali G, di Masi A, Trezza V, Marino M, Fasano M, Ascenzi P. Human serum albumin: from bench to bedside. Mol Aspects Med. 2012;33(3):209–90.
8. Rivers E, Nguyen B, Havstad S, Ressler J, Muzzin A, Knoblich B, et al. Early goal-directed therapy in the treatment of severe sepsis and septic shock. N Engl J Med. 2001;345(19):1368–77.
9. Park SK, Shin SR, Hur M, Kim WH, Oh EA, Lee SH. The effect of early goal-directed therapy for treatment of severe sepsis or septic shock: a systemic review and meta-analysis. J Crit Care. 2017;38:115–22.
10. Levy MM, Evans LE, Rhodes A. The surviving sepsis campaign bundle: 2018 update. Crit Care Med. 2018;46(6):997–1000.
11. Cohn EJ. The properties and functions of the plasma proteins, with a consideration of the methods for their separation and purification. Chem Rev. 1941;28(2):395–417.
12. Curling JM, Berglof J, Lindquist LO, Eriksson S. A chromatographic procedure for the purification of human plasma albumin. Vox Sang. 1977;33(2):97–107.
13. Raoufinia R, Mota A, Keyhanvar N, Safari F, Shamekhi S, Abdolalizadeh J. Overview of albumin and its purification methods. Adv Pharm Bull. 2016;6(4):495–507.
14. He Y, Ning T, Xie T, Qiu Q, Zhang L, Sun Y, et al. Large-scale production of functional human serum albumin from transgenic rice seeds. Proc Natl Acad Sci U S A. 2011;108(47):19078–83.
15. Vincent JL, Wilkes MM, Navickis RJ. Safety of human albumin–serious adverse events reported worldwide in 1998–2000. Br J Anaesth. 2003a;91(5):625–30.
16. Martensson J, Bihari S, Bannard-Smith J, Glassford NJ, Lloyd-Donald P, Cioccari L, et al. Small volume resuscitation with 20% albumin in intensive care: physiological effects: the SWIPE randomised clinical trial. Intensive Care Med. 2018;44(11):1797–806.
17. Iguchi N, Kosaka J, Bertolini J, May CN, Lankadeva YR, Bellomo R. Differential effects of isotonic and hypotonic 4% albumin solution on intracranial pressure and renal perfusion and function. Crit Care Resusc. 2018;20(1):48–53.
18. Albumin R. Human albumin solution for resuscitation and volume expansion in critically ill patients. Cochrane Database Syst Rev. 2011;10:CD001208.
19. Zeng Y, Adamson RH, Curry FR, Tarbell JM. Sphingosine-1-phosphate protects endothelial glycocalyx by inhibiting syndecan-1 shedding. Am J Physiol Heart Circ Physiol. 2014;306(3):H363–72.
20. Roche M, Rondeau P, Singh NR, Tarnus E, Bourdon E. The antioxidant properties of serum albumin. FEBS Lett. 2008;582(13):1783–7.
21. Gum ET, Swanson RA, Alano C, Liu J, Hong S, Weinstein PR, et al. Human serum albumin and its N-terminal tetrapeptide (DAHK) block oxidant-induced neuronal death. Stroke. 2004;35(2):590–5.
22. Quinlan GJ, Mumby S, Martin GS, Bernard GR, Gutteridge JM, Evans TW. Albumin influences total plasma antioxidant capacity favorably in patients with acute lung injury. Crit Care Med. 2004;32(3):755–9.
23. Quinlan GJ, Margarson MP, Mumby S, Evans TW, Gutteridge JM. Administration of albumin to patients with sepsis syndrome: a possible beneficial role in plasma thiol repletion. Clin Sci (Lond). 1998;95(4):459–65.
24. Bhonsle HS, Singh SK, Srivastava G, Boppana R, Kulkarni MJ. Albumin competitively inhibits glycation of less abundant proteins. Protein Pept Lett. 2008;15(7):663–7.
25. Faure P, Tamisier R, Baguet JP, Favier A, Halimi S, Levy P, et al. Impairment of serum albumin antioxidant properties in obstructive sleep apnoea syndrome. Eur Respir J. 2008;31(5):1046–53.

26. Bellomo R, Morimatsu H, French C, Cole L, Story D, Uchino S, et al. The effects of saline or albumin resuscitation on acid-base status and serum electrolytes. Crit Care Med. 2006;34(12):2891–7.
27. Evans TW. Review article: Albumin as a drug–biological effects of albumin unrelated to oncotic pressure. Aliment Pharmacol Ther. 2002a;16(Suppl 5):6–11.
28. Rasmussen KC, Hojskov M, Johansson PI, Kridina I, Kistorp T, Salling L, et al. Impact of albumin on coagulation competence and hemorrhage during major surgery: a randomized controlled trial. Medicine (Baltimore). 2016;95(9):e2720.
29. Boldt J, Lenz M, Kumle B, Papsdorf M. Volume replacement strategies on intensive care units: results from a postal survey. Intensive Care Med. 1998;24(2):147–51.
30. Patel A, Laffan MA, Waheed U, Brett SJ. Randomised trials of human albumin for adults with sepsis: systematic review and meta-analysis with trial sequential analysis of all-cause mortality. BMJ. 2014;349:g4561.
31. Finfer S, Bellomo R, Boyce N, French J, Myburgh J, Norton R, et al. A comparison of albumin and saline for fluid resuscitation in the intensive care unit. N Engl J Med. 2004;350(22):2247–56.
32. Annane D, Siami S, Jaber S, Martin C, Elatrous S, Declere AD, et al. Effects of fluid resuscitation with colloids vs crystalloids on mortality in critically ill patients presenting with hypovolemic shock: the CRISTAL randomized trial. JAMA. 2013;310(17):1809–17.
33. Bihari S, Wiersema UF, Perry R, Schembri D, Bouchier T, Dixon D, et al. Efficacy and safety of 20% albumin fluid loading in healthy subjects: a comparison of four resuscitation fluids. J Appl Physiol (1985). 2019;126(6):1646–60.
34. Martin GS, Moss M, Wheeler AP, Mealer M, Morris JA, Bernard GR. A randomized, controlled trial of furosemide with or without albumin in hypoproteinemic patients with acute lung injury. Crit Care Med. 2005;33(8):1681–7.
35. Serra R, Grande R, Buffone G, Gallelli L, Caroleo S, Tropea F, et al. Albumin administration prevents the onset of pressure ulcers in intensive care unit patients. Int Wound J. 2015;12(4):432–5.
36. Redelmeier DA. New thinking about postoperative hypoalbuminemia: a hypothesis of occult protein-losing enteropathy. Open Med. 2009;3(4):e215–9.
37. Vincent J-L, Dubois M-J, Navickis RJ, Wilkes MM. Hypoalbuminemia in acute illness: is there a rationale for intervention? A meta-analysis of cohort studies and controlled trials. Ann Surg. 2003b;237(3):319–34.
38. Boldt J, Papsdorf M. Fluid management in burn patients: results from a European survey-more questions than answers. Burns. 2008;34(3):328–38.
39. Navickis RJ, Greenhalgh DG, Wilkes MM. Albumin in burn shock resuscitation: a meta-analysis of controlled clinical studies. J Burn Care Res. 2016;37(3):e268–78.
40. Guilabert P, Usua G, Martin N, Abarca L, Barret JP, Colomina MJ. Fluid resuscitation management in patients with burns: update. Br J Anaesth. 2016;117(3):284–96.
41. Eljaiek R, Heylbroeck C, Dubois MJ. Albumin administration for fluid resuscitation in burn patients: a systematic review and meta-analysis. Burns. 2017;43(1):17–24.
42. Xie Y, Liu W, Zhang X, Wang L, Xu L, Xiong Y, et al. Human albumin improves long-term behavioral sequelae after subarachnoid hemorrhage through neurovascular remodeling. Crit Care Med. 2015;43(10):e440–9.
43. Belayev L, Pinard E, Nallet H, Seylaz J, Liu Y, Riyamongkol P, et al. Albumin therapy of transient focal cerebral ischemia: in vivo analysis of dynamic microvascular responses. Stroke.

2002;33(4):1077–84.
44. Horstick G, Lauterbach M, Kempf T, Bhakdi S, Heimann A, Horstick M, et al. Early albumin infusion improves global and local hemodynamics and reduces inflammatory response in hemorrhagic shock. Crit Care Med. 2002;30(4):851–5.
45. Belayev L, Saul I, Busto R, Danielyan K, Vigdorchik A, Khoutorova L, et al. Albumin treatment reduces neurological deficit and protects blood-brain barrier integrity after acute intracortical hematoma in the rat. Stroke. 2005;36(2):326–31.
46. Zoellner H, Hofler M, Beckmann R, Hufnagl P, Vanyek E, Bielek E, et al. Serum albumin is a specific inhibitor of apoptosis in human endothelial cells. J Cell Sci. 1996;109(Pt 10):2571–80.
47. Kim YR, van Meer MP, Mandeville JB, Tejima E, Dai G, Topalkara K, et al. fMRI of delayed albumin treatment during stroke recovery in rats: implication for fast neuronal habituation in recovering brains. J Cereb Blood Flow Metab. 2007;27(1):142–53.
48. Ginsberg MD, Hill MD, Palesch YY, Ryckborst KJ, Tamariz D. The ALIAS Pilot Trial: a dose-escalation and safety study of albumin therapy for acute ischemic stroke–I: Physiological responses and safety results. Stroke. 2006;37(8):2100–6.
49. Ginsberg MD, Palesch YY, Martin RH, Hill MD, Moy CS, Waldman BD, et al. The albumin in acute stroke (ALIAS) multicenter clinical trial: safety analysis of part 1 and rationale and design of part 2. Stroke. 2011;42(1):119–27.
50. Ginsberg MD, Palesch YY, Hill MD, Martin RH, Moy CS, Barsan WG, et al. High-dose albumin treatment for acute ischaemic stroke (ALIAS) Part 2: a randomised, double-blind, phase 3, placebo-controlled trial. Lancet Neurol. 2013;12(11):1049–58.
51. Suarez JI, Martin RH, Calvillo E, Dillon C, Bershad EM, Macdonald RL, et al. The Albumin in Subarachnoid Hemorrhage (ALISAH) multicenter pilot clinical trial: safety and neurologic outcomes. Stroke. 2012;43(3):683–90.
52. Van Aken HK, Kampmeier TG, Ertmer C, Westphal M. Fluid resuscitation in patients with traumatic brain injury: what is a SAFE approach? Curr Opin Anaesthesiol. 2012;25(5):563–5.
53. Landis RC, Brown JR, Fitzgerald D, Likosky DS, Shore-Lesserson L, Baker RA, et al. Attenuating the systemic inflammatory response to adult cardiopulmonary bypass: a critical review of the evidence base. J Extra Corpor Technol. 2014;46(3):197–211.
54. Pintar T, Collard CD. The systemic inflammatory response to cardiopulmonary bypass. Anesthesiol Clin North Am. 2003;21(3):453–64.
55. Hirleman E, Larson DF. Cardiopulmonary bypass and edema: physiology and pathophysiology. Perfusion. 2008;23(6):311–22.
56. Moret E, Jacob MW, Ranucci M, Schramko AA. Albumin-beyond fluid replacement in cardiopulmonary bypass surgery: why, how, and when? Semin Cardiothorac Vasc Anesth. 2014;18(3):252–9.
57. Oliver WC Jr, Beynen FM, Nuttall GA, Schroeder DR, Ereth MH, Dearani JA, et al. Blood loss in infants and children for open heart operations: albumin 5% versus fresh-frozen plasma in the prime. Ann Thorac Surg. 2003;75(5):1506–12.
58. Russell JA, Navickis RJ, Wilkes MM. Albumin versus crystalloid for pump priming in cardiac surgery: meta-analysis of controlled trials. J Cardiothorac Vasc Anesth. 2004;18(4):429–37.
59. Golab HD, Scohy TV, de Jong PL, Kissler J, Takkenberg JJ, Bogers AJ. Relevance of colloid oncotic pressure regulation during neonatal and infant cardiopulmonary bypass: a prospective randomized study. Eur J Cardiothorac Surg. 2011;39(6):886–91.

60. Schramko AA, Suojaranta-Ylinen RT, Kuitunen AH, Kukkonen SI, Niemi TT. Rapidly degradable hydroxyethyl starch solutions impair blood coagulation after cardiac surgery: a prospective randomized trial. Anesth Analg. 2009;108(1):30–6.
61. Navickis RJ, Haynes GR, Wilkes MM. Effect of hydroxyethyl starch on bleeding after cardiopulmonary bypass: a meta-analysis of randomized trials. J Thorac Cardiovasc Surg. 2012;144(1):223–30.
62. Fritz HG, Brandes H, Bredle DL, Bitterlich A, Vollandt R, Specht M, et al. Post-operative hypoalbuminaemia and procalcitonin elevation for prediction of outcome in cardiopulmonary bypass surgery. Acta Anaesthesiol Scand. 2003;47(10):1276–83.
63. Jiang Y, Shaw AD. Albumin supplementation as a therapeutic strategy in cardiac surgery: useful tool or expensive hobby? Anesthesiology. 2016;124(5):983–5.
64. Lee EH, Kim WJ, Kim JY, Chin JH, Choi DK, Sim JY, et al. Effect of exogenous albumin on the incidence of postoperative acute kidney injury in patients undergoing off-pump coronary artery bypass surgery with a preoperative albumin level of less than 4.0 g/dl. Anesthesiology. 2016;124(5):1001–11.
65. Mallat J, Meddour M, Lemyze M, Durville E, Pepy F, Temime J, et al. Effects of a rapid infusion of 20% human serum albumin solution on acid-base status and electrolytes in critically ill patients. Intensive Care Med. 2016;42(1):128–9.
66. Rabin J, Meyenburg T, Lowery AV, Rouse M, Gammie JS, Herr D. Restricted albumin utilization is safe and cost effective in a cardiac surgery intensive care unit. Ann Thorac Surg. 2017;104(1):42–8.
67. Nearman HS, Herman ML. Toxic effects of colloids in the intensive care unit. Crit Care Clin. 1991;7(3):713–23.

第12章 围术期液体管理中使用羟乙基淀粉溶液的困境

Christiane S. Hartog, Konrad Reinhart

摘要

羟乙基淀粉是一种胶体血浆扩容剂，基于对危重症患者或脓毒症患者安全性的担忧，最近欧洲药品管理局（EMA）限制其使用（2013年）。EMA限制了HES在这些患者中的使用，但允许其继续在手术和创伤患者中使用，这些患者由于失血而无法单独用晶体纠正血容量不足。在药物使用研究中，HES继续在禁忌患者中使用，因此，2018年EMA进行了一项新的修订，并引入了新的风险最小化措施，以加强现有的限制。这篇综述解释了HES最初批准的基础，即HES作为血浆扩容剂的作用，以及其对凝血和血管外组织摄取的不良影响机制，特别是导致肾衰竭的不良影响，并概述了近年来以外科手术和创伤为重点的重要研究。在这些人群中没有明确的、具有患者相关预后和长期随访的大规模随机对照试验。现有研究并不能保证凝血功能障碍、死亡率或肾衰竭的风险低于其他危重症患者。有足够的数据表明，HES在这些患者中也有类似的风险，因此应予以避免。

要点

1.作为血浆扩容剂，胶体溶液理论上优于晶体溶液，但在实践中并没有显示出与患者相关的优势。

2.胶体羟乙基淀粉可能有严重的副作用，会损害凝血功能和血管外组织摄取，从而导致肾脏或其他器官衰竭。

3.由于HES是在20世纪70年代引入的，当时没有强制要求设计充分的Ⅰ～Ⅲ期临床试验，直到研究者发起的危重症和脓毒症试验揭示了HES剂量依赖对肾脏和凝血系统的不良影响，才有了随机对照试验证据。

4.现有的关于外科患者和严重创伤患者的研究并不能保证这些患者发生不良事件的风险比其他危重患者低。

5.欧洲药品管理局决定只限制HES在于危重症和脓毒症的使用，并允许其继续用于手术和创伤，这是有争议的，并且产生了一个困境，因为用它治疗外科和创伤患者的急性失血没有好处，反而会增加凝血病或肾衰竭的风险，这似乎是矛盾的。

引言

现状

羟乙基淀粉是一种胶体血浆扩容剂，被批准用于治疗临床低血容量状态，并在各种临床环境中使用。基于两项审查，欧洲联盟委员会在2013年实施了一项决定，由于肾脏损伤和死亡的风险，HES溶液不应用于脓毒症、烧伤患者或危重患者，而只限用于当单独使用晶体不足以治疗因急性失血而导致的血容量不足时（框12.1）[1]。

欧洲联盟委员会还发布了重症监护病房外使用HES的禁忌证和警告。目前，HES禁忌用于肾损害或肾替代治疗、严重肝功能损害和严重凝血功能障碍的患者。应仔细权衡治疗的预期效益与长期安全性的不确定性，并应考虑其他可用的治疗方案。为了降低这些患者的潜在风险，应以最低有效剂量使用HES，且使

框12.1 EMA 2013年发布的HES使用限制[2]（2018年确定）

禁忌证

- 脓毒症
- 烧伤
- 肾功能受损或肾替代治疗
- 颅内出血或脑出血
- 危重患者
- 水中毒
- 肺水肿
- 脱水状态
- 严重凝血病
- 肝功能严重受损

使用限制

1. HES只能用于治疗晶体本身不足以治疗因急性失血引起的低血容量。
2. 对于接受外科手术的患者和创伤患者，缺乏可靠的长期安全数据。应仔细权衡治疗的预期效益与长期安全性的不确定性，并应考虑其他可用的治疗方案。
3. HES应在最短的时间内以最低的有效剂量使用。治疗应以持续的血流动力学监测为指导，以便在达到适当的血流动力学目标后立即停止输液。
4. HES目前禁忌证为患者肾功能损害或肾脏替代治疗。在出现肾损伤的初步迹象时，必须停止使用HES。据报道，在使用HES后90天，肾脏替代疗法的需求增加。给药后应监测患者的肾功能。
5. HES在严重凝血病中禁用。在出现凝血功能障碍的初步症状时应停用。重复使用时，应密切监测凝血参数。

2018年推出了新的风险最小化措施

1. 由制造公司实施受控访问程序。只为经认可的医院、中心提供这些药品。该认证将要求开药或管理药品的相关卫生从业人员接受安全有效使用的强制性培训。
2. 包装内的警告和提醒。
3. 直接写给医疗专业人员的信。
4. 要求制造商进行研究，以检查只有应该使用这些药物治疗的患者正在接受这些药物。这些研究是HES 对创伤患者和接受择期手术的患者的益处和风险的持续研究的补充。

用时间不超过24小时，并在输注后监测患者的肾功能。在出现肾损伤的初步迹象时，必须停止使用HES。对于创伤患者和择期手术患者，需要额外的上市后研究[2]。欧洲药品管理局药物警戒风险评估委员会（PRAC）的建议得到了大多数PRAC的认可；然而还有大量的争议。36名成员中有14人不同意多数人的决定，投票赞成完全暂停，因为缺乏临床证明的益处，也没有积极的证据来保证手术或创伤的安全性（框12.2）[2]。

2017年，拥有50多万会员的美国非营利性消费者权益倡导组织“公众公民”（Public Citizen）向FDA和EMA发出请愿信，要求禁止HES。2017年，EMA在瑞典监管机构的要求下启动了第三次审查程序，援引药物使用研究表明，这些药物仍然在被禁人群中使用。基于从利益相关者那里获得的所有证据，EMA PRAC委员会建议暂停HES。该建议得到了代表欧洲联盟（CMDh）的监管机构的认可。然而，一些欧洲联盟成员国要求进一步修订该建议，理由是担心未满足的医疗需求和未被重视的科学或技术问题，促使欧洲联盟委员会将该建议提交给cmDh。修订后的cmDh建议——限制和新的风险最小化措施（见框12.1）——于2018年7月发布。

框12.2 EMA PRAC委员会2013年发布的分歧声明[2]

1. 没有证据保证患者不会因使用HES而面临死亡和肾损伤风险的增加，鉴于缺乏支持临床相关益处的数据，暂停HES产品在所有患者群体中的上市许可来保护公众健康。
2. 使用HES所观察到的肾损伤和死亡风险的潜在机制尚不清楚，因此，应将其视为所有患者的潜在风险。
3. 择期手术和创伤患者的现有研究不能提供比脓毒症和危重症患者更低的风险，或者确实排除了这种风险。
4. HES的获益-风险平衡被判断为负性的患者组（脓毒症和危重患者）与根据修订的适应证将接受HES的患者之间存在重叠，这些适应证允许在因急性出血（例如，包括创伤和围术期环境）而血容量不足的患者中使用。
5. 关于羟乙基淀粉溶液用于择期手术和创伤的益处和风险的证据非常有限。有一些证据表明，HES相对于晶体溶液的体积节约效应<3倍，在某些类型的手术中可能约为1.8倍。评估围术期和创伤环境的益处的数据并不充分支持HES的临床相关优势。
6. 根据2010年对全球391家ICU进行的一项调查，在美国或澳大利亚没有使用HES，而使用晶体形式的替代治疗，可以获得高质量的照护[3]。
7. 风险最小化措施是否能够充分降低HES的风险是一个值得关注的问题。缺乏数据来确定批准的适当最大剂量，专家建议，没有绝对的“安全”低剂量，低于此剂量则不会有与HES管理相关的风险。建议监测患者的肾功能至少90天对于减少患者肾损伤的风险可能不是一个有效的措施。因为对于接受HES后不久出院的患者，通过监测发现肾功能恶化可能并不实用。此外，在紧急情况下，评估患者的禁忌证可能特别困难。

1971年批准羟乙基淀粉

HES在1971年获得了美国的监管批准。这是在监管要求之前已经批准，而不是像今天所要求的从Ⅰ~Ⅲ期临床试验中找到有效性和安全性数据；这是在1978年应用沙利度胺发生灾难后才制订的[4,5]。根据当时的立法，HES许可证是基于疗效数据（主要是收缩压测量），这些数据通过对总共315例患者和志愿者的几个小规模的、非对照观察获得，观察时间不超过24小时[6]。随后，改良的HES使用，例如，所谓的“现代”取代级0.4的HES 130/0.4，主要根据初始批准的数据获得监管部门的批准[7]。尽管新的HES产品经常被宣传为“改进”“副作用更少”[8]，并没有提供来自使用晶体液对照的大规模随机对照试验的证据[9,10]。

剂量限制

HES的剂量限制是任意设定的，而不是使用适当比较进行剂量寻找研究的结果。最初，每日的剂量限制被设定为20mL/kg，类似于右旋糖酐的剂量限制。右旋糖酐是一种合成胶体，在引入HES时已经在使用，并发现与HES有相同的副作用，即剂量相关的长期出血[7]。1999年，法国药物警戒性报道了蛛网膜下隙出血患者给予HES 200/0.6后的致命出血并发症，法国引入了HES 200/0.6的累积剂量限制为80mL/kg，如果其他HES溶液给药超过4天或>80mL/kg，建议每日对凝血参数进行控制[11,12]。欧洲6% HES 200/0.5剂量阈值为33mL/（kg·d）。根据一项从未发表的容量替代研究（HS-13-24-DE）的结果，新的被认为“更安全”的HES 130/0.4的上限被提高到50mL/kg[7]。2008年，对HES 200/0.5和新的HES 130/0.4的出血量进行的合并分析显示，HS-13-24-DE研究在使用新的淀粉后发现了更多的出血量，这可能是不公布结果的原因。在2013年EMA审查之后，淀粉的每日剂量限制被重置为30mL/kg。值得注意的是，目前还不知道HES的安全剂量[13]。澳大利亚晶体与羟乙基淀粉对比试验（CHEST）证实，当HES 130/0.4每日平均剂量为（526±425）mL时，需要肾替代治疗（RRT）、肾衰竭的发生率显著增加，相当于70kg患者的7.5mL/kg[14]。

羟乙基淀粉的药代动力学

羟乙基淀粉是碳水化合物聚合物。因为未改良的淀粉迅速降解并且不溶于中性pH值溶液，HES溶液通过淀粉分子葡萄糖亚单位上碳原子的羟乙基化改良，主要在C2和C6碳原子，通过羟乙基取代碳原子上的羟基组。这使得葡萄糖聚合物分支更广泛，增加了溶解性，减少了α-淀粉酶在血管内的切割作用[15,16]。因此，HES根据其摩尔取代级（DS）进行分类，DS描述了葡萄糖单元碳原子处羟乙基化的比例，范围从0.4（40%）到0.7（70%）。因此，HES被称为取代级0.4（DS 0.4）、0.5（DS 0.5）、0.6（DS 0.6）和0.7的羟乙基淀粉（DS 0.7）。

HES也用其平均分子量来描述。不同的HES溶液按平均分子重量进行分类，平均重量为千道尔顿（Mw），范围为70~670 Mw。目前全球市场上大约有30种不同的HES。值得注意的是，HES是多分散溶液，这意味着它们包含不同分子量的分子混合物。这是由于起始物质（淀粉）的分子量分布已经存在，以及水解过程中糖苷键的断裂。

如图12.1所示，所有的HES溶液都包含不同大小的分子，从很小到很大，分子的大小在几百千道尔顿范围内。因此，即使在不同分子量的溶液中，例如，所谓的“现代”取代级0.4的羟乙基淀粉溶液（HES 130/0.4）和取代级0.5的羟乙基淀粉溶液（HES 200/0.5），溶液中所含分子大小范围的分子量分布曲线可能非常相似[17]。这些事实可以解释，HES的不良影响是分级效应，在同种HES之间没有本质区别。

羟乙基淀粉分子的代谢

HES分子的代谢没有被清楚地描述过。输注后，HES分子通过肾脏清除和组织摄取从血浆中清除[15,18-20]。HES不通过粪便排出[21]。由于输注剂量中只有40%~65%可以从人体尿液中排除，其余剂量可能会储存在体内[22]。事实上，不管HES的药代动力学特性如何，30%~40%的HES会被组织暂时吸收[23]。最近的一项系统综述包括了临床研究，这些研究报道了输注后24小时内尿中HES的累积排泄和24小时内血浆中HES的浓度。组织摄取量计算为注入剂量与24小时尿排泄和血浆残余HES之和的差值，并将结果按不同的HES种类进行分层。纳入25项临床研究，共计287例受试者。不同HES的24小时组织摄取量相似，低分子量HES（≤200 kDa）的组织摄取率为42.3%（95% CI：39.6，45.0），高分子量HES（>200 kDa）的组织摄取率为24.6%（CI：17.8，31.4）[24]。

HES进入细胞后可能改变其功能。在人近端小管细胞培养中，应用HES 130/0.4可使其分子进入细胞，导致细胞活力下降，而应用晶体或低剂量白蛋白后未见此现象[25]。HES存在于网状内皮系统的组织中，如肾脏、肝脏、脾脏和骨髓。1998年，Ginz等报道了一例脓毒症患者，用葡聚糖（Mw 40 000和70 000Da）和HES（Mw 450 000Da，DS 0.7）治疗5周。尸检显示，肝、肺、肾、脾的实质和网状内皮细胞内

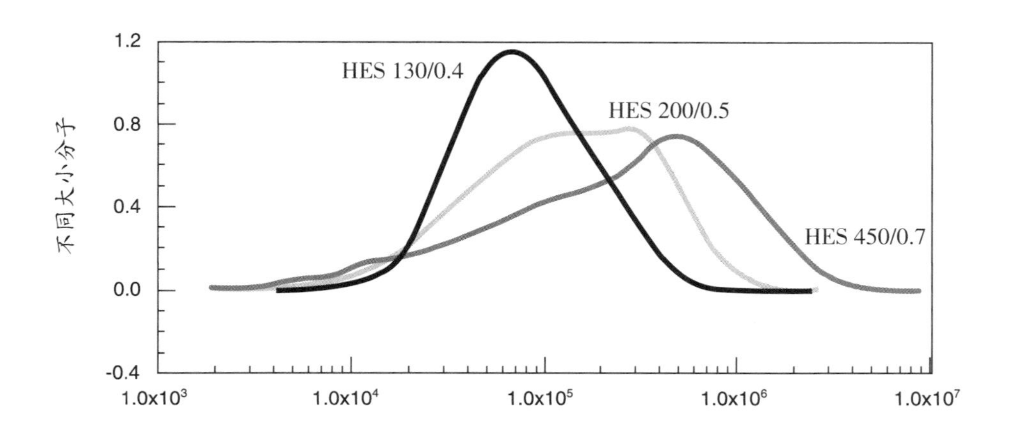

图12.1　不同HES在大鼠血清中呈分子大小分布。该图显示了不同HES溶液中分子大小的分布。所有HES溶液都是多分散的，含有不同大小的分子。x轴显示道尔顿的分子量，y轴显示每种溶液中分子大小的差异。（Reprinted with permission from Wagenblast[16].）

可见大量胶体包体，器官形态改变[26]。据报道，HES在多种细胞类型中摄取，如单核细胞、巨噬细胞、内皮细胞、肾上皮细胞、实质肝细胞、施万细胞和角化细胞[24,27]，以及胎盘细胞[28]。HES在皮肤神经细胞中的储存可引起严重而持久的瘙痒[29-31]。

虽然HES通常用于严重和危重患者，但大多数组织摄取数据来自于健康志愿者的研究。关于重症患者的HES代谢和患者体内HES组织储存的长期影响，我们只有很少的数据。HES沉积物在数月或多年后还能检测到。Sirtl等研究了26例HES注射后长达7年的患者。他利用光镜、电子显微镜和免疫组织化学研究了肝脏、肌肉、脾脏、肠或皮肤的活检。在所有活检中均可检测到HES储存，且呈剂量依赖性，所有器官剂量随时间减少，瘙痒患者的HES储存更大[32]。肾小管细胞摄取HES表现为“渗透性肾病样病变”[33]。Pillebout等对肝移植后出现肾衰竭的患者进行了肾活检。作者发现，在10年后，渗透性肾病病变证实了HES的摄入[34]。

经血管液体交换和更新的Starling模型

根据Ernest Starling在犬的离体后肢上所做的实验得出的原始模型，胶体长期以来被认为比晶体更有效地实现血管内扩容。最初的Starling模型将流体交换描述为细胞内和细胞外的胶体渗透压力和毛细血管通透性差异的产物。然而，根据对间质液体压力和淋巴系统、糖萼作为内皮细胞的半透层、某些特定区域（如肾脏、肠黏膜）的局部上皮分泌物、在连续毛细血管的细胞间隙内和孔周围存在血浆蛋白梯度的认识，Starling理论的传统形式必须被改良。一种更为流行的解释是使用双孔系统模型，在急性炎症期间，相对较小的孔数增加会显著增加流体交换[35]。胶体支持者认为，生物物理胶体治疗无效的原因是糖萼受损或毛细血管渗漏，但是根据流体生理学的新发现，正如Thomas Woodcock等在他们关于经血管流体交换的糖萼模型的研究论文中很好地解释的那样（见本书第8章）[36]——胶体治疗是无效的，因为血浆胶体渗透压限制但不能逆转液体从毛细血管到组织间质的流动。特别是在无孔毛细血管的静脉末端滤过性积液的再吸收，对于临床考虑基本上是无关紧要的[37]。

血流动力学的影响

Cochrane协作组织的Meta分析一致发现，在创伤、烧伤或后续手术患者中，与晶体复苏相比，胶体复苏并不提高生存率[38]。这些综述对胶体的常规使用提出了挑战，胶体没有好处，但比晶体贵得多。然而，胶体，特别是淀粉，是危重症管理中首选的液体[3]。传统的理解和支持淀粉的论据之一是，它们在增加心肌前负荷和血容量方面优于晶体。的确，胶体比晶体在血细胞比容方面取得更快的改善，但这种效果是短暂的[39]。人们普遍认为，要实现血流动力学稳定，晶体液体的体积大约是胶体液体的4倍甚至更高，这一观点在过去几年里受到了大规模液体研究的挑战，这些研究对晶体液体复苏和胶体液体复苏进行了比较。它们的晶体与胶体的比率为1~1.45（图12.2）[14,39-45]。因此，胶体的容积节约效应比人们认为的要小得多。最近的一项Meta分析评估了在所有类型患者中比较任一晶体与任一胶体的研究中的晶

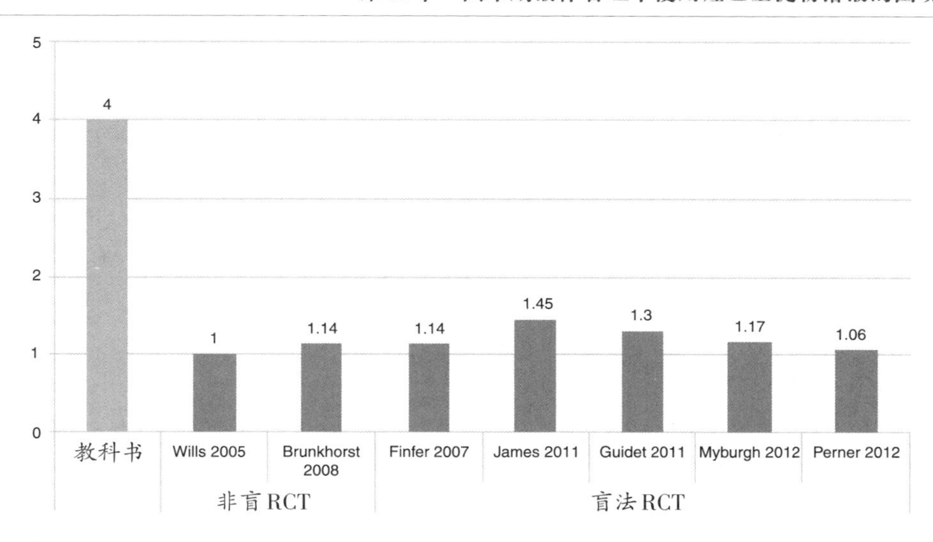

图12.2　晶体和胶体的比率。虽然基于理论论证的教科书知识假定晶体与胶体的比率≥4，但最近的RCT（其中有5项研究人员不了解所给液体的性质）发现比率为1~1.45。*y*轴显示了在各自的研究中为达到预设的血流动力学目标而给予的晶体与胶体体积的比率[14,39-45]。

体/胶体比率。24项研究有足够的数据进行Meta分析。纳入Meta分析的所有研究的晶体/胶体比率为1.5（95% CI：1.36~1.65），各研究之间存在显著的异质性（I^2 =94%）。作者指出，晶体/胶体的比率多年来一直在下降，但研究之间高异质性的主要原因仍不清楚[46]。

胶体在危重症或脓毒症患者中的作用可能会因为毛细血管通透性的增加而减轻。那么，外科患者的体液比率是多少呢？Bayer等在一项研究中，对HES在心脏手术对患者的影响进行了前瞻性评估，他们将使用HES治疗与仅使用晶体治疗进行了比较；本研究包括HES治疗的2137例患者和晶体治疗的2017例患者。两组患者的休克逆转情况相似：血管升压药停止时间、血清乳酸正常化和平均动脉压在组间没有差异。HES组的总液体需水量为163mL/kg，晶体组的总液体需水量为224mL/kg（比率为1.37），晶体组仅在前20小时的液体摄入量较高[47]。

羟乙基淀粉对患者有益吗？

在临床试验中，需要较少的液体以获得类似血流动力学结果的优势是否与患者相关？正如Cochrane Collaboration的Meta分析所一致观察到的那样，目前还没有任何试验表明使用HES进行体液复苏对患者有益[38]。目前尚不清楚如何确定HES的可能益处。HES的支持者[48]认为，在最近的随机对照试验中，HES没有被正确地给予[14,43]，所以显示了副作用，如果在观察最大剂量和没有肾衰竭的情况下根据流程早期应用，它可能仍然是有益的。作者自己也承认这些论点是推测性的[48]。这个讨论让人回想起在解释法国和德国第一次脓毒症试验的副作用时提出的类似论点，即如果使用更新的淀粉和充分地用晶体“浇灌肾脏”，就可以避免肾衰竭[9]。

迄今为止，临床试验表明，HES对许多患者群体都没有益处。来自澳大利亚和新西兰ICU试验组ANZICS的7000例ICU患者的盲法随机对照试验发现，90天死亡率没有差异（生理盐水组为17%，HES 130/0.4组为18%）[14]。最近的大型脓毒症试验显示，HES组在90天内的死亡率较高[40,43,45]（将在下一节进行更详细的讨论）。在创伤方面，第一项将HES与晶体相比较的盲法试验显示，30天后死亡率过高，作者在事后的一封信中报道了这一结果[41,42]。对外科患者试验的系统回顾和Meta分析发现，接受6% HES或替代静脉（IV）输液的患者没有临床益处（19项试验，共1567例患者）[49]。HES的血液稀释对危重症患者外的适应证也没有好处，例如，急性听力损失[50]、子痫前期[51]、术后恶心呕吐[52]或术后液体治疗减少手术部位感染[53]。最近，FLASH多中心随机对照试验评估了HES与生理盐水在腹部大手术患者体液复苏中的作用，研究发现，HES组有36%的患者（139/389）出现了主要结局（死亡或主要术后并发症），而盐水组为32%（125/386）（绝对差异，3.3%；95% CI：-3.3%~10.0%；*P*=0.33），无显著性差异，但有倾向于生理盐水的趋势。HES组患者在手术当天接受的液体较少（中位数为500mL），但在第2天利尿量较少，液体正平衡更多[54]。

羟乙基淀粉毒性

和其他合成胶体一样，HES也有一系列副作用。这些作用的病理机制尚未充分探索。出血损害可能是由于对血小板和凝血因子的干扰[55,56]，而HES在组织和巨噬细胞[24]中快速积累导致的组织储存可能是影响易感患者发病率和生存率的最重要机制，且呈剂量依赖性。关于HES在手术或创伤患者中是否有不同的作用，是否在分子量、替代或累积剂量方面起作用，以及是否有不同的影响，目前存在一些争论[8]。以下将讨论这些问题。

死亡率

危重病和脓毒症患者 2008年，容量替代和胰岛素治疗在严重脓毒症中的疗效（VISEP）非盲试验中，将脓毒症患者随机分配到10% HES 200/0.5或乳酸林格液组中，发现HES组90天死亡率有增加的趋势（41.0%对33.9%，*P*=0.09），与接受低剂量HES的患者相比，接受高剂量HES的患者的死亡率显著增加（57.6%对30.9%，*P*<0.001）[40]。随后，Scandinavia重症监护试验组对804例脓毒症患者进行了盲法随机对照试验，将HES 130/0.4与林格醋酸液进行了比较，发现HES组90天死亡率增加（51%对43%，RR：1.17；CI：1.01~1.36；*P*=0.03）[43]。在对7000例ICU患者进行的CHEST试验中，对HES 130/0.4和生理盐水进行盲法比较，发现HES组和生理盐水组分别有18.0%和17.0%的患者在90天内死亡（HES组的RR：1.06；CI：0.96~1.18；*P*=0.26）[14]。

这些研究不仅显示了对存活率无益处，而且还显示了HES复苏后的有害影响，原因是这些研究人员发起的试验有足够大的患者样本，以检测对患者相关结果的影响，如肾衰竭或输血暴露。此外，他们有足够长的90天随访期，以检测只有在较长时间后才会显现的影响。加拿大的一个研究小组对28个HES液体试验中的急性疾病患者进行了Meta分析，结果显示，淀粉——

无论摩尔取代程度或分子量如何——与10 290例患者的死亡率增加相关（RR：1.09；95% CI：1.2~1.17），9258例患者增加了肾脏替代疗法的使用（RR：1.32；95% CI：1.15~1.50）[57]。

外科和创伤患者　在这些患者中，尚未进行此类大规模随机对照试验。不足为奇的是，小型研究太小，无法检测HES治疗对ICU或死亡率低人群的死亡率的影响。然而，即使是小型研究也可能表明HES的有害影响。Skhirtladze等进行了一项较大的研究，他们随机选择240例择期结直肠手术患者，在围术期接受高达50mL/kg 5%的人血清白蛋白（HA）、6%的HES 130/0.4或乳酸林格（RL）作为主要输注液。在HA组中，90天死亡率为2.6%（2/76）,在HES组中为1.2%（1/81），在RL组中为0（0/79）[58]。此外，淀粉组的失血量也有显著差异，稍后将对此进行讨论。Feldheiser等对50例接受HES 130/0.4或晶体治疗的妇科癌症患者进行了为期90天的双盲随机对照试验；HES组有5例死亡，而晶体组无死亡（P=0.051）[59]。James等对115例创伤患者进行了盲法随机对照试验[41]；HES组30天死亡率为12/56（21%），晶体组为6/53（11%），作者在一封信中解释了这一点[42]。在FLASH试验中，有12/389（3%）输注HES的患者和6/386（2%）输注生理盐水的患者在14天内死亡[54]。

凝血病和长期出血

在20世纪70年代HES被引入时，科学家们已经意识到合成胶体可以延长出血时间，但其机制尚不清楚。1975 年，Alexander 进行了一系列严格的实验，可以证明与使用血浆替代品（如葡聚糖或HES）相关的止血缺陷是诱发性血管性血友病或弥散性血管内凝血的一种形式，还有血栓性血友病因子、Ⅷ和Ⅰ的沉淀和去除、微循环异常和血小板功能障碍[60]。通过黏弹性装置分析，系统回顾了取代级0.4的羟乙基淀粉对止血的影响，发现HES 130/0.4输注后可形成更弱、更小的凝块，从而降低凝血特性[61]。

对易感患者，给予HES可导致潜在的致命出血。在法国，HES 200/0.6贴上了警告标签[11]，此前一项药物警戒研究记录了9例蛛网膜下隙出血和获得性von Willebrand综合征患者中的3例致命脑出血[12]。FDA在2004年发布了HES警告，因为观察到心脏手术患者出血倾向增加[62]。来自危重患者和脓毒症患者的几项大规模随机对照试验的证据表明，取代级0.5的羟乙基淀粉，以及新取代级0.4的羟乙基淀粉显著增加了这些危重患者对输血产品的需求[14,40,43,63]。

由于缺乏具有检测患者相关结果差异统计能力的大规模RCT，因此缺乏外科试验的证据。然而，已发表的试验表明，使用HES后失血量和输血需求增加。Skhirtladze等[58]比较了5%白蛋白、6% HES 130/0.4和乳酸林格液对心脏手术后失血量的影响，发现35%的RL患者需要血液制品，而HES组为64%，HA组为62%（P=0.0003）。Yates等进行的双盲试验比较了结直肠手术中6%的HES 130/0.4与晶体组，HES组有20/84（23.8%）的患者接受了输血，而晶体组有10/88（11.4%）的患者接受了输血；也就是说，输血需求增加了一倍[64]。Rasmussen等将16例患者随机分组，在大手术期间接受6%的HES 130/0.4或乳酸林格液输注。血栓造影显示，HES稀释导致凝块强度降低，而HES组失血量的盲法评估为2.2 L（范围为0.5~5.0），晶体组为1.4 L（范围为0.5~2.4）（$P<0.038$）[65]。在一项前瞻性、随机、双盲研究中，Schramko等将50例计划接受复杂心脏手术的患者分为两组，一组输注合适剂量的6% HES 130/0.42，另一组输注乳酸林格液用于体外循环。在35例随机患者（HES组19例，林格组16例）之后，由于已发表的报道显示HES 130/0.42与肾功能受损相关，因此停止了随机化。及时观察对止血及体液平衡的影响。HES组患者需要更多的血液和血液制品的输注[66]。其他一些小型随机对照试验研究了HES 130/0.4，发现其会导致低凝[67–69]，增加血液制品的使用[68]，但有的小型随机对照试验则发现了使用HES后输血需求的减少[70]。总体而言，最近一项关于淀粉对心脏手术失血量影响的Meta分析发现，与白蛋白相比，HES增加了失血量、再次手术出血和体外循环后的血液制品输注，这些风险可以通过降低分子量和替代来降低[71]。这些发现在最近的腹部外科FLASH试验中得到了证实，在手术过程中，接受HES输血的患者明显多于接受生理盐水输血的患者（19% 对12%; $P=0.003$）[54]。

危重症和多疾患者群中的肾衰竭

输注HES后肾脏损害可能是由多种原因造成的，包括HES被近端肾小管细胞重新吸收，从而导致称为“渗透性肾病病变”[33]的特征性病变，或由高黏性尿引起的肾阻塞[72]。Huter等利用离体猪肾灌注模型和晶体对照组研究了HES诱发的肾功能损害。他们观察到HES导致利尿和钠排泄受损，肾间质增殖、巨噬细胞浸润和肾小管损伤[73]。Neuhaus等发现，将HES 130/0.4（而非晶体）应用于细胞培养的人近端肾小管细胞会以浓度依赖的方式显著降低细胞活力[25]。Bruno等可以证明，这些对人类近端肾小管细胞的有害影响只与HES分子的总剂量相关；和淀粉（玉米淀粉或马铃薯淀粉）的分子大小、取代和来源无关[74]。Schick等通过结扎盲肠和穿刺致大鼠脓毒症，并用晶体或胶体溶液治疗动物。24小时后，HES或明胶处理的动物肾脏显示渗透性肾病病变，与晶体处理的动物肾脏相比，整体损伤增加[75]。

1993年，在法国首次发现了与HES相关的肾衰竭的临床报道[76]。随后的观察发现，在使用HES复苏的供者中，肾移植失败的发生率较高[77]。2001年发表的一项由研究者发起的前瞻性随机试验，比较了6% HES和3%明胶的复苏，并报道了HES组急性肾衰竭的发生率显著高于对照组[78]。在2008年和2012年，发表了3个大型多中心研究人员发起的随机对照试验，显示危重和脓毒症患者的肾衰竭增加与HES 200/0.5或HES 130/0.4相关[14,40,43]。

2013年，Cochrane Collaboration的一项系统综述研究了HES与其他液体复苏疗法在不同患者群体中对肾功能的影响。该综述包括42项研究（11 399例患者）。总体而言，与接受其他液体疗法治疗的个体相比，接受HES治疗的个体对RRT的需求（RR：1.31; 95% CI：1.16~1.49; 19项研究，9857例患者）和作者定义的肾衰竭（RR：1.59; 95% CI：1.26~2.00; 15项研究，1361例患者）显著增加。基于风险、损伤、衰竭、肾功能丧失和终末期肾病——肾衰竭（RIFLE–F）标准的急性肾损伤（AKI）RR也显示，HES输注个体发生AKI的风险增加（RR：1.14；95% CI；1.01~1.30；15项研究，8402名参与者）。在脓毒症患者与非脓毒症患者、高Mw和DS与低Mw和DS（≥200 kDa和>0.4 DS对130kDa和0.4 DS）HES或高剂量与低剂量治疗相比（即≥21与<21），RRT和RIFLE-F的亚组结果之间没有差异。作者得出结论，目前的证据表明，所有HES产品在所有患者中都会增加AKI和RRT的风险，任何HES的安全量尚有待确定[79]。一个加拿大小组评估了28项HES试验中使用HES与急性疾病患者死亡率和急性肾损伤的关系。在9258例患者中，无论摩尔取代程度或分子量如何，淀粉与肾脏替代治疗的使用增加相关（RR：1.32；95% CI：1.15~1.50）[57]。

手术或外伤患者的肾衰竭

由于缺乏具有足够随访的大型随机对照试验，对于在这些患者群体中使用HES是否会损害器官功能的问题尚不能明确回答，但有一些强有力的证据表明，在这些患者中，HES也可能损害肾功能。最近针对腹部手术患者的FLASH试验发现，HES组（23%）中AKI的发生率明显高于生理盐水组（17%，相对风险为1.36；CI：1.02~1.82，P=0.04）[54]。到目前为止，这项试验的结果还没有被纳入Meta分析。Feldheiser等对50例接受HES 130/0.4或晶体治疗的妇科癌症患者进行了为期90天的双盲随机对照试验。然而，考虑到样本量较小，他们发现在住院期间肌酐水平没有差异，这并不奇怪[59]。James等将115例钝性或穿孔性创伤患者随机分为HES 130/0.4组或晶体组；HES组2/56例（3.6%）、晶体组3/53例（5.7%）接受RRT；在小样本研究中，这种效果并不显著[41]。然后，在接受结直肠手术的高危患者中，有202例高危患者接受了130/0.4或Hartmann液体的治疗。HES组中出现并发症的患者数量为46%，晶体组为38%；在并发症中，HES组4/104的患者发生肾衰竭，晶体组0/98的患者发生肾衰竭[64]。

一些观察性试验报道了HES对肾功能的剂量依赖性影响。Rioux等在563例心脏手术患者的随机队列中使用取代级0.5的羟乙基淀粉10%（250 kDa，0.45），通过共识标准回顾性评估急性肾损伤的风险。54例（10%）患者发展为AKI；取代级0.5的羟乙基淀粉仍然是AKI的独立预测因素，每mL/kg调整后的比值比为1.08（95% CI：1.04~1.12，P=0.001）。这种风险与剂量有关，预测AKI的最佳临界值为14mL/kg[80]。Kashy等评估了2005—2012年接受住院非心脏手术的既往无肾衰竭成年人的数据。在29 360例患者中，在控制了潜在的混杂变量后，Hextend（HES 450/0.7）比仅使用晶体的患者发生更严重AKI的概率高21%（6%~38%）（P=0.001），并且随着胶体体积的增加而增加（P<0.001）[81]。Bayer等分析了6478例连续接受体外循环手术的患者的前瞻性观察队列研究，发现与仅接受晶体治疗相比，在接受人工胶体治疗期间，肾脏替代治疗更为常见。与晶体相比，输注HES后肾替代治疗的风险更大（多数HES 130/0.4，QR：2.29；95% CI：1.47~3.60），明胶也是这样（QR：2.75；95% CI：1.84~4.16；两者P<0.001）。倾向评分分层证实，与晶体组相比，HES组和明胶组更多地使用RRT［QR：1.46（1.08，1.97），P=0.013；QR：1.72（1.33，2.24），P<0.001］[47]。Opperer等回顾性评估了来自美国510家不同医院的1 051 441例接受选择性全髋关节和膝关节置换术的患者的数据，并比较了从未接受任何胶体与接受6% HES或5%白蛋白

的患者的结果。围术期HES液体复苏与急性肾衰竭［校正比值比：1.23（95% CI：1.13~1.34）］、心脏并发症［OR：1.22（95% CI：1.13~1.31）］、肺部并发症［OR：1.22（95% CI：1.11~1.33）］和重症监护室住院［OR：1.53（95% CI：1.45~1.60）］的风险增加相关[82]。

目前一项广泛的Meta分析比较了HES和非HES对照组对成人外科患者肾替代治疗（RRT）的影响，包括15项随机试验，共4409例外科患者。HES显著增加了对RRT的依赖，相对风险为1.44，95% CI为1.04~2.01。HES导致RRT的绝对风险增加至1.2%（95% CI：0.1%~2.2%），这表明每85例接受HES治疗的患者中就有1例需要进行RRT。在比较HES 130/0.4和晶体的试验中，采用RRT（1.47；95% CI：1.02~2.12）的汇集RR与总汇集RR的1.44近似于一致[83]。

另一方面，由HES制造商资助或发起的一些选择性Meta分析得出结论，在手术中使用HES没有副作用。Jacob等发表了一项心脏手术中HES副作用的Meta分析，该分析是由HES制造商委托进行的，其结论是在失血、输血要求或住院时间方面不存在安全问题[84]。但是，在评论信中指出了一些方法上的问题[85,86]：缺乏对偏倚的评估，这在65%的纳入试验中是可识别的；本应排除纳入试验的严重混杂因素，例如，在7项试验中对照组大量使用HES，或在6项试验中在HES组同时使用白蛋白，可能减轻了影响；使用虚假数据，从而将一次试验的失血量差异夸大2.3倍；遗漏了4项试验的数据，这些试验均显示HES可导致出血增加；遗漏了一项未发表的试验数据，该试验显示取代级0.4的羟乙基淀粉组的高失血量，该数据已被纳入以前的Meta分析；合并术后失血量，优先使用计算失血量而不是测量失血量，这些都使估计混杂[85,86]。另一项由van der Linden等发表的严谨的Meta分析得出结论，HES 130/0.4在手术中是安全的[87]。该分析由一家HES制造商提供资金，并由一家公关公司进行。它忽略了几项随机对照试验的不利数据，但如Takala等所指出的，包括了两个以未标记的人工氧载体溶液作为对照的试验研究数据[88]。

肝功能障碍与羟乙基淀粉储存疾病

有报道，HES输注后在肝中储存[19]；慢性肝病患者反复输注导致肝功能恶化，肝活检中Kupffer细胞弥漫性微空泡化[89]。在CHEST试验中，将7000例ICU患者随机分为HES 130/0.4或生理盐水组，HES组患者出现新的肝功能障碍的风险增加，报道为肝脏SOFA亚评分的风险增加（RR：1.56；95% CI：1.03~2.36，*P*=0.03）[14]。在胎盘、器官形态改变[26]的肺、肾和脾脏中也检测到HES[28]，在长达6年后，从肾脏中也检测到HES[34]。HES也可能影响大脑，对接受HES的脓毒症随机对照试验患者的随访显示，在生活质量问卷的精神健康部分的得分低于接受晶体治疗的患者[90]。例如，在血浆置换过程中，反复输注HES可能导致获得性溶酶体储存疾病[91]，而HES在骨髓和肝脏的储存可能导致持续性血小板减少和肝功能障碍[92]。

HES贮存可引起瘙痒。皮肤科医生Stander等将HES相关瘙痒的来源确定为皮肤神经中分子的沉积[31]。HES组的回顾性研究发现，HES暴露至瘙痒发作的中位潜伏期为3周，瘙痒持续时间中位数为6个月。80%的患者瘙痒严重或非常严重。虽然HES的中位累积剂量为300 g，但仅30 g后有15%的患者出现瘙痒。作者发现，HES 130/0.4和HES 200/0.5在瘙痒潜伏期、持续时间或严重程度方面没有显著差异[30]。在7000例ICU患者的CHEST试验中，HES组中有4%的患者出现瘙痒，晶体组中有2.2%的患者出现瘙痒[14]。

脓毒症后的生活质量

Wittbrodt等对来自一项大规模双盲随机对照试验的丹麦存活者（n=295）进行了事后分析，比较了取代级0.4的羟乙基淀粉和晶体液在脓毒症的液体复苏中的作用。随机化后中位14个月（四分位范围为10~18），获得了182（61%）份和185（62%）份完整问卷。HES组患者的躯体疼痛评分较差，49%的HES组患者在ICU出院后经常有瘙痒，而林格组患者为43%（RR：1.13；95% CI：0.83~1.55，P=0.43）[90]。

儿科患者

儿科患者的临床研究很少且不确定。然而，最近的一项关于随机对照试验的Meta分析涉及了接受6%低分子量（130和200 kDa）HES的儿童患者，最终纳入了总共13项随机对照试验，涉及1156例患者[93]。试验质量总体较低。与其他液体相比，HES没有显著降低死亡率（RR：-0.01；95% CI：-0.05~0.03；P=0.54）和失血量（平均差：17.72；95% CI：-41.27~5.82；P=0.10）[82]。HES组的肌酐水平有升高的趋势（MD：1.81；95% CI：-0.35~3.98；P=0.10）。HES显著降低血小板计数（MD=20.99；95% CI：-32.08~-9.90；P=0.0002），ICU住院时间增加（MD：0.94；95% CI：0.18~1.70；P=0.02）。作者的结论是，采用6% HES扩容显著降低血小板计数，增加ICU住院时间，并可能对肾功能有不良影响[93]。在没有明显临床益处的情况下，考虑到有文献记载的风险，对儿童患者使用HES似乎没有指征。

进退两难的讨论

2013年12月的欧洲联盟（EU）法规造成了一个两难局面，而2018年7月的决定并没有解决这个困境。在英国和意大利等成员国，出于对患者安全的考虑，国家医疗当局已将该产品撤下，但现在必须根据规定，不顾其国家学会的建议，重新引入HES。此外，EMA要求进行两项围术期和创伤患者的上市后研究，这两项研究可能难以施行。临床医生相信——和EMA审查委员会（框12.2）的相当一部分人一样[2]——HES的安全性在患者中并不可靠，因此不想使用，并且完全知情的患者可能会拒绝输注在某些情况下被证明有害的药物，没有理由因为这些药物可能会产生不同的影响而建议择期手术或创伤患者使用。针对这些人群的现有研究不能保证死亡率和肾衰竭的风险比危重患者低，也没有针对这些患者的任何新研究证明修订的决定是正确的。此外，最近在腹部手术中进行的FLASH试验（迄今为止最大的随机对照试验，共有700多例患者）证实了先前的担忧，表明对患者没有好处，但有额外的伤害，包括失血增加、更多的AKI和输注HES后死亡率升高的趋势[54]。因此，用一种会增加凝血功能并在其他方面有害的物质来治疗外科和创伤患者的急性失血似乎是矛盾的。最后，在第一项随机对照试验[42]和一项回顾性研究中证实了创伤患者缺乏相关的益处，而且死亡率在名义上高出10%[94]。在围术期，使用HES评估90天生存率的唯一随机对照试验发现较高的死亡率（0对5例死亡，P=0.051）[59]。此外，目前还没有确定HES的安全剂量[79]。重症监护患者在平均剂量为7.5mL/（kg·d）后发生肾衰竭，这是根据现行立法目前适用的HES最大剂量30mL/kg的一小部分[14]。

结论

没有证据可以保证患者不会因使用HES而面临更高的死亡和肾损伤风险，并且鉴于缺乏支持临床相关益处的数据，暂停所有患者人群中HES产品的营销授权有利于保护公众的健康。根据2013年和2018年欧洲联盟委员会的多数决定，并没有正式限制在外科或创伤患者中使用HES，但这一决定值得商榷。在所有患者人群中都有关于出血损伤和肾衰竭的HES副作用的报道，在Meta分析中也发现了手术人群中的显著风险。HES比晶体液更昂贵，不使用它也可能获得高质量的护理。没有令人信服的理由将它用于外科手术或创伤患者。

（阴弯弯 译 殷裕雄 聂 煌 审校）

参考文献

1. Anonymous. Commission implementing decision. Brussels, 19.12.2013 c(2013)9793 (final). http://ec.europa.eu/health/documents/community-register/2013/20131219127286/dec_127286_en.pdf.
2. Anonymous. Assessment report for solutions for infusion containing hydroxyethyl starch. Procedure under article 107i of directive 2001/83/EC. http://www.ema.europa.eu/docs/en_GB/document_library/Referrals_document/Hydroxyethyl_starch-containing_medicines_107/Recommendation_provided_by_Pharmacovigilance_Risk_Assessment_Committee/WC500154254.pdf.
3. Finfer S, Liu B, Taylor C, Bellomo R, Billot L, Cook D, et al. Resuscitation fluid use in critically ill adults: an international cross sectional study in 391 intensive care units. Crit Care. 2010;14(5):R185.
4. Avorn J. Learning about the safety of drugs – a half-century of evolution. N Engl J Med. 2011;365(23):2151–3.
5. Maio G. On the history of the contergan (thalidomide) catastrophe in the light of drug legislation. Dtsch Med Wochenschr. 2001;126(42):1183–6.
6. Anonymous. Food and drug administration. Detailed Report on VOLUVEN, HEXTEND and HESPAN, made available by request on 29th August 2013.
7. Anonymous. US Department of Health and Human Services, Public Health Service, Food and Drug Administration (FDA). NDA review memo (mid-cycle). http://www.Fda.Gov/downloads/biologicsbloodvaccines/bloodbloodproducts/approvedproducts/newdrugapplicationsndas/ucm083393.Pdf.
8. Westphal M, James MF, Kozek-Langenecker S, Stocker R, Guidet B, Van Aken H. Hydroxyethyl starches: different products – different effects. Anesthesiology. 2009;111:187–202.
9. Hartog CS, Brunkhorst FM, Engel C, Meier-Hellmann A, Ragaller M, Welte T, et al. Are renal adverse effects of hydroxyethyl starches merely a consequence of their incorrect use? Wien KlinWochenschr. 2011;123(5–6):145–55.
10. Hartog CS, Kohl M, Reinhart K. A systematic review of third-generation hydroxyethyl starch (HES 130/0.4) in resuscitation: safety not adequately addressed. Anesth Analg. 2011;112(3):635–45.
11. Autrat-Leca E, Jonville-Béra A, Paintaud G. Commission de pharmacovigilance de l'affsaps:

Décisions: La durée maximale de traitement par elohes. ActualitésenPharmacologie Clinique 47. 1999 (Avril-Juillet).
12. Jonville-Bera AP, Autret-Leca E, Gruel Y. Acquired type I von Willebrand's disease associated with highly substituted hydroxyethyl starch. N Engl J Med. 2001;345(8):622–3.
13. Kozek-Langenecker SA, Jungheinrich C, Sauermann W, Van der Linden P. The effects of hydroxyethyl starch 130/0.4 (6%) on blood loss and use of blood products in major surgery: a pooled analysis of randomized clinical trials. Anesth Analg. 2008;107(2):382–90.
14. Myburgh JA, Finfer S, Bellomo R, Billot L, Cass A, Gattas D, et al. Hydroxyethyl starch or saline for fluid resuscitation in intensive care. N Engl J Med. 2012;367(20):1901–11 [Multicenter Study Randomized Controlled Trial Research Support, Non-U.S. Gov't].
15. Jungheinrich C, Neff TA. Pharmacokinetics of hydroxyethyl starch. Clin Pharmacokinet. 2005;44(7):681–99.
16. Wagenblast M. Molmassenverteilung der in milz und leber gespeicherten hydroxyethylstärke (hes) bei ratten nach intravenöser applikation: Polymeranalytische untersuchungen mittels kopplung der ausschluss-chromatographie und mehrwinkel-laser-streulicht-detektion [molar mass distribution of accumulated hydroxyethyl starch (hes) in spleen and liver after intravenous application: Polymer analytic studies using size exclusion chromatography coupled with multi angle laser light scattering]. Dissertation. 2004. http://publikationen.ub.uni-frankfurt.de/opus4/frontdoor/index/index/docId/3457. Accessed 15 Oct 2015.
17. Baron JF. A new hydroxyethyl starch: HES 130/0.4, voluven. TATM. 2000;2(2):13–21. [Review]
18. Thompson WL, Fukushima T, Rutherford RB, Walton RP. Intravascular persistence, tissue storage, and excretion of hydroxyethyl starch. Surg Gynecol Obstet. 1970;131(5):965–72.
19. Jesch F, Hubner G, Zumtobel V, Zimmermann M, Messmer K. Hydroxyethyl starch (HAS 450/0.7) in human plasma and liver. Course of concentration and histological changes. Infusionsther Klin Ernahr. 1979;6(2):112–7.
20. Waitzinger J, Bepperling F, Pabst G, Opitz J. Hydroxyethyl starch (HES) [130/0.4], a new HES specification: pharmacokinetics and safety after multiple infusions of 10% solution in healthy volunteers. Drugs R&D. 2003;4(3):149–57.
21. Lenz K, Schimetta W, Polz W, Kroll W, Gruy-Kapral C, Magometschnigg D. Intestinal elimination of hydroxyethyl starch? Intensive Care Med. 2000;26(6):733–9.
22. Klotz U, Kroemer H. Clinical pharmacokinetic considerations in the use of plasma expanders. Clin Pharmacokinet. 1987;12(2):123–35.
23. Mishler JM. Synthetic plasma volume expanders – their pharmacology, safety and clinical efficacy. Clin Haematol. 1984;13(1):75–92.
24. Bellmann R, Feistritzer C, Wiedermann CJ. Effect of molecular weight and substitution on tissue uptake of hydroxyethyl starch: a meta-analysis of clinical studies. Clin Pharmacokinet. 2012;51(4):225–36.
25. Neuhaus W, Schick MA, Bruno RR, Schneiker B, Forster CY, Roewer N, et al. The effects of colloid solutions on renal proximal tubular cells in vitro. Anesth Analg. 2012;114(2):371–4.
26. Ginz HF, Gottschall V, Schwarzkopf G, Walter K. excessive tissue storage of colloids in the reticuloendothelial system. Anaesthesist. 1998;47(4):330–4.
27. Szepfalusi Z, Parth E, Jurecka W, Luger TA, Kraft D. Human monocytes and keratinocytes in culture ingest hydroxyethylstarch. Arch Dermatol Res. 1993;285(3):144–50.
28. Heilmann L, Lorch E, Hojnacki B, Muntefering H, Forster H. Accumulation of two different hydroxyethyl starch preparations in the placenta

after hemodilution in patients with fetal intrauterine growth retardation or pregnancy hypertension. Infusionstherapie. 1991;18(5):236–43.
29. Bork K. Pruritus precipitated by hydroxyethyl starch: a review. Br J Dermatol. 2005;152(1):3–12.
30. Stander S, Richter L, Osada N, Metze D. Hydroxyethyl starch-induced pruritus: clinical characteristics and influence of dose, molecular weight and substitution. Acta Derm Venereol. 2014;94(3):282–7.
31. Stander S, Szepfalusi Z, Bohle B, Stander H, Kraft D, Luger TA, et al. Differential storage of hydroxyethyl starch (HES) in the skin: an immunoelectron-microscopical long-term study. Cell Tissue Res. 2001;304(2):261–9.
32. Sirtl C, Laubenthal H, Zumtobel V, Kraft D, Jurecka W. Tissue deposits of hydroxyethyl starch (HES): dose-dependent and time-related. Br J Anaesth. 1999;82(4):510–5.
33. Dickenmann M, Oettl T, Mihatsch MJ. Osmotic nephrosis: acute kidney injury with accumulation of proximal tubular lysosomes due to administration of exogenous solutes. Am J Kidney Dis. 2008;51(3):491–503.
34. Pillebout E, Nochy D, Hill G, Conti F, Antoine C, Calmus Y, et al. Renal histopathological lesions after orthotopic liver transplantation (OLT). Am J Transplant. 2005;5(5):1120–9.
35. Levick JR, Michel CC. Microvascular fluid exchange and the revised starling principle. Cardiovasc Res. 2010;87(2):198–210.
36. Woodcock TE, Woodcock TM. Revised starling equation and the glycocalyx model of transvascular fluid exchange: an improved paradigm for prescribing intravenous fluid therapy. Br J Anaesth. 2012;108(3):384–94.
37. Woodcock TE. No more colloid trials! Br J Anaesth. 2014;112(4):761.
38. Perel P, Roberts I, Ker K. Colloids versus crystalloids for fluid resuscitation in critically ill patients. Cochrane Database Syst Rev. 2013;2:CD000567.
39. Wills BA, Nguyen MD, Ha TL, Dong TH, Tran TN, Le TT, et al. Comparison of three fluid solutions for resuscitation in dengue shock syndrome. N Engl J Med. 2005;353(9):877–89.
40. Brunkhorst FM, Engel C, Bloos F, Meier-Hellmann A, Ragaller M, Weiler N, et al. Intensive insulin therapy and pentastarch resuscitation in severe sepsis. N Engl J Med. 2008;358(2):125–39.
41. James MF, Michell WL, Joubert IA, Nicol AJ, Navsaria PH, Gillespie RS. Resuscitation with hydroxyethyl starch improves renal function and lactate clearance in penetrating trauma in a randomized controlled study: the first trial (fluids in resuscitation of severe trauma). Br J Anaesth. 2011;107(5):693–702.
42. James MFM, Michell WL, Joubert IA, Nicol AJ, Navsaria PH, Gillespie RS. Reply from the authors. Br J Anaesth. 2012;108(2):322–4.
43. Perner A, Haase N, Guttormsen AB, Tenhunen J, Klemenzson G, Aneman A, et al. Hydroxyethyl starch 130/0.42 versus ringer's acetate in severe sepsis. N Engl J Med. 2012;367(2):124–34.
44. Finfer S, Bellomo R, Boyce N, French J, Myburgh J, Norton R. A comparison of albumin and saline for fluid resuscitation in the intensive care unit. N Engl J Med. 2004;350(22):2247–56.
45. Guidet B, Martinet O, Boulain T, Philippart F, Poussel JF, Maizel J, et al. Assessment of hemodynamic efficacy and safety of 6% hydroxyethylstarch 130/0.4 versus 0.9% NaCl fluid replacement in patients with severe sepsis: the CRYSTMAS study. Crit Care. 2012;16(3):R94.
46. Orbegozo Cortes D, Gamarano Barros T, Njimi H, Vincent JL. Crystalloids versus colloids: exploring differences in fluid requirements by systematic review and meta-regression. Anesth Analg. 2015;120(2):389–402.
47. Bayer O, Schwarzkopf D, Doenst T, Cook D, Kabisch B, Schelenz C, et al. Perioperative

fluid therapy with tetrastarch and gelatin in cardiac surgery-a prospective sequential analysis*. Crit Care Med. 2013;41(11):2532–42.

48. Meybohm P, Van Aken H, De Gasperi A, De Hert S, Della Rocca G, Girbes AR, et al. Re-evaluating currently available data and suggestions for planning randomised controlled studies regarding the use of hydroxyethyl-starch in critically ill patients – a multidisciplinary statement. Crit Care. 2013;17(4):R166.
49. Gillies MA, Habicher M, Jhanji S, Sander M, Mythen M, Hamilton M, et al. Incidence of postoperative death and acute kidney injury associated with I.V. 6% hydroxyethyl starch use: systematic review and meta-analysis. Br J Anaesth. 2013;112(1):25–34.
50. Klemm E, Bepperling F, Burschka MA, Mosges R. Hemodilution therapy with hydroxyethyl starch solution (130/0.4) in unilateral idiopathic sudden sensorineural hearing loss: a dose-finding, double-blind, placebo-controlled, international multicenter trial with 210 patients. Otol Neurotol. 2007;28(2):157–70.
51. Ganzevoort W, Rep A, Bonsel GJ, Fetter WP, van Sonderen L, De Vries JI, et al. A randomised controlled trial comparing two temporising management strategies, one with and one without plasma volume expansion, for severe and early onset pre-eclampsia. BJOG. 2005;112(10):1358–68.
52. Haentjens LL, Ghoundiwal D, Touhiri K, Renard M, Engelman E, Anaf V, et al. Does infusion of colloid influence the occurrence of postoperative nausea and vomiting after elective surgery in women? Anesth Analg. 2009;108(6):1788–93.
53. Dieterich M, Reimer T, Kundt G, Stubert J, Gerber B. The role of hydroxyethyl starch in preventing surgical-site infections and nipple necrosis in patients undergoing reduction mammaplasty: a prospective case–control study of 334 patients. Aesthetic Plast Surg. 2013;37(3):554–60.
54. Futier E, Garot M, Godet T, Biais M, Verzilli D, Ouattara A, et al. Effect of hydroxyethyl starch vs saline for volume replacement therapy on death or postoperative complications among high-risk patients undergoing major abdominal surgery. JAMA. 2020;323(3):225.
55. de Jonge E, Levi M, Buller HR, Berends F, Kesecioglu J. Decreased circulating levels of von Willebrand factor after intravenous administration of a rapidly degradable hydroxyethyl starch (HES 200/0.5/6) in healthy human subjects. Intensive Care Med. 2001;27(11):1825–9.
56. Levi M, Jonge E. Clinical relevance of the effects of plasma expanders on coagulation. Semin Thromb Hemost. 2007;33(8):810–5.
57. Zarychanski R, Abou-Setta AM, Turgeon AF, Houston BL, McIntyre L, Marshall JC, et al. Association of hydroxyethyl starch administration with mortality and acute kidney injury in critically ill patients requiring volume resuscitation: a systematic review and meta-analysis. JAMA. 2013;309(7):678–88. [Meta-Analysis Review]
58. Skhirtladze K, Base EM, Lassnigg A, Kaider A, Linke S, Dworschak M, et al. Comparison of the effects of albumin 5%, hydroxyethyl starch 130/0.4 6%, and ringer's lactate on blood loss and coagulation after cardiac surgery. Br J Anaesth. 2014;112(2):255–64.
59. Feldheiser A, Pavlova V, Bonomo T, Jones A, Fotopoulou C, Sehouli J, et al. Balanced crystalloid compared with balanced colloid solution using a goal-directed haemodynamic algorithm. Br J Anaesth. 2013;110(2):231–40.
60. Alexander B, Odake K, Lawlor D, Swanger M. Coagulation, hemostasis, and plasma expanders: a quarter century enigma. Fed Proc. 1975;34(6):1429–40.
61. Hartog CS, Reuter D, Loesche W, Hofmann M, Reinhart K. Influence of hydroxyethyl starch (HES) 130/0.4 on hemostasis as measured by

viscoelastic device analysis: a systematic review. Intensive Care Med. 2011;37(11):1725–37. [Research Support, Non-U.S. Gov't Review]

62. Haynes GR, Havidich JE, Payne KJ. Why the food and drug administration changed the warning label for hetastarch. Anesthesiology. 2004;101(2):560–1.
63. Haase N, Wetterslev J, Winkel P, Perner A. Bleeding and risk of death with hydroxyethyl starch in severe sepsis: post hoc analyses of a randomized clinical trial. Intensive Care Med. 2013;39(12):2126–34.
64. Yates DR, Davies SJ, Milner HE, Wilson RJ. Crystalloid or colloid for goal-directed fluid therapy in colorectal surgery. Br J Anaesth. 2014;112(2):281–9.
65. Rasmussen KC, Johansson PI, Hojskov M, Kridina I, Kistorp T, Thind P, et al. Hydroxyethyl starch reduces coagulation competence and increases blood loss during major surgery: results from a randomized controlled trial. Ann Surg. 2014;259(2):249–54.
66. Schramko A, Suojaranta-Ylinen R, Niemi T, Pesonen E, Kuitunen A, Raivio P, et al. The use of balanced HES 130/0.42 during complex cardiac surgery; effect on blood coagulation and fluid balance: a randomized controlled trial. Perfusion. 2015;30(3):224–32.
67. Schramko A, Suojaranta-Ylinen R, Kuitunen A, Raivio P, Kukkonen S, Niemi T. Hydroxyethylstarch and gelatin solutions impair blood coagulation after cardiac surgery: a prospective randomized trial. Br J Anaesth. 2010;104(6):691–7. [Randomized Controlled Trial Research Support, Non-U.S. Gov't]
68. Mittermayr M, Streif W, Haas T, Fries D, Velik-Salchner C, Klingler A, et al. Hemostatic changes after crystalloid or colloid fluid administration during major orthopedic surgery: the role of fibrinogen administration. Anesth Analg. 2007;105(4):905–17.
69. Topcu I, Civi M, Ozturk T, Keles GT, Coban S, Yentur EA, et al. Evaluation of hemostatic changes using thromboelastography after crystalloid or colloid fluid administration during major orthopedic surgery. Braz J Med Biol Res. 2012;45(9):869–74.
70. Hamaji A, Hajjar L, Caiero M, Almeida J, Nakamura RE, Osawa EA, et al. Volume replacement therapy during hip arthroplasty using hydroxyethyl starch (130/0.4) compared to lactated ringer decreases allogeneic blood transfusion and postoperative infection. Rev Bras Anestesiol. 2013;63(1):27–35.
71. Navickis RJ, Haynes GR, Wilkes MM. Effect of hydroxyethyl starch on bleeding after cardiopulmonary bypass: a meta-analysis of randomized trials. J Thorac Cardiovasc Surg. 2012;144(1):223–30. [Research Support, Non-U.S. Gov't]
72. Schortgen F, Brochard L. Colloid-induced kidney injury: experimental evidence may help to understand mechanisms. Crit Care. 2009;13(2):130.
73. Huter L, Simon TP, Weinmann L, Schuerholz T, Reinhart K, Wolf G, et al. Hydroxyethylstarch impairs renal function and induces interstitial proliferation, macrophage infiltration and tubular damage in an isolated renal perfusion model. Crit Care. 2009;13(1):R23.
74. Bruno RR, Neuhaus W, Roewer N, Wunder C, Schick MA. Molecular size and origin do not influence the harmful side effects of hydroxyethyl starch on human proximal tubule cells (HK-2) in vitro. Anesth Analg. 2014;119(3):570–7.
75. Schick MA, Isbary TJ, Schlegel N, Brugger J, Waschke J, Muellenbach R, et al. The impact of crystalloid and colloid infusion on the kidney in rodent sepsis. Intensive Care Med. 2010;36(3):541–8.
76. Legendre C, Thervet E, Page B, Percheron A, Noel LH, Kreis H. Hydroxyethylstarch and osmotic-nephrosis-like lesions in kidney trans-

plantation. Lancet. 1993;342(8865):248–9.

77. Cittanova ML, Leblanc I, Legendre C, Mouquet C, Riou B, Coriat P. Effect of hydroxyethylstarch in brain-dead kidney donors on renal function in kidney-transplant recipients. Lancet. 1996;348(9042):1620–2.
78. Schortgen F, Lacherade JC, Bruneel F, Cattaneo I, Hemery F, Lemaire F, et al. Effects of hydroxyethylstarch and gelatin on renal function in severe sepsis: a multicentrerandomised study. Lancet. 2001;357(9260):911–6.
79. Mutter TC, Ruth CA, Dart AB. Hydroxyethyl starch (HES) versus other fluid therapies: effects on kidney function. Cochrane Database Syst Rev. 2013;7:CD007594.
80. Rioux JP, Lessard M, De Bortoli B, Roy P, Albert M, Verdant C, et al. Pentastarch 10% (250 kDa/0.45) is an independent risk factor of acute kidney injury following cardiac surgery. Crit Care Med. 2009;37(4):1293–8.
81. Kashy BK, Podolyak A, Makarova N, Dalton JE, Sessler DI, Kurz A. Effect of hydroxyethyl starch on postoperative kidney function in patients having noncardiac surgery. Anesthesiology. 2014;121(4):730–9.
82. Opperer M, Poeran J, Rasul R, Mazumdar M, Memtsoudis SG. Use of perioperative hydroxyethyl starch 6% and albumin 5% in elective joint arthroplasty and association with adverse outcomes: a retrospective population based analysis. BMJ. 2015;350:h1567.
83. Wilkes MM, Navickis RJ. Postoperative renal replacement therapy after hydroxyethyl starch infusion: a meta-analysis of randomised trials. Neth J Crit Care. 2014;18(4):4–9.
84. Jacob M, Fellahi JL, Chappell D, Kurz A. The impact of hydroxyethyl starches in cardiac surgery: a meta-analysis. Crit Care. 2014;18(6):656.
85. Navickis RJ, Haynes GR, Wilkes MM. Tetrastarch in cardiac surgery: error, confounding and bias in a meta-analysis of randomized trials. Crit Care. 2015;22:19.
86. Wiedermann CJ. The use of meta-analyses for benefit/risk re-evaluations of hydroxyethyl starch. Crit Care. 2015;19:240.
87. Van Der Linden P, James M, Mythen M, Weiskopf RB. Review article: safety of modern starches used during surgery. Anesth Analg. 2013;116(1):35–48.
88. Takala J, Hartog C, Reinhart K. Safety of modern starches used during surgery: misleading conclusions. Anesth Analg. 2013;117(2):527–8.
89. Christidis C, Mal F, Ramos J, Senejoux A, Callard P, Navarro R, et al. Worsening of hepatic dysfunction as a consequence of repeated hydroxyethylstarch infusions. J Hepatol. 2001;35(6):726–32.
90. Wittbrodt P, Haase N, Butowska D, Winding R, Poulsen JB, Perner A. Quality of life and pruritus in patients with severe sepsis resuscitated with hydroxyethyl starch long-term follow-up of a randomised trial. Crit Care. 2013;17(2):R58.
91. Auwerda JJ, Wilson JH, Sonneveld P. Foamy macrophage syndrome due to hydroxyethyl starch replacement: a severe side effect in plasmapheresis. Ann Intern Med. 2002;137(12):1013–4.
92. Schmidt-Hieber M, Loddenkemper C, Schwartz S, Arntz G, Thiel E, Notter M. Hydrops lysosomalisgeneralisatus – an underestimated side effect of hydroxyethyl starch therapy? Eur J Haematol. 2006;77(1):83–5.
93. Li L, Li Y, Xu X, Xu B, Ren R, Liu Y, et al. Safety evaluation on low-molecular-weight hydroxyethyl starch for volume expansion therapy in pediatric patients: a meta-analysis of randomized controlled trials. Crit Care. 2015;19:79.
94. Lissauer ME, Chi A, Kramer ME, Scalea TM, Johnson SB. Association of 6% hetastarch resuscitation with adverse outcomes in critically ill trauma patients. Am J Surg. 2011;202(1):53–8.

第13章　围术期使用平衡盐溶液与非平衡盐溶液的对比

Sheldon Magder

摘要

与血液中的有机电解质不同，钠离子（Na^+）和氯离子（Cl^-）等元素不能被代谢，因此它们的浓度取决于吸收和排泄。Cl^-浓度平均比Na^+低40mmol/L，这种差异是血液中氢离子（H^+）浓度（即pH值）的重要决定因素。增加Cl^-浓度会产生酸血症，并可能影响肾脏、胃肠、免疫和凝血功能。因此，人们对使用静脉内溶液避免提高Cl^-浓度的兴趣越来越大。要做到这一点，除了Cl^-之外，还需要阴离子来“平衡”来自Na^+的电荷。使用的主要阴离子是碳酸氢盐、乳酸盐、醋酸盐和葡萄糖酸盐。这些电解质的生理作用已经被很好地描述，但临床益处的证据非常有限。大型观察性研究表明，低Cl^-溶液对肾功能、生存率和减少感染有潜在的好处。然而，随机试验的证据比较有限。这些试验的局限性在于，给予的液体量并不大，人群普遍风险较低，因此观察到危害的可能性较低。实况试验不大可能有帮助，未来的研究需要针对预期接受大量复苏液，且处理大量Cl^-负荷能力降低的高风险患者，如糖尿病患者、受试者细胞外容量大、近期静脉注射对比剂、低血压期和使用儿茶酚胺。除肾功能外，还需要考虑胃肠功能、感染率、红细胞存活和凝血等更特异的终末指标。根据目前的证据，生存研究可能需要非常大样本的具备风险的受试者。

要点

1. 要了解高氯血症性酸中毒的潜在危害，就必须了解人体体液中元素的生理和化学意义。

2. Na^+是调节体内渗透压的主要元素，Cl^-是调节体内H^+生理的主要元素。

3. 虽然Cl^-在调节H^+中发挥着重要作用，但迄今为止，没有好的证据表明平衡溶液会改变临床结果，也没有明确的研究。

4. 未来的研究需要针对高风险患者，包括接受大剂量容量治疗的患者和潜在肾小管功能障碍的患者，如糖尿病患者。

5. 研究终点应关注肾脏、胃肠功能障碍、感染性和血液学不良事件。

6. 需要区分Cl^-的浓度和全身Cl^-含量。

人们对平衡盐溶液用于危重患者的液体维持和复苏仍然有兴趣[1-5]。“平衡”盐溶液有不同的用法，但在临床背景下，它主要用于描述氯离子（Cl^-）少于钠离子（Na^+）的溶液。了解这些元素为什么在生物溶液中发挥如此重要的作用，有助于理解它们在生物进化发展中的作用，以及Cl^-的特定生理作用。接下来讨论复苏液和维持液中Cl^-的可能替代品。最后，回顾有关使用平衡盐溶液的当前临床数据。在本章之前的版本中，高水平的临床研究有限，但现在有一些大型随机试验已经研究了较低Cl^-溶液的益处。本章上一个版本的中心论点是，为了研究过量使用Cl^-产生的危害，临床研究需要考虑输注液体成分的潜在生理作用，并针对风险最大的患者。不幸的是，在最近的研究中，这些仍然是一个弱点。其中一些观点以前已经被回顾过[5,6]。

什么是平衡盐溶液？

主流的医学词典都没有给这个词下定义。一个网站将平衡盐溶液定义为：一种提供水、正常浓度的元素和无机离子，同时保持生理pH值和渗透压的溶液[7]。

“正常”盐水这个词很有趣，因为据说这种溶液与正常血浆[3]完全不同，但“正常”是用来表示正常血浆的等渗。从实际应用的角度来看，平衡盐溶液与简单的等渗（0.9%）盐水不同，平衡盐溶液中除了Na^+和Cl^-之外，还含有通常存在于体液中的无机分子。因此，这些溶液也称为生理液体（表13.1）。仅使用（0.9%）盐水的一个问题是它会增加体内Cl^-相对于Na^+的量。向溶液中添加其他带负电荷的电解质可以降低Cl^-的浓度，因此，这些溶液也称为低Cl^-溶液[8]。为了理解添加无机电解质的意义，比等渗盐水含有更低（Cl^-）浓度的潜在优势，以及为什么使用术语“平衡”，有必要了解原子元素在体液中的重要作用。

原子元素在人体体液中的重要性：一个发展的故事

渗透压是基于溶液中溶解物质浓度的溶液特性，这意味着它们与水形成结构。溶液中的压力称为渗透压，它产生了调节体内水分含量的主要力量。这是指将水拖

表13.1　常见静脉注射溶液的组成

		生理盐水	乳酸林格液	哈特曼溶液	血浆 -Lyte-148
阳离子	Na^+	154	130	131	140
	K^+	–	4	5	5
	Ca^{2+}	–	3	4	–
	Mg^{2+}	–	–	–	3
阴离子	Cl^-	154	109	111	98
	乳酸离子	–	28	29	–
	醋酸根离子	–	–	–	27
	葡糖酸根离子	–	–	–	23
	渗透压	308	274	280	291

所有值的单位均为Eq/L。

过膜的力，膜的两侧有浓度差的物质不能渗透该膜。1 mOsm产生19.34mmHg的压力。澄清一点，重要的不是物质的摩尔浓度，而是它的活性。这是因为当溶解的物质浓度很低时，溶液的其他成分就会与之相互作用，从而降低了根据物质浓度预测的作用力。活性以每升当量（Eq/L）为单位，本文将使用该单位表示浓度。

渗透力是由物质的摩尔浓度决定的，而不是物质的大小。因此，一个23Mw的Na^+具有与一个69 kDa白蛋白分子相同的渗透效应。由于元素不能被代谢，它们在生物体中的浓度只能通过吸收或排泄来改变。因此，Na^+、Cl^-、K^+、Ca^{2+}和Mg^{2+}在调节身体体液的渗透性方面起着关键作用。Na^+是海水中最常见的元素，在进化早期，调节Na^+浓度就成为生物体内调节水量的主要过程[9]。

水通过渗透作用从细胞膜的低浓度区域向高浓度区域流动。推动这一点的力基于热力学的一般原理，即系统试图降低阶数（增加熵）。这就是所谓的等渗透压原理的基础，该原理指出，所有身体部位的渗透压大致相同[10]。元素本身不容易穿过膜，但它们通过通道和交换器沿浓度梯度移动。

目前的海水平均含盐量约为3%，但生命开始时仅为1%。这仍然是大多数生物体液中的平均盐浓度。这是因为生物溶液组成成分的溶解度和大分子的三级结构受溶液渗透压的影响很大。进化过程基于早期结构构建有机分子，因此背景环境不会发生太大的变化。这样，从早期进化阶段开始，维持原始海水水平的细胞内渗透压就变得很重要。相应地，渗透压一直保持在280~310mmol/L范围内。

细菌、真菌和植物都有坚硬的壁，可以保护它们的细胞内容物。真核细胞发育出弹性的细胞膜，使它们更易移动。最初的物种悬浮在海中，通过扩散和活性转运体可以很容易地在细胞膜上交换液体和电解质[11]。当这些生物体生活在具有相对恒定浓度的大量水的区域时，这种方法很有效，但如果没有调节细胞内渗透压的机制，真核细胞会在外侧渗透压降低时膨胀，如果外侧渗透压升高，则真核细胞会收缩。这将限制早期生物迁移到新区域以获取必需营养素的能力。此外，随着细胞膜变得更加复杂，并出现了用于调节细胞内代谢的嵌入蛋白，细胞体积需要严格调控，以避免脂质膜上的蛋白受损。当生物变成多细胞生物时，因为中心细胞与生物表面细胞之间的差异导致的扩散距离增加，细胞体积的调节将变得更加重要。以钾离子（K^+）替代细胞内的Na^+，可维持恒定的细胞体积。这使得细胞体积可以独立于细胞外空间进行调节，无论细胞外部是海水还是间隙。K^+在元素周期表中位于Na^+的下方，因此具有与Na^+相近的性质。K^+是海水中第六大最常见元素。随着用于控制Na^+和K^+流入和流出的特殊蛋白质的出现，细胞可以在面对不同的外部浓度时保持这些元素的恒定细胞内浓度。在多细胞生物中，细胞外空间也可以被保护，不受生物体外部的影响，通过一层允许最小扩散（即皮肤）的外膜，并通过一个指定的摄入系统（胃肠道）和排泄途径（泌尿系统）调节液体的吸收和排泄。

维持细胞内和细胞外K^+和Na^+浓度差异的特殊膜蛋白产生了两个重要的力量，可以用来调节细胞内功能[12-14]。它们在细胞内外的浓度差异产生了一种扩散力，试图平衡两种浓度。其次，细胞膜间的浓度差异产生电荷梯度，这种电动力可以驱动代谢活动和调节特定的膜蛋白，如Ca^{2+}、Na^+和K^+调控[9,15]。

带电物质溶液的一个基本原理是电中性原理。在溶液中，所有正电荷之和一定等于所有负电荷之和[16]。这意味着，一旦细胞形成了调节Na^+浓度的泵和通道，负离子浓度也必须被调节，以平衡电荷。K^+与Na^+在维持细胞内渗透压方面起着类似的作用，但由于K^+与生物体外部没有直接连接，除血浆中的低浓度K^+外，不能直接调节机体总水量。因此，K^+跟随Na^+的浓度，通过同样的过程，保持细胞内和细胞外的渗透压相同。因此，仅根据血清Na^+的浓度就可以计算出人体总水分亏缺或过剩的情况[17,18]。细胞内K^+的平均浓度将反映Na^+的浓度。

为什么Cl^-的浓度低于Na^+的浓度？

海水中的所有元素中Cl^-质量最大，Na^+和Cl^-浓度相近。那么，为什么血清中Cl^-的浓度低于Na^+的浓度呢？首先，从实际角度来看，需要考虑其他负电荷。血清中主要有两种[19]，第一种是碳酸氢盐（HCO_3^-），它是氧气代谢的主要副产物二氧化碳的解离产物。在pH值为7.4时，HCO_3^-的负电荷为22~26mmol/L。负电荷的第二个组成部分来自血液中游离的蛋白质。白蛋白在血浆中占主导地位；它通常带16~17 mEq/L的电荷。Cl^-浓度低于Na^+浓度的第二个原因是对酸碱平衡的影响，这将在下一节讨论。

强离子与氢离子（H^+）浓度

H^+在元素中是独立的[20]。因为它的核心只有一个质子，所以它的电荷浓度是所有原子中最高的。它的强电场会影响它附近的任何分子。因此，H^+浓度的变化可以改变大分子蛋白质和核酸的三级结构及化学反应的速率。因此，H^+的浓度在整个动物界受到严格的调控，从单细胞生物到人类，细胞内的H^+浓度是相似的[21]。生物系统是水基的，水分子提供了大量的H^+潜在来源。水中及弱酸中自由活性H^+的释放受强正负离子浓度差异的强烈影响。这是因为电荷差异会产生强大的电力，从而改变包括水在内的较弱分子的解离。在水基溶液中，当强负离子（如Cl^-）的浓度大于强正离子（如Na^+）的浓度时，必须通过改变弱离子物质的解离来平衡负电荷差异。

要了解强电解质对水的影响，首先必须确定水中的酸性溶液。酸溶液是指$H^+>OH^-$的溶液；中性溶液是$H^+=OH^-$；碱性溶液是$H^+<OH^-$的溶液。根据这个定义，几乎所有的溶液都是碱性的。

在只有Na^+和Cl^-的水中，唯一能解离以平衡它们之间的电荷差的物质是水（H_2O），它解离成H^+和OH^-。当$Cl^->Na^+$时，额外的负电荷必须由H^+来平衡[20,22]（图13.1）。在这种情况下，Na^+和Cl^-浓度差异的缩小必须与H^+的变化一一对应，溶液变得不那么酸性。当Cl^-的浓度低于Na^+的浓度时，溶液的正电荷差需要被OH^-补强，且溶液是碱性的。这是几乎所有体液中的情况[20]。Na^+和Cl^-浓度差的减小主要与OH^-的变化相对应，而H^+的变化要小得多。因此，通过使用碱性体液，体液中强离子浓度的变化对H^+的影响较小。这对受H^+浓度变化影响的细胞结构提供了稳定作用。

根据上面的讨论，平衡盐溶液是指溶液对血清酸碱平衡的影响，而血清酸碱平

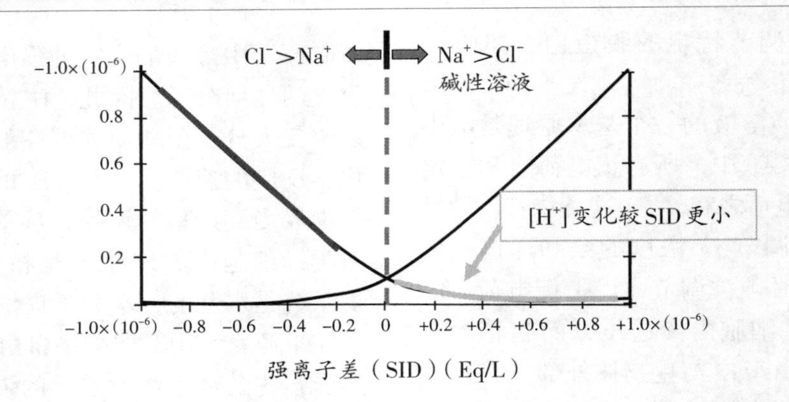

图13.1　H^+和OH^-随Na^+相对Cl^-浓度的变化而变化（强离子差）。当SID为负时，Cl^-的变化与H^+的变化相匹配，但当SID为正时，H^+的变化远小于Cl^-（或Na^+）的变化。几乎所有的身体溶液都是碱性的。为了能够在该图上显示变化，SID仅针对1×10^{-6}（μmol）的差异呈现，而在血浆中的差异则是40×10^{-3}（mmol），并且在此尺度上看不到。

衡主要是由强离子上电荷的差异决定的。在血浆中，这要求Cl^-的浓度要低于Na^+的浓度，并产生酸碱平衡，实际上不是中性而是碱性的。很重要的一点是，要明白溶液的pH值与血浆pH值无关，因为血浆pH值是由所有离子成分的最终浓度决定的。

身体内平衡

几乎所有关于平衡盐溶液潜在益处的讨论都围绕这些溶液对血浆中电解质组成的影响展开，因为这是可以采样的（图13.2）。此外，血浆中的元素与间质中的元素处于平衡状态，除了血浆中的蛋白质浓度比间质中的蛋白质浓度略高，这就是所谓的Gibbs–Donnan平衡（图13.2）[10]。然而，身体2/3的水分在细胞内，细胞内的电解质组成与血浆和间质的电解质组成有很大的不同。细胞内的pH值为7.0~7.2，而血浆的pH值为7.4。K^+为主导的强阳离子，Na^+仅为10mmol左右，Mg^{2+}在20mmol范围内（图13.2）。细胞内负电荷物质的组成也与细胞外空间有很大的不同。强正离子和强负离子（SID）之间的差异在130mmol的范围内，而在血浆中则为40mmol。细胞内Cl^-浓度通常仅在10~15mmol范围内，并受许多交换器和通道的调节[23]。其余的电荷差异主要由HCO_3^-和氨基酸、肽和蛋白质的电荷平衡。红细胞是个例外。Cl^-为52mmol/L，蛋白浓度远低于其他细胞。因此，其SID约为57 mEq/L[20]。

调节细胞内pH值的生理过程最终必须涉及Na^+、K^+和Cl^-的转移，以调节强离子的差异，但细胞也会创造或代谢能够平衡强阳离子电荷的物质。与任何生理过程一样，这些调节机制也有局限性，而且这些局限性无法轻易预测。它们也可能因细胞类型而异。需要进行经验研究来确定注入富含Cl^-的溶液如何改变细胞内功能，从而改变器官功能。

在研究增加Cl^-摄入量的影响时，一个重要的问题出现了：是Cl^-浓度起作用还是体内Cl^-总量起作用。H^+在每个腔室，即血管腔、胞间腔或单个细胞中的浓度是由该腔室中的电解质浓度决定的。此外，只有当进入或离开空间的强离子平衡改变，或

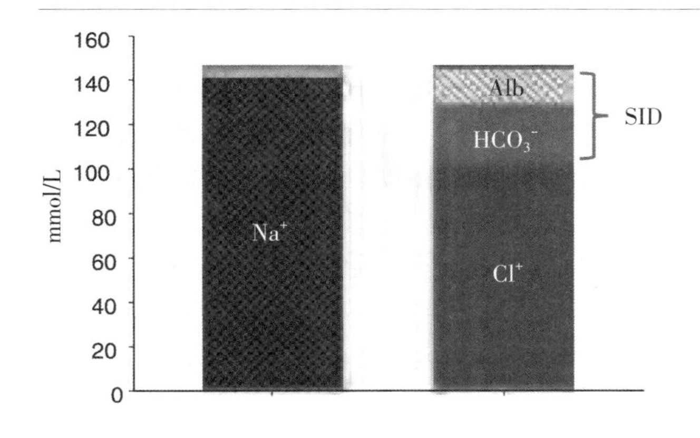

图13.2　正常血浆中的主要电解质。强阳性（主要是Na^+）和强阴性（主要是Cl^-）之间的差异是强离子差，主要由血浆中的白蛋白（Alb）和碳酸氢盐（HCO_3^-）的阴离子形式引起。（扫封面折口处二维码看彩图）

由于有机电解质的产生或分解，或由于二氧化碳总含量的变化，每个空间内的H^+浓度才会改变。Cl^-有可能作用于细胞膜外[24]，并触发细胞内事件，在这种情况下，Cl^-浓度将起作用。然而，由于细胞内的Cl^-浓度通常比血浆浓度小，细胞内变化可能更多地受到体内从细胞外空间扩散到细胞内的Cl^-总量的影响[23,25]。在这种情况下，即使在血浆中Cl^-浓度正常，全身Cl^-浓度的增加也会对细胞功能产生影响。这就是大面积水肿的情况。例如，增加血小板细胞内的Cl^-浓度增加了肾上腺素通过α_2肾上腺素能受体诱导的聚集。增加血管平滑肌细胞内Cl^-浓度可增加其收缩性[26]。肿瘤坏死诱导的β_2整合素激活需要降低细胞内Cl^-浓度[26]。

血液中Na^+和Cl^-的差异是如何调节的？

如前所述，一种元素在体内的含量是由摄入和排出的量决定的，因为它们不能被代谢。直接将盐溶液输注到血液中对目前的生物体显然是非常不符合生理的，尽管这是早期生物体的情况，液体可以从周围环境穿过细胞膜直接进入细胞[11]。我们摄入的Na^+和Cl^-来自胃肠道，胃肠道有许多机制选择性地吸收电解质，最终的Na^+和Cl^-比例与口腔摄入的不同[27-30]。胃就是一个很好的例子。禁食状态会分泌一种以Cl^-为强电解质的非常酸性的溶液。人们往往没有意识到，虽然每天通过胃肠道摄取的水在2L的范围内，但胃肠道本身分泌8~10L进入管腔，但几乎所有的水都被重新吸收了。通过这个过程，肠道可以帮助调节电解质[31]。当患者不进食时，这种调节机制可能会显著降低。

除非摄入游离水，否则离子含量高于正常身体渗透压的溶液不可避免地会导致脱水和高钠血症。尝试饮用含盐量高的溶液，如海水，通常会引起呕吐。有一些人摄入大量NaCl的报道病例，但并不常见。一例口服过量Na^+的致命病例发生在一名男子用含有1200~1500mmol Na^+的浓NaCl溶液漱口时[32]。就诊时，他的初始Na^+为209mmol/L，并且对低渗液体输注没有反应。在另一份报道中，一名年轻人喝了大约1L酱油，Na^+提高到196mmol/L[33]。他在30分钟内喝了6L水后，没有神经系统后遗症，并存活下来。

甚至海洋哺乳动物也要避免摄入大量的盐分，因为它们的组织渗透压与陆地动物相似。它们中的大多数通过吃猎物获取水分，猎物的组织渗透压与人类相似。它们还获得游离水作为代谢产物。一些海洋物种，如海豹，用雪补充它们的自由水，但有时会吸收少量的海水。身体元素平衡和渗透压的主要调节在肾脏，接下来将进行讨论。

正常工作时，这个了不起的器官每天过滤180L血浆、23 900 mmol Na^+、19 742mmol Cl^-和其他有价值的成分，然后重新吸收除1~2L的水、99.6%的Na^+和99.5%的Cl^-以外的所有物质[11]。与Cl^-相比，Na^+在重吸收上的微小差异造成了血浆中Na^+和Cl^-之间的40mmol差异，这可能是由于胃肠道的原因。电中性原理给肾脏排泄带来了问题。为了排泄比Na^+多的Cl^-，需要另一种强阳离子来平衡肾小管中排泄的Cl^-。它还应该是一种只在肾小管细胞中产生的阳离子，否则它会改变血浆中H^+的浓度。因此，产生出一种通过从氨基酸上切割氮基团来产生铵/氨（NH_3/NH_4^+）的酶[11,34]。NH_3本身不带电荷，因此不会影响H^+的浓度。然而，在身体的pH值下，它很容易与H^+结合形成NH_4^+，作为强阳离子。

当存在肾小管功能障碍时，产生NH_3的酶会减少甚至丢失[35]，过量Cl^-的排泄比在正常情况下更慢。基于对患有肾炎的人类受试者的$CaCl_2$负荷研究，最初的Cl^-排泄主要涉及过量K^+的排泄，必须通过增加K^+的摄入量来恢复，否则血清K^+会很快耗尽并导致死亡[11]。一些Na^+也会被排出体外，这会导致容量损耗显著增加[36,37]。这些生理论点支持我的上述论点，很可能体内过量的Cl^-比Cl^-浓度更重要，因为Cl^-的总量影响了肾小管产生NH_4^+的能力，并需要使用其他的正电解质来排泄它。

如上所述，细胞内的Cl^-浓度通常很低。然而，Cl^-必须通过胃肠道内细胞从血液中排出，或从血液中通过肾小管细胞排出。据推测，这些细胞已经进化到能够处理这些络合物，但人们一定想知道，允许排泄高负荷Cl^-和保护这些细胞的细胞内H^+浓度的适应限度是什么。因此，在确定高Cl^-负载的潜在毒性时，胃肠道和肾脏需要成为研究的重要器官。内皮细胞、血管平滑肌[26]和血细胞[26,38]也可能因高Cl^-负载而出现功能异常。

Cl^-和肾功能的生理学研究

血浆高Cl^-浓度已被证明可降低肾血流量和血浆清除率[23,24,39]。然而，人们在解释这些研究时必须谨慎，因为用于增加Cl^-负载的溶液通常是非常酸性的，很难知道功能的变化是由于H^+的变化还是Cl^-本身的变化。正确的实验需要使用具有强阳离子的Cl^-盐，它不是K^+或Na^+，而且不易代谢。NH_4Cl通常用于这些研究，但它实际上增加血浆H^+比NaCl更多[39]。这可能是因为NH_3可以被清除，Cl^-变得不平衡。此外，NH_3自由扩散到细胞中，在细胞内重新形成NH_4^+并使细胞内环境碱化。这会触发细胞内的反应，同时细胞外NH_4^+的减少会增加细胞外的酸度。考虑到这些注意事项，对单独血管或整个肾脏的动物研究提供了一些参考。高渗NaCl溶液使所有血管床扩张。除肾脏外，血管迅速收缩。肾内的血管舒张与Na^+的浓度或清除无关，但与肾小管Cl^-的浓度直接相关。传入和传出小动脉均扩张，因为肾小球滤过率（GFR）的下降与肾血浆流量的下降成正比，而分流不变。用NH_4Cl代替NaCl时，H^+的作用明显更大，分流减少更多。先前的容量消耗增加了反应。对单独的传入肾小动脉的研究表明，细胞外Cl^-通过Ca^{2+}依赖性过程调节K^+诱发的收缩，但在该研究中，大约

30%的血管没有反应[24]。重要的是，在这些研究中，Cl^-对去甲肾上腺素收缩血管的能力没有影响。将所有这些研究放在一起，很明显，肾脏对高Cl^-负荷的反应取决于容量状态、实际将Cl^-输送到小管的功能性肾小球及其他血管活性剂（例如，儿茶酚胺）的存在。

在未通宵输液的正常受试者中研究了肾脏和全身对0.9%盐水和低氯平衡盐溶液Plasma Lyte®148的反应[40]。NaCl溶液比平衡溶液导致更大的重量增加。排泄量的差异是基于间质而不是血浆容量的变化。正如预期的那样，NaCl组中血清Cl^-更高，强离子差更高，碳酸氢盐浓度更低。NaCl组的肾血流速度和皮质血流速度也较低。在正常受试者中进行的这项研究清楚地表明了肾脏处理这些溶液的生理差异，但没有表明基础容量状态的差异、肾功能的差异、血清蛋白降低和儿茶酚胺存在时的临床意义。所有这些都调节肾脏对Cl^-的反应[40]。

平衡盐和肠道功能

肠道的巨大分泌功能对血浆Cl^-浓度的巨大变化非常敏感，因为大量的Cl^-通过肠道内壁上皮细胞，将显著酸化它们的细胞质，至少是暂时性的。在禁食状态下，胃分泌大量的Cl^-，但这在很大程度上被组胺-2受体拮抗剂和质子泵抑制剂所阻断，这些药物通常用于危重患者的胃细胞保护。这个过程对围术期患者仍然很重要。空肠分泌Cl^-，但在正常情况下，这一过程被更大的远端吸收过程淹没，这些过程必须被阻断才能识别Cl^-分泌[41]。推测空肠细胞被更好地设计为在管腔一侧具有保护作用，因为大自然可能还没有进化到能够处理来自血浆的大量Cl^-。我们对空肠中Cl^-处理的影响的认识来自囊性纤维化（CF）患者[42]。CF的典型缺陷是通过CF跨膜传导受体（CFTR）异常分泌Cl^-。原以为这会减少腔内的Cl^-，但相反的情况发生了。CFTR的缺失显著减少了Cl^-通过紧密连接的细胞旁通路从管腔中移出。腔内残留的Cl^-在腔内产生渗透负荷，极大地降低了Na^+和水的吸收。这表明管腔细胞上的受体、管腔内容物和H^+浓度之间存在相互作用，从而影响肠道对Cl^-的处理。另一方面，与霍乱感染相关的腹泻已被证明是Cl^-不受控制地流入空肠腔，从而产生渗透性利尿[43]。由于CFTR功能失调，囊性纤维化患者对霍乱的免疫力更强，这可能是造成这种遗传缺陷高发的原因[44]。很难预测这些在手术后如何相互作用，当肠道血流量可能减少时，壁中的H^+可能更高，因为静脉给的乳酸溶液具有更大的Cl^-负荷[45]。这表明肠道功能应该成为研究围术期平衡溶液潜在益处的主要研究领域[46]。

平衡盐溶液对肠道功能的影响仅在少数包括非常有限的患者的临床研究中得到检验。这些研究还将接受羟乙基淀粉溶液的患者与仅接受晶体溶液的患者混合在一起。Wilkes等研究了47例患者，发现在平衡盐溶液中添加淀粉的组中呕吐、恶心和使用止吐剂较少[45]。Moretti等的一项研究更难解释[47]。实验人数很少，3组（30人）分别给予溶解在平衡盐溶液中的羟乙基淀粉、溶解在0.9%生理盐水中的淀粉或乳酸林格液中的淀粉。接受这两种胶体溶液的患者的恶心和呕吐症状比乳酸林格组少，但两种胶体溶液也只需要乳酸林格组体积的1/4~1/3，这意味着Cl^-负荷要低得多。

什么物质可以用来“平衡”静脉内的Na^+?

在正常生理条件下，Na^+上的电荷由来自解离蛋白质（主要是白蛋白）的弱酸[48,49]和CO_2/HCO_3^-平衡，其有效pKa为6.3。如果CO_2/HCO_3^-是用强离子滴定的纯水溶液中唯一的其他元素，当强离子差为总CO_2浓度的50%时，中性溶液（即$H^+=OH^-$）将在6.3出现[20]。因此，CO_2/HCO_3^-通过改变溶液的中性设定点来影响电荷。因为CO_2是挥发性的，所以可以很容易地通过神经控制通气来控制总含量。CO_2/HCO_3^-通常用于降低透析溶液中相对于Na^+的Cl^-浓度，但尚未用于标准静脉输液。这是因为CO_2是易挥发的，需要一种更硬、更昂贵的塑料来防止CO_2流失。CO_2/HCO_3^-也不能与含有Ca^{2+}或Mg^{2+}的溶液混合，因为它们会以盐的形式沉淀出来。将3安瓿的$NaHCO_3$以44mmol/L的HCO_3^-加入5%的葡萄糖水中，可以得到有效的高HCO_3^-短期溶液，含132mmol/L Na^+，且无强阴离子。

在给出或去除HCO_3^-的问题上经常出现混淆。在分析弱酸对H^+的影响时，需要考虑的变量是物质的离解和非离解物质的总量、物质的离解常数，以及物质阴离子的电荷。HCO_3^-从弱酸性碳酸中解离出来，而后者又与CO_2及其水合形式处于平衡状态。溶液中所有这些形式的CO_2的总量决定了H^+的浓度。此外，CO_2及其产物的总量受代谢产生和清除二氧化碳的调节，这是由大脑中的呼吸中枢严格控制的。实际的HCO_3^-浓度取决于溶液的含量。作为这一点的一个说明，HCO_3^-浓度通常在大多数细胞中约为16mmol/L，在间质液中为31mmol/L，在血浆中为25mmol/L[20,22]，这使它看起来像HCO_3^-在其浓度梯度上先上升后下降！实际发生的是每个部分溶液的其他成分改变了CO_2物质解离的平衡，但CO_2物质的总量从细胞到血浆到肺逐渐减少。只要通气可以改变并保持CO_2恒定，增加CO_2只能暂时改变HCO_3^-。然而，当通气完全由机械通气控制时，情况并非如此。因此，很有必要知道，评估增加HCO_3^-的效果的实验是通过控制呼吸还是自主呼吸进行的。尽管对肾脏分泌碳酸氢盐进行了广泛的讨论[36]，但肾小管液中HCO_3^-的浓度取决于总CO_2含量、强离子差和其他分泌的弱酸的存在。肾脏排出的HCO_3^-对全身CO_2含量影响不大。没有肾脏的患者体内CO_2含量没有增加，这一点很明显。如果由于代谢性酸中毒导致CO_2总量下降，则会增加通气动力。CO_2平衡主要由肺调节。然而，HCO_3^-是由强离子的差异和弱酸浓度决定的。

市售平衡盐溶液使用中等强度的有机酸乳酸盐、乙酸盐和葡萄糖酸盐来代替Cl^-（图 13.3）。它们的pKa在3~4范围内，因此，在血浆中几乎完全以游离形式存在，并充当强阴离子。需要重申的是，输注溶液的pH值并不能决定血浆的最终pH值，因为血浆的最终pH值是由血液中物质的最终组成决定的。当第一次注入这些强阴离子时，它们会轻微酸化，因为就像NaCl一样，它们缩小了强离子差。然而，它们的代谢速度很快，主要转化为CO_2和水，并具有碱化作用，因为当代谢时，它们会留下Na^+，并扩大SID。一个自主呼吸的人，在适当的CO_2调节下，总CO_2没有变化，但HCO_3^-浓度增加，因为SID的增加改变了碳酸的解离。血清HCO_3^-的变化取决于有机阴离子的代谢速度和通气反应。这在腹泻的小牛身上得到了很好的证明[50]。动物被注入以$NaHCO_3$或葡萄糖酸盐为基础的溶

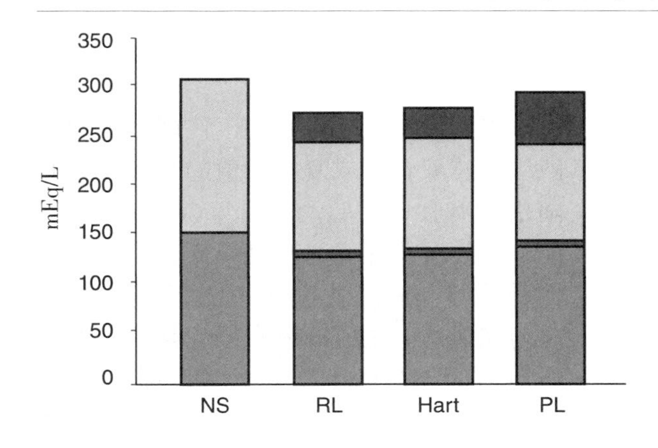

图13.3　4种常用静脉注射液的图形组成。NS代表生理盐水，RL代表乳酸林格液，Hart代表哈特曼液，Pl代表血浆-Lyte-148。条形图的峰值表示渗透压。深灰色区域表示为补偿Cl^-而加入的阴离子。

液。其原因是葡萄糖酸不容易代谢，而是与Na^+一起排出。因此，与$NaHCO_3$溶液不同，SID没有变化，血浆也没有碱化，这就是事实。

乳酸是最早被用于哈特曼液和乳酸林格液的有机离子之一，这两种溶液仍然很受欢迎[4]。令人担忧的是，复苏液中28mmol/L的乳酸会升高血浆乳酸，从而使得用乳酸趋势来指导液体管理变得更加困难。这对于接受肝切除术的患者来说尤其令人担忧，因其可能难以检测到肝衰竭。病理性乳酸酸中毒是由于线粒体无法正常代谢葡萄糖和肝脏无法清除乳酸所致[51]。因此，除非代谢紊乱且肝功能极低，否则溶液中乳酸的含量对血浆乳酸浓度的影响应该很小，而血乳酸的大量增加仍然表明存在一个病理过程[5,52-54]。例如，在一个具有12L细胞外液的人体，1L乳酸浓度为28mmol/L的乳酸林格液，在无乳酸代谢的情况下可使血浆浓度提高2.3mmol/L。重要的是，乳酸被肌肉和心脏用作能量[55]。如果没有病理性乳酸增加或重度肝衰竭的过程，注入乳酸林格液的相对较小的乳酸不会有很大的影响。也有人担心溶液中的K^+会提高肾功能不全患者的血清K^+，但与细胞中的高浓度相比，4mmol/L的额外K^+非常小。除非失水，否则溶液中的K^+不会超过4mmol/L[54,56]。很多研究都证实了这一点。如果担心的情况真的发生，则使用0.9%生理盐水后血清K^+升高更多[57,58]。在离体肾脏中有证据表明乳酸增加K^+排泄[59]。在没有肾功能的犬体内注入乳酸钠时，K^+也下降，表明这可能是由于细胞内转移[60]。

醋酸盐

醋酸盐在血液中快速代谢，比乳酸盐或琥珀酸盐更能增加HCO_3^-的浓度[48,58,60,61]。已知透析液中的醋酸盐会产生血管舒张[62]，并且有人认为它也会抑制心脏功能[63,64]。但在一项比较醋酸盐与基于HCO_3^-的醋酸盐透析液输注的研究中，当通过人类[65]和犬[61]的超声心动图评估时，实际上增强了心脏功能。在另一项研究中，醋酸盐对血压的影响与碳酸氢盐溶液没有区别[66]。

葡萄糖酸盐

在犬、大鼠和小牛体内，葡萄糖酸盐的代谢效率不如醋酸盐和乳酸盐。因此HCO_3^-不会增加那么多。它主要由肾脏清除，似乎产生渗透性利尿[50,60]。在肾功能不全的情况下，葡萄糖酸可增加K^+[61]。有人担心葡萄糖酸盐会产生炎性反应，但当将葡萄糖酸盐与碳酸氢盐溶液作为心脏手术患者旁路回路的液体进行比较时，主要的炎症细胞因子白细胞介素6的浓度没有改变[67]。值得注意的是，葡萄糖酸盐可导致半乳甘露聚糖检测的假阳性[68]。

其他阴离子

琥珀酸盐通常用作各种药物（如皮质类固醇）的阴离子。在对没有肾功能的犬进行的一项研究中，0.25mmol/（kg·min）的输注与相同量的乳酸产生的HCO_3^-变化相似，但速率略低[60]。无血流动力学毒性，但与葡萄糖酸钠相似引起K^+升高。我发现，没有研究将琥珀酸盐用于平衡Na^+以用于人体复苏或维持液体。在结扎肾动脉的犬中，醋酸盐、琥珀酸盐和乳酸盐增加血清碳酸氢盐[60]。有一种琥珀酰化的明胶产品（Gelofusin®，B Braun Medical），但不应将其与琥珀酸平衡溶液混淆，因为琥珀酸只是平衡了明胶。产品溶解在Na^+为154mmol/L和Cl^-为120mmol/L的溶液中，因此具有高氯化物，但较新的产品溶解在Cl^-为105mmol/L和25mmol/L的溶液中，类似于乳酸林格液（Isoplex®，IS Pharma）。

丙酮酸是另一种可以平衡Na^+的阴离子，但它是有毒的，除非形成烯醇丙酮酸乙酯[69]。这种后来的物质具有抗感染和清除氧自由基的特性，目前正被评估用于静脉输液[70]。然而，在对接受体外循环的患者进行的Ⅱ期试验中，它未能显示出任何益处[71]。在另一项对肝切除术患者的研究中，当它作为N-乙酰半胱氨酸的替代品时，会急剧减少炎症标志物，但随后会减少肝细胞再生[72,73]。

临床研究结果

直到最近，还没有关于使用平衡盐溶液维持体液管理或复苏价值的合理设计的随机大型临床试验。2017年Cochrane分析的最新数据发现了18项随机研究，共1096例受试者，是在最近的3项大型随机试验之前完成的。之前的所有研究都无法得出任何结论，尤其是关于死亡率的利与弊。收集的发表研究包括研究对象给予平衡盐溶液作为胶体溶液的溶剂，以及其他只使用晶体溶液的研究。很大一部分受试者接受了肾移植手术，因此是一个非常特殊的人群。研究时间很短，通常仅限于手术期，不到一天。此后，0.9%盐水的使用不受控制，并且输注量通常比测试溶液高许多倍。关于Cochrane报道唯一可以说的是，它表明在最近的3项研究之前没有任何有意义的随机临床数据。另一项Cochrane综述计划针对非手术患者[74]，但截至2019年夏季，仅发表了该方案。

观察性研究

3项大型观察性研究支持Cl^-浓度高于正常血清水平溶液的潜在危害。Shaw等分析了近50万例接受过开腹手术的受试者的数据集[75]。他们排除了与柠檬酸盐使用不相容的液体的受试者，留下了30 994例受试者在手术当天接受了0.9%生理盐水，996例受试者接受了平衡盐溶液勃脉力（Plasma-Lyte®，Baxter）。两组之间存在一些重要的基线差异。接受平衡盐溶液的患者更有可能拥有私人保险，并在大型教学医院进行管理，这表明社会经济阶层的差异。为了控制选择偏差，作者制定了使用平衡盐溶液的倾向评分，并用它来匹配生理盐水组和勃脉力组的患者。盐水组有更多的术后感染，更多的需要透析，更多的输血需求，更多的电解质异常，更多的动脉血气监测，以及更多的血乳酸水平采样。鉴于基线异常的差异，倾向评分是否能够针对基线差异进行调整仍然存在问题。使用更多的血液测试可能是一个真实的现象，因为较高的Cl^-溶液会产生负的碱过剩，这可能会引发那些对这个概念不了解的人进行不必要的血液测试。增加的感染率仍然是一个值得研究的有趣问题，考虑到高Cl^-浓度会降低中性粒细胞中β_2整合素的活化[38]，这可能会降低其抗菌作用。

Yunos等在一个单中心进行了一项连续周期试点研究，每个周期约超过750例患者[76]。在前6个月期间，医院使用当时的标准静脉溶液，主要是富含Cl^-的溶液。接下来的6个月是一个清洗期，其中富氯溶液受到限制，使用的液体是勃脉力148、乳酸溶液（Hartman）或低氯20%白蛋白，除非医生有特殊要求。在第三阶段继续使用低Cl^-溶液。输注的平均Cl^-从每例患者694mmol降至496mmol，相当于2L生理盐水中的Cl^-。干预可减少肾损伤、肾衰竭和肾替代治疗。对死亡率、住院时间或出院后肾替代治疗需求没有影响。总之，这项研究表明急性肾损伤增加，但没有持久的肾脏影响。Cl^-给予的总差异不大，这可能被认为是一个弱点，但另一方面也可视为很重要，因为观察到了对肾功能的影响。该研究的局限性在于临床医师知道标准实践发生了变化，没有报道血清Cl^-水平，并且没有预先定义的肾脏替代治疗标准，这可能部分是由观察到Cl^-诱导的代谢性酸中毒所致，但不一定有临床指征。

McCluskey等在22 851例接受过非心脏手术的患者的数据集中，确定了定义为Cl^-浓度>110mmol/L的高氯血症发生率，以及高氯血症是否与住院时间、发病率或30天死亡率相关[77]。高氯血症很常见；它发生在22%的受试者中，并与更高的死亡率（3.3%对1.4%）、更长的住院时间和更多的肾损伤相关。正如在任何回顾性分析中一样，增加的Cl^-浓度可能仅是患者具有风险的标志。为了进一步分析这种可能性，这些作者也进行了一种倾向分析。发生高氯血症的风险包括性别、急诊手术、术前最后一次血红蛋白、手术过程、手术时间和术后第1天的最低血红蛋白。有高氯血症风险的患者确实比没有患高氯血症的患者病情更重，风险增加，与未患高氯血症的患者相比，实际发生高氯血症的患者死亡人数更多，住院时间更长，肾脏风险发生率更高。由于这不是一项对照干预试验，事件发生率较高仍可能是由其他一些不受控制的因素所致，特别是糖尿病。

随机试验

SPLIT研究

SPLIT是第一个比较0.9%生理盐水和平衡盐溶液的大型随机研究[78]，作者仍然认为它是一项初步研究，因其不考虑死亡率。一项更大规模的研究正在进行中。在SPLIT中，2278例患者被纳入4家医院的双盲随机交叉设计。每家医院在研究期间两次使用指定的液体，为期7周。没有使用液体的规定。主要观察终点是血清肌酐翻倍或血清肌酐水平>3.96mg/dL，且较基线增加≥0.5mg/dL。两组之间在主要观察终点或肾脏替代疗法的使用上没有差异。如果有的话，死亡的相对风险有利于盐水组（盐水7.6%和平衡盐溶液8.6%）。这项研究似乎表明，平衡盐溶液没有任何好处。

然而，这项研究有许多局限性，这些局限性在Kellum和Shaw的文章中都有很好的阐述[2]。最重要的是我在讨论过量Cl⁻的潜在病理生理学时已经提出的问题。尤其是，该研究没有提供信息帮助确定是血清中Cl⁻浓度还是体内Cl⁻总量是关键，甚至没有报道Cl⁻的浓度。另一个重要因素是研究中给予的平均体积仅为2L，并且在24小时内给予。因此，给予的Cl⁻的总负载并不高，而且远低于Yunos等的研究[76]。McClusky等确定的高氯血症高风险受试者没有分层[77]。伴有并发症的患者的比例也很低，糖尿病患者的比例没有报道。两组的基线肌酐值均在正常范围内且相似。总之，这是一个接受适量液体后相对低风险的人群。可以得出的结论是，在低风险的受试者中，适度使用盐水溶液对肾功能的影响很小，对死亡率没有影响。对术后患者肠功能和感染率的潜在影响尚未评估。该研究没有显示对高危患者的潜在影响。

SALT研究

自本书第一次出版以来，SALT的研究人员已经发表了两项关于平衡盐溶液的研究[79]。SALT-ED是一项单中心、实用、多交叉试验，比较了在急诊科需要静脉注射晶体液的成人，以及随后在重症监护病房外住院的成人中使用平衡晶体液和0.9%生理盐水进行体液管理的应用[80]。本研究中的平衡盐溶液是乳酸林格液或血浆-Lyte A®。对于研究医院的所有单位，每个月都会改变随机分配的液体种类。在16个月的时间里，共有13 347名成人参与了这项研究。主要观察终点是第28天前的非住院天数；两组的中位数相同，均为25天。这也表明大多数患者的住院时间很短。次要观察点是30天内主要肾脏不良事件。平衡盐组为4.7%，略低于生理盐水组的5.6%。然而，仔细研究一下这个术语是有用的。主要的肾脏不良事件包括死亡、新的肾脏替代疗法，血清肌酐持续升高，或≥出院时或30天时的200%。3689例接受少于500mL的患者被排除在该分析之外，意味着这是一个修正的意向性分析。两组的Cl⁻均升高，但生理盐水组升高更多。值得注意的是，在平衡盐组中，超过15%的患者血清Cl⁻>110mmol/L。到72小时，这些值非常相似。试验设计的一个重要限制是没有按风险分层。在任何研究中，治疗的优势可能来自于对对照组中需要治疗的人的治疗是否有效。事实上，当研究方案发表时，De Backer和Vincent就提出了这个问题[81]。值得进一步深入研究这些结果。30天内复合主要肾脏不良事件为315对370，差异为55例患者；肾脏替代治疗为18对31，差异为13例患者；肌酐增加>200%，为253对293，差异为40例患者，都支持平衡盐组。平衡盐组的死亡数为94，而生理盐水组的死亡数为102，差异为8。值得记住的是，这是在13 447名参与者中进行的，因此概率非常低。重要的是，这项研究并不是盲法研究，增加的肾脏替代甚至死亡可能是由于过度和不必要的治疗。

在SMART中，同样的方案也适用于重症监护病房的患者[82]。这项研究包括15 802名成人。主要观察终点不是住院时间，而是主要的肾脏不良结局，这是SALT-ED的次要观察点。这一比例在平衡盐组为14.3%（1139），而生理盐水组为15.4%（1211），差异仅为72例受试者，但在如此大的样本量中，平衡盐组的优势比为0.84~0.99，具有统计学意义。在死亡率方面没有显著差异，平衡盐组为10.3%，对照组为11.1%，新的肾脏替代疗法的发生率也没有显著差异。

SMART被一些人称赞为可以最终证明平衡盐溶液优于盐水，但我认为它没有做到这一点。我对SALT-ED的评价也适用于SMART。然而，更大的问题可能更微妙，这可以追溯到de Backer和Vincent[81]的文章。根据研究设计，在生理盐水组只使用生理盐水。这表明必须使用生理盐水作为维持液而不是半生理盐水。如果以100mL/h的速度给予患者生理盐水，则其所接受的Na^+摄入量几乎是每日推荐摄入量的4倍，而Cl^-的用量则显著过量。SALT研究表明，较高的Cl^-浓度与较差的肾脏结局相关，监测血清Cl^-浓度需要成为液体管理的重要组成部分。当Cl^-浓度升高时，需要改变输入液体的成分。它可能对高危人群尤其重要，如糖尿病或慢性高血压患者。

PLUS

另一项名为PLUS的多中心、盲法、随机、对照试验正在进行中。它将在总共8800例患者中比较血浆-Lyte 148®用于液体复苏（ClinicalTrials.gov注册号：NCT02721654）。主要观察终点是90天的死亡率。预计结果可能与SALT和SPLIT非常相似，该试验的设计与SALT和SPLIT的试验有相同的问题，它在对照组中过度使用盐水，并且无法按高风险组进行分层。

研究设计

到目前为止，我们能从这些研究中学到什么呢？3项大型观察性研究表明，使用富含Cl^-的溶液会增加损伤风险，但与所有观察性研究一样，它们包含偏差，这使得很难确定Cl^-富集组只是一种关联或由增加的Cl^-引起。在SPLIT[78]和SALT-ED[79]中，似乎很清楚，在低风险患者中使用适量的富含Cl^-溶液是无害的。迄今为止还没有解决的问题是，使用大量富含Cl^-的溶液是否会造成伤害，以及清除Cl^-能力较差的高危人群是否更容易出现高Cl^-溶液的不良结果。手术后肠功能的问题在任何研究中都没有得到充分的解决。Shaw等[75]的研究中观察到的术后感染风险增加也应纳入未来的随机研究。我认为用数据库研究回答这些问题没有什么价值，因为它们缺乏跟踪患者Cl^-浓度、给予的液体量和识别重要临床措施的能力。未来的研究将需要针对目标受试者，并设有主要观察终点，例如术后肠功能、感染率和肾功能，并且将需要可能在5000~10 000范围内的样本量。以死亡为观察点可能需要更大的样本量，但很难收集足够丰富的临床数据集。也许可以用较小样本量研究的一组是那些预计在ICU停留更长时间，并且可能会暴露于更高负荷的Cl^-的人群。

围术期的临床考虑

控制Cl^-输入量的生理学合理性很强，观察性研究表明，使用更高浓度的Cl^-溶液与肾功能、感染甚至可能死亡的影响有关。然而，针对因果关系的随机研究表明，该方法几乎没有或毫无益处。另一方面，未能证明缺乏益处并不意味着没有益处。当治疗有潜在益处但缺乏证据时，成本和安全性就成为重要因素。似乎较低的Cl^-溶液是安全的，可用的产品并不比生理盐水贵多少。在我们等待研究的期间，临床医师可能会考虑在高风险人群中使用这些产品。我建议根据McCluskey等使用的标准扩大对这个群体的识别[77]。根据我对Cl^-作用的生理学分析，肾小管功能可能比肾小球滤过更重要，尽管它们可能是相关的。糖尿病患者和最近接受静脉造影的患者也可能面临更高的风险。动物研究表明，容量状态和儿茶酚胺的使用会改变对Cl^-的反应[39]。由于Cl^-的总负荷较大，预计将接受大量液体的患者可能处于较高的风险中，在手术病例中，这可以通过手术类型、手术是否紧急进行、低血压的风险，以及McCluskey等所做的预期手术时长来预测[77]。最后，任何检验Cl^-作用的研究都需要考虑Shaw等[75]的观察，即在给予较高Cl^-溶液的受试者中进行更多的检测，这可能是因为临床医师对高氯血症产生的酸血症有反应，但并没有认识到本质的原因。

结论

体内Cl^-浓度升高是一种非生理状态。潜在的意义是H^+浓度升高，从而对多种蛋白质的功能产生影响。迄今为止的证据表明，人体可以处理适量的Cl^-，但大量富含Cl^-的溶液对高风险人群的影响尚不清楚。需要确定的是，究竟是体内Cl^-的浓度还是Cl^-的量更为重要。很可能两者都很重要，但会产生不同的后果。从观察性研究中可以明显看出，当原因不明时，富氯溶液产生的代谢紊乱会引发不必要的实验室检测和临床干预。鉴于晶体溶液的大量使用，富氯溶液的临床影响仍然需要在适当的大型随机、有针对性的研究中解决。这些研究比较有挑战性，方案应包括调节给定总体积和给定液体类型。它们还必须标明可能受Cl^-增加而被影响的终末指标，包括肠道和肾功能、免疫系统、凝血功能、红细胞存活率和对儿茶酚胺的反应。

（阴穹穹 译 殷裕雄 聂 煌 审校）

参考文献

1. Yunos NM, Bellomo R, Story D, Kellum J. Bench-to-bedside review: chloride in critical illness. Crit Care. 2010;14(4):226.
2. Kellum JA, Shaw AD. Assessing toxicity of intravenous crystalloids in critically ill patients. JAMA. 2015;314(16):1695–7.
3. Butterworth JF, Mythen MG. Should “normal” saline be our usual choice in normal surgical patients? Anesth Analg. 2013;117(2):290–1.
4. Myburgh JA, Mythen MG. Resuscitation fluids. N Engl J Med. 2013;369(13):1243–51.
5. Morgan TJ. The ideal crystalloid – what is ‘balanced’? Curr Opin Crit Care. 2013;19(4):299–307.
6. Magder S. Balanced versus unbalanced salt solutions: what difference does it make? Best Pract Res Clin Anaesthesiol. 2014;28:235–47.
7. “balanced salt solution.” A dictionary of nursing. http://www.encyclopedia.com/doc/1062-balancedsaltsolution.html.
8. Waikar SS, Winkelmayer WC. Saving the kidneys by sparing intravenous chloride? J Am Med Assoc. 2012;308(15):1583–5.
9. Titze J, Muller DN, Luft FC. Taking another “look” at sodium. Can J Cardiol. 2014;30(5):473–5.
10. Magder S. Physiologic principles of fluid management. Pediatr Crit Care Med. 2001;2(Suppl 3):s4–9.
11. Pitts RF. Mechanisms of reabsorption and excretion of ions and water. Physiology of the kidney and body fluids: an introductory text. 2nd ed. Chicago: Year Book Medical Publishers; 1968. p. 94–128.
12. Else PL, Turner N, Hulbert AJ. The evolution of endothermy: role for membranes and molecular activity. Physiol Biochem Zool. 2004;77(6):950–8.
13. Wilson TH, Maloney PC. Speculations on the evolution of ion transport mechanisms. Fed

Proc. 1976;35(10):2174–9.

14. Wilson TH, Lin EC. Evolution of membrane bioenergetics. J Supramol Struct. 1980;13(4):421–46.
15. Brett CL, Donowitz M, Rao R. Evolutionary origins of eukaryotic sodium/proton exchangers. Am J Physiol Cell Physiol. 2005;288(2):C223–C39.
16. Stewart PA. Modern quantitative acid-base chemistry. Can J Physiol Pharmacol. 1983;61(12):1444–61.
17. Adrogue HJ, Madias NE. Hypernatremia. N Engl J Med. 2000;342(20):1493–9.
18. Adrogue HJ, Madias NE. Hyponatremia NEnglJMed. 2000;342(21):1581–9.
19. Edwards JC. Chloride transport. Compr Physiol. 2012;2(2):1061–92.
20. Stewart PA. How to understand acid-base. A quantitative acid-base primer for biology and medicine. New York: Elsevier/North Holland; 1981.
21. Roos A, Boron WF. Intracellular pH. Physiol Rev. 1981;61(2):296–434.
22. Kellum JA, Elbers PWG. Peter Stewart's Textbook of acid-base. 2009. www.acidbase.org.
23. Wesson LG Jr, Anslow WP Jr. Relationship of changes in glomerular filtration, plasma chloride and bicarbonate concentrations and urinary osmotic load to renal excretion of chloride. Am J Phys. 1955;180(2):237–48.
24. Hansen PB, Jensen BL, Skott O. Chloride regulates afferent arteriolar contraction in response to depolarization. Hypertension. 1998;32(6):1066–70.
25. Wesson LG Jr, Anslow WP Jr, Raisz LG, Bolomey AA, Ladd M. Effect of sustained expansion of extracellular fluid volume upon filtration rate, renal plasma flow and electrolyte and water excretion in the dog. Am J Phys. 1950;162(3):677–86.
26. Vaitkevicius H, Turner I, Spalding A, Lockette W. Chloride increases adrenergic receptor-mediated platelet and vascular responses. Am J Hypertens. 2002;15(6):492–8.
27. Hamilton-Davies C, Mythen MG, Salmon JB, Jacobson D, Shukla A, Webb AR. Comparison of commonly used clinical indicators of hypovolaemia with gastrointestinal tonometry. Intensive Care Med. 1997;23(3):276–81.
28. Kato A, Romero MF. Regulation of electroneutral NaCl absorption by the small intestine. Annu Rev Physiol. 2011;73:261–81.
29. Barrett KE, Keely SJ. Chloride secretion by the intestinal epithelium: molecular basis and regulatory aspects. Annu Rev Physiol. 2000;62:535–72.
30. Keely SJ, Barrett KE. Regulation of chloride secretion. Novel pathways and messengers. Ann N Y Acad Sci. 2000;915:67–76.
31. Hamilton DL, Roe WE. Electrolyte levels and net fluid and electrolyte movements in the gastrointestinal tract of weanling swine. Can J Comp Med. 1977;41(3):241–50.
32. Moder KG, Hurley DL. Fatal hypernatremia from exogenous salt intake: report of a case and review of the literature. Mayo Clin Proc. 1990;65(12):1587–94.
33. Carlberg DJ, Borek HA, Syverud SA, Holstege CP. Survival of acute hypernatremia due to massive soy sauce ingestion. J Emerg Med. 2013;45(2):228–31.
34. Sartorius OW, Roemmelt JC, Pitts RF. The renal regulation of acid-base balance in man; the nature of the renal compensations in ammonium chloride acidosis. J Clin Invest. 1949;28(3):423–39.
35. Ring T, Frische S, Nielsen S. Clinical review: renal tubular acidosis--a physicochemical approach. Crit Care. 2005;9(6):573–80.
36. Pitts RF. Renal regulation of acid-base balance. In: Robert FP, editor. Physiology of the kidney and body fluids. 2nd ed. Chicago: Year Book Medical Publishers; 1968. p. 179–212.
37. Gamble JL, Blackfan KD, Hamilton B. A study

of the diuretic action of acid producing salts. J Clin Invest. 1925;1(4):359–88.

38. Menegazzi R, Busetto S, Cramer R, Dri P, Patriarca P. Role of intracellular chloride in the reversible activation of neutrophil beta 2 integrins: a lesson from TNF stimulation. J Immunol. 2000;165(8):4606–14.
39. Wilcox CS. Regulation of renal blood flow by plasma chloride. J Clin Invest. 1983;71(3):726–35.
40. Chowdhury AH, Cox EF, Francis ST, Lobo DN. A randomized, controlled, double-blind crossover study on the effects of 2-L infusions of 0.9% saline and plasma-lyte(R) 148 on renal blood flow velocity and renal cortical tissue perfusion in healthy volunteers. Ann Surg. 2012;256(1):18–24.
41. Davis GR, Santa Ana CA, Morawski S, Fordtran JS. Active chloride secretion in the normal human jejunum. J Clin Invest. 1980;66(6):1326–33.
42. Russo MA, Hogenauer C, Coates SW Jr, Santa Ana CA, Porter JL, Rosenblatt RL, et al. Abnormal passive chloride absorption in cystic fibrosis jejunum functionally opposes the classic chloride secretory defect. J Clin Invest. 2003;112(1):118–25.
43. Thiagarajah JR, Verkman AS. New drug targets for cholera therapy. Trends Pharmacol Sci. 2005;26(4):172–5.
44. Gabriel SE, Brigman KN, Koller BH, Boucher RC, Stutts MJ. Cystic fibrosis heterozygote resistance to cholera toxin in the cystic fibrosis mouse model. Science. 1994;266(5182):107–9.
45. Wilkes NJ, Woolf R, Mutch M, Mallett SV, Peachey T, Stephens R, et al. The effects of balanced versus saline-based hetastarch and crystalloid solutions on acid-base and electrolyte status and gastric mucosal perfusion in elderly surgical patients. Anesth Analg. 2001;93:811–6.
46. Chowdhury AH, Lobo DN. Fluids and gastrointestinal function. Curr Opin Clin Nutr Metab Care. 2011;14(5):469–76.
47. Moretti EW, Robertson KM, el-Moalem H, Gan TJ. Intraoperative colloid administration reduces postoperative nausea and vomiting and improves postoperative outcomes compared with crystalloid administration. Anesth Analg. 2003;96(611):617.
48. Figge J, Mydosh T, Fencl V. Serum proteins and acid-base equilibria: a follow-up. J Lab Clin Med. 1992;120:713–9.
49. Figge J, Rossing TH, Fencl V. The role of serum proteins in acid-base equilibria. J Lab Clin Med. 1991;117:453–67.
50. Muller KR, Gentile A, Klee W, Constable PD. Importance of the effective strong ion difference of an intravenous solution in the treatment of diarrheic calves with naturally acquired acidemia and strong ion (metabolic) acidosis. J Vet Intern Med. 2012;26(3):674–83.
51. Kraut JA, Madias NE. Lactic acidosis. N Engl J Med. 2014;371(24):2309–19.
52. Hartmann AF,Senn MJ.Studies in the Metabolism of Sodium R-lactate. III. Response of human subjects with liver damage, disturbed water and mineral balance,and renal insufficiency to the intravenous injection of sodium r-Lactate. J Clin Invest.1932;11(2):345–55.
53. Hartmann AF,Senn MJ.Studies in the Metabolism of Sodium R-lactate.I.Response of normal human subjects to the intravenous injection of sodium r-Lactate.J Clin Invest.1932; 11(2):327–35.
54. Hartmann AF,Senn MJ.Studies in the Metabolism of Sodium R-lactate.II. Response of human subjects with acidosis to the intravenous injection of sodium r-Lactate.J Clin Invest. 1932;11(2):337–44.
55. Nalos M, Leverve X, Huang S, Weisbrodt L, Parkin R, Seppelt I, et al. Half-molar sodium lactate infusion improves cardiac performance in acute heart failure: a pilot randomised controlled clinical trial. Crit Care. 2014;18(2):R48.

56. Reid F, Lobo DN, Williams RN, Rowlands BJ, Allison SP. (Ab)normal saline and physiological Hartmann's solution: a randomized double-blind crossover study. Clin Sci (Lond). 2003;104(1):17–24.
57. O'Malley CM, Frumento RJ, Hardy MA, Benvenisty AI, Brentjens TE, Mercer JS, et al. A randomized, double-blind comparison of lactated Ringer's solution and 0.9% NaCl during renal transplantation. Anesth Analg. 2005;100(5):1518–24, table
58. Khajavi MR, Etezadi F, Moharari RS, Imani F, Meysamie AP, Khashayar P, et al. Effects of normal saline vs. lactated ringer's during renal transplantation. Ren Fail. 2008;30(5):535–9.
59. Brezis M, Spokes K, Silva P, Epstein FH. Lactate increases potassium secretion by perfused rat kidney. Am J Phys. 1986;251(5 Pt 2):F873–8.
60. Kirkendol PL, Starrs J, Gonzalez FM. The effects of acetate, lactate, succinate and gluconate on plasma pH and electrolytes in dogs. Trans Am Soc Artif Int Organ. 1980;26:323–7.
61. Kirkendol PL, Robie NW, Gonzalez FM, Devia CJ. Cardiac and vascular effects of infused sodium acetate in dogs. Trans Am Soc Artif Int Organ. 1978;24:714–8.
62. Daugirdas JT, Nawab ZM, Hayashi JA. Hemodialysis hemodynamics in an animal model: effect of using an acetate-buffered dialysate. J Lab Clin Med. 1986;107(6):517–24.
63. Aizawa Y, Ohmori T, Imai K, Nara Y, Matsuoka M, Hirasawa Y. Depressant action of acetate upon the human cardiovascular system. Clin Nephrol. 1977;8(5):477–80.
64. Aizawa Y, Shibata A, Ohmori T, Kamimura A, Takahashi S, Hirasawa Y. Hemodynamic effects of acetate in man. J Dial. 1978;2(3):235–42.
65. Mehta BR, Fischer D, Ahmad M, Dubose TD Jr. Effects of acetate and bicarbonate hemodialysis on cardiac function in chronic dialysis patients. Kidney Int. 1983;24(6):782–7.
66. van Geelen JA, Woittiez AJ, Schalekamp MA. Bicarbonate versus acetate hemodialysis in ventilated patients. Clin Nephrol. 1987;28(3):130–3.
67. Davies PG, Venkatesh B, Morgan TJ, Presneill JJ, Kruger PS, Thomas BJ, et al. Plasma acetate, gluconate and interleukin-6 profiles during and after cardiopulmonary bypass: a comparison of Plasma-Lyte 148 with a bicarbonate-balanced solution. Crit Care. 2011;15(1):R21.
68. Petraitiene R, Petraitis V, Witt JR 3rd, Durkin MM, Bacher JD, Wheat LJ, et al. Galactomannan antigenemia after infusion of gluconate-containing Plasma-Lyte. J Clin Microbiol. 2011;49(12):4330–2.
69. Fink MP. Ethyl pyruvate. Curr Opin Anaesthesiol. 2008;21(2):160–7.
70. Sims CA, Wattanasirichaigoon S, Menconi MJ, Ajami AM, Fink MP. Ringer's ethyl pyruvate solution ameliorates ischemia/reperfusion-induced intestinal mucosal injury in rats. Crit Care Med. 2001;29(8):1513–8.
71. Bennett-Guerrero E, Swaminathan M, Grigore AM, Roach GW, Aberle LG, Johnston JM, et al. A phase II multicenter double-blind placebo-controlled study of ethyl pyruvate in high-risk patients undergoing cardiac surgery with cardiopulmonary bypass. J Cardiothorac Vasc Anesth. 2009;23(3):324–9.
72. Yang R, Zou X, Koskinen ML, Tenhunen J. Ethyl pyruvate reduces liver injury at early phase but impairs regeneration at late phase in acetaminophen overdose. Crit Care. 2012;16(1):R9.
73. Wagner F, Asfar P, Georgieff M, Radermacher P, Wagner K. Ethyl pyruvate for the treatment of acetaminophen intoxication: alternative to N-acetylcysteine? Crit Care. 2012;16(1):112.
74. Barea-Mendoza JA, Antequera AM, Plana MN, Chico-Fernandez M, Muriel A, Saez I, et al. Buffered solutions versus isotonic saline for resuscitation in nonsurgical critically ill: protocol for cochrane review. Anesth Analg. 2016;123(6):1522–4.

75. Shaw AD, Bagshaw SM, Goldstein SL, Scherer LA, Duan M, Schermer CR, et al. Major complications, mortality, and resource utilization after open abdominal surgery: 0.9% saline compared to Plasma-Lyte. Ann Surg. 2012;255(5):821–9.
76. Yunos NM, Bellomo R, Hegarty C, Story D, Ho L, Bailey M. Association between a chloride-liberal vs chloride-restrictive intravenous fluid administration strategy and kidney injury in critically ill adults. J Am Med Assoc. 2012;308(15):1566–72.
77. McCluskey SA, Karkouti K, Wijeysundera D, Minkovich L, Tait G, Beattie WS. Hyperchloremia after noncardiac surgery is independently associated with increased morbidity and mortality: a propensity-matched cohort study. Anesth Analg. 2013;117(2):412–21.
78. Young P, Bailey M, Beasley R, Henderson S, Mackle D, McArthur C, et al. Effect of a buffered crystalloid solution vs saline on acute kidney injury among patients in the intensive care unit: the SPLIT randomized clinical trial. JAMA. 2015;314(16):1701–10.
79. Semler MW, Wanderer JP, Ehrenfeld JM, Stollings JL, Self WH, Siew ED, et al. Balanced crystalloids versus saline in the intensive care unit. The SALT Randomized Trial. Am J Respir Crit Care Med. 2016;195(10):1362–72.
80. Self WH, Semler MW, Wanderer JP, Wang L, Byrne DW, Collins SP, et al. Balanced crystalloids versus saline in noncritically ill adults. N Engl J Med. 2018;378(9):819–28.
81. De Backer D, Vincent JL. Should we measure the central venous pressure to guide fluid management? Ten answers to 10 questions. Crit Care. 2018;22(1):43.
82. Semler MW, Self WH, Wanderer JP, Ehrenfeld JM, Wang L, Byrne DW, et al. Balanced crystalloids versus saline in critically ill adults. N Engl J Med. 2018;378(9):829–39.

第14章　液体正平衡与患者转归

John Danziger

摘要

相当比例的住院患者在出院后90天内因心力衰竭再次入院。新近的观察性研究数据表明，住院期间液体正平衡与不良预后相关，尤其是对存在液体潴留风险的患者。因此，住院期间细心和合理地进行液体管理和维持总的液体平衡是非常重要的。为此，了解体液的生理学分布，以及动脉和静脉血管腔独立的重要性，对于患者管理至关重要。本章将回顾临床研究数据，概述液体正平衡的潜在风险及其生理机制（可能影响医师决定是否采用静脉补液或利尿剂）。最终，尽管大量数据强调住院期间液体过量的潜在风险，但仍需设计良好的试验来研究使用利尿剂使出院前血容量恢复正常，以进一步指导液体治疗。

要点

1.心力衰竭是再住院的常见原因。

2.住院期间液体正平衡与住院后死亡风险增加相关。

3.考虑到许多患者不会自发利尿，合理进行静脉补液和密切监测液体平衡是至关重要的。

4.了解体液生理学分布对患者的预后很重要。

5.考虑到血管和间质间的屏障对钠和水是可渗透的，静脉内等渗液分布于这两部分。

6.人体无法准确地确定自身的液体容量状态，而是依赖替代标志物来确定“感知容量”。

7.出院前恢复正常血容量是否会改善患者的预后，有待进一步研究。

引言

*New England Journal of Medicine*一项里程碑式的研究表明，大约1/3的医保患者在出院后90天内再次住院[1]。再次住院最常见的原因是心力衰竭，其次是肺炎。虽然肺炎可能是由于出院后的各种情况，包括患者代偿失调、误吸、肺不张或之前在医院被感染，但近10%的患者因心力衰竭再次住院的原因很难解释。出院后可能会发生心脏事件看似合理。可能是患者出院到家后，所吃的食物比在医院吃的更加可口，便放弃了对钠的摄入控制；未遵医嘱而使用利尿剂也可能是原因之一。

然而，住院期间发生的液体潴留也可能引发疾病。关于住院期间液体平衡的重要性，尚缺乏充分而严谨的研究证据。事实上，研究表明，人们甚至没有认真关注液体平衡。ICU患者享有最高级别的护理，但在一项关于重症监护的最新研究中，仅有50%的ICU患者有入院和出院体重记录[2]。普通内科病房常会开低盐饮食的处方，却亦广泛应用盐水，并且通常是以广泛和未规范记录的方式：维持液、“维持”静脉通道、补充电解质或作为各种药物的溶剂。每升盐水含有9 g盐（大约3 g钠和6 g氯化物）。既然低盐饮食的推荐限量是2 g钠，那么，令人困惑的是为低盐饮食患者输注盐水。

液体管理显然很重要，也是治疗各种疾病的主要手段。本章内容并不反对按照临床医师的指示明智地使用液体，而是关注液体平衡作为预后的独立预测指标的重要性。我们首先回顾将液体平衡与患者预后联系起来的临床数据，然后深入研究支持这些临床观察的病理生理学解释。

液体平衡与预后：临床研究综述

任何教科书章节都不能取代关于液体管理的合理经验性临床决策。尤其是重症监护病房的输液，体征多且复杂，需仔细权衡风险及受益，以做最终决策。众所周知，潜在的受益包括改善血流动力学、增加器官灌注等。对于急症，包括脓毒症休克、术后再分布性休克和烧伤，积极和及时的输液是必不可少的。1991年，Rivers等进行了一项具有里程碑意义的研究，概述了早期液体复苏治疗重度脓毒症的意义[3]；260例重度脓毒症患者随机接受早期目标导向治疗（EGDT）或标准治疗。EGDT包括每30分钟注射500mL晶体液，以达到8~12mmHg的中心静脉压（CVP）。EDGT组有30.5%的患者在医院死亡，而标准治疗组的死亡率为46.5%（P=0.009）。因此，EGDT已成为重症监护治疗的标准疗法。然而，这项研究有几项重要的说明须注意。肺水肿为一项排除标准，只有30%的人有充血性心力衰竭病史。此外，两组的液体总量基本相同（72小时约为13L）。因此，Rivers的研究主要是关于液体时相的研究，而不是关于液体量。其结论为早期输液对低中心静脉压的脓毒症患者（通常血培养阳性）是有益的，生理学上类似毛细血管存在“渗漏”的患者。但其并没有解决液体平衡问题。在复苏后、手术后数天、血培养转阴、退热后，患者还需补液吗？如果补液，可能会有什么后遗症？归根结底，是不了解在患者稳定后输液会发生什么，以及如何进行液体平衡的纵向管理。

近期研究集中于危重病期间液体平衡的重要性。在一项对近20 000例ICU患者进行的Meta分析中，限制性液体管理与自由液体管理相比，死亡风险降低了60%。这项Meta分析包含了许多研究种类，包括较小的观察性研究，其中一些缺乏独立的结果，由此限制了对结论的全面阐释，但提升了对患者（特别是脓毒症）进行合理补液的警觉。在脓毒症休克升压素试验（VASST）中，第4天液体正平衡水平与死亡率增加相关[4]。在一项对42例脓毒症休克患者进行的小规模前瞻性观察性研究中，入院时基线一致，48小时、72小时和96小时的液体正平衡与死亡率增加有关[5]。在一项前瞻性研究中，研究了脓毒症发病后7天内每日液体平衡的相关性，死亡患者的每日液体正平衡显著高于幸存者[6]；一项小型研究表明，液体负平衡与改善存活率有关[7]。一些试验表明，对机械通气患者进行液体限制管理可以缩短机械通气时间，减少需氧量[8,9]。但这些数据大部分是观察性的，对结果的解读应非常谨慎。由于适应证引起的严重混淆很可能限制了对这些发现的解释，因为死亡风险高的危重患者需进行液体治疗的概率更高。亟须精心设计一项将复苏后的脓毒症患者随机分为标准治疗和利尿剂治疗的研究。

液体正平衡与不良预后的关联也见于其他患者群体[10–14]。改善急性肾脏疾病管理项目（PICARD）的研究表明，肾脏疾病患者中液体超载与高死亡率相关[15]。在144例急诊手术患者中，术后第5天呈液体负平衡的患者存活率升高70%[16]。液体正平衡与冠状动脉旁路移植术（CABG）患者住院时间延长[17]及非心脏手术患者死亡率增加[18]相关。在一项小规模的儿科研究中，术后液体正平衡与高血压相关[19]。

在迄今为止最大规模的一项研究中，包括近16 000例内科和外科ICU幸存者，研究了ICU出院时液体平衡与90天死亡率的关系[2]。在校正分析中，与液体平衡最低四分位数[中位数（IQR），1.5（3.1，0.7）L]的患者相比，液体平衡最高四分位数[7.6（5.7，10.8）L]的患者90天死亡率高出35%。然而，重要的是，并不是所有患者都观察到这种相关性。无心力衰竭或肾脏疾病病史的患者，出院时的液体平衡与随后的死亡率无关，而对于有心力衰竭、急性肾损伤（AKI）病史或ICU出院时肾功能受损的患者，液体正平衡与死亡风险增加的相关性增强。可能机制为无液体潴留风险的患者，输入的液体会逐渐被利尿，而患有心脏或肾脏疾病的患者无法自发性利尿，输液可能会导致慢性容量扩张。

液体过量的潜在风险在非住院患者中也有报道，特别是在对心脏和肾脏疾病患者的管理中。体液增加（通过颈静脉压[20]或放射性标记技术[21]测量）与心力衰竭死亡率增加相关。对于终末期肾病患者，液体潴留与一系列不良反应相关，包括高血压、心力衰竭、左心室肥大及死亡[22,23]。同样，近期的一项对轻至中度慢性肾脏疾病门诊患者的研究，经过两年的随访并采用生物阻抗检测，发现液体潴留会增加心血管死亡的风险[24]。

尽管有大量的观察性研究将液体过量与不良预后联系在一起，但究竟是液体本身还是导致液体潴留的潜在病理生理学的原因尚不清楚。若无精心设计的临床研究去探讨减轻液体过量的效应，这一问题将无法解答。

为何要补液及液体去哪里了：体液间隔

考虑到实现充分的液体复苏（显然对于危重患者非常重要）和过量液体的潜在纵向危害之间的矛盾性，本文对液体血流动力学的生理学进行了综述，特别关注液体分布和液体平衡的内在感知机制。

体液间隔

体液主要由钠、氯化物和水组成，约占体重的2/3，其余由固体组织（主要是骨骼）组成。3个主要的液体间隔是细胞内、血管内腔和组织间隙（图14.1）。细胞膜分隔细胞内空间，作为一种具有Na^+–K^+–ATP酶活性的生物膜，对水通透，但对钠和氯化物不通透。因此，水平衡改变时，如低

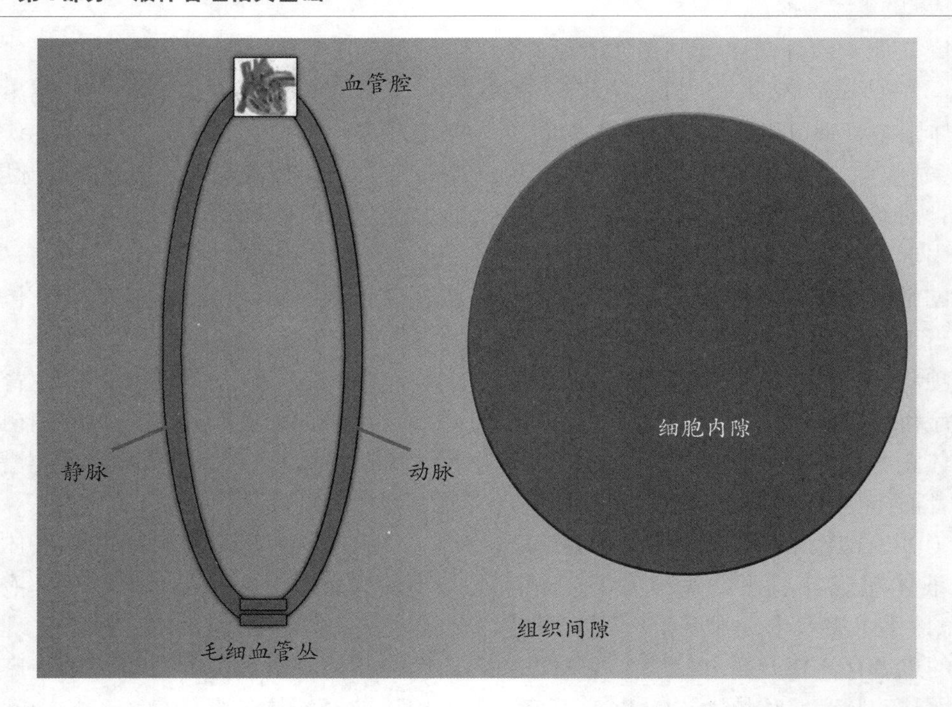

图14.1　虽然传统上体液的分布被分为3个部分：血液、组织间液和细胞内液，但这种过于简单化的方法不能反映液体血流动力学的生理复杂性。首先，毛细血管壁对钠和水是自由渗透的，因此，等渗液可以在血管和间质间自由流动。由于细胞膜内嵌有Na^+-K^+-ATP酶，细胞膜对等渗液基本上是不通透的。因此，当关注液体平衡时，主要考虑两部分：细胞内液和细胞外液。此外，血管内腔分为动脉和静脉两种类型，两者与临床结果独立相关。（扫封面折口处二维码看彩图）

钠血症和高钠血症会导致细胞大小改变，而等渗液平衡改变时，如钠调节紊乱（心力衰竭、脓毒症或肝病），仅影响细胞外液（EC）。换言之，1L潴留水将主要分布于细胞内（细胞内666mL，间质间隙220mL，血管内110mL），而1L潴留等渗液将完全在细胞外腔（333mL在血管内，666mL在间质间隙中）。

体液容量的测量主要是指细胞外容量大小的变化，因为即使是细胞内容量的微小变化也可能带来灾难性的后果。几升水的潴留，表现为低钠血症，会导致脑肿胀，考虑到颅骨空间限制，可能会导致颅内压升高和一系列神经功能问题，包括头痛、认知改变、癫痫发作和死亡。因此，我们的身体进化出一套严密的调控系统，以应对水分失衡可能导致的细胞大小变化[25]。渗透压感受器是一种细胞膜上有压力感受器受体的改良型神经元，位于大脑深处。细胞肿胀期间（例如，水分过多时），这种受体使渗透压感受器失活，进而抑制垂体后叶血管升压素释放，从而抑制口渴。细胞萎缩时（例如，缺水），情况正好相反，渗透压感受器刺激血管升压素的释放和口渴。后叶加压素进入肾脏集合管，与其受体结合后，刺激水通道进入集合管顶膜，促进水从集合管回流到体内。然而，与水分潴留不同的是，等渗液潴留大多是无症状的。大量的液体会积聚在细胞外空间而不会立即产生后果。此外，与严格调节细胞大小不同，人体缺乏准确检测细胞外容量大小的能力。

以前，考虑到血管内液灌注重要器官，血管内液体量特别是动脉腔内液体量受到广泛关注。诸如"血容量"或"有效动脉血容量"等概念试图描述供器官灌注的循环动脉血容量。早期研究使用稀释技术来估计人体液体总容量，注射定量的放射性标记示踪剂，依据其随时间稀释来估计血管内容积。示踪剂有与白蛋白强烈结合的伊文思蓝（Evan's Blue）和放射性碘标记的人血清白蛋白（RISA）。血容量是以放射性铬标记的红细胞测量的，但受到体内循环不同部位血细胞比容差异的限制，尤其是大血管和小血管之间的差异。

然而，回顾性研究逐渐提出新的证据，这些术语虽然在概念上令人满意，但在生理上是不准确的。研究表明，用以解释"血管内"容量概念的传统机械学理论需要更新。首先，Starling理论可能过于简单化，该定律认为液体在半透膜间的流动仅由向外部静水压和内部渗透压的代数和来决定。传统的毛细血管壁分子模型仅仅是犬后肢指突内皮细胞之间有孔、可渗透的屏障[26]。血容量主要是由静脉压和血浆蛋白浓度的平衡调节[27]。然而，在20世纪60年代，人们对覆盖内皮细胞衬里的"分子纤维基质"的认识日益增强[28]，随后，内皮糖萼在跨毛细血管液体流动中起决定性作用的理论对Starling模型提出了挑战[29]。更多数据表明，向内渗透的力量远没有最初认为的那么重要，过滤后的液体可能不会返回毛细血管后小静脉，而是被淋巴系统吸收[30,31]。内皮糖萼在毛细血管壁通透性中发挥作用，但因其较为脆弱和结构复杂，在一些急性疾病时易被破坏。因此，尽管有先前的证据支持[33]，白蛋白输注虽曾广泛用于复苏，但与等渗晶体相比，近期却不再受欢迎[32]。一种更新的液体模式出现，内部胶体渗透压不再那么重要，而应更关注毛细血管渗透性和外部静水压[34,35]。

了解血管内静水压并非易事。目前尚无金标准准确定义理想的血管静水压。如图14.1所示，动脉血管和静脉血管以毛细血管丛连接。此外，在某些器官包括门静脉系统和肾脏，还有其他"串联"的毛细血管床，使得血管容积的概念更加复杂，而且这些血管床内的容积和压力之间的关系也很复杂。平均动脉压反映了动脉内的容积，它受到许多调节机制的影响，包括血管张力、交感神经系统和肾素-血管紧张素-醛固酮（RAAS）系统。中心静脉压通常用来估计静脉系统的充盈，但也受其他因素的影响，特别是右心功能。

除了选择测量静水压力的血管床的复杂性，解释静水压力的最大挑战可能是血管壁的渗透性，特别是毛细血管内皮。毛细血管可以自由渗透水和电解质，液体可自由而动态地通过毛细血管。等渗液由血管腔迅速到达组织间隙，对于正常志愿者来说，流速为60~110mL/min，而患者稍慢[36]。即使是相对"血管内低血压"的患者，如心脏大手术后，患者也可能存在大量血管外肺水[37]，可能是肺毛细血管通透性增加导致[38]。因此，虽然容量复苏在一定条件下改善了动脉静水压，但这种液体最终会渗入间质，并逐渐在静脉和动脉内达到平衡。因此，从概念上将血管内和间质隔开，在生理学上是一种过于简单化的做法。最终，当考虑等渗液时，只存在细胞内和细胞外空间两部分。将血管和间质分隔开的血管壁可渗透钠和水，并且在血管和间质间隙之间存在持续动态的交换。进行液体管理时，应将血管内腔和组织间隙视为一个部分。

此外，使用肾功能（包括肾钠处理，即尿钠或部分钠排泄）、肾滤过（即肌酐变化）和尿液形成作为血容量状态的指标是错误的，而且在生理上也是不正确的。由于肾素-血管紧张素-醛固酮系统的激活是由真实容量耗竭（如呕吐和出血）和真容积超负荷（如心力衰竭或肾动脉狭窄）激活的，因此，尿钠在确定容量状态方面是无意义的。尿钠和肾功能更多地反映了“感知容量”，这个术语强调身体自身对其液体容量状况的感知和反应，将在下一节进行回顾。

液体平衡的内部感知

如图14.2所示，有两个主要的细胞外液替代感受器，即心室和颈动脉血管内的压力感受器和肾小管的肾小球旁器（JGA）。这两个传感器实际上都不能检测细胞外液的量。

压力感受器是主要位于主动脉弓和颈动脉窦的张力敏感纤维，靠近颈总动脉分叉处，可感知压力。颈动脉窦压力感受器的传入纤维通过舌咽神经与延髓相连，而颈外和心脏压力感受器通过迷走神经与脑干相连。总的来说，这些牵张受体具有控制交感神经系统和副交感神经系统之间平衡的传出支，可调节心脏功能、血管平滑肌细胞收缩和肾利钠。此外，心室的直接

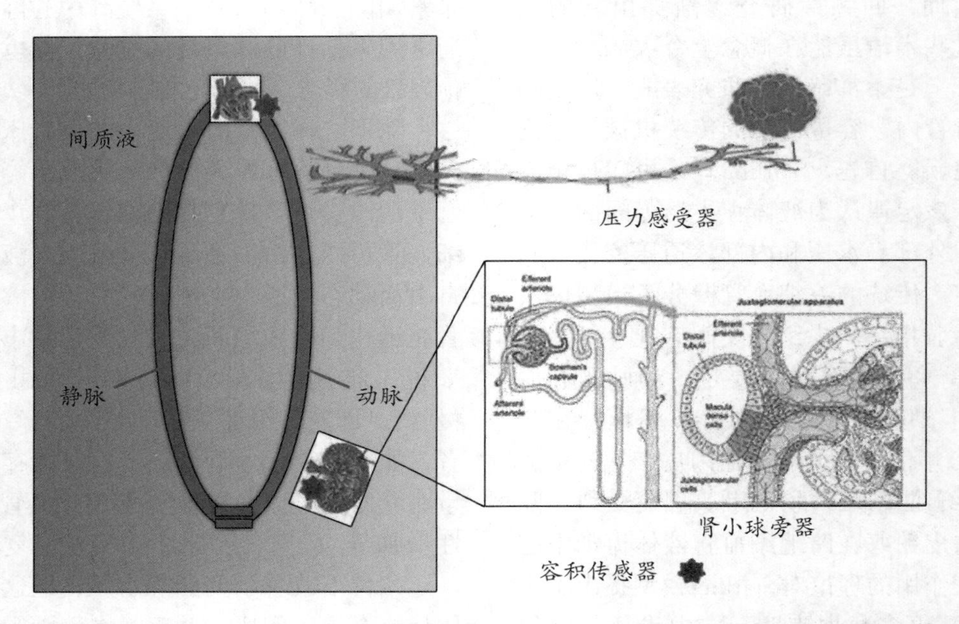

图14.2 虽然细胞外腔室由间质腔室和血管内腔室组成，但这种划分有些随意，因为毛细血管壁对钠和水具有高度的渗透性，液体在两个腔室之间不断流动。目前尚无检测细胞外液量的精确机制。相反，身体依赖标志物。压力感受器是位于血管和心室内的压力感受器，通过神经系统来控制交感神经和副交感神经兴奋，调节利钠激素的释放。肾小球旁器是肾小管内的血流受体，用于检测小管氯离子的流动。当这两种传感机制被激活时，会导致多种效应机制的上调，包括肾素-血管紧张素-醛固酮系统的激活，导致钠潴留，从而增加细胞外腔的容积。（扫封面折口处二维码看彩图）

牵拉可以引起尿钠肽的释放，调节肾脏对钠的处理。

同样，肾小球旁器检测的不是容积，而是管腔流量。它由3部分组成：致密斑、肾小球外系膜和入球小动脉末端的血管部分（含有产生肾素的肾小球旁细胞）。致密斑由一组20~30个修饰过的上皮细胞组成，位于肾小管较厚的上升缘。通过钠钾氯协同转运蛋白2（NKCC2），这些细胞可以探测管腔内容量。虽然实际上是测量氯离子浓度，但由于Cl^-输送的主要决定因素是肾小管流量，致密斑感觉可以被认为是测量肾小管流量。反过来，肾小管流量主要由肾小球滤过率和近端钠回收决定。因此，在肾灌注减少和随之而来的肾小管流量减少的情况下，致密斑被激活。在激活后，致密斑刺激周围系膜细胞旁分泌和释放肾素，从而激活血管紧张素，最终激活醛固酮，增加远端集合管对钠的回收。

致密斑感知到的肾小管血流和细胞外液容量之间的关系是复杂的。某些情况下，致密斑是容量状态的准确决定因素。例如，在严重腹泻时，体液丢失会导致低血压，肾脏灌注减少，肾小球滤过减少，从而导致肾小管血流量减少。致密斑感知到这种低流量，并适当地刺激RAAS，增加钠重吸收，逐渐使患者的体液状态恢复正常。

但仍需考虑其他情况，如肾动脉狭窄，肾动脉的动脉粥样硬化性血流受限会导致慢性肾灌注不足，致密斑块也会受到类似的刺激，导致慢性钠滞留和容量扩张。这种情况下，患者会出现高血压和容积超负荷；然而，致密斑仍然灌注不足，尿钠一直很低。在这种情况下，将尿钠低和血肌酐升高作为补液的适应证是完全错误的。相反，必须使用利尿剂。同样，在充血性心力衰竭和肝硬化等其他情况下，致密斑会感知到容积不足，而实际是患者细胞外容积增大了。

总之，压力感受器（位于心室和大血管内的压力感受器）和肾小球旁器（肾小管的流量感受器）分别对血压和尿量的变化做出反应。这些“传感器”调控肾钠潴留，即利钠肽和RAAS。但是，它们仍然没有直接测量细胞外液量的机制。

为何正性液体平衡可能有害

虽然输液的适应证多种多样，输入的液体最终去向的都是同一部位：细胞外间隔。细胞外间隔扩张可能引起动脉血流动力学变化，以高血压和肺水肿为表现。然而，细胞外间隔扩张也可呈静脉型临床表现，表现为中心静脉压升高或外周水肿。接下来将讨论动脉充血和静脉充血都与不良预后相关。

19世纪末，Otto Frank利用离体蛙心发现若心室在收缩前被拉伸，则心室收缩的强度会增加。Ernest Starling在1918年的“心脏定律”演讲中指出，心室收缩的能量是收缩前肌纤维长度的函数。这些研究主要基于体外分离的心肌细胞，直到1954年，Sarnoff和Bergland才研究了Starling理论在循环中的适用性[39]。利用麻醉后犬开胸模型，证实心脏静脉回流量增加使每搏量增加，并形成了我们学习过的Frank-Starling曲线。这项重要的研究表明，随充盈压增加，左心室功能增强，而后进入平台期。这项研究经常被用作Starling曲线没有“下降支”的证明，即使在高心房压力的情况下亦是如此。然而，曲线存在一个平台期，进一步增加充盈压不会改变每搏量。有意思的是，对于患病动物，采用冠状动脉部分闭塞造模，可观察到一个下降支。Starling曲线潜在下行趋势的讨论超出本章的范围，且不太可能达成共识。然而，尚不确定的是，患者是与健康犬（无左心室下行支）还是与患病犬（有左心室下行支）的表现一致。

最新临床研究表明，左心室张力增加与死亡率增加相关[40]。在对失代偿性心力衰竭住院患者的观察性研究中，肺毛细血管楔压降低到<16mmHg与生存率升高相关[41]。在一项包含近400例透析患者的多中心研究中，与无肺水肿患者相比，肺水肿患者调整后死亡风险增加近400%[42]。在危重症患者中，肺水肿与住院时间延长、机械通气和死亡率增加有关[43]。因此，鉴于大量临床数据显示肺水肿对患者有害，再加上关于左心室Starling曲线下行的可疑数据，当存在肺水肿时，明智的做法是给患者应用利尿剂。因此，大多数临床医师也同意，动脉扩张会导致肺水肿、高血压和死亡，应进行利尿治疗。

最新研究集中于血管回路的静脉支，关注右心室和静脉充血的重要性。虽然右心室受到的关注远少于左心室，但两个心室之间存在解剖学差异（表14.1），并各自发挥重要作用[44]。

较小、较薄的右心室将静脉血输送至低压肺血管，然后输送至肌肉发达的厚壁左心室，左心室能产生强大的收缩力，将血液泵入高压体循环。左心室可对后负荷增加做出反应，右心室却不能，反而会被扩张和衰竭。

表14.1 右心室和左心室的解剖学差异

	右心室	左心室
质量（g/m^2）	26 ± 5	87 ± 12
壁厚（mm）	2~5	7~11
室内压（mmHg）	25/4	130/8
每搏量（g/m^2）	8 ± 2	50 ± 20

Adapted from [44].

在先前引用的Sarnoff和Bergland的原始研究中，也生成了右心室的Frank-Starling曲线。不同于左心室的模棱两可的结果，右心室负荷过重时，显示出右心室下降支。据推测，右心室壁扩张会使室间隔凸入左心室并产生矛盾运动，损害左心室顺应性，并进一步降低心输出量[45]。在一项关于肺栓塞导致右心室功能障碍的有趣研究中，与液体复苏相比，利尿剂治疗与收缩压、尿量和呼吸参数改善相关[46]，由此促生一项更大规模精心设计的研究，探索利尿剂在右心室功能障碍中的作用[47]。因此，静脉充血可能是因右心室功能不全或医源性液体过量引起，可能直接损害左心室功能和机体血流动力学。

静脉充血增加除了可能损害心脏血流动力学，其肾损伤作用也逐渐被认识[48]。这一概念可追溯到90年前，当时F. R. Winton的早期生理学实验首次强调了肾静脉压力的重要性。在动物模型中，肾静脉压力增加至20mmHg时，尿的形成减少，当压力>25mmHg时，尿的形成消失[49,50]。外部压迫肾静脉[51]和腹腔内压力增加也会导致肾功能下降[52,53]。Priebe在另一个生理学实验中拓展了Winton的经典实验，发现局部球囊闭塞腹腔下腔静脉导致犬急性肾静脉和肝静脉高压。其研究结果证实，肾静脉压力升高会降低肾小球滤过率和心钠排泄，但主要是通过心脏作用，肾静脉压力升高同时降低了每搏量和心输出量[54]。

尽管尚不确定肾静脉充血是直接损害肾功能还是通过其对心脏的影响间接损害肾功能，但最新的临床研究支持早期的观察性结果[55-58]。这可能在创伤患者腹腔间隔室综合征的情况下得到最好的研究，腹内压力增加会使肾静脉压力增加，并可能导致肾衰竭[59]。在一些研究中，减压可改善肾衰竭[60]，但并非所有研究都是如此[61]。腹腔内高压在非手术患者中也很重要[62]。在一项对40例失代偿性心力衰竭患者的研究中，40%的患者有腹部高压，尽管无症状且心输出量和肺毛细血管楔压无明显变化，但与肾功能减退相关[60]。在一项对近2600例接受右心导管治疗的患者进行的研究中，CVP升高与肾功能显著下降及生存率降低相关[63]。在同时测量左心和右心压力血流动力学的住院心力衰竭患者中，CVP是肾功能恶化的最强决定因素。在脓毒症休克中，CVP每升高1mmHg，急性肾损伤的风险增加22%[64]。在ESCAPE（充血性心力衰竭和肺动脉置管效果评价研究）试验中，右心房压力是唯一与肾功能基础值相关的血流动力学变量，并与死亡率和住院率相关[65]。总的来说，这些研究增加了我们对肾脏和心脏功能障碍之间联系的理解。称为“心–肾综合征”，最初认为是由于心输出量受损和肾灌注不足，后逐渐发现静脉瘀血为肾功能预后的主要决定因素。

外周水肿是静脉瘀血的一种表现，人们越来越关注其临床意义。虽然检查是否存在外周水肿是常规，但其临床意义却未明确介绍过[66]。外周水肿不会危及生命，目前的治疗指南包括下肢抬高、穿弹力袜、限制饮食钠及应用利尿剂[67]。最近的研究表明，与增加中心静脉压相似，外周水肿的增加也与肾脏损伤的风险增加有关[68]。在一项对近13 000例ICU患者的研究中，外周水肿的发生率为18%，且在ICU护理的前7天发生AKI的相对风险增加13%。此外，当根据周围水肿的严重程度（轻微，1+，2+，3+）进行分类时，周围水肿的严重程度与AKI的发生率及严重程度呈正相关。这项观察性研究具有一定的局限性。也就是说，外周水肿是由潜在的病理生理过程导致，因此，观察到的相关性可能不是由于静脉瘀血本身，而是由于潜在的疾病。这种混淆因素可能仍然存在，需精心设计干预性研究来回答这些问题。然而，即使缺乏将细胞外积液潴留与肾功能障碍联系起来的确凿证据，临床医师必须解读当前研究以为临床决策提供参考意见。考虑到大量的观察性研究将静脉瘀血与不良预后联系在一起，临床医师应该重视液体正平衡对肾脏的潜在不利影响。

因此，综上所述，传统的研究方法侧重于增加血管内或有效循环容量以最大限度地提高肾功能，而更全面的生理学方法证实等渗液在细胞外空间动态分布。动脉和静脉容积都可能具有重要的临床意义。

补液对患者的影响：液体潴留的危险因素

很少有研究描述静脉输液的时间纵向平衡。在一项对择期行大型整形手术的患者进行的小规模研究中，排除肾脏疾病及心力衰竭患者，术后第一天的平均补液量为3687mL（范围为1300~8711mL）。这些患者中，超30%的患者在手术后未自发利尿，10%的患者新发心力衰竭并需要限制液体和（或）使用利尿剂[69]。了解哪些患者可自发利尿，而哪些患者不能，对于理解为什么液体正平衡具有潜在风险至关重要。健康人群注射生理盐水会导致细胞外容量增加，并通过增加肾小管流量和血管内压，分别抑制来自肾脏的肾小球旁器，以及心脏和大血管内压力感受器的信号。因此，肾素–血管紧张素–醛固酮系统被抑制，利钠肽增加。因此，肾脏的集合管不重吸收钠，并且尿钠增加。然而，这仅是正常的生理反应，在病理过程中并非如此。对于不同疾病的患者，包括高血压、收缩期和舒张期左心衰竭、肺部疾病、肥胖和肝脏疾病，补液后的钠尿的机制是功能失调的。在这些疾病状态下，尽管容积已明显超负荷，但容积的"传感器"（即JGA和压力感受器）仍感知低容积状态，并维持钠的重吸收。早期的生理学研究强调了这一过程[70]。对于健康志愿者，给予含60mEq钠的500mL液体后，血浆肾素和醛固酮水平在几分钟内下降并加速钠排出，其中24mEq钠在9小时内排出，40mEq钠在24小时内排出。然而，对于高血压志愿者，给钠后激活的是"钝化"的利钠反应（前9小时只有12 mEq，24小时只有29 mEq）。

同样，由于RAAS的慢性激活，充血性心力衰竭、肝脏疾病和肾脏疾病患者均呈钠依赖状态。因此，这些患者由于无法自发利尿，医源性液体潴留风险显著增加。近期研究也证实，肥胖是一种原发性钠潴留性疾病，可能是导致肥胖相关性高血压[71]。肥胖患者常伴有通气不足和肺心病，循环利钠肽水平较低[72]，右侧充盈压力较高[73]，常需使用利尿剂[74]。因此，对于这类有液体潴留倾向的患者，应特别注意维持液体平衡。

如何快速安全地使用利尿剂：毛细血管液体再充盈率

对于那些病后液体积聚而无法自行利尿的患者，多快进行药物利尿才安全？一种常见的做法是谨慎利尿，每天1~2L，但尚无临床研究支持。在下一节中，我们将总结为患者快速利尿的文献。

利尿剂通过肾小管中几种转运机制中的一种来阻断钠的重吸收，并阻断对水的处理。积极利尿的后果是等渗性液体流失，即钠和水的流失量与身体其他部分相同。这种等渗液体主要是从循环血管中丢失。随着时间的推移，液体从间质进入血管，这个过程称为"血管再充盈"。这种再充盈过程取决于跨毛细血管壁的转运，并随间质溶液量变化。此外，交感神经和心脏功能都是再充盈的重要决定因素。

过度利尿会导致血管再充盈率被超越，导致血管塌陷、血流动力学紊乱，进而导致重要脏器灌注不足。一种常见的做法是"每天利尿1~2L"，但没有研究证据支持。在透析类文献中已经学习到再灌注率的知识，液体直接从血循环中被积极地排出[75]。相对健康的患者，通过4小时的透析，可以排出多达4~6L的液体。鉴于血管内总容量为5~7L，血管再充盈显然发生得很快，健康受试者的再充盈速度约为1L/h。也有关于病情较重患者再充盈率的报道。在一项对ASA Ⅳ级重度心力衰竭患者的研究中，再灌注率高达600mL/min，透析出4L后，再灌注率降为约300mL/min[76]。更积极的利尿疗法与死亡率降低相关[77]。因此，每天"1~2L"的利尿目标可能过于保守，会导致明显的利尿不足。由于医疗资源有限，而缓慢利尿治疗的住院时间过长，因此通常在门诊进行。在这种缺乏监护的情况下，利尿治疗的有效性和安全性尚不清楚。

利尿目标应根据患者的具体情况而定，利尿速度根据患者的血流动力学调整，而不是根据特定的液体清除率。考虑到再灌注率最重要的指标是收缩压，应仔细监测血压，并应停止服用降压药，特别是血管紧张素转换酶抑制剂。利尿期间也应避免服用其他调节肾脏灌注的药物，如非甾体抗炎药。若出现低血压，应减慢利尿速度，反之，则应更积极地利尿。

临床相关性

液体仍是危重患者早期复苏的重要组成部分，主要分布于细胞外间隔。对于一些没有液体潴留倾向的个体，这种医源性液体可能在疾病解决后自行利尿。有液体潴留倾向的患者，如心力衰竭、肾脏疾病、肥胖和肺部疾病，补液后很可能发生液体潴留。这种液体潴留的潜在负面影响是巨大的，如图14.3所示。动脉血增加会导致高血压和肺水肿。静脉瘀血会导致器官（如肝脏和肾脏）瘀血，并与急性肾损伤和死亡风险增加相关。软组织内的液体积聚增加了皮肤破裂和压疮的风险，活动能力降低、机械通气困难，以及可能的医源性并发症增加。

尽管尚缺乏针对预防危重患者液体过量最佳策略的研究，但我们作为治疗患者的医护，必须利用现有证据并结合临床经验综合判断。我认为，任何病情稳定后未达到液体平衡的患者，均应积极使用利尿剂。对于绝大多数患者，液体平衡状态表现为无外周水肿，所有患者均应测量入院和出院体重。意识到液体潴留的并发症可能促使医师更自由地使用血管升压素或容忍较低的平均动脉压，这些方法仍需要仔细监督和审查，但考虑到液体潴留的显著风险，仍是推荐应用的。

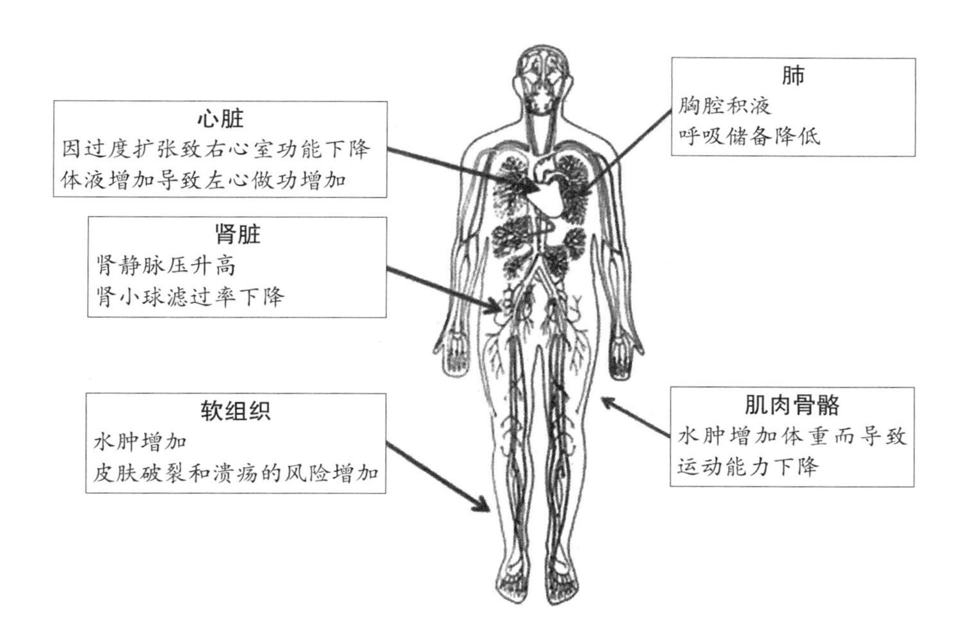

图14.3 液体正平衡的潜在影响。增加的细胞外液最终会分布到血管和间质间隙，并给多个器官带来潜在负面影响。静脉瘀血可能通过过度扩张右心室损害右心室功能，并可能通过矛盾的室间隔运动损害左心室功能。此外，肾静脉压升高可能降低肾小球滤过率。潴留的软组织液可能与更大风险相关，如皮肤破裂和患者活动不便，从而形成溃疡。由液体潴留导致的体重增加可能导致患者适应能力下降和心肺需求增加。

结论

大量研究表明，液体正平衡可能会给患者造成伤害，特别是对于本身有液体潴留倾向的患者。尚缺乏精心设计的研究来证明这种关联，无法为医师做液体平衡决策时提供依据。在更为严谨的研究完成之前，医师们应该严密监测患者住院期间的液体平衡及体重变化，也许还应该考虑在出院前进行药物利尿，以恢复至正常的血容量。

（吴志新 译 聂 煌 审校）

参考文献

1. Jencks SF, Williams MV, Coleman EA. Rehospitalizations among patients in the medicare fee-for-service program. N Engl J Med. 2009;360(14):1418–28.
2. Lee J, de Louw E, Niemi M, Nelson R, Mark RG, Celi LA, et al. Association between fluid balance and survival in critically ill patients. J Intern Med. 2015;277(4):468–77.
3. Rivers E, Nguyen B, Havstad S, Ressler J, Muzzin A, Knoblich B, et al. Early goal-directed therapy in the treatment of severe sepsis and septic shock. N Engl J Med. 2001;345(19):1368–77.
4. Boyd JH, Forbes J, Nakada TA, Walley KR, Russell JA. Fluid resuscitation in septic shock: a positive fluid balance and elevated central venous pressure are associated with increased mortality. Crit Care Med. 2011;39(2):259–65.
5. Sirvent JM, Ferri C, Baro A, Murcia C, Lorencio C. Fluid balance in sepsis and septic shock as a determining factor of mortality. Am J Emerg Med. 2015;33(2):186–9.
6. Acheampong A, Vincent JL. A positive fluid balance is an independent prognostic factor in patients with sepsis. Crit Care. 2015;19:251.
7. Alsous F, Khamiees M, DeGirolamo A, Amoateng-Adjepong Y, Manthous CA. Negative fluid balance predicts survival in patients with septic shock: a retrospective pilot study. Chest. 2000;117(6):1749–54.
8. Martin GS, Moss M, Wheeler AP, Mealer M, Morris JA, Bernard GR. A randomized, controlled trial of furosemide with or without albumin in hypoproteinemic patients with acute lung injury. Crit Care Med. 2005;33(8):1681–7.
9. National Heart, Lung, Blood Institute Acute Respiratory Distress Syndrome Clinical Trials Network, Wiedemann HP, Wheeler AP, Bernard GR, Thompson BT, et al. Comparison of two fluid-management strategies in acute lung injury. N Engl J Med. 2006;354(24):2564–75.
10. de Almeida JP, Palomba H, Galas FR, Fukushima JT, Duarte FA, Nagaoka D, et al. Positive fluid balance is associated with reduced survival in critically ill patients with cancer. Acta Anaesthesiol Scand. 2012;56(6):712–7.
11. Flori HR, Church G, Liu KD, Gildengorin G, Matthay MA. Positive fluid balance is associated with higher mortality and prolonged mechanical ventilation in pediatric patients with acute lung injury. Crit Care Res Pract. 2011;2011:854142.
12. McArdle GT, Price G, Lewis A, Hood JM, McKinley A, Blair PH, et al. Positive fluid balance is associated with complications after elective open infrarenal abdominal aortic aneurysm repair. Eur J Vasc Endovasc Surg. 2007;34(5):522–7.
13. Payen D, de Pont AC, Sakr Y, Spies C, Reinhart K, Vincent JL, et al. A positive fluid balance is associated with a worse outcome in patients with acute renal failure. Crit Care. 2008;12(3):R74.
14. Pipanmekaporn T, Punjasawadwong Y, Charuluxananan S, Lapisatepun W, Bunburaphong P, Saeteng S. Association of positive fluid balance and cardiovascular complications after thoracotomy for noncancer lesions. Risk Manage

Healthc Policy. 2014;7:121–9.
15. Bouchard J, Soroko SB, Chertow GM, Himmelfarb J, Ikizler TA, Paganini EP, et al. Fluid accumulation, survival and recovery of kidney function in critically ill patients with acute kidney injury. Kidney Int. 2009;76(4):422–7.
16. Barmparas G, Liou D, Lee D, Fierro N, Bloom M, Ley E, et al. Impact of positive fluid balance on critically ill surgical patients: a prospective observational study. J Crit Care. 2014;29(6):936–41.
17. Toraman F, Evrenkaya S, Yuce M, Turek O, Aksoy N, Karabulut H, et al. Highly positive intraoperative fluid balance during cardiac surgery is associated with adverse outcome. Perfusion. 2004;19(2):85–91.
18. Shim HJ, Jang JY, Lee SH, Lee JG. The effect of positive balance on the outcomes of critically ill noncardiac postsurgical patients: a retrospective cohort study. J Crit Care. 2014;29(1):43–8.
19. Schroeder VA, DiSessa TG, Douglas WI. Postoperative fluid balance influences the need for antihypertensive therapy following coarctation repair. Pediatr Crit Care Med. 2004;5(6):539–41.
20. Drazner MH, Rame JE, Stevenson LW, Dries DL. Prognostic importance of elevated jugular venous pressure and a third heart sound in patients with heart failure. N Engl J Med. 2001;345(8):574–81.
21. Androne AS, Hryniewicz K, Hudaihed A, Mancini D, Lamanca J, Katz SD. Relation of unrecognized hypervolemia in chronic heart failure to clinical status, hemodynamics, and patient outcomes. Am J Cardiol. 2004;93(10):1254–9.
22. Kalantar-Zadeh K, Regidor DL, Kovesdy CP, Van Wyck D, Bunnapradist S, Horwich TB, et al. Fluid retention is associated with cardiovascular mortality in patients undergoing long-term hemodialysis. Circulation. 2009;119(5):671–9.
23. Agarwal R. Hypervolemia is associated with increased mortality among hemodialysis patients. Hypertension. 2010;56(3):512–7.
24. Hung SC, Kuo KL, Peng CH, Wu CH, Wang YC, Tarng DC. Association of fluid retention with anemia and clinical outcomes among patients with chronic kidney disease. J Am Heart Assoc. 2015;4(1):e001480.
25. Danziger J, Zeidel ML. Osmotic homeostasis. Clin J Am Soc Nephrol. 2015;10(5):852–62.
26. Starling EH. On the absorption of fluids from the connective tissue spaces. J Physiol. 1896;19(4):312–26.
27. Krogh A, Landis EM, Turner AH. The movement of fluid through the human capillary wall in relation to venous pressure and to the colloid osmotic pressure of the blood. J Clin Invest. 1932;11(1):63–95.
28. Adamson RH, Lenz JF, Zhang X, Adamson GN, Weinbaum S, Curry FE. Oncotic pressures opposing filtration across non-fenestrated rat microvessels. J Physiol. 2004;557(Pt 3):889–907.
29. Vink H, Duling BR. Identification of distinct luminal domains for macromolecules, erythrocytes, and leukocytes within mammalian capillaries. Circ Res. 1996;79(3):581–9.
30. Levick JR, Michel CC. Microvascular fluid exchange and the revised starling principle. Cardiovasc Res. 2010;87(2):198–210.
31. Levick JR. Revision of the starling principle: new views of tissue fluid balance. J Physiol. 2004;557(Pt 3):704.
32. Jiang L, Jiang S, Zhang M, Zheng Z, Ma Y. Albumin versus other fluids for fluid resuscitation in patients with sepsis: a meta-analysis. PLoS One. 2014;9(12):e114666.
33. Finfer S, Bellomo R, Boyce N, French J, Myburgh J, Norton R, et al. A comparison of albumin and saline for fluid resuscitation in the intensive care unit. N Engl J Med. 2004;350(22):2247–56.
34. Woodcock TM, Woodcock TE. Revised star-

ling equation predicts pulmonary edema formation during fluid loading in the critically ill with presumed hypovolemia. Crit Care Med. 2012;40(9):2741–2. Author reply 2742
35. Woodcock TE, Woodcock TM. Revised starling equation and the glycocalyx model of transvascular fluid exchange: an improved paradigm for prescribing intravenous fluid therapy. Br J Anaesth. 2012;108(3):384–94.
36. Hahn RG. Volume kinetics for infusion fluids. Anesthesiology. 2010;113(2):470–81.
37. Verheij J, van Lingen A, Raijmakers PG, Rijnsburger ER, Veerman DP, Wisselink W, et al. Effect of fluid loading with saline or colloids on pulmonary permeability, oedema and lung injury score after cardiac and major vascular surgery. Br J Anaesth. 2006;96(1):21–30.
38. Ng CS, Wan S, Yim AP, Arifi AA. Pulmonary dysfunction after cardiac surgery. Chest. 2002;121(4):1269–77.
39. Sarnoff SJ, Berglund E. Ventricular function. I. Starling's law of the heart studied by means of simultaneous right and left ventricular function curves in the dog. Circulation. 1954;9(5):706–18.
40. Wang TJ, Larson MG, Levy D, Benjamin EJ, Leip EP, Omland T, et al. Plasma natriuretic peptide levels and the risk of cardiovascular events and death. N Engl J Med. 2004;350(7):655–63.
41. Steimle AE, Stevenson LW, Chelimsky-Fallick C, Fonarow GC, Hamilton MA, Moriguchi JD, et al. Sustained hemodynamic efficacy of therapy tailored to reduce filling pressures in survivors with advanced heart failure. Circulation. 1997;96(4):1165–72.
42. Zoccali C, Torino C, Tripepi R, Tripepi G, D'Arrigo G, Postorino M, et al. Pulmonary congestion predicts cardiac events and mortality in ESRD. J Am Soc Nephrol. 2013;24(4):639–46.
43. Hatt SR, Gnanaraj L. Interventions for intermittent exotropia. Cochrane Database Syst Rev. 2013;5:CD003737.
44. Haddad F, Hunt SA, Rosenthal DN, Murphy DJ. Right ventricular function in cardiovascular disease, part I: anatomy, physiology, aging, and functional assessment of the right ventricle. Circulation. 2008;117(11):1436–48. [Review]
45. Belenkie I, Dani R, Smith ER, Tyberg JV. Effects of volume loading during experimental acute pulmonary embolism. Circulation. 1989;80(1):178–88.
46. Ternacle J, Gallet R, Mekontso-Dessap A, Meyer G, Maitre B, Bensaid A, et al. Diuretics in normotensive patients with acute pulmonary embolism and right ventricular dilatation. Circ J. 2013;77(10):2612–8.
47. Gallet R, Meyer G, Ternacle J, Biendel C, Brunet A, Meneveau N, et al. Diuretic versus placebo in normotensive acute pulmonary embolism with right ventricular enlargement and injury: a double-blind randomised placebo controlled study. Protocol of the diper study. BMJ Open. 2015;5(5):e007466.
48. Gnanara JF, von Haehling S, Anker SD, Raj DS, Radhakrishnan J. The relevance of congestion in the cardio-renal syndrome. Kidney Int. 2013;83(3):384–91.
49. Winton FR. The influence of increase of ureter pressure on the isolated mammalian kidney. J Physiol. 1931;71(4):381–90.
50. Winton FR. The influence of venous pressure on the isolated mammalian kidney. J Physiol. 1931;72(1):49–61.
51. Blake WD, Wegria R, et al. Effect of increased renal venous pressure on renal function. Am J Phys. 1949;157(1):1–13.
52. Bradley SE, Bradley GP. The effect of increased intra-abdominal pressure on renal function in man. J Clin Invest. 1947;26(5):1010–22.
53. Dalfino L, Tullo L, Donadio I, Malcangi V, Brienza N. Intra-abdominal hypertension and acute renal failure in critically ill patients. Intensive Care Med. 2008;34(4):707–13.

54. Priebe HJ, Heimann JC, Hedley-Whyte J. Effects of renal and hepatic venous congestion on renal function in the presence of low and normal cardiac output in dogs. Circ Res. 1980;47(6):883–90.
55. Aronson D, Abassi Z, Allon E, Burger AJ. Fluid loss, venous congestion, and worsening renal function in acute decompensated heart failure. Eur J Heart Fail. 2013;15(6):637–43.
56. Mullens W, Abrahams Z, Francis GS, Sokos G, Taylor DO, Starling RC, et al. Importance of venous congestion for worsening of renal function in advanced decompensated heart failure. J Am Coll Cardiol. 2009;53(7):589–96.
57. Wattad M, Darawsha W, Solomonica A, Hijazi M, Kaplan M, Makhoul BF, et al. Interaction between worsening renal function and persistent congestion in acute decompensated heart failure. Am J Cardiol. 2015;115(7):932–7.
58. Sinkeler SJ, Damman K, van Veldhuisen DJ, Hillege H, Navis G. A re-appraisal of volume status and renal function impairment in chronic heart failure: combined effects of pre-renal failure and venous congestion on renal function. Heart Fail Rev. 2012;17(2):263–70.
59. Doty JM, Saggi BH, Sugerman HJ, Blocher CR, Pin R, Fakhry I, et al. Effect of increased renal venous pressure on renal function. J Trauma. 1999;47(6):1000–3.
60. Mullens W, Abrahams Z, Skouri HN, Francis GS, Taylor DO, Starling RC, et al. Elevated intra-abdominal pressure in acute decompensated heart failure: a potential contributor to worsening renal function? J Am Coll Cardiol. 2008;51(3):300–6.
61. De Waele JJ, Hoste EA, Malbrain ML. Decompressive laparotomy for abdominal compartment syndrome—a critical analysis. Crit Care. 2006;10(2):R51.
62. Malbrain ML, Cheatham ML, Kirkpatrick A, Sugrue M, Parr M, De Waele J, et al. Results from the international conference of experts on intra-abdominal hypertension and abdominal compartment syndrome. I Definitions Intensive Care Med. 2006;32(11):1722–32.
63. Damman K, van Deursen VM, Navis G, Voors AA, van Veldhuisen DJ, Hillege HL. Increased central venous pressure is associated with impaired renal function and mortality in a broad spectrum of patients with cardiovascular disease. J Am Coll Cardiol. 2009;53(7):582–8.
64. Legrand M, Dupuis C, Simon C, Gayat E, Mateo J, Lukaszewicz AC, et al. Association between systemic hemodynamics and septic acute kidney injury in critically ill patients: a retrospective observational study. Crit Care. 2013;17(6):R278.
65. Binanay C, Califf RM, Hasselblad V, O'Connor CM, Shah MR, Sopko G, et al. Evaluation study of congestive heart failure and pulmonary artery catheterization effectiveness: the escape trial. JAMA. 2005;294(13):1625–33. [Clinical Trial Multicenter Study Randomized Controlled Trial Research Support, N.I.H., Extramural Research Support, U.S. Gov't, P.H.S.]
66. Cho S, Atwood JE. Peripheral edema. Am J Med. 2002;113(7):580–6.
67. Mollaret P, Bastin R, Goulon M, Pocidalo JJ, Rapin M, Cathala F. Recovery from severe uterine tetanus after treatment with continued maximal curarization tracheostomy, pulmonary ventilation with controlled positive and negative pressure and maintenance of nutritional and fluid balance, but without anesthesia. Mem Acad Chir. 1955;81(20–21):600–6.
68. Chen KP, Cavender S, Lee J, Feng M, Mark RG, Celi LA, et al. Peripheral edema, central venous pressure, and risk of AKI in critical illness. Clin J Am Soc Nephrol. 2016;11(4):602–8.
69. Srinivasa S, Tan ST. Postoperative fluid management in major elective plastic surgery. J Plast Reconstr Aesthet Surg. 2010;63(6):992–5.
70. Rydstedt LL, Williams GH, Hollenberg NK.

Renal and endocrine response to saline infusion in essential hypertension. Hypertension. 1986;8(3):217–22.

71. Rocchini AP, Key J, Bondie D, Chico R, Moorehead C, Katch V, et al. The effect of weight loss on the sensitivity of blood pressure to sodium in obese adolescents. N Engl J Med. 1989;321(9):580–5.
72. Arora P, Reingold J, Baggish A, Guanaga DP, Wu C, Ghorbani A, et al. Weight loss, saline loading, and the natriuretic peptide system. J Am Heart Assoc. 2015;4(1):e001265.
73. Fishman AP, Maxwell MH, Crowder CH, Morales P. Kidney function in cor pulmonale; particular consideration of changes in renal hemodynamics and sodium excretion during variation in level of oxygenation. Circulation. 1951;3(5):703–21.
74. de Louw EJ, Sun PO, Lee J, Feng M, Mark RG, Celi LA, et al. Increased incidence of diuretic use in critically ill obese patients. J Crit Care. 2015;30(3):619–23.
75. Lopot F, Kotyk P. Computational analysis of blood volume dynamics during hemodialysis. Int J Artif Organs. 1997;20(2):91–5.
76. Marenzi G, Lauri G, Grazi M, Assanelli E, Campodonico J, Agostoni P. Circulatory response to fluid overload removal by extracorporeal ultrafiltration in refractory congestive heart failure. J Am Coll Cardiol. 2001;38(4):963–8.
77. Barsuk JH, Gordon RA, Cohen ER, Cotts WG, Malkenson D, Yancy CW, et al. A diuretic protocol increases volume removal and reduces readmissions among hospitalized patients with acute decompensated heart failure. Congest Heart Fail. 2013;19(2):53–60.

第15章　液体管理及其在加速康复中的作用

Andrew F. Cumpstey, Michael P. W. Grocott, Michael
(Monty) G. Mythen

摘要

加速康复项目已多次被证明可以安全地降低患者的围术期发病率，缩短住院时间，并逐渐成为很多外科的常规标准做法。围术期合理液体管理对于该项目的成功至关重要，其主要目的是尽可能维持患者的正常生理状态。补液过多会通过增加组织水肿和外科肠梗阻，使伤害性风险增加，而补液不足则会导致终末器官衰竭。为了降低这些风险，患者在手术开始时应最低限度地脱水，术中及时补充丢失的液体，手术结束后尽快恢复正常肠内摄入。整个围术期进行合理的临床评估至关重要，评估患者当时对液体的反应如何，以及判断是进一步补液还是应用血管活性药物更有益于患者。对于机械通气的患者，动态标志物（如每搏量变化）虽然存在一定的缺陷须慎重参考，但已被越来越多的研究证明是最有效的评估方法。另一种方案是根据患者的心输出量进行液体治疗，即所谓的“目标导向液体疗法”。同加速康复措施一样，有充分的证据表明，目标导向液体疗法可降低围术期的发病率和缩短患者的住院时间。国家级指南目前建议，每例外科患者均应拥有一项个性化的液体治疗方案，作为加速康复项目的一部分，目标导向液体疗法也应纳入液体治疗方案，特别是对于高危患者和（或）大型外科手术患者。

要点

1. 加速康复路径是一种多学科治疗方法，已多次被证明可安全地降低术后发病率和缩短住院时间。

2. 合理的、个性化的液体管理是加速康复项目成功的关键，整个围术期须持续进行。

3. 术前患者不应过度禁食禁水，避免非必要的机械性肠道准备、术前6小时禁食固态食物、术前2小时停止饮用碳水化合物饮料和透明液体。

4. 目标导向液体疗法应用于指导中、高危手术的术中液体管理，在维持最佳血容量和心输出量的前提下给予最少量液体。

5. 术后应鼓励尽快口服液体，并停止静脉输液，以最大限度地降低并发症风险。若术后确需静脉输液，应密切关注持续的钠盐摄入。生理盐水、乳酸林格液、哈特曼液都不属于维持液。

引言

20世纪90年代末，波士顿的Wilmore教授和丹麦的Kehlet教授为拟行择期重大手术的结直肠癌患者建立了一种新的照护路径，目的是最大限度地减少术后发病率和缩短住院时间。这一方法是基于当时可获得的最佳证据，结合了多种作用广泛的干预措施[1,2]。

类似的“快通道”路径已在世界各地以不同的名称发展起来。在英国，这种方法被简称为加速康复，自21世纪中期首次推出以来，加强康复项目已成为大多英国医院的外科常规方法[3]。虽然最有力的证据来自该方案运行时间最长的结直肠外科，骨科择期关节置换、妇科大型手术和泌尿外科也迅速采取了类似的方案，这些专科的证据正在逐渐增加[3]。

加速康复的优势

许多系统综述表明，加速康复方案可缩短结直肠手术患者的住院时间，虽然对死亡率无影响[4-8]。2010年，一篇对6项分别涵盖了4~9种不同加速康复要素的随机对照试验进行的Meta分析显示，加速康复方案显著缩短至少2天住院时间，并且并发症的发生率下降50%[8]。2011年进行的二次系统综述得到几乎相同的结论[7]。大多数研究表明，加速康复方案虽然缩短了住院时长，但并不会导致30天再入院率增加[6,9]。

其他外科专科也陆续获得类似的结论。2015年，一项关于加速康复在泌尿外科中应用的系统综述共纳入6项研究，得出结论：加速康复缩短患者的住院时间，但不会使发病率或死亡率升高[10]。然而，2014年进行的一项关于加速康复在妇科肿瘤手术中的应用的Cochrane综述，未发现任何符合纳入标准的RCT研究[11]。但其他非随机对照试验显示，在妇科应用加速康复方案，住院时间也有缩短。例如，2014年瑞典发表的一项观察性研究显示，在应用加速康复路径后，>17%的经腹子宫切除的患者术后2天内出院[12]。近期的两篇系统综述研究了加速康复方案在上消化道手术中的应用。Gemmill等回顾了18项符合纳入标准的研究（包括3项RCT研究）后得出结论，加速康复是安全的，可缩短胃和食管癌手术患者的住院时间，但证据基础仍然薄弱[13]。同时，Beamish等回顾了14项研究（包括9项RCT研究）共1676例胃癌患者，他们得出的结论是，加速康复方案是安全、可行和经济的，缩短住院时间的趋势并不明显[14]。

迄今为止，关于加速康复项目效果的最大规模的研究是由加速康复合作计划最新公布的一项为期3年的跨专业国家审查研究。从2009年到2012年，61家英国医院对4个外科专科（结肠、泌尿、骨科和妇科）进行了审查，加速康复方案依从性高与结肠、骨科和泌尿外科手术后住院时间缩短之间存在较弱的相关性，以80%依从性为界值，直肠、骨科和泌尿外科手术住院时间中位数分别缩短了2、1和3天，在此期间，妇科的住院时间无变化[15]。

加速康复路径内容

Kehlet早期方案的重点是最大限度地减少手术应激反应的影响，包括改善镇痛、使用短效麻醉药（或区域麻醉可行时使用）和微创手术，以及鼓励术后尽快活动和补充营养[1,2]。

虽然不同医院和不同外科专科之间加速康复方案的具体内容有所不同，但大多数干预措施仍然非常一致，而液体治疗始终是主要组成部分之一。

表15.1列出了英国加速康复合作计划规定的应纳入经典加速康复方案的内容[3,16]。术前、术中和术后3个阶段都明确提到（并强调）了液体治疗。

虽然人们现在普遍认为加速康复路径可安全地缩短住院时间，但哪些因素对实现加速康复最为重要尚存争议[3]。尽管最近的一篇系统综述没有发现目标导向液体治疗影响C反应蛋白（CRP）值的证据[17]，但考虑到不同中心和不同临床医师的液体管理仍然存在很大的差异[18,19]，且不同液体方案可显著影响手术并发症的发生率（可能高达50%[20]），因此，最佳围术期液体治疗方案应是任何加速康复方案的重要组成部分。挑战在于如何确定什么是“最佳”。

加速康复中的液体治疗：最佳方案

液体管理是整个围术期的重要考虑因素，患者住院期间应始终进行最佳液体管理。任何时候液体管理不到位，不仅会导致住院时间明显延长，且有可能破坏加速康复方案其他要素所带来的好处[21]。

液体管理应同其他加速康复要素一样，以尽可能接近正常生理状态为首要目标。在液体治疗方面，应理解为避免脱水和低血容量或补液过量及其相关并发症。补液不足导致灌注压不足，氧输送减少，无氧代谢增加，最终导致细胞死亡和终末器官衰竭[22]。围术期最常见的表现可能为急性肾损伤（AKI）。

相反，补液过量也会产生危害，即静

表15.1　经典加速康复方案内容——英国加速康复合作计划建议

术前	术中	术后
术前访视	第一次切皮前使用抗生素	鼻胃管移除
对患者进行手术评估	硬膜外或局麻镇痛	避免晶体液过量
向患者解释加速康复	使用液体管理技术进行个体化液体治疗	采用“目标导向”液体管理
宣教（例如，肌肉骨骼治疗或结肠造口）	避免晶体液过量	术后营养（鼓励早期经口进食）
避免口服肠道准备	避免体温过低	恶心呕吐控制
手术当天入院	避免使用腹腔引流管	早期动员
饮用碳水化合物饮料		早期拔除导管
术前保持良好的水化作用		避免使用阿片类镇痛药物
避免应用镇静剂		

Adapted from [3,16].

脉压升高和心房利钠肽水平升高，从而损害血管内皮脆弱的糖萼（多糖包被）[22]。这会导致血管“渗漏”，间质中发生损伤性组织水肿，进一步损害组织和器官的氧合[22]。这种间质性水肿，以及过量晶体液输注造成的高盐负荷，也可导致术后肠梗阻，进一步延长患者的住院时间[23]。见图15.1[24]。

不幸的是，这一领域的术语历来令人困惑。最初鼓励围术期进行“自由液体疗法”以维持假定的“第三间隙”。然而，支持这一理论的证据一直很少，随着我们对糖萼损伤和因此导致的间质水肿（如前所述）的了解增加，逐渐形成以更“限制性”的方法进行补液的共识[25]。然而，“限制性”一词意味着倾向于同样具有危害的低血容量状态。最近的综述建议以“零平衡”一词替代“限制性”和“自由式”两个术语，以避免误解，并鼓励采取适度限制性补液疗法，即仅补充丢失的液体来避免体液潴留和体重增加（例如，通气和呼吸造成的隐性损失，或术中出血造成的容量损失）[21,24]。然而，2018年一项大型多中心试验“限制性与自由式液体疗法用于腹部大型手术（RELIEF）”的报道发现，与自由式方法相比，限制性液体治疗与更高的急性肾损伤发生率（8.6%对5.0%，$P<0.001$）、肾替代疗法（0.9%对0.3%，P=0.048），以及脓毒症并发症或死亡（21.8% 对 19.8%，P=0.19）相关[26]。在该项研究中，限制组和自由组分别接受1.7L或3.3L术中补液，两组手术时长的中位数均为3.3小时；这表明，以“零平衡”为目标的方法实际上可能导致医师在围术期补液过于严格[27]。

随后，建议临床医师在围术期采用“适度宽松的液体疗法”。由于术前、术中和术后各阶段会出现不同的考虑因素，接下来将依次介绍如何将这种方法应用于每一阶段。

术前液体管理

术前液体管理的主要目的是防止患者在手术开始前脱水。显然，若患者以正常的血容量状态开始手术，则术中更容易进行液体管理[21]。尽管这一概念听起来很简单，但在实践中却面临着众多挑战。

患者在择期手术前需禁食固体食物，以最大限度地降低诱导期误吸的风险，但越来越多的国际指南认识到，术前禁饮液体时长不应超过2小时。Cochrane综述显示，无论是成人还是儿童，术前2小时饮用清亮液体与误吸风险或其他并发症的增加无关。这些综述表明，饮用清亮液体实

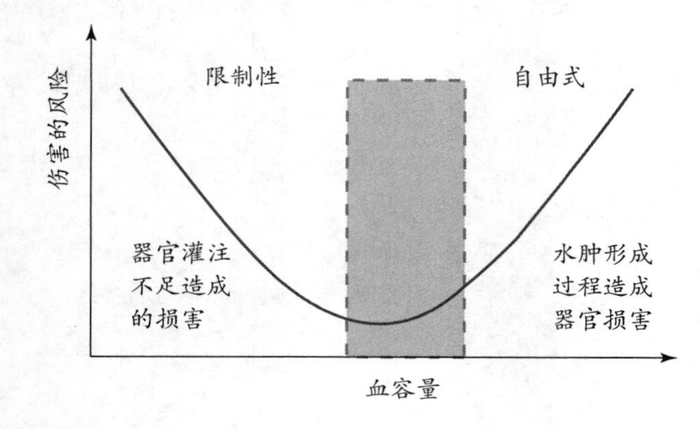

图15.1 “限制性”和“自由式”补液，分别通过灌注不足或组织水肿形成，使终末器官损伤风险增加。为了避免过度限制，临床医师应采取“适度自由”的方法（如图阴影部分所示），患者术中补液量以超1~2L为限。（Adapted from［24］.）

际上减少了成人的胃容量，并使成人和儿童的术前体验更舒适[28,29]。现在，欧洲麻醉学会也在其指南中鼓励成人和儿童在术前2小时前饮用液体[30]，美国加速康复协会（ASER）和围术期质量促进会（POQI）关于结直肠手术加速康复围术期液体管理的联合共识声明亦是如此[31]。

尽管颇具争议，许多加速康复方案也建议避免机械性肠道准备。机械性肠道准备已被证明会增加脱水风险，并降低患者的舒适度，且在大多数病例中并不会降低术后早期并发症的风险[32–34]。然而，一些外科医师认为，机械性肠道准备的确使某些手术操作更加容易，特别是腹腔镜手术，最近的一些证据表明，机械性肠道准备可显著提高择期结直肠癌手术患者的10年生存率[35,36]。总体而言，避免机械性肠道准备目前仍然是加速康复方案的重要组成部分，因为这种准备会显著影响术前水合状态。

术前除充分为患者补水外，还应使用碳水化合物能量饮料（至少含45g碳水化合物）优化其营养状况。这些饮料还可减轻患者等待手术期间的不适，并通过增加胰岛素活性而降低术后胰岛素抵抗[37,38]。根据不同的营养成分，可在术前2~3小时安全服用[39]。

术中液体管理

同其他加速康复要素一样，术中液体平衡的主要目的应该是尽可能地维持正常生理，即维持正常血容量和减少电解质紊乱。术前液体管理成功的标准是保证患者在手术开始时容量充足，这意味着术中液体管理的主要目标为仅补充持续的液体损失量而不过量补液[21]，标准为总容量1~2L的正平衡，以防止限制性液体疗法相关的损伤[26,40]。

隐性体液丢失（如排汗或排尿）只占持续液体损失量很小的一部分，通常以晶体液补充。正常情况下，术中直接测量的蒸发损失量＜1mL/（kg·h），但若明显超过这一速度会迅速带来伤害和术后并发症（如前所述：肠梗阻）[23,41]。术中过度限制性液体管理可能会导致急性肾损伤，目前的共识是，围术期以适度宽松的术中液体平衡为目标，在腹部大手术期间输注10~12mL/（kg·h）晶体液[26,27]。

术中持续性液体损失主要为血管内容量损失。例如，患者可能因外科炎性反应继发的失血或体液转移（如，间质水肿形成）而导致容量减少[21,22]。这些损失需用等量的同类型液体来补充（例如，失血应用血液制品来补充，若出血严重，则应补充血小板和凝血因子）[22]。

若手术室吸引瓶很快被充满，这种大量失血很容易判断；但体液转移对于外科医师或麻醉医师来说就不易被发现。如果怀疑有容量丢失，则通过观察对补液有无反应的“容量刺激”或“液体刺激”方法来判断是否存在血管内容量不足。

液体刺激仍然是麻醉医师评估液体反应性最重要的工具之一[42]。若患者容量不足，并可耐受补液，那么少量且快速地补液可增加前负荷，从而使每搏量和心输出量明显增加。阳性反应证明患者具有“液体（或容量）反应性”[42]。

经典的液体刺激是在5~10分钟内快速给予500mL液体，患者存在液体反应性，则每搏量应至少增加10%~15%[21,43,44]。

另一种测试液体反应性的简单方法是被动抬腿试验（PLR），即把下肢抬高至心脏高度以上。促使血液由下肢静脉系统回流，增加静脉回心血量（和前负荷），产生与传统“液体刺激”类似的反应[45]。虽然在手术中很少使用，但这个动作在术后容量评估方法中占有一席之地。

然而，必须记住“液体反应性”和“血流动力学不稳定性”是不可互换或等价的。血流动力学不稳定的危重患者中约50%对补液无反应——无“容量反应”，可能需用血管升压药以增加全身血管阻力，或用强心药物增加心肌收缩力[44]。同样，容量响应型患者并不总是血容量不足[21]。加速康复方案实施成功的患者通常比其他患者对补液的反应性更小，因为他们很可能在手术开始时具备良好的水合状况[42]。

在评估液体反应性时，应始终考虑整个临床情况，因此，良好的临床评估对于术中液体管理的正确决策至关重要（见本章后文“液体状态的临床评估”）。

术后液体管理

加速康复路径建议患者术后尽早恢复正常进食和饮用液体，一旦恢复，应立即停止静脉输液。如前所述，术后继续静脉输液会进一步增加术后肠梗阻的风险，特别是当患者术后对钠和氯的清除能力下降时[23]。因此，若术后需继续输液，则应考虑使用钠含量相对较低的低渗液，尤其是对于在术中已补充了过量的钠和氯的患者[21]。

术后继续静脉输液也会使其他加速康复措施受阻。术后加速康复的重点之一是鼓励早期活动，若患者连接静脉输液通路，则可能更不愿自觉活动。同样，导管也会阻碍患者的活动，应尽快去除[21]。充分镇痛对于促进早期活动也很重要，根据所进行的外科手术，也可能需要泻药来减少便秘和尿潴留。

早期经口进食也有独立的获益。一项系统综述显示，早期经口进食可显著降低术后感染的风险，并缩短住院时间。此外，也可能降低手术吻合口裂开、伤口感染、肺炎、腹腔脓肿和死亡率的风险，虽然这些在Meta分析时未达到统计学意义[46]。为实现这些目标，英国和美国的医师正被鼓励让他们的患者“DREAMing”，“DREAM”的首字母缩写代表让患者在手术后尽快“饮水、进食和运动”[41]。

显然，术前和术中液体管理将影响术后液体管理，并决定加速康复液体管理整体是否成功。例如，若术前不能预防脱水，则意味着患者在手术开始时已处于相对容量不足状态，术中需要补充更多的液体，则会增加术后肠梗阻的风险，延迟出院时间。

个体化液体疗法的必要性

虽然围术期所有患者应遵循相同的一般原则，但基于患者、手术及麻醉方法间的差异，无法事先制订确切的管理方案[48]。

换言之，每例手术均需个体化的液体管理方案，这意味着整个围术期对患者的液体需求进行持续和重新评估至关重要。

液体状态的临床评估

评估患者的液体状态是一项重要的临床技能，我们从进入医学院的第一天就开始学习。传统上，临床医师被教授使用很多不同的生理学标志来监测容量状态。以下是一些可能提示患者低血容量的临床体征和参数：

- 心率 > 90次/分（或n % > 基线）。
- 收缩压 < 90次/分（或n % < 基线）。
- 尿量 < 0.5mL/（kg · h）。
- 乳酸升高。
- 低中心静脉压。

然而，这些标志均无法准确反应麻醉患者的容量状态[21]。很多标志都不够具体。例如，在任何类型的全身炎性反应（历史上称为“SIRS标准”）中，均可能出现心率超过90次/分。虽然SIRS最初被定义为脓毒症，它同样可能是对创伤、炎症、缺血或其他因素的反应，超过80%的外科重症监护患者符合SIRS标准[49,50]，因此，ICU不再以这些标准定义脓毒症[51]。

这些标志中的许多无法敏感监测容量变化，其原因之一为正常生理反应对全身失血的混淆效应，即内脏血管收缩。内脏血管收缩通过使血液回流至体循环和维持重要器官灌注而具有生理性保护作用。这意味着体循环是相对稳定的，即使存在大量的总容量欠缺，心率和血压也不会有显著变化。只有当内脏循环系统无法代偿容量不足时，这些变量才开始发生改变[21]。例如，在一项研究中，年轻健康志愿者在1小时内通过静脉采血逐渐抽取总血容量25%的静脉血，唯一发生有意义改变的是胃张力测量仪——一种专门监测内脏灌注的仪器。尽管容量损失较大，心率和平均动脉血压却保持不变[52]。

尿量是另一种衡量容积状态的良好标志，也是评估肾功能的一种相对简单的方法。然而，在术中和术后尿量的记录往往不全，术中少尿[即尿量<0.5mL/(kg·h)]不能预测发生急性肾损伤或接受大型非心脏手术患者的总体容量状态[53]。

20世纪90年代末和21世纪初，重症监护病房常规每小时监测中心静脉压（即右心房或上腔静脉记录的压力）。2008年，一项对24项研究的系统综述得出结论，中心静脉压实际上并不能很好地预测患者是否需要更多的液体，以及患者的总体血容量。作者建议围术期不再常规进行中心静脉压监测[54]。

经食管超声心动图也被用于评估容量状态。其吸引人之处在于可直接观察心脏本身，且在麻醉患者身上操作相对简单，然而，左、右心室舒张末期容积的测量是可变的，如前所述许多静态变量一样，最终被证明对评估患者的液体反应性无明显帮助[55,56]。

然而，使用超声测量下腔静脉或上腔静脉直径的变化已被证明在评估正压通气患者的液体反应性方面具有非常好的预测价值[56]。测量直径的变化使其成为一种动态标志物，事实上，许多其他动态变量也被证明在评估液体反应性方面是有效的，特别是对于机械通气患者。

依据动态变量评估液体状态

使用动态指标评估液体反应性已一再被证明比使用静态指标更有效[42,45,55]。这一结论得到一篇比较静态和动态指标的系统综述的支持。这篇综述中使用的许多动态变量都与呼吸周期不同时间点的压力变化有关，如脉压变化[55]。

若患者采用机械通气，脉压变化（见图15.2）是由呼吸周期中不同时间点静脉回流（心脏前负荷）的变化引起的。这是由于右心房压力在正压吸气时升高，在呼气时又降低所致。这些压力变化引起静脉回流和心室充盈压周期性变化。这些变化在容量不足和具有液体反应性的患者中也更大，可以精准测量液体反应性。脉压变

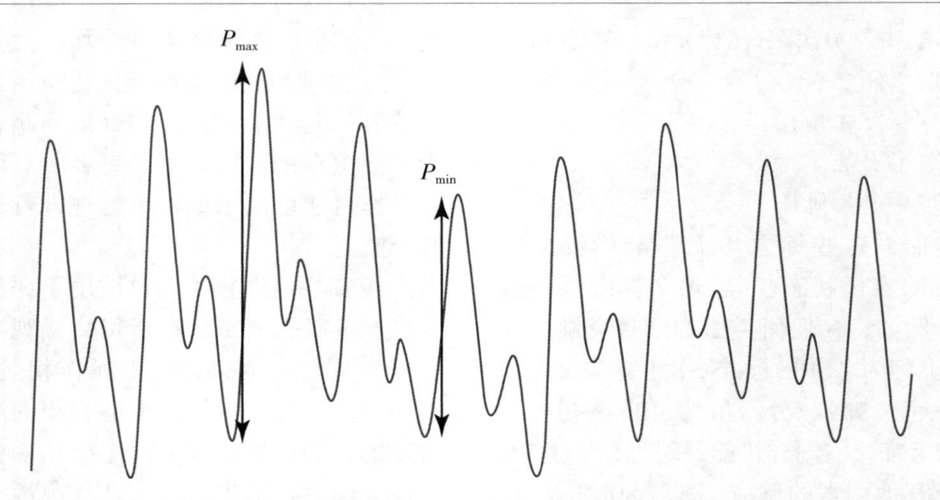

图15.2 脉压变异为最大脉压（P_{max}）与最小脉压（P_{min}）差的百分比。

化也易在正常动脉压图上显示，这使其成为监测动脉置管的机械通气患者液体反应性的一个非常有用的测量方法[57]。一般而言，脉压变化至少为13%时，提示补500mL晶体液可使心输出量增加15%或更多[45]。

在血氧容积变化图上也可以看到类似的周期性变化。血氧容积变化图的变化已经被证实与脉压变化很接近，血氧容积变化图的变化超过15%可以准确预测脉压变化超过13%。血氧容积变化图变化相对于脉压变化的最大优势是，其可通过正常氧饱和度手指探头无创测量，不需要有创操作[58,59]。

由于脉压的主要决定因素是每搏量，因此在机械通气患者中也可以看到类似的每搏量变化，也可作为液体反应性的准确预测指标。每搏量的变化可以通过经食管超声心动图测量，国家临床优化研究所推荐使用专业的经食管多普勒超声探头，并在全英国常规使用[45,55,60]。

尽管非常准确，但所有这些变化都依赖于一些假定条件。例如，患者必须在正常的胸膜腔内压和腹内压下进行机械通气，以确保呼吸压力的变化周期正常。患者还必须处于窦性节律，因为其他节律，如心房颤动（R波到R波时间不规则）会影响胸腔内压力周期在右心房的传导，而心室和较小的潮气量将减小这些压力变化，这些都显著改变了该测试的预测价值[21,45,57]。某些因素会导致脉压变化显得过大（假阳性），而另一些因素会导致变化过小，尽管液体反应性无变化（假阴性）。缩略语“LIMITS”提供了一种记住这些效应的方法[61]。见图15.3[61]。

归根结底，脉压和血氧容积变化图的变化都是间接测量每搏量变化的创伤性较小的方法。如前所述，成功的液体刺激会使每搏量增加，从而增加心输出量，液体治疗应该始终以增加每搏量为目标，而不是降低血氧容积变化或脉压变异性。

以前评估液体状态的标准（静态）方法没有明确的目标，通常很难明确补液是否有益，随着对每搏量变化的动态评估，液体治疗有一个非常明确的目标：可测量的每搏量和心输出量增加[21,44,55]。

这一概念促生了一种新的液体治疗方法，称为“目标导向液体疗法”，在世界各

假阴性
L
心率/呼吸率比值低（Low）
（如极度心动过缓或高频通气）
假阳性
I
心律失常（Irregular）
假阴性
M
机械（Mechanical）通气时潮气量小
假阳性
I
腹压增加（Increased）
（如气腹）
假阴性
T
开放胸腔（Thorax）
BOTH 假阴性+假阳性
S
自主（Spontaneous）呼吸

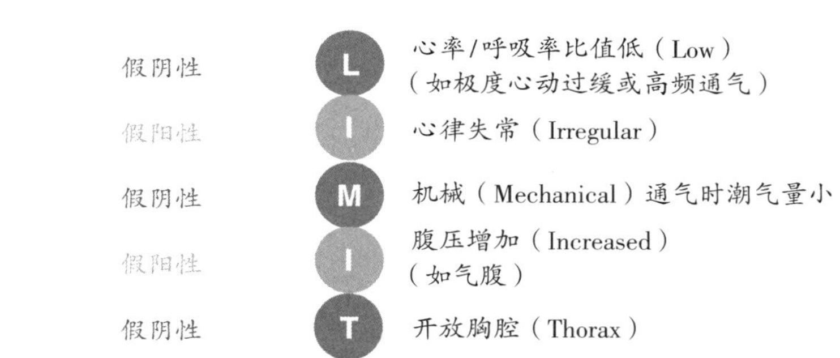

图15.3　使用脉压变化监测的"LIMITS"，以及在每种情况下需除外假阳性或假阴性结果。（Adapted from［61］.）

地的加速康复方案中应用[21,62]。

目标导向液体疗法

目标导向液体疗法可以定义为使用液体、血管升压药和（或）正性肌力药物来增加心输出量，从而增加组织氧供。如前所述，液体管理通常通过增加前负荷和每搏量来达到这一目的。

30多年前，随着20世纪70年代早期Swan-Ganz肺动脉导管的发明，首次可以测量心输出量的快速变化，这一概念得到了发展[63,64]。此后不久，1978年，Bland等提出氧输送将是一个有用的治疗目标[65]。1988年，Shoemaker等使用肺动脉导管的方案来增加供氧量为目标，并发现这一方法可显著降低高风险手术患者的死亡率——这一概念使用至今[66]。

肺动脉置管在重症监护室从过去的常见到现在的几乎不用。部分原因是其使用存在许多风险，同时也因为其他可靠的、侵入性较小、风险较小的心输出量监测仪的出现[67]。

监测心输出量的不同方法包括以常规监测法观察每搏量、脉压或如上所述的血氧容积变化，也包括专用设备，如之前提到的经食管多普勒或锂稀释心输出量监测设备，如LiDCO便携装置（LiDCO，Cambridge，UK）。该设备注入小剂量的锂，利用其与动脉波形图一起用于校准每搏量[60,68,69]。

目标导向液体疗法目前在澳大利亚、新西兰、美国广泛应用，特别是在英国，经食管多普勒是监测心输出量变化最常见的方法[68]。

2012年，Cochrane系统综述纳入了31项试验，共计5000多例患者，得出目标导向液体疗法可显著降低择期手术发病率的结论。采用目标导向液体治疗后，急性肾损伤、呼吸并发症和伤口感染的发生率均显著降低，平均住院时间也缩短了1天，并发症发生率下降。该综述未发现任何证据表明使用目标导向液体疗法具有潜在危害，虽然发现28天死亡率可能下降的趋势，但尚无统计学意义（对照组28天死亡率=7/100，GDFT组=6/100，RR：0.81，CI：0.65~1.00）[70]。

总而言之，这些结论与之前描述的加速康复方案类似：这两种干预措施均显著降低手术患者的发病率和缩短住院时间，但并未显著影响这些患者的死亡率[8,70]。

加速康复方案中的目标导向液体疗法

最近一些研究尝试评估加速康复方案中使用目标导向液体疗法的优势，但总体结果喜忧参半。

2012年，Brandstrup等随机选取了150例采用加速康复方案管理的结肠直肠癌患者，以经食管多普勒指导液体管理或零平衡液体治疗方法。30天内，两组主要或次要并发症、死亡率或住院时间无显著差异[71]。

Srinivasa等在2013年对85例结直肠患者进行了相似的试验，这些患者均采用加速康复方案管理，包括术前饮用液体和避免长时间禁食。一半患者接受“限制性液体管理”（术中最多1500mL），另一半患者接受目标导向液体治疗。两组患者的中位住院时间和并发症数量几乎相同（6天对5天，并发症26例对27例）。有趣的是，每组的术中补液量也相似：目标导向液体治疗组为1994mL，限制组为平均1614mL，并且血流动力学变量两组无统计学差异[72]。

2014年，Phan等随机纳入了100例结直肠患者，其中50例接受限制性液体管理，50例接受依据经食管多普勒指导的液体管理。100例患者均采用了相同的加速康复方案。与之前类似，中位住院时间（限制性组为6天，目标导向组为6.5天，*P*=0.421）或并发症发生率（限制性组为52%，目标导向组为60%，*P*=0.42）无差异。在本例中，两组患者术中输注的液体量在统计学上确实存在差异，但两组患者输注的液体总量仍然相对较小（限制性组为1500mL，目标导向组为2190mL，*P*=0.008）[73]。

2015年的一项类似的随机试验中，Lai等观察了220例行直肠切除术或回肠膀胱切除术的患者，随机分为两组：一组为依据LiDCO指导补充胶体液为目标导向液体治疗组，另一组补液相对自由，为对照组。此外，各组依据术前心肺运动测试进行了分层。尽管目标导向液体治疗组（干预）平均多补液956mL琥珀明胶液（B. Braun，Melsungen，Germany），但平均住院时间（对照组9.6天，干预组11.8，*P*=0.091）和术后并发症发生率（对照组48.6%，干预组 50.5%，*P*=0.717）均无明显差异。每搏量和氧合能力与住院时间或并发症发生率之间也无统计学关联[74]。

这4项规模相对较小的研究并未提示在加速康复方案中使用目标导向液体疗法有任何明显优势，但可能更重要的是，同样未提示使用这种方法有任何危害。更有意思的是，在这3项研究中，引用加速康复方案后，不仅是干预组，也在对照组中发现术中补液量较未引用前显著下降[21]。

Srinivasa在2013年的目标导向研究方案实际上与Noblett等在2006年使用的完全相同，但2006年试验所有患者均进行了肠道准备，而且禁食时间更长。在2006年的研究中，目标导向组补液总量为3638mL，对照组补液总量为3834mL，是Srinivasa（2013）采用加速康复方案研究中对照组（限制性）补液总量的两倍多。与2013年的研究不同，Noblett等的患者在手术开始时对液体的反应性更强，心脏指数在整个手术过程中对补液的反应显著增加（平均3.2~3.8 L/min）。总体来说，2006年目标导向组的并发症（2% 对 15%，*P*=0.04）和平均住院时间（7天对 9天，*P*=0.005）显著低于自由治疗组。总之，这些结果确实凸显加速康复方案在仅仅8年间对手术结果的显著影响，并强调了围术期液体管理在这一改善中的重要性[21,72,75]。

这样一些结果可能表明，随着加速康复方案因素的增加，目标导向液体治疗不再需要在手术室中进行。然而，2018年FEDORA试验仍然显示，相较于仅接受标准（仅有加强康复型）护理的患者，接受目标导向液体治疗的患者术后并发症明显减少，住院时间明显缩短[76]。2014年，Pearse等进行了一项大型多中心随机对照试验[优化心血管管理以改善手术预后（OPTIMISE）]，报道了在手术期间及术后6小时内使用目标导向液体疗法联合强心药（多培沙明）对高危患者的影响[77]。所有734例患者都采用加速康复方案，使其成为迄今为止最大规模的目标导向液体疗法加速康复试验。其主要结果为预先确定的中度或重度术后并发症和30天死亡率的综合评分。同样，干预组未能显著降低综合发病率和死亡率，但干预组有明显的获益趋势（干预组36.6% 对比对照组43.4%，P=0.07，95% CI：0.71~1.01）。有趣的是，OPTIMISE研究首次表明，通过使用目标导向液体疗法，180天死亡率有降低的趋势，尽管同样没有统计学意义（干预组180天死亡率为7.7%，对照组为11.6%，P=0.08）。该试验计划招募1000多例患者，若能达到这一初始目标，这两个结局可能会呈现显著差异，但也未知[77]。

OPTIMISE的作者将他们得到的新结果，以及在试验期间发表的其他7项较小的研究纳入2012年早些时候的Cochrane系统综述，使被综述的研究总数达到38项。这项新的Meta分析显示，以心输出量指导的血流动力学治疗方法（目标导向液体治疗）确实显著降低了外科患者的并发症发生率[77]。

然而，从这些研究中仍然很难得出明确的结论。使用单个综合死亡率和发病率的指标可能会限制结果的重要性，因为尚无研究显示死亡率有显著差异。目前还不清楚主要改善是否源于使用目标导向的液体疗法、正性肌力药物支持，或两者都是（OPTIMISE是第一项在干预组中结合这两种方法的研究之一）。最后，尽管该研究显著提高了更新后的Cochrane Meta分析的数据质量，但本综述中的大多数研究仍属于小型单中心研究。其中许多研究已经有10多年的历史了，早于加速康复路径的实施[77]。

最终，目标导向液体疗法已多次被证明是一种安全的干预手段。通过加速康复方案或目标导向液体疗法进行更好的液体管理均已被证明能够独立地减少术后并发症。一种目标导向的液体治疗方法也可能为加速康复方案带来更多的益处，特别是对于高风险患者，尽管这需要一项大型和强有力的临床试验来佐证[21,74,77,78]。目前有两项这样的试验正在英国招募，一个是优化围术期心血管管理以改善手术预后2（OPTIMISE 2），另一项是“急诊剖腹手术中的液体管理优化（FLOELA）”试验，分别观察行择期和急诊腹部大手术的患者[79]。

目前看来，目标导向液体疗法对于术前容量状态欠佳且具有液体反应性的手术患者肯定是最有利的。由于很难预测哪些患者会属于此类，建议对所有患者采用目标导向液体治疗，以确保那些可受益于目标导向液体治疗的患者接受合理治疗[21]。对于某些可能出现大量失血或大量体液转移的手术，基于心输出量监测的目标导向液体治疗应被视为最佳方法[62]。

目前，英国的专家共识建议为所有采用加速康复方案的患者应用个体化液体治疗方法。通过目标导向液体方法，一些患者的心输出量得到优化，高危患者进行高风险手术时最有可能获益[16,21]。见图15.4[27]。英国加速康复共识建议在任何具有以下特征的手术中，应用液体管理技术（如经食管多普勒）[16]：

- 大手术+30天死亡率>1%。
- 大手术+预期失血量>500mL。
- 大型腹腔手术。
- 高危患者（例如，年龄>80岁，有左心室衰竭史或缺血性心脏病或脑卒中病史）。
- 意外失血，需补液>2L。
- 持续低血容量或组织灌注不足的患者（如持续性乳酸酸中毒）。

液体选择

静脉液体选择使用对加速康复方案的成功至关重要。总体来说，所有的静脉液体可分为以下3类：

1. 晶体液。
2. 胶体液。
3. 血液制品。

晶体液是电解质离子与葡萄糖混合；如，水与氯化钠离子混合形成盐水溶液。它们最适用于补充隐性损失（常伴随电解

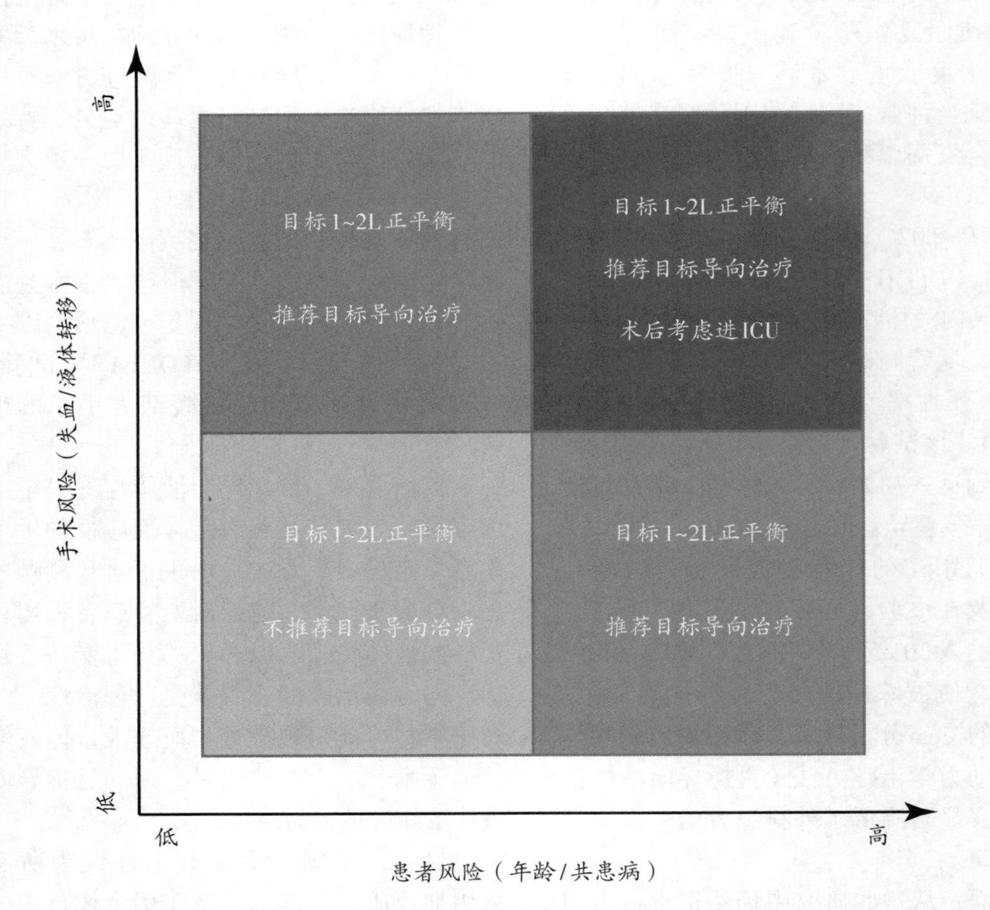

图15.4　所使用的液体管理方法应取决于患者和手术的危险因素，在高风险病例中应采用目标导向液体疗法（GDFT）。（Adapted from［27］.）

质紊乱；例如，出汗导致盐分和水分流失）。有些还可用作复苏液体，因为它们也会影响血流动力学状态——葡萄糖溶液除外，因为细胞摄取葡萄糖太快，不会影响血流动力学。晶体液可根据其组成离子和渗透压来分类；见表15.2中的代表性晶体液[22,42,80]。

胶体液是大分子溶质混合液，而不是电解质离子溶液。例如，淀粉、明胶或右旋糖酐溶液。这些溶质参与渗透压的形成，与晶体溶质相比，其颗粒较大，因此在血管腔内停留的时间更长（产生持久的血流动力学影响）[22,42]。

血液制品由单种血液成分组成，如红细胞、血小板、新鲜冷冻血浆或混合凝血因子。

哪种类型液体是“最好的”尚存争议。理想情况下，应以相似成分的液体补充丢失的液体，以维持正常生理[22]。例如，失血应该用血液制品来补充，如红细胞；若失血严重，也应输注血小板和其他凝血因子。

隐性损失（如出汗和呼吸）应以平衡盐溶液补充，并应尽可能避免使用0.9% NaCl溶液（包括一些与0.9% NaCl溶液混合的胶体）。很少有研究表明应用0.9% NaCl溶液具有临床获益，且常有报道指出，过度以盐水作为溶剂给药导致高氯性酸中毒[21]。此外，2018年两项大型试验（总计20 000多例患者）报道了在急诊和重症监护室使用0.9%的盐水与主要肾脏不良事件发生率显著增加相关，在重症监护室住院期间使用生理盐水者30天死亡率也更高（10.3%对11.1%，P=0.06）[81,82]。然而，虽然哈特曼液是一种平衡盐溶液，单独重复使用仍会导致意外高钠和低钾[18]。

《英国外科成年患者静脉输液治疗共识指南》（GIFTASUP）建议患者接受以下治疗，以满足其最低日常需求[80]：

- 1~2mmol/kg钠。
- 1mmol/kg钾。
- 30mL/kg水。

因此，依据英国加速康复合作的共识声明，维持液应旨在补充上述物质，补液速度应<2mL/（kg·h）（包括任何药物输注）[16,80]。对于术后确实需继续静脉输液的患者，这些指南强烈建议使用低钠晶体溶液（例如，0.18%钠/4%葡萄糖加钾），以最大限度地减少因钠过量而导致术后肠梗阻的风险[16,21]。

表15.2 不同溶液的代表及成分

液体	渗透压（mOsm/L）	pH值	葡萄糖（g/L）	Na^+（mEq/L）	K^+（mEq/L）	Ca^{2+}（mEq/L）	乳酸（mEq/L）	Cl^-（mEq/L）	醋酸酯（mEq/L）
血浆	285~295	7.4	40~70	142	4	5	27	1	
0.9%盐水	308	5.5		154				154	
哈特曼溶液	279	6.5		131	5	4	29	111	
5%葡萄糖	278	4.0	50						
0.18%盐水/4%葡萄糖	283	4.0	40	30				30	
血浆-赖氨酸	294	7.4		140	5			98	27

Adapted from [22,42,80].

在补充容量丢失方面，大多数目标导向液体疗法都使用胶体液。这是因为胶体液被认为比相同体积的晶体液增加每搏量和血压更多（也更快），因为胶体颗粒不像晶体溶液那样容易穿过糖萼层自血管流失[21,22]。

胶体与晶体对危重症复苏的作用Ⅲ期临床试验（一项大型多中心随机对照试验，比较晶体与胶体对低血容量休克复苏的作用）显示胶体组90天死亡率显著降低，表明对于具有液体反应性的患者，使用胶体液补充容量丢失更为有效。然而，另外至少两项大型随机试验表明，危重患者使用淀粉基液体会增加肾损伤风险或需要肾脏替代治疗，这使得人们对此公认的生存益处产生疑问[84,85]。

然而，这两项试验均专门研究危重患者，其中许多患者在随机分组前已经进行了液体复苏。目前尚无文献报道，外科患者在围术期使用淀粉基溶液治疗血容量不足会增加肾脏不良事件风险[86]。围术期患者在手术开始时通常身体状况良好，与重症监护室休克患者相比，属于完全不同的生理状态，因此这种肾脏损伤风险可能是由于休克时出现的全身炎症变化对血管壁造成了损害[21]。然而，对于有肾脏损害病史的围术期患者，避免使用复合胶体溶液可能是明智的，秉承个体化液体治疗原则，应根据具体情况决策使用晶体或胶体溶液[21]。

结论

实施加速康复路径在降低发病率和缩短择期术后住院时间方面，为患者带来显著改善；它们逐渐被越来越多的外科专科所接受，并逐渐发展为标准围术期护理方案[15]。加速康复方案并非使用激进的新型疗法，而是强调并侧重于把简单事情做好，其成功在于尽可能在围术期维持“生理正常”[3]。液体管理是该方法成功的核心组成部分，重点是在整个围术期实现合理的个体化液体管理[21]。这意味着术中目标为适度自由的液体平衡和大型手术补液总量1~2L正平衡[27]。在这一过程中，通过缩短禁食时间和避免机械性肠道准备来减少术前脱水与鼓励经口进食和避免术后过量静脉补液同样重要[21]。在整个过程中，良好的临床评估至关重要，术中应尽可能使用动态标志物，建议所有高危患者和大型手术病例采用目标导向液体疗法增加心输出量[16,45]。丢失的容量应以同类型的液体补充，补液试验是麻醉医师评估患者液体反应性的一个特别有效的工具。最终，补液方法应参考其他任何给药的方法：在正确的时间使用正确的剂量，给予需要的人，且应注意补液过量可能带来的潜在不良影响[87]。

（吴志新 译 聂 煌 审校）

参考文献

1. Kehlet H, Wilmore DW. Multimodal strategies to improve surgical outcome. Am J Surg. 2002 Jun 1;183(6):630–41.
2. Wilmore DW, Kehlet H. Management of patients in fast track surgery. BMJ. 2001 Feb 24;322(7284):473–6.
3. Grocott MPW, Martin DS, Mythen MG. Enhanced recovery pathways as a way to reduce surgical morbidity. [Miscellaneous article]. Curr Opin Crit Care. 2012 Aug;18(4):385–92.
4. Walter CJ, Collin J, Dumville JC, Drew PJ, Monson JR. Enhanced recovery in colorectal resections: a systematic review and meta-analysis1. Color Dis. 2009 May 1;11(4):344–53.

5. Wind J, Polle SW, PHP FKJ, CHC D, von Meyenfeldt MF, Ubbink DT, et al. Systematic review of enhanced recovery programmes in colonic surgery. Br J Surg. 2006 Jul 1;93(7):800–9.
6. Gouvas N, Tan E, Windsor A, Xynos E, Tekkis PP. Fast-track vs standard care in colorectal surgery: a meta-analysis update. Int J Color Dis. 2009 May 5;24(10):1119–31.
7. Adamina M, Kehlet H, Tomlinson GA, Senagore AJ, Delaney CP. Enhanced recovery pathways optimize health outcomes and resource utilization: a meta-analysis of randomized controlled trials in colorectal surgery. Surgery. 2011 Jun;149(6):830–40.
8. Varadhan KK, Neal KR, Dejong CHC, Fearon KCH, Ljungqvist O, Lobo DN. The enhanced recovery after surgery (ERAS) pathway for patients undergoing major elective open colorectal surgery: a meta-analysis of randomized controlled trials. Clin Nutr. 2010 Aug;29(4):434–40.
9. Spanjersberg WR, Reurings J, Keus F, van Laarhoven CJ. Fast track surgery versus conventional recovery strategies for colorectal surgery. In: Cochrane database of systematic reviews [Internet]. Wiley; 2011 [cited 2015 Oct 15]. http://onlinelibrary.wiley.com/doi/10.1002/14651858.CD007635.pub2/abstract
10. Di Rollo D, Mohammed A, Rawlinson A, Douglas-Moore J, Beatty J. Enhanced recovery protocols in urological surgery: a systematic review. Can J Urol. 2015 Jun;22(3):7817–23.
11. Lu D, Wang X, Shi G. Perioperative enhanced recovery programmes for gynaecological cancer patients. In: Cochrane database of systematic reviews [Internet]. Wiley; 2015 [cited 2015 Oct 15]. http://onlinelibrary.wiley.com/doi/10.1002/14651858.CD008239.pub4/abstract
12. Wijk L, Franzen K, Ljungqvist O, Nilsson K. Implementing a structured enhanced recovery after surgery (ERAS) protocol reduces length of stay after abdominal hysterectomy. Acta Obstet Gynecol Scand. 2014 Aug 1;93(8):749–56.
13. Gemmill E, Humes D. Catton J. Systematic review of enhanced recovery after gastro-oesophageal cancer surgery annals. 2015 Apr 1;97(3):173–9.
14. Beamish AJ, Chan DSY, Blake PA, Karran A, Lewis WG. Systematic review and meta-analysis of enhanced recovery programmes in gastric cancer surgery. Int J Surg. 2015 Jul;19:46–54.
15. Simpson JC, Moonesinghe SR, Grocott MPW, Kuper M, McMeeking A, Oliver CM, et al. Enhanced recovery from surgery in the UK: an audit of the enhanced recovery partnership programme 2009–2012. Br J Anaesth. 2015 Oct 1;115(4):560–8.
16. Mythen MG, Swart M, Acheson N, Crawford R, Jones K, Kuper M, et al. Perioperative fluid management: consensus statement from the enhanced recovery partnership. Perioper Med (Lond). 2012 Jun 27;1:2.
17. Watt DG, McSorley ST, Horgan PG, McMillan DC. Enhanced recovery after surgery: which components, if any, impact on the systemic inflammatory response following colorectal surgery? Medicine. 2015 Sep;94(36):e1286.
18. Minto G, Mythen MG. Perioperative fluid management: science, art or random chaos? Br J Anaesth. 2015 May 1;114(5):717–21.
19. Lilot M, Ehrenfeld JM, Lee C, Harrington B, Cannesson M, Rinehart J. Variability in practice and factors predictive of total crystalloid administration during abdominal surgery: retrospective two-Centre analysis. Br J Anaesth. 2015 May 1;114(5):767–76.
20. Brandstrup B, Tønnesen H, Beier-Holgersen R, Hjortsø E, Ørding H, Lindorff-Larsen K, et al. Effects of intravenous fluid restriction on postoperative complications: comparison of two perioperative fluid regimens. Ann Surg. 2003 Nov;238(5):641–8.
21. Miller TE, Roche AM, Mythen M. Fluid management and goal-directed therapy as an

adjunct to enhanced recovery after surgery (ERAS). Can J Anesth/J Can Anesth. 2014 Nov 13;62(2):158–68.
22. Edwards MR, Mythen MG. Fluid therapy in critical illness. Extrem Physiol Med. 2014 Sep 29;3:16.
23. Lobo DN, Bostock KA, Neal KR, Perkins AC, Rowlands BJ, Allison SP. Effect of salt and water balance on recovery of gastrointestinal function after elective colonic resection: a randomised controlled trial. Lancet. 2002 May 25;359(9320):1812–8.
24. Miller TE, Raghunathan K, Gan TJ. State-of-the-art fluid management in the operating room. Best Pract Res Clin Anaesthesiol. 2014 Sep;28(3):261–73.
25. Jacob M, Chappell D, Rehm M. The 'third space'--fact or fiction? Best Pract Res Clin Anaesthesiol. 2009 Jun;23(2):145–57.
26. Myles PS, Bellomo R, Corcoran T, Forbes A, Peyton P, Story D, et al. Restrictive versus liberal fluid therapy for major abdominal surgery. N Engl J Med. 2018 May 9;0(0):null.
27. Miller TE, Myles PS. Perioperative fluid therapy for major surgery. Anesthes. 2019 May 1;130(5):825–32.
28. Brady MC, Kinn S, Ness V, O'Rourke K, Randhawa N, Stuart P. Preoperative fasting for preventing perioperative complications in children. In: Cochrane database of systematic reviews [Internet]. Wiley; 2009 [cited 2015 Oct 17]. Available from: http://onlinelibrary.wiley.com/doi/10.1002/14651858.CD005285.pub2/abstract
29. Brady MC, Kinn S, Stuart P, Ness V. Preoperative fasting for adults to prevent perioperative complications. In: Cochrane database of systematic reviews [Internet]. Wiley; 2003 [cited 2015 Oct 17]. Available from: http://onlinelibrary.wiley.com/doi/10.1002/14651858.CD004423/abstract
30. Smith I, Kranke P, Murat I, Smith A, O'Sullivan G, Søreide E, et al. Perioperative fasting in adults and children: guidelines from the European Society of Anaesthesiology. Eur J Anaesthesiol. 2011 Aug;28(8):556–69.
31. Thiele RH, Raghunathan K, Brudney CS, Lobo DN, Martin D, Senagore A, et al. American Society for Enhanced Recovery (ASER) and perioperative quality initiative (POQI) joint consensus statement on perioperative fluid management within an enhanced recovery pathway for colorectal surgery. Perioper Med. 2016 Sep 17;5(1):24.
32. Holte K, Nielsen KG, Madsen JL, Kehlet H. Physiologic effects of bowel preparation. Dis Colon Rectum. 2004 Aug;47(8):1397–402.
33. Jung B, Lannerstad O, Påhlman L, Arodell M, Unosson M, Nilsson E. Preoperative mechanical preparation of the colon: the patient's experience. BMC Surg. 2007;7:5.
34. Jung B, Påhlman L, Nyström P-O, Nilsson E. Mechanical bowel preparation study group. Multicentre randomized clinical trial of mechanical bowel preparation in elective colonic resection. Br J Surg. 2007 Jun;94(6):689–95.
35. Mahajna A, Krausz M, Rosin D, Shabtai M, Hershko D, Ayalon A, et al. Bowel preparation is associated with spillage of bowel contents in colorectal surgery. Dis Colon Rectum. 2005 Aug;48(8):1626–31.
36. Collin Å, Jung B, Nilsson E, Påhlman L, Folkesson J. Impact of mechanical bowel preparation on survival after colonic cancer resection. Br J Surg. 2014 Nov;101(12):1594–600.
37. Hausel J, Nygren J, Lagerkranser M, Hellström PM, Hammarqvist F, Almström C, et al. A carbohydrate-rich drink reduces preoperative discomfort in elective surgery patients. Anesth Analg. 2001 Nov;93(5):1344–50.
38. Svanfeldt M, Thorell A, Hausel J, Soop M, Nygren J, Ljungqvist O. Effect of "preoperative" oral carbohydrate treatment on insulin action--a randomised cross-over unblinded

study in healthy subjects. Clin Nutr. 2005 Oct;24(5):815–21.

39. Lobo DN, Hendry PO, Rodrigues G, Marciani L, Totman JJ, Wright JW, et al. Gastric emptying of three liquid oral preoperative metabolic preconditioning regimens measured by magnetic resonance imaging in healthy adult volunteers: a randomised double-blind, crossover study. Clin Nutr. 2009 Dec;28(6):636–41.
40. Brandstrup B. Finding the right balance. N Engl J Med. 2018 Jun 14;378(24):2335–6.
41. Lamke LO, Nilsson GE, Reithner HL. Water loss by evaporation from the abdominal cavity during surgery. Acta Chir Scand. 1977;143(5):279–84.
42. Navarro LHC, Bloomstone JA, Auler JOC, Cannesson M, Rocca GD, Gan TJ, et al. Perioperative fluid therapy: a statement from the international Fluid Optimization Group. Perioper Med (Lond) [Internet]. 2015 Apr 10 [cited 2015 Oct 17]; 4:3. Available from: http://www.ncbi.nlm.nih.gov/pmc/articles/PMC4403901/
43. Michard F, Boussat S, Chemla D, Anguel N, Mercat A, Lecarpentier Y, et al. Relation between respiratory changes in arterial pulse pressure and fluid responsiveness in septic patients with acute circulatory failure. Am J Respir Crit Care Med. 2000 Jul;162(1):134–8.
44. Marik PE, Lemson J. Fluid responsiveness: an evolution of our understanding. Br J Anaesth. 2014 Apr 1;112(4):617–20.
45. Pinsky MR. HEmodynamic evaluation and monitoring in the icu*. Chest. 2007 Dec 1;132(6):2020–9.
46. Lewis SJ, Egger M, Sylvester PA, Thomas S. Early enteral feeding versus “nil by mouth” after gastrointestinal surgery: systematic review and meta-analysis of controlled trials. BMJ. 2001 Oct 6;323(7316):773–6.
47. Levy N, Mills P, Mythen M. Is the pursuit of DREAMing (drinking, eating and mobilising) the ultimate goal of anaesthesia? Anaesthesia. 2016;71(9):1008–12.
48. Yeager MP, Spence BC. Perioperative fluid management: current consensus and controversies. Semin Dial. 2006 Dec;19(6):472–9.
49. Bone RC, Balk RA, Cerra FB, Dellinger RP, Fein AM, Knaus WA, et al. Definitions for sepsis and organ failure and guidelines for the use of innovative therapies in sepsis. The ACCP/SCCM consensus conference committee. American college of chest physicians/society of critical care medicine. Chest. 1992 Jun;101(6):1644–55.
50. Brun-Buisson C. The epidemiology of the systemic inflammatory response. Intensive Care Med. 2000;26(Suppl 1):S64–74.
51. Singer M, Deutschman CS, Seymour CW, Shankar-Hari M, Annane D, Bauer M, et al. The third international consensus definitions for Sepsis and septic shock (Sepsis-3). JAMA. 2016 Feb 23;315(8):801–10.
52. Hamilton-Davies C, Mythen MG, Salmon JB, Jacobson D, Shukla A, Webb AR. Comparison of commonly used clinical indicators of hypovolaemia with gastrointestinal tonometry. Intensive Care Med. 1997 Mar;23(3):276–81.
53. Kheterpal S, Tremper KK, Englesbe MJ, O’Reilly M, Shanks AM, Fetterman DM, et al. Predictors of postoperative acute renal failure after noncardiac surgery in patients with previously normal renal function. Anesthesiology. 2007 Dec;107(6):892–902.
54. Marik PE, Baram M, Vahid B. Does central venous pressure predict fluid responsiveness?*: a systematic review of the literature and the tale of seven mares. Chest. 2008 Jul 1;134(1):172–8.
55. Michard F, Teboul J-L. Predicting fluid responsiveness in icu patients*: a critical analysis of the evidence. Chest. 2002 Jun 1;121(6):2000–8.
56. Levitov A, Marik PE. Echocardiographic assessment of preload responsiveness in critically ill patients. Cardiol Res Pract [Internet]. 2012

[cited 2015 Oct 25];2012:819696. Available from: http://www.ncbi.nlm.nih.gov/pmc/articles/PMC3171766/

57. Marik PE, Cavallazzi R, Vasu T, Hirani A. Dynamic changes in arterial waveform derived variables and fluid responsiveness in mechanically ventilated patients: a systematic review of the literature. Crit Care Med. 2009 Sep;37(9):2642–7.
58. Cannesson M, Besnard C, Durand PG, Bohé J, Jacques D. Relation between respiratory variations in pulse oximetry plethysmographic waveform amplitude and arterial pulse pressure in ventilated patients. Crit Care. 2005;9(5):R562–8.
59. Natalini G, Rosano A, Taranto M, Faggian B, Vittorielli E, Bernardini A. Arterial versus plethysmographic dynamic indices to test responsiveness for testing fluid administration in hypotensive patients: a clinical trial. Anesth Analg. 2006 Dec;103(6):1478–84.
60. National Institute for Health and Care Excellence. CardioQ-ODM (oesophageal Doppler monitor) [MTG3] [Internet]. London: National Institute for Health and Care Excellence; 2011 [cited 2013 Nov 24]. Available from: http://www.nice.org.uk/
61. Michard F, Chemla D, Teboul J-L. Applicability of pulse pressure variation: how many shades of grey? Crit Care [Internet]. 2015 [cited 2015 Nov 8];19(1):144. Available from: http://www.ncbi.nlm.nih.gov/pmc/articles/PMC4372274/
62. Cannesson M, Kain ZN. The role of perioperative goal-directed therapy in the era of enhanced recovery after surgery and perioperative surgical home. J Cardiothorac Vasc Anesth. 2014 Dec;28(6):1633–4.
63. Swan HJC, Ganz W, Forrester J, Marcus H, Diamond G, Chonette D. Catheterization of the heart in man with use of a flow-directed balloon-tipped catheter. N Engl J Med. 1970 Aug 27;283(9):447–51.
64. Ganz W, Tamura K, Marcus HS, Donoso R, Yoshida S, Swan HJC. Measurement of coronary sinus blood flow by continuous Thermodilution in man. Circulation. 1971 Aug 1;44(2):181–95.
65. Bland R, Shoemaker WC, Shabot MM. Physiologic monitoring goals for the critically ill patient. Surg Gynecol Obstet. 1978 Dec;147(6):833–41.
66. Shoemaker WC, Appel PL, Kram HB, Waxman K, Lee TS. PRospective trial of supranormal values of survivors as therapeutic goals in high-risk surgical patients. Chest. 1988 Dec 1;94(6):1176–86.
67. Marik PE. Obituary: pulmonary artery catheter 1970 to 2013. Ann Intensive Care. 2013 Nov 28;3:38.
68. Srinivasa S, Kahokehr A, Soop M, Taylor M, Hill AG. Goal-directed fluid therapy- a survey of anaesthetists in the UK, USA, Australia and New Zealand. MC Anesthesiol. 2013 Feb 22;13:5.
69. Wiles MD, Whiteley WJ, Moran CG, Moppett IK. The use of LiDCO based fluid management in patients undergoing hip fracture surgery under spinal anaesthesia: neck of femur optimisation therapy – targeted stroke volume (NOTTS): study protocol for a randomized controlled trial. Trials. 2011 Sep 28;12:213.
70. Grocott MPW, Dushianthan A, Hamilton MA, Mythen MG, Harrison D, Rowan K. Perioperative increase in global blood flow to explicit defined goals and outcomes following surgery. Cochrane Database Syst Rev. 2012;11:CD004082.
71. Brandstrup B, Svendsen PE, Rasmussen M, Belhage B, Rodt SÅ, Hansen B, et al. Which goal for fluid therapy during colorectal surgery is followed by the best outcome: near-maximal stroke volume or zero fluid balance? Br J Anaesth. 2012 Aug 1;109(2):191–9.
72. Srinivasa S, Taylor MHG, Singh PP, Yu T-C,

Soop M, Hill AG. Randomized clinical trial of goal-directed fluid therapy within an enhanced recovery protocol for elective colectomy. Br J Surg. 2013 Jan;100(1):66–74.
73. Phan TD, D'Souza B, Rattray MJ, Johnston MJ, Cowie BS. A randomised controlled trial of fluid restriction compared to oesophageal Doppler-guided goal-directed fluid therapy in elective major colorectal surgery within an enhanced recovery after surgery program. Anaesth Intensive Care. 2014 Nov;42(6):752–60.
74. Lai CW, Starkie T, Creanor S, Struthers RA, Portch D, Erasmus PD, et al. Randomized controlled trial of stroke volume optimization during elective major abdominal surgery in patients stratified by aerobic fitness. Br J Anaesth. 2015 Oct 1;115(4):578–89.
75. Noblett SE, Snowden CP, Shenton BK, Horgan AF. Randomized clinical trial assessing the effect of Doppler-optimized fluid management on outcome after elective colorectal resection. Br J Surg. 2006 Sep 1;93(9):1069–76.
76. Calvo-Vecino JM, Ripollés-Melchor J, Mythen MG, Casans-Francés R, Balik A, Artacho JP, et al. Effect of goal-directed haemodynamic therapy on postoperative complications in low–moderate risk surgical patients: a multicentre randomised controlled trial (FEDORA trial). Br J Anaesth. 2018 Apr 1;120(4):734–44.
77. Pearse RM, Harrison DA, MacDonald N, Gillies MA, Blunt M, Ackland G, et al. Effect of a perioperative, cardiac output-guided hemodynamic therapy algorithm on outcomes following major gastrointestinal surgery: a randomized clinical trial and systematic review. JAMA. 2014 Jun 4;311(21):2181–90.
78. Pearse RM. The whole truth and nothing but the truth: the need for full reporting of randomised trials. Perioper Med. 2015 Jul 22;4(1):7.
79. Edwards MR, Forbes G, MacDonald N, Berdunov V, Mihaylova B, Dias P, et al. Optimisation of perioperative cardiovascular management to improve surgical outcome II (OPTIMISE II) trial: study protocol for a multicentre international trial of cardiac output-guided fluid therapy with low-dose inotrope infusion compared with usual care in patients undergoing major elective gastrointestinal surgery. BMJ Open. 2019 Jan 1;9(1):e023455.
80. GIFTASUP [Internet]. [cited 2015 Oct 28]. Available from: http://www.bapen.org.uk/professionals/education-research-and-science/bapen-principles-of-good-nutritional-practice/giftasup?showall=1&limitstart=.
81. Self WH, Semler MW, Wanderer JP, Wang L, Byrne DW, Collins SP, et al. Balanced crystalloids versus saline in noncritically ill adults. N Engl J Med [Internet]. 2018 Feb 27 [cited 2019 Mar 24]; 378(9):819–828. Available from: https://www.nejm.org/doi/10.1056/NEJMoa1711586?url_ver=Z39.88-2003&rfr_id=ori%3Arid%3Acrossref.org&rfr_dat=cr_pub%3Dwww.ncbi.nlm.nih.gov
82. Semler MW, Self WH, Wanderer JP, Ehrenfeld JM, Wang L, Byrne DW, et al. Balanced crystalloids versus saline in critically ill adults. N Engl J Med [Internet]. 2018 Feb 27 [cited 2019 Mar 24]; 378(9):829–839. Available from: https://www.nejm.org/doi/10.1056/NEJMoa1711584?url_ver=Z39.88-2003&rfr_id=ori%3Arid%3Acrossref.org&rfr_dat=cr_pub%3Dwww.ncbi.nlm.nih.gov
83. Annane D, Siami S, Jaber S, Martin C, Elatrous S, Declère AD, et al. Effects of fluid resuscitation with colloids vs crystalloids on mortality in critically ill patients presenting with hypovolemic shock: the CRISTAL randomized trial. JAMA. 2013 Oct 9;310(17):1809–17.
84. Myburgh JA, Finfer S, Bellomo R, Billot L, Cass A, Gattas D, et al. Hydroxyethyl starch or saline for fluid resuscitation in intensive care. N Engl J Med. 2012 Nov 15;367(20):1901–11.
85. Perner A, Haase N, Guttormsen AB, Tenhunen J, Klemenzson G, Åneman A, et al.

Hydroxyethyl starch 130/0.42 versus Ringer's acetate in severe Sepsis. N Engl J Med. 2012 Jul 12;367(2):124–34.
86. Van Der Linden P, James M, Mythen M, Weiskopf RB. Safety of modern starches used during surgery. Anesth Analg. 2013 Jan;116(1):35–48.
87. Myburgh JA, Mythen MG. Resuscitation Fluids. N Engl J Med. 2013 Sep 26;369(13):1243–51.

第16章　静脉循环：目标导向血流动力学治疗中的几个新的挑战性概念

Simon Gelman

摘要

循环血容量的减少意味着张力容量（Vs）的减少。无论是医源性（例如，腰麻或硬膜外麻醉）或病理性（例如，脓毒症）的血管扩张（静脉扩张），都会带来非张力容量（Vu）的增加和张力容量的减少。增加张力容量有两种方法。一是输注液体。如果输注的液体不能使跨壁压（Ptm）增加至>0，它仍然是Vu，这可能是液体反应性缺失的原因。当（如果）输注的液体增加Ptm至>0，则液体输注会增加Ptm、BP和（或）心输出量。增加Vs的第二种方法，是给予小剂量的缩血管药物收缩静脉，减少静脉容量，将血液挤出顺应性静脉，增加Vs。联合使用α_1肾上腺素能激动剂和β_2肾上腺素能激动剂可能有用，因为这将加速Vu向Vs的转换（主要在内脏系统）。因此，如果小剂量的药物增加BP和（或）心输出量，有理由认为这是部分Vu转化为Vs的结果。这有利于预防过量液体输注。

背景和基础概念

在外科干预及康复的过程中发生了很多事件。这些事件背后的生理机制至今没有被完全阐释清楚，有时甚至不为人所知。我们姑且称之为“黑盒子”。事实上，它们不仅不是盒子，反而更像是具有许多楼层、每个楼层都有许多房间的一座大建筑物。在这里，我将只打开一个房间的门，只谈论一种形式的药物，即输液。此外，我将仅讨论液体容量，而不包括它的构成，不讨论特定的临床条件，如休克，也不讨论测量和监测血流动力学变量的技术，除非这些技术与目标导向的血流动力学治疗（GDHT）的生理学方面有关。一些与GDHT不直接相关的静脉系统生理功能细节不在本章节讨论，但可在其他地方查阅[1-3]。因此，本章将集中讨论与GDHT相关的静脉系统的功能。

在过去的40年中，我们接受了一个相对合理且部分得到支持的假设，即外科干预后获得良好结果的主要方法之一是确保充足的组织灌注[3-5]。Starling理论提示，心室壁受到的牵拉越强，随之而来的心肌收缩越强[6]。这一法则是以下假设的生理基础，即增加液体输注（并因此增加容量）会增加心输出量并改善接受外科干预的患者的健康状况，该方法称为目标导向血流动力学治疗（GDHT）。最近对12 000多个病例的可用数据进行了回顾和深思熟虑的分析，得出了许多有争议的观察结果，并迫使作者得出结论，尽管GDHT取得了一些明显的成功，“……最有效的GDHT策略仍不清楚”[7]。

在很大程度上，GDHT的目标是获得并维持足够的心输出量[8-10]。然而，与GDHT相关的收益并不一致。很多研究证实了GDHT在围术期发病率、死亡率和在重症监护病房和医院的住院时间方面的益处[11,12]。然而，也有一些研究没有显示出有任何明显的优势[7,13-18]。

通常，心输出量应足以将足够代谢的指标维持在正常值内。这些指标包括血液和（或）组织的pH值、血液中的乳酸浓度、动脉和静脉血的氧饱和度等。在本章中，我们将重点关注血流动力学的充分性，即每搏量和心输出量。

在进行讨论之前，需要进行一些定义。

生理意义

壁内压（Pim）或者说血管内压力是指静脉内的压力，可以通过置入针头或导管来测量。在大多数文献中，壁外压（Pem）被假定为零[3,19]。然而，实际上Pem非常复杂，可能为从零开始呈现显著变化。例如，它可以在炎症期显著性地升高[20-22]。

跨壁（或膨胀）压（Ptm）是Pim和Pem之间的差值。在这里，文献可能令人困惑：Pem通常被假定为零。一方面，我们知道Pem通常不是零，这将导致Ptm计算不准确。然而，Ptm非常重要，因为许多人认为它是静脉血流的驱动压力[1,3]；当Ptm＞0时，静脉内有流动。如果Ptm=0，则不存在血流[1]。

平均循环充盈压（MCFP）是心搏骤停期间整个血管系统内的压力，因为血液不流动，所以MCFP在所有动脉和静脉中相等[23,24]。MCFP通常为7~12mmHg。与MCFP相似的名词系统平均充盈压（Pmcf）也经常被使用。它是当动脉和静脉血流同时中断时，在某些血管床中测得的压力[19]。

关于该变量（MCFP或Pmsf）的重要性存在严重争议。从20世纪50年代的Guyton开始，许多著名的生理学家认为这种压力是静脉系统的核心，也是静脉回流（VR）的驱动力，许多实验都支持这种观点[3,23]。另一方面，相当多的研究人员认为MCFP不是VR背后的驱动力，他们断言，左心室收缩在通过毛细血管床之后仍保持的力量，才是VR的驱动力[25-27]。因此，在后一种观点中，MCFP是静脉系统特定水平（某一层级的血管）的Ptm。

静脉容量是在一定的张力（Ptm）下，静脉（或整个静脉系统）内的血容量。

顺应性。静脉容量描述了某一时刻容量和压力（V/P）之间的关系（在某一张力即Ptm下的容量），而顺应性描述了随容量改变的压力变化，表现为斜坡图（图16.1）。因此，容量是一个点，而顺应性是一个斜率。

静脉电容描述了容量和张力之间的整体连续关系。Rothe说，“血管电容描述了总的V/P关系，而顺应性、容量、张力容量和非张力容量是静脉电容的亚单位”[19]。

许多作者交替使用电容和容量这两个术语。

非张力容量（Vu）是指当跨壁舒张压（Ptm）等于零时，静脉中的血容量。在实验和临床中，当静脉内的容量发生变化时，通过进行一些压力测量来确定Vu。在图表上绘制一条通过这些测量值的线，并将其外推至零压力（图16.1）；这条线与X轴交点的值即Vu。在临床上采取相似的方法，依赖于绘制不同水平的呼气末正压（PEEP）；同样，通过这些点绘制一条线，并外推至零压力。这种方法有时被称为吸气保持[28,29]。

张力容量（Vs）是当Ptm>0时的容量。被认为是静脉流动的驱动力。重要的是要记住，Vs是沿着静脉或静脉系统移动的血量，而Vu是没有任何流动的血量。Vu与Vs的正常比率为30%~70%[1-3]。在正常情况下，丢失血液占Vt的10%~12%时能轻易地通过一些机制代偿而不引起任何血流动力学改变，这些机制包括静脉收缩和将血容量从顺应性静脉转移到体循环，换句话说，将部分Vu转换为Vs[2]。

然而，在不同的病理条件下，Vu与Vs的比率可能在任一方向上发生不同程度的

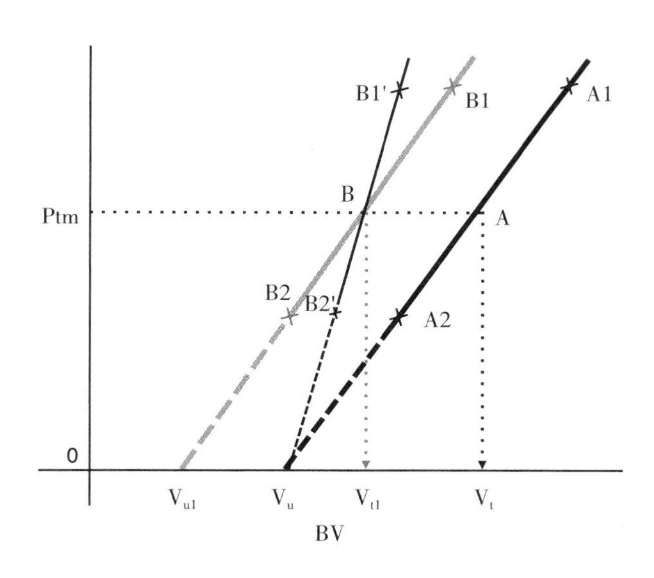

图16.1　静脉顺应性，容量，张力容量和非张力容量的决定因素。BV，血容量；C，顺应性；Ptm，跨壁压；Vu和Vs分别为非张力容量和张力容量。该图描述了BV和Ptm的关系。点A代表在某一Ptm下静脉（Vt）内的BV。点A1和A2代表在静脉在不同点及不同程度暂时或部分梗阻时所观察到的Vt数值。通过点A1到A2绘制的线为顺应性线；当外推到Ptm至0时，X轴上的点为非张力容量（Vu）。Vt与Vu之间的差值为张力容量（Vs）。如果从静脉中抽出一定量的血液，则A点向左移动至B点。然后，使用与A1点和A2点相同的技术获得B1点和B2点，并绘制新的顺应性线（粗灰线）。当新的顺应性线外推到Ptm至0，X轴上对应的点是Vu的新值，即Vu1。两条线（粗黑和粗灰）的斜率是相同的，表明静脉顺应性没有改变，Vu和Vt的降低与静脉容量减少有关。在不同情况下抽血可能会将A点移动到同一B点。重复静脉部分闭塞，识别B1’点和B2’点，并建立新的顺应性线（细黑线）。静脉内的容量与B点相同，但新的顺应性线斜率更陡，表明静脉顺应性降低。因此，血容量可以通过两种不同的机制从静脉或静脉储存库中动员，即容量降低（第一种机制）或顺应性降低（第二种机制）。这两种机制可能协同工作。（The figure is reproduced from the article by Gelman and Bigatello, Can J of Anesth, 65:294–308, 2018, with permission.）

变化。例如，中度出血期间，Vu/Vs的比率会减小，而在脓毒症、肝衰竭或扩血管治疗时，Vu/Vs比率会显著增加。Vu和Vs之间的关系如图16.2所示。请务必记住，Vu和Vs是有用的概念，而不是真实的、直接可测量的变量。没有隔开这两个体积的膜。同样的血液，同样的红细胞，可能在某一时刻处于Vs状态，下一时刻可能转化为Vu，反之亦然。

血管阻力通常计算为上游和下游压力之差除以通过血管的流量。因此，Ra=(Pu–Pd)/F，其中Ra是动脉阻力，Pu和Pd分别是上游和下游压力，F是通过血管的流量。该方程已应用于全身血流动力学及动脉系统。后来，它被应用于静脉系统，最初没有考虑静脉壁和静脉系统的特定特征。生理学家在了解静脉的功能方面取得了显著的进展，而普通医师往往忽视了静脉和静脉系统的一些重要临床特征。

我们经常将血管阻力等同于血管收缩力。就动脉系统而言，这在大多数情况下都是正确的，但在应用于静脉系统时往往会产生误导。动脉系统中血管张力（血管收缩）的增加通常与更大的血流阻抗、血流减少和计算出的血管阻力增加有关。另一方面，静脉的收缩，尤其是顺应性静脉的收缩，不会显著增加血流的阻抗，而会将血液从顺应性静脉的下游转移到心脏。

因此，动脉收缩与流向组织的流量减少和心输出量减少有关，而静脉收缩可能与VR和心输出量增加有关[1,2,30]（另请参见下面标题为“双室模型”的小节和图16.3）。

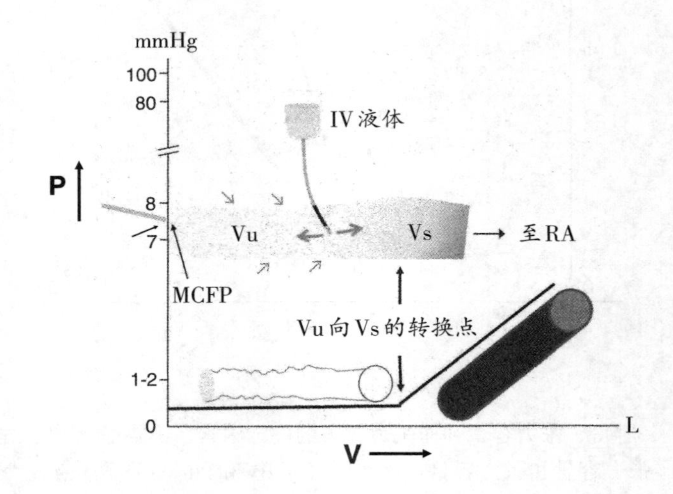

图16.2 单个静脉的静脉循环模型。P（mmHg），跨壁膨胀压；V，静脉血容量；Vs和Vu分别为张力和非张力静脉容量。Ra，动脉阻力；RA，右心房；MCFP，平均循环充盈压；指向静脉壁的多个小箭头示进入单支大静脉或整个静脉系统。**图的上半部分**显示了在液体输注期间静脉内容量和压力的增加。静脉输注的容量和静脉上游的容量一起向下游移动，不伴有静脉壁的牵拉，因此不产生P或者流动。这就是Vu（亮阴影），正常情况下大约占V的70%。当液体进一步流入，血管壁的牵拉产生P和流动。这就是Vs（暗阴影），大约占静脉V的30%。在P开始增加至>0时的容量所对应的点称为Vu向Vs的转换点。**图的下半部分**阐释了输注液体时，在到达Vu向Vs转换点之前和超过Vu向Vs转换点时P的增加。水平管（血管）左侧末端的狭窄卵圆形和锯齿状管壁象征V=0的静脉壁。在Vu向Vs转换点，圆管的右侧末端代表静脉内的血液在*P*=0时完全开放的静脉。容量的进一步增加将导致P>0和Vu向Vs的转换。

弹性即弹力，是指受力物体在被挤压或拉伸后恢复其大小和形状的能力。在血管系统，弹性描述了当一小部分血液进入血管的某一部分时，血管壁受拉伸，然后产生反冲，将等分的血液推到下游[3,31]。

Sheldon Magder在他的精彩综述中做了正确的总结："血液循环始于弹性管壁拉伸形成的一种势能……即使没有血流，它也存在一定容积[3]。"

双室模型将血管系统分为快室（流速较高）和慢室。该模型由荷兰生理学家August Krogh于1912年描述[2,32]（图16.3）。

快室始于主动脉：血液从左心室流经主动脉和动脉，进入毛细血管，然后流经小静脉、静脉、大静脉，最后进入右心房。快室的静脉通常比慢室的静脉顺应性差。后者始于主动脉分支的腹腔动脉和肠系膜动脉；血液流经这些动脉、内脏器官和组织（胃、肠、胰腺、脾脏、肝脏），然后通过肝静脉，最后进入下腔静脉。慢室静脉的顺应性比快室静脉的顺应性大得多，这意味着它们对相似的刺激具有非常不同的反应（图16.4）。

两个腔室之间最重要的区别是，腹腔动脉和肠系膜动脉的收缩与进入慢室的血流减少有关。这降低了顺应性内脏静脉内的压力和容量，以及它们的反冲力。这反过来将血容量推向下游的体循环，表现为VR和心输出量的增加（图16.3和图16.4）。另一方面，供应快室组织的动脉收缩可能导致血流减少，并与VR减少相关（图16.3和图16.4）。因此，对慢室和快室动脉，同样的刺激可能引起相反的整体血流动力学影响。很难预测这些影响中的哪一种会占上风。这一特定问题在下文题为“某些肾上腺素能药物对静脉系统的生理作用”一节中阐述。

因此，内脏系统的血管系统属于慢室，而其余器官和组织中的血管属于快室。

重要的是要记住，将血管系统构想为具有快室和慢室可能很有吸引力，但有时可能并不完全准确。静脉比动脉顺应性更

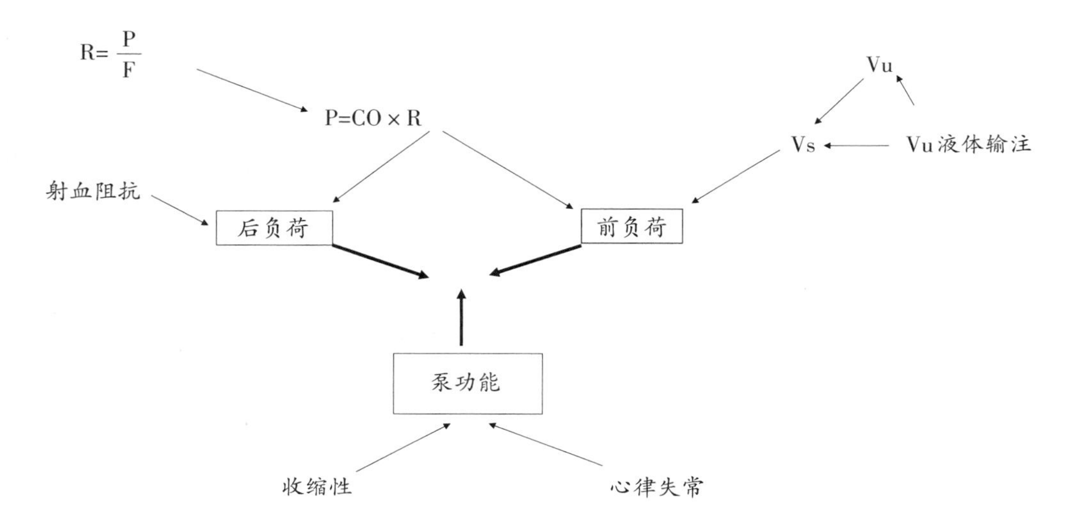

图16.3　心输出量（CO）调节示意图。CO由3个部分的功能决定：前负荷、心脏泵功能和后负荷。相当多的变量通过这3个因素影响心功能。CO，心输出量；Vu和Vs分别为非张力容量和张力容量；R，阻力；P，动脉压。

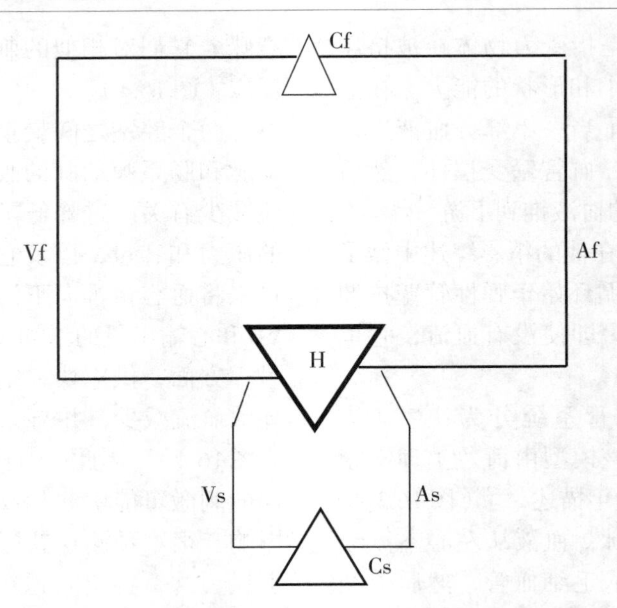

图16.4 双室模型。Af和As分别为快室和慢室的动脉。Vf和Vs分别为快室和慢室的静脉。Cf和Cs分别为快室和慢室组织内的毛细血管。不同大小的Cf和Cs说明了两个腔室内的血容量差异。Af和（或）Vf的收缩导致血流、静脉回流和心输出量减少。As和（或）Vs收缩会导致静脉容量减少、VR和心输出量增加。

好，但它们的顺应程度不同，有时与它们的解剖位置无关。因此，我们可以认为顺应性非常高的静脉构成慢室，而顺应性较低的静脉代表快室，不论其解剖位置如何。

静脉储液器的排空通过主动和被动机制实现[1]。主动机制包括交感神经系统放电增加，导致静脉收缩。这会排空静脉，并将血容量转移到下游的中央血管系统。静脉容量的被动减少是由于流入顺应性静脉的血流量减少所致。这与这些静脉内压力和容量的同时降低导致静脉壁的反冲有关。当流入静脉的血液由于动脉或主动脉的收缩和（或）闭塞而减少时，静脉壁会产生反冲，这些静脉中的血液会向下游排出，就像在活动性静脉收缩期间一样[33,34]。通常，主动和被动机制都或多或少地共同参与。然而，根据条件（特别是在药物干预期间），主动（交感神经介导的静脉收缩）和被动（静脉壁反冲）机制之间的关系可能会影响Vu和Vs之间的关系。诸多不同的刺激，包括，如硬膜外麻醉、腰麻，甚至全身麻醉，都可能改变这种关系。这些和其他损伤不可避免地导致Vu增加和Vs减少，导致心输出量降低。高Vu可能表明静脉顺应性高，在这种情况下，额外的液体挑战将进一步增加Vu，使Vs相对不变，无任何即刻的血流动力学影响。这种情况可能是缺乏液体反应性的原因。

鉴于血容量正常和正常Vu/Vs关系，输注的液体（至少在输注的起始阶段）可能构成Vu，而对Vs或血流动力学无任何影响。这可能导致输液过程中因没有任何血流动力学信号而导致输注过量。然而，当麻醉效果稍后消散时，Vu将减少，同时Vs增加。这可能与高血容量和输注超负荷的许多典型后果有关，如局部炎症、组织水肿、肺水肿及心力衰竭。

心输出量的决定因素

由于GDHT的主要目标是维持足够的心输出量，我们必须了解心输出量的决定因素。心输出量仅取决于3个测得的生理变量：前负荷、心脏泵功能和后负荷（图16.5）。

前负荷告诉我们有多少血液到达心脏。它是肌肉在缩短前所承受的负荷，即心脏在舒张末期的状态，此时心脏容积最大（舒张末期容积），拉伸左心室壁导致心室收缩，将血液射入主动脉和动脉系统。换句话说，前负荷是指舒张末期最大心室容积和舒张末期最大心室压力，该压力拉伸心室壁。左心室腔室中的血液体积拉伸得越多，心肌收缩的强度就越大，从而提供足够的心脏泵功能。

心脏的泵功能主要是指心肌收缩力，即心室收缩并向主动脉喷射尽可能多的血液的能力。然而，收缩力并不是心脏泵功能的唯一决定因素。可能导致心功能不全的情况包括某些心律失常，以及任何其他降低射血量和SV的心内因素。

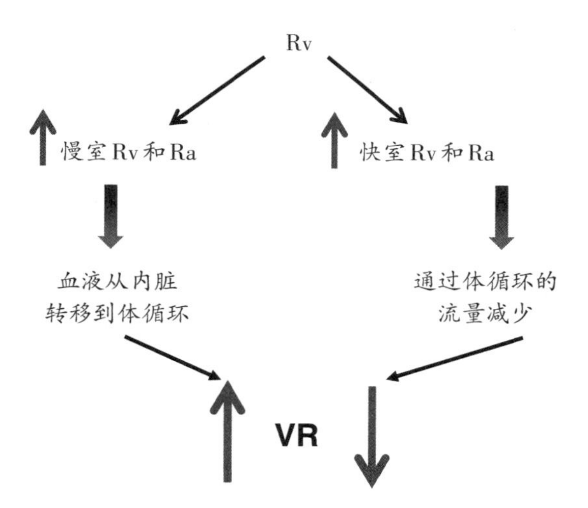

图16.5　两室内阻力对血流影响的示意图。慢室动脉和静脉阻力的增加与血容量从该室向快室（体循环）的转移有关。快室阻力的增加使通过整个体循环的血流量减少，包括静脉回流的减少。

后负荷是左心室泵血的整个循环系统的阻力。射血阻抗可能来自许多不同的心外因素，包括但不限于主动脉瓣狭窄和胸膜腔内压升高[35,36]。

此外，后负荷根据不同组织和器官的需要，通过改变动脉和小动脉的收缩程度，将心输出量分配给它们。

临床上，通常把计算出的血管阻力作为后负荷的指标。然而，平均动脉压可能更准确地反映后负荷[30]，部分原因是阻力是根据压力和流量值计算得出的，而动脉压是直接测量的，其本身就是后负荷的决定因素（图16.5）。

GDHT和液体反应性的生理基础

GDHT专注于获得足够的每搏量和心输出量，这显然意味着要对这两个参数进行测量。根据这些数值，并在其他组织灌注充分的指标支持下，决定是否需要给予额外的液体量。Starling理论是这种方法的基础。左心室内的大量液体会拉伸心肌纤维，增加随后的心肌收缩强度，从而增加SV[3,5,6]。

液体反应性是指在输注相对少量液体后，SV和CO增加的反应性。通常评估液体反应性，以证明是否需要输注额外液体。在输注200~300mL晶体液（或数量一半的胶体液）前后测量SV/CO。这种方法得到了强有力的支持[37,38]。如果该液体量使CO增加至少10%，则输注额外液体的决定似乎是合理的。因此，理想情况下，只要CO持续增加，就会持续输注液体，当CO停止增加时，就停止输液。此时，应考虑采用其他方式（例如，药物干预）来解决动脉低血压或患者健康状况恶化的其他迹象。

然而，事实证明，接受GDHT的患者只有大约一半表现出这种液体反应性[39,40]。对液体输注缺乏反应性是否表明无须额外输液？要回答这个问题，需要考虑导致液体反应性缺失的其他生理和临床因素[30]（框16.1）。

对少量液体的输注缺乏反应性可能是因为严重的低血容量，使得这种输注无法实现血压和（或）SV和CO的暂时升高[30]（框16.1）。

液体反应性降低的另一个可能原因是肺部和（或）胸部顺应性高。

心脏泵功能不全是对液体输注缺乏反应性的另一个原因。如果是这种情况，液体输注甚至可能降低动脉压和（或）SV和CO。许多因素可能会降低泵功能（图16.5），包括心肌收缩力降低、心律失常、心脏压塞导致心脏和（或）大血管受压、胸膜腔内压升高（包括气胸或血胸）等。心肌收缩力不足可能反映在患者心脏位于Starling曲线右端的位置。在这种情况下，额外的液体输注会进一步抑制心脏泵功能，从而加重患者的病情。

任何医源性或病理性血管扩张通常表现为静脉容量和（或）顺应性增加。这也可能与缺乏液体反应性有关。

框16.1 可能导致液体反应性缺乏的因素

- 心脏泵血功能不足
- 低血容量
- 高Vu/Vs比例
  - 血管舒张
  - 静脉、血管、肺、胸部顺应性高

最近有人提出，液体输注后心输出量未增加的众多可能原因之一，是静脉系统内Vu与Vs的比率不良[30]。

缺乏液体反应性很容易被错误的解释。例如，当液体输注在Vu终止时（在Vu到Vs转换点之前，见图16.2），输注的液体根本不会对血流动力学产生影响。静脉的顺应性越大，出现这种情况的可能性就越大。持续输注可能导致Vu超负荷，将一部分Vu转化为Vs，最终导致超负荷。不难理解，GDHT有时与不良结果相关。

如果正考虑对动脉血压过低和（或）心输出量不足的患者进行输液（增加前负荷），则必须记住此类措施可能产生的生理影响。

前负荷由血管系统中的Vs决定，Vu代表储存。尽管Vu通常约占总血容量的70%，但外科干预引起的严重甚至轻微炎性反应可能会扩张静脉血管并增加Vu[41]。麻醉，尤其是腰麻或硬膜外麻醉，会扩张静脉并增加Vu。另一方面，在外科干预期间，控制性通气（与交感神经放电增加相关）可能会降低Vu并增加Vs。所有这些因素都使围术期Vu/Vs的反应难以预测。

Vu中的血液不直接参与血流动力学，而Vs中的血液在整个循环系统中起着至关重要的作用。输注液体可以增加Vu和Vs。在输注开始时，与Vs相比，液体主要参与Vu的构成，因为Vu施加的压力低于Vs（根据定义），而液体会流向压力更低的部位。新Vu（之前的Vu加上输注的液体）将增加，直到Vu向Vs转换和Ptm超过零（图16.2）。在这个点上，根据定义，整个血管系统的容量变为Vs。持续输注将进一步使Vs、Ptm和流量增加（图16.2）。Vs和Ptm的增加或减少取决于诸多因素，包括输注量、静脉张力和顺应性[1-3,30]。

增加Vs和前负荷的另一种方法是将

Vu的一部分转换为Vs。事先，应相对确保Vu足够大，可以安全地降低。我们可以通过使用静脉收缩药物来实现这种转换（见下文“某些肾上腺素能药物对静脉系统的生理作用”一节）。

现在应该清楚的是，相同的总血容量可能会产生不同的Vu/Vs比率，这种差异可能是缺乏液体反应性的原因。由于静脉顺应性高，输注液体，尤其是少量输注不会引起血流动力学的任何变化。如此少量的液体会略微增加Vu（压力没有任何变化），但不会明显影响Vs。这一结果可能被错误地解释为无须额外输注液体。

目前还没有一种快速简便的方法来确定Vu和Vs。所以迫切需要开发这种技术。

某些肾上腺素能药物对静脉系统的生理作用

本节介绍了广泛使用的肾上腺素能药物，如去氧肾上腺素（PE）和去甲肾上腺素（NE）对静脉系统的作用（图16.6）。

去氧肾上腺素是一种α_1肾上腺素能激动剂，可收缩动脉和静脉。α_1肾上腺素能受体在静脉中比动脉多[42,43]。这两种血管都呈剂量相关的模式收缩，但使用相对小剂量的药物时，对静脉的收缩程度要比对动脉的收缩程度大得多。大剂量可能会导致一些额外的静脉收缩，但前提是小剂量不会引起接近最大值的静脉收缩。大剂量的PE会收缩动脉和静脉。然而，在小剂量药物或某些生理条件下（如严重的低血压），如果静脉已达到最大限度收缩，大剂量PE将不会进一步增加静脉收缩，只会收缩动脉[44]。

动脉收缩通常与动脉血流减少有关。另一方面，静脉收缩，尤其是顺应性静脉

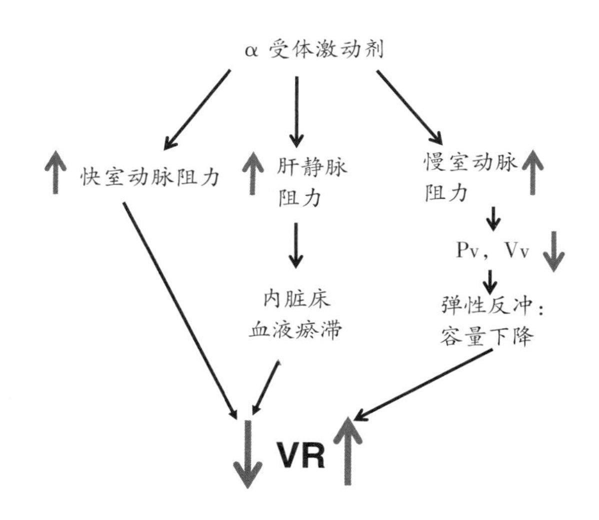

图16.6　α肾上腺素能激动剂对静脉回流作用的示意图。Pv、Vv分别为静脉压和静脉容量。VR，静脉回流心输出量。上下箭头表示压力、流量或容量的变化方向。快室动脉阻力的增加导致通过快室的流量（包括VR和CO）减少。慢室动脉阻力增加，导致血液从慢速室转移到快室，VR和心输出量增加。

收缩，主要导致静脉容量减少（如果此时静脉没有最大限度收缩），将血液从静脉下游挤压到大静脉和心脏，从而增加VR。这可能只发生在适当剂量的PE中，并取决于整体血流动力学状态，特别是静脉的血流动力学。低血容量的患者，静脉很可能已经充分收缩，将血液从下游静脉中排出。这种生理反应对生存很重要，但如果在这种情况下使用PE，其作用将主要集中在动脉。

因此，静脉和动脉不同程度的血管收缩是由许多因素造成的，包括PE的剂量，以及静脉和动脉的基线初始张力。

超过35年前，瑞典研究人员使用一种方法将静脉回流与循环的其他部分分开。实验表明，给予PE引起的动脉压升高约有

2/3是由于VR增加，只有1/3是由于动脉收缩[45]。后者会强烈收缩动脉，可能减少血流而导致组织缺氧。

然而，这样的整体复杂性并不是全部：肝静脉中有丰富的α肾上腺素能受体。这些受体的激活后导致肝静脉收缩，增加了血液从内脏系统流出进入体循环的阻力。这几乎总是与肝脏内某种程度的血液瘀滞有关[46]。内脏循环调节的复杂性导致了相互矛盾的观察结果。给予PE与VR和CO的减少[47,48]或增加[44,47–60]有关。

因此，有数据表明，较小剂量的PE主要导致静脉收缩，从而增加VR和CO，而较大剂量的PE不仅会收缩顺应性静脉，还会收缩动脉和肝静脉，从而降低VR和CO。

一些报道证实了这一观点。给予剂量渐增的PE出现以下现象：初始小剂量导致心输出量增加，而大剂量导致心输出量减少[44,61]。动脉收缩导致通过这些动脉的流量减少，但对全身血流动力学的净影响可能因这些动脉供血的静脉而异。例如，向顺应性相对较低的静脉供血的动脉收缩，会导致流经整个回路先是动脉然后静脉的血流减少。另一方面，向顺应性很强的静脉供血的动脉的类似收缩，仍然与动脉血流减少有关，但这也会导致顺应性静脉的压力和容量降低，导致其弹性反冲；与之相关的静脉容量减少导致血容量向下游大静脉和心脏转移，增加VR和CO。我们应该记得，肝静脉收缩可能与肝脏内一定程度的血液瘀滞有关，随后VR降低。在复杂的临床情况下，很难预测PE给药后的结果。最好的方法可能是从小剂量开始并增加剂量，在再次调整剂量之前重新评估情况。

血管升压素对静脉系统几乎没有影响[62,63]。然而，它确实间接影响了VR和CO。给予猴子血管升压素，其肠系膜血流显著减少，而不改变心输出量[64]。可能的解释是，强烈的动脉收缩导致通过快室的血流量和心输出量减少。然而，慢室中类似的动脉收缩可能引起内脏系统的血液流入减少，内脏静脉的压力和血容量减少，血液量向心脏下游移动，导致VR和CO增加。很难预测这两种行为中哪一种会占优势。

β_2肾上腺素能激动剂增加心输出量（图16.7）。许多人认为这是由于心肌收缩力增强所致，实际上，收缩力的增加更多的是变化的结果而不是原因。心脏功能正常时，药物诱导的心脏β_1受体激动的作用很小（如果有的话）。单纯增强收缩力会增加射血分数，但如果不增加前负荷，心输出量的变化将是极小的，且很短暂。

近30年前进行的一系列精密的实验表明，给予非选择性β_1和β_2肾上腺素能激动剂异丙肾上腺素，与心输出量增加有关。在给予β_1肾上腺素能拮抗剂的情况下，给

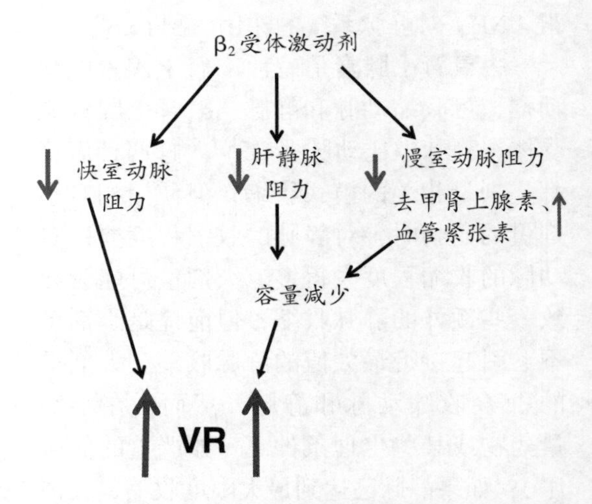

图16.7　β_2肾上腺素能激动剂对静脉回流作用的示意图。VR，静脉回流。上下箭头表示压力、流量或容量的变化方向。β_2激动剂的血管舒张作用增加了通过快室和慢室的流量、静脉回流和心输出量。

予相同剂量的药物[65]。异丙肾上腺素的作用与之前相同。因此，心脏β_1肾上腺素能受体的阻断不会改变异丙肾上腺素对心输出量的作用。另一方面，当在给予普萘洛尔（具有非选择性β_1和β_2拮抗作用）后，给予相同剂量的异丙肾上腺素时，异丙肾上腺素的作用显著降低。这意味着异丙肾上腺素增加心输出量不是因为心肌收缩力的增加，而是因为血管效应，即血管扩张和血容量从内脏系统转移到体循环。收缩力确实增加了，但主要是因为前负荷的增加。

如果某个动脉供养的静脉顺应性相对较低，β_2肾上腺素能激动剂对这个动脉的血管扩张作用与动静脉压力梯度的增加有关，从而促进血流通过整个循环。此外，肝静脉扩张促进内脏静脉储存的排空，从而增加VR和CO。

然而，情况变得更加复杂：β_2肾上腺素受体激活与去甲肾上腺素[65,66]和血管紧张素[67–69]的释放增加有关。这些化合物会收缩静脉血管系统内的平滑肌，降低静脉容量，增加前负荷和心输出量。然而，快室动脉的同时收缩会减少血液流量和流经整个循环的流量。另一方面，高顺应性静脉的收缩可能有助于它们向体循环的排空，随后VR和CO增加。

因此，通常（但并非总是）VR和CO的增加，主要源于内脏静脉系统的排空。如前所述，最好最安全的方法是从小剂量开始，观察效果，然后再决定下一步[30]。

Vu和Vs的作用。外科干预的作用在不同程度上与炎症综合征的发展相关。炎性反应与患者健康状况的许多重要变化有关。在血流动力学方面，炎症会影响Vu和对Vs之间的关系。例如，在脓毒症时，Vu非常大，因此仅用液体负荷来抵消血流动力学紊乱的尝试通常无效，并可能导致输注过量。

腰麻、硬膜外麻醉甚至全身麻醉通常引起血管扩张和Vu增加，因此Vs降低。Vs影响血流动力学，而Vu对血流动力学没有影响。当麻醉消散时，Vu恢复正常，Vs增加。这种情况实际上可能会引起Vs剧烈增加，反映在临床上即显著的高血容量[30]。

另一方面，外科干预与交感神经刺激和静脉收缩有关。所有上述因素使得Vu和Vs之间的关系变得不可预测。

输注液体可能引起Vu、Vs，以及血流动力学的以下改变。由于Vu不会将Ptm施加到零以上（而Vs则会），输注的容积会首先与Vu混合，此时压力较低。如果此时血管内的压力保持在零或以下，则总体积保持为Vu。这意味着血流动力学保持原状，这向观察者表明对液体缺乏反应性。另一方面，当输注的液体使Ptm升高到零以上并达到Vu向Vs的转换点时，血管内的全血容量（原来存在的和输注的）变为Vs，流量、VR和心输出量增加，证明具有液体反应性（图16.2）。

静脉顺应性越高，输注的液体在Vu保留的部分就越大，而不会出现预期的心输出量增加。如果怀疑Vu很高，并且输注液体不能按照预期纠正血流动力学，则小剂量PE可能是有益的。它会减少Vu，增加Vs，并阐明临床现象。如果在这种情况下，小剂量的缩血管药物不增加心输出量和（或）血压，则需要进行彻底的临床重新评估[30]。

同时激活α_1和β_1肾上腺素能受体，可能对GDHT有用。在血容量正常的情况下，这种组合可能通过降低Vu/Vs比率为患者提供一些益处。①顺应性静脉收缩；②动脉树松弛；导致③动脉与毛细血管–静脉血管之间的压力梯度降低（这本身可以改善供应营养的血流和VR）；④将一部分Vu转换为Vs，可能会改善GDHT的总体结果。去甲肾上腺素（NE）似乎可能达到这一目的。然而，在降低Vu时必须谨慎，虽然Vu不会影响血流动力学，但在需要增加Vs时，Vu确实起到了储存库的作用。这一假设得到了大量实验数据[1,3–5,8–10,30,41,70–77]及临床数据[78]的支持。

结论和临床意义

• 循环血容量的减少意味着张力容量（Vs）的减少。低血容量的主要临床表现［BP和（或）CO降低等］通常是由Vs降低引起的。循环血容量减少，非张力容量（Vu）和总血容量（Vt）可以保持不变、减少甚至增加（例如，在某些心脏泵功能不全或严重血管扩张的情况下，如脓毒症或腰麻、硬膜外麻醉，甚至全身麻醉）。

• 丢失的血液占Vt的10%~12%时，通常不会引起Vs的丢失和低血容量的临床表现。这种失血量在很大程度上由Vu的一部分转化为Vs来代偿。这可以防止血流动力学紊乱，并通过增加交感神经放电来实现。当Vs开始下降时，临床显著的低血容量就出现了，这时Vu可能已经下降至生理最大值。

• 围术期常充斥着影响Vu和Vs正常生理关系的事件。例如，任何医源性或病理性（如脓毒症）引起的血管扩张（静脉扩张），可能导致Vu升高和Vs下降。例如，低血容量患者如果诱导前Vu和Vs均已降低，且诱导药物会扩张已收缩的顺应性静脉，增加Vu并显著降低Vs，则麻醉诱导可能会带来灾难性的血流动力学恶化。

• Vu的急剧增加可能不会引起Vs的任何变化，但可能在以后Vs增加时出现血流动力学紊乱。一个典型的病例可能发展如下：腰麻或硬膜外麻醉期间的动脉低血压（有时甚至是全身麻醉）会扩张静脉，并将部分Vs转化为Vu。由于Vu处于较低的压力下，开始时输注的液体表现为Vu，用以补偿Vs降低而额外输注的液体会进一步增加Vu而不是Vs。当麻醉的血流动力学影响消散时，比需求更多的Vu将转化为Vs。这可能形成高血容量。

• 增加Vs有两种方法。第一种方法是输注液体，将Vu的一部分转化为Vs。如果输注的液体不能将跨壁压增加至>0，则仍然是Vu。甚至在一些Vs降低的情况下，初始剂量的液体输注可能不会将Ptm升高到零以上，在这种情况下，输注的液体将成为Vu的一部分，而不会增加Ptm。这可能是缺乏液体反应性的原因。当/如果输注的液体将Ptm增加到零以上（Vu向Vs转换点之后），该腔室内的全血容量变为Vs（根据定义），并将增加Ptm，从而增加BP和（或）CO（图16.2）。增加Vs的第二种方法是给予小剂量的缩血管药物（去氧肾上腺素或去甲肾上腺素）收缩静脉，降低静脉容量，从顺应性静脉挤出血液，并增加Vs。

• 联合使用α_1肾上腺素能激动剂和β_2肾上腺素能激动剂可能有效。因为这可以加速Vu向Vs的转换（主要在内脏系统）。因此，如果小剂量药物增加BP和（或）心输出量，有理由认为这是部分Vu转化为Vs的结果。这可能有利于预防液体输注过量。

• 缺乏液体反应性并不一定意味着不存在低血容量。缺乏液体反应性的其他原因可能包括：心脏泵功能不全；小剂量液体不能纠正的严重的低血容量；静脉顺应性高和（或）任何静脉扩张（医源性或病理性的），这是一种高Vu状态，且阻止输注的液体转化为Vs。

（魏玉苹 译　成丹丹 审校）

参考文献

1. Rothe CF. Reflex control of veins and vascular capacitance. Physiol Rev. 1983;63(4):1281–342.
2. Gelman S. Venous function and central venous pressure: a physiologic story. Anesth. 2008;108:735–48.
3. Magder S. Volume and its relationship to cardiac output and venous return. Crit Care. 2016;20:271.
4. Meng L, Heerdt PM. Perioperative goal-directed haemodynamic therapy based on flow parameters: a concept in evolution. Br J Anaesth. 2016;117(suppl 3):iii3–7.
5. Funk DJ, Jacobsohn E, Kumar A. The role of venous return in critical illness and shock. Part I: Physiology Crit Care Med. 2013;41:255–62.
6. Starling EH, Visscher MB. The regulation of the energy output of the heart. J Physiol. 1927;63:243–61.
7. Sun Y, Chai F, Pan C, Romeiser JL, Gan TJ. Effect of perioperative goal-directed hemodynamic therapy on postoperative recovery following major abdominal surgery – a systematic review and meta-analysis of randomized controlled trials. Crit Care. 2017;21:141.
8. Sandham JD, Hull RD, Brant RF, Knox L, Pineo GF, Doig CJ, et al. A randomized, controlled trial use of pulmonary-artery catheters in high-risk surgical patients. N Engl J Med. 2003;348:5–14.
9. Miller TE, Roche AM, Mythen M. Fluid management and goal-directed therapy as an adjunct to enhanced recovery after surgery (ERAS). Can J Anesth. 2014;62:158–68.
10. Corcoran T, Rhodes JE, Clarke S, Myles PS, Ho KM. Perioperative fluid management strategies in major surgery: a stratified meta-analysis. Anesth Analg. 2012;114:640–51.
11. Grocott MPW, Dushianthan A, Hamilton MA, Mythen MG, Harrison D, Rowan K, et al. Perioperative increase in global blood flow to explicit defined goals and outcomes after surgery: a Cochrane systematic review. Br J Anaesth. 2013;111:535–48.
12. Gustafsson UO, Scott MJ, Schwenk W, Demartines N, Roulin D, Francis N, et al. Guidelines for perioperative care in elective colonic surgery: enhanced recovery after Surger (ERAS) society recommendations. World J Surg. 2013;37:259–84.
13. Grocott MPW, Dushianthan A, Hamilton MA, Mythen MG, Harrison D, Rowan K. Optimisation systematic review steering group. Perioperative increase in global blood flow to explicit defined goals and outcomes following surgery. Cochrane Database Sys Rev. 2012;11:CD004082. https://doi.org/10.1002/14651858.CD004082.pub5.
14. Moppett IK, Rowlands M, Mannings A, Moran CG, Wiles MD. The NOTTS investigators. LiDCO-based fluid management in patients undergoing hip fracture surgery under spinal anaesthesia: a randomized trial and systematic review. Brit J Anaesth. 2015;114(3):444–59.
15. Srinivasa S, Lemanu DP, Singh PP, Taylor MHG, Hill AG. Systematic review and meta-analysis of oesophageal Doppler-guided fluid management in colorectal surgery. Brit J Surg. 2013;100:1701–8.
16. Correa-Gallego C, Tan KS, Arslan-Carlon V, Gonen M, Denis SC, Langdon-Embry L, Grant F, Kingham TP, DeMatteo RP, Allen PJ, D-Angelica MI, Jarnagin WR, Fischer M. Goal-directed fluid therapy using stroke volume variation for resuscitation after low central venous pressure assisted liver resection. A randomized clinical tool. J Am Coll Surg. 2015;221(2):591–601.

17. Pestaña D, Espinosa E, Eden A, Nájera D, Collar L, Aldecoa C, et al. Perioperative goal-directed hemodynamic optimization using noninvasive cardiac output monitoring in major abdominal surgery: a prospective, randomized, multicenter, pragmatic trial: POEMAS study (PeriOperative goal-directed ThErapy in major abdominal surgery). Anesth Analg. 2014;119(3):579–87.
18. Phan TD, D'Souza B, Rattray MJ, Johnston MJ, Cowie BS. A randomized controlled trial of fluid restrictin compared to oesophageal Doppler-guided goal-directed fluid therapy in elective major colorectal surgery within an enhanced recovery after surgery program. Anaesth Intensive Care. 2014;42:752–60.
19. Rothe CF. Mean circulatory filling pressure: its meaning and measurement. J Appl Physiol. 1993;74(2):499–509.
20. Guyton AC, Granger HJ, Taylor AE. Interstitial fluid pressure. Physiol Rev. 1971;51(3):528–63.
21. DuFort CC, DelGiorno KE, Carlson MA, Osgood RJ, Zhao C, Huang Z, et al. Interstitial pressure in pancreatic ductal adenocarcinoma is dominated by a gel-fluid phase. Biophys J. 2016;110:2106–19.
22. Tan L, McGarry MDJ, Van Houten EEW, Ji M, Solamen L, Zeng W, et al. A numerical framework for interstitial fluid pressure imaging in poroelastic MRE. PLos One. 2017;12(6):e0178521. https://doi.org/10.1371/journal.pone0178521.
23. Guyton AC. Determination of cardiac output by equating venous return curves with cardiac resonse curves. Physiol Rev. 1955;35:123–9.
24. Guyton AC, Jones CE, Coleman TG. Circulatory physiology: cardiac output and its regulation. 2nd ed. Philadelphia: WB Saunders; 1973. p. 205–20.
25. Levy MN. The cardiac and vascular factors that determine systemic blood flow. Circ Res. 1979;44:739–47.
26. Brengelmann GL. The classical Guyton view that mean systemic pressure, right atrial pressure, and venous resistance govern venous return is/is not correct. J Appl Physiol. 2006;101(5):1532.
27. Brengelmann GL. Letter to the editor: comments on "value and determinants of the mean systemic filling pressure in critically ill patients". Am J Physiol Heart Circ Physiol. 2015;309(8):H1370–1.
28. Van den Berg CM, Jansen JRC, Pinsky MR. Effect of positive pressure on venous return in volume-loaded cardiac surgical patients. J Appl Physiol. 2002;92:1223–31.
29. Maas JJ, Pinsky MR, Geerts BF, de Wilde RB, Jansen JR. Estimation of mean systemic filling pressure in postoperative cardiac surgery patients with three methods. Inten Care Med. 2012;38:1452–60.
30. Gelman S, Bigatello L. The physiologic basis for goal-directed hemodynamic and fluid therapy: the pivotal role of the venous circulation. Can J Anesth. 2018;65:294–308.
31. Permutt S. Point: counterpoint comments – the classical Guyton view that mean systemic pressure, right atrial pressure, and venous resistance govern venous return is/is not correct. J Appl Physiol. 2006;101:1528.
32. Krogh A. The regulation of the supply of blood to the right heart. Scand Arch Physiol. 1912;27:227–48.
33. Gelman S. The pathophysiology of aortic cross-clamping and unclamping. Anesth. 1995;82(4):1026–60.
34. Gelman S. Classic papers revisited: my love affair with the venous system. Anesth. 2018;129(2):329–32.
35. Milnor WR. Arterialimpedance as ventricular afterload. Circ Res. 1975;36:565–71.
36. Genet M, Lee LC, Nguyen R, et al. Distribution of normal human left ventricular myofiber stress at end diastole and end systole: a target

for in silico design of heart failure teatments. J Appl Physiol. 1985;2014(117):142–52.
37. Bundgaard-Nielsen M, Holte K, Secher NH, Kehlet H. Monitoring of peri-operative fluid administration by individualized goal-directed therapy. Acta Anaesth Scand. 2007;51:331–40.
38. Monnet X, Marik PE, Teboul J-L. Prediction of fluid responsiveness: an update. Ann Inten Care. 2016;6:111. https://doi.org/10.1186/s13613-016-0216-7.
39. Michard F, Teboul JL. Predicting fluid responsiveness in ICU patients: a critical analysis of the evidence. Chest. 2002;121:2000–8.
40. Bentzer P, Driesdale DE, Boyd J, Maclean K, Sirounis D, Avas NT. Will this hemodynamically unstable patient respond to a bolus of intravenous fluids? JAMA. 2016;316:1298–309.
41. Gattinoni L, Brazzi L, Pelosi P, Latini R, Tognoni G, Pesenti A, et al. A trial of goal-oriented hemodynamic therapy in critically ill patients. SvO2 collaborative group. N Engl J Med. 1995;333:1025–32.
42. Hottenstein OD, Kreulen DL. Comparison of the frequency dependence of venous and arterial responses to sympathetic nerve stimulations in Guinea pigs. J Physiol. 1987;384:153067.
43. Birch D, Turmaine M, Boulos PB, Burnstock G. Sympathetic innervation of human mesenteric artery and vein. J Vasc Res. 2008;45:323–32.
44. Thiele RH, Nemergut EC, Lynch C 3rd. The clinical implications of isolated alpha1 adrenergic stimulation. Anesth Analg. 2011;113:297–304.
45. Stokland O, Thorvaldson J, Ilebekk A, Kiil F. Factors contributing to blood pressure elevation during norepinephrine and phenylephrine infusions in dogs. Acta Physiol Scand. 1983;117:481–9.
46. Rutlen D, Supple EW, Powell PW Jr. Adrenergic regulation of total systemic distensibility. Venous distensibility effects of norepinephrine and isoproterenol before and after selective adrenergic blockade. Am J Cardiol. 1981;47:579–88.
47. Cannesson M, Jian Z, Chen G, Vu TQ, Hatib F. Effects of phenylephrine on cardiac output and venous return depend on the position of the heart on the frank-Starling relationship. J Appl Physiol. 1985;2012(113):281–9.
48. Meng L, Tran NP, Alexander BS, Laning K, Chen G, Kain ZN, et al. The impact of phenylephrine, ephedrine, and increased preload on third-generation Vigileo-Flo Trac and esophageal Doppler cardiac output measurements. Anesth Analg. 2011;113:751–7.
49. Appleton CP, Lee RW, Mrtin GV, Olajos M, Goldman S. Alpha-1- and alpha-2-adrenoceptor stimulation: changes in venous capacitance in intact dogs. Am J Physiol Heart Circ Physiol. 1986;19:H1071–8.
50. Gardiner JC, Peters CJ. Postsynaptic alpha-1 and alpha-2 adrenoceptor involvement in the vascular responses to neuronally released and exogenous noradrenaline in the hindlimb of the dog and cat. Eur J Pharmocol. 1982;84:189–98.
51. Bennett TD, Wyss CR, Scher AM. Changes in vascular capacity in awake dogs in response to crotid sinus occlusion and administration of catecholamines. Circ Res. 1984;55:440–53.
52. Rothe C, Maas-Moreno R. Active and passive liver microvascular responses from angiotensin, endothelin, norepinephrine, and vasopressin. Am J Physiol Heart Circ Physiol. 2000;279:H1147–56.
53. Bell L, Hennecken J, Zaret BL, Rutlen DL. Alpha-adrenergic regulation of splanchnic volume and cardiac output in the dog. Acta Physiol Scand. 1990;138:321–9.
54. Yamazaki R, Tsuchida K, Aihara H. Effects of alpha-adrenoceptor agonists on cardiac output and blood pressure in spinally anesthetized ganglion-blocked dogs. Arch Int Phrmacodyn Ther. 1988;295:80–93.
55. Supple EW, Graham RM, Powell WJ Jr. Direct

effects of alpha 2-adrenergic receptor stimulation on intravascular systemic capacity in the dog. Hypertension. 1988;11:352–9.
56. MacLean MR, Hiley CR. Effects of enalapril on changes in cardiac output and organ vascular resistances induced by alpha 1- and alpha 2-adrenoceptor agonists in pithed normotensive rats. Br J Pharmacol. 1988;94:449–62.
57. Richer C, Lefevr-Borg F, Lechaire J, et al. Systemic and regional hemodynamic characterization of alpha-1 and alpha-2 adrenoceptor agonists in pithed rats. J Pharmacol Exp Ther. 1987;240:944–53.
58. Gelman S, Mushlin P. Catecholamine-induced changes in the splanchnic circulation affecting systemic hemodynamic. Anesth. 2004;100:434–9.
59. Kalmar AF, Allaert S, Pletinckx P, Maes J-W, Heerman J, Vos JJ, et al. Phenylephrine increases cardiac output by raising cardiac preload in patients with anesthesia induced hypotension. J Clin Monit Comput. 2018;32:969–76.
60. Gelman S. Is phenylephrine or norepinephrine better to treat arterial hypotension? Anaesth Anaesth. 2018;2(2):1–2.
61. Zandberg P, Timmermans PB, van Zwieten PA. Hemodynamic profiles of methoxamine and B-HT 933 in spinalized ganglion-blocked dogs. J Cardiovasc Pharmacol. 1984;6:256–62.
62. Pang CCY, Tabrizchi R. The effects of noradrenaline, B-HT 920, methoxamine, angiotensin II and vasopressin on mean circulatory filling pressure in conscious rats. Br J Pharmacol. 1986;89:389–94.
63. Martin DS, McNeill JR. Whole body vascular capacitance response to vasopressin is mediated by autonomic function. Am J Physiol Heart Circ Physiol. 1991;261:H493–9.
64. Kerr JC, Jain KM, Swan KG, Rocko JM. Effects of vasopressin on cardiac output and its distribution in the subhuman primate. J Vasc Surg. 1985;2:443–9.
65. Chang PI, Rutlen DL. Effects of β-adrenergic agonists on splanchnic vascular volume and cardiac output. Am J Physiol Heart Circ Physiol. 1991;261:H1499–507.
66. Yamaguchi N, de Champlain J, Nadeau RA. Regulation of norepinephrine release from cardiac sympathetic fibers in the dog by presynaptic alpha and beta-receptors. Circ Res. 1977;41:108–17.
67. Kawasaki H, Cline WH, Su C. Involvement of the vascular renin-angiotensin system in beta adrenergic receptor-mediated facilitation of vascular neurotransmission in spontaneously hypertensive rats. J Pharm Exp Ther. 1984;231(1):23–32.
68. Göthert M, Kollecker P. Subendothelial β2-adrenoceptors in the rat vena cava: facilitation of noradrenaline release via local stimulation of angiotensin II synthesis. Naunyn Schmiedeberg's Arch Pharmacol. 1986;334:156–65.
69. Accorsi-Mendonca D, Corrêa FMA, de Oliveira AM. B2-receptor modulation of the reactivity to phenylephrine and angiotensin II I the carotid artery of normotensive rats after trandolapril treatment. J Smooth Muscle Res. 2006;42(1):21–31.
70. Shoemaker WC, Appel PL, Kram HB, Waxman K, Lee TS. Prospective trial of supranormal value of survivors as therapeutic goals in high-risk surgical patients. Chest. 1988;94:1176–86.
71. Tuchschmidt J, Fried J, Atiz M, Rackow E. Elevation of cardiac output and oxygen delivery improves outcome in septic shock. Chest. 1992;102:216–20.
72. Russell JA, Phang PT. The oxygen delivery/consumption controversy. Approaches to management of the critically ill. Am J. Respir Crit Care Med. 1994;149:533–7.
73. Rivers E, Nguyen B, Havstad S, Ressler J, Muzzin A, Knoblich B, et al. Early goal-directed therapy in the treatment of severe sepsis and septic shock. N Engl J Med. 2001;345:1368–

77.
74. Poloujadoff M, Borron SW, Amathieu R, Favret F, Camara MS, Lapostolle F, et al. Improved survival after resuscitation with norepinephrine in a murine model of uncontrolled hemorrhagicshock. Anesth. 2007;107:591–6.
75. Pearse RM, Harrison DA, MacDonald N, Gillies MA, Blunt M, Ackland G, et al. Effect of a perioperative, cardiac out-guided hemodynamic therapy algorithm on outcomes following major gastrointestinal surgery. A randomized clinical trial and systematic review. JAMA. 2014;311(21):2181–90.
76. Kelm DJ, Perrin JT, Cartin-Ceba R, Gajic O, Schenck L, Kennedy CC. Fluid overload in patients with severe sepsis and septic shock treated with early-goal directed therapy is associated with increased acute need for fluid-related medical interventions and hospital death. Shock. 2016;43:68–73.
77. Dunberry-Poissant S, Gilbert K, Bouchard C, Baril F, Cardinal A-M, L'Ecuyer S, et al. Fluid sparing and norepinephrine use in a rat model of resuscitated haemorrhagic shock: end-organ impact. Inten Care Med Exper. 2018;6:47. https://doi.org/10.1186/s40635-018-0212-3.
78. Wuethrich PY, Burkhard FC, Thalmann GN, Stueber F, Studer UE. Restrictive deferred hydration combined with preemptive norepinephrine infusion during radical cystectomy reduces postoperative complications and hospitalization time. A randomized clinical trial. Anesth. 2014;120(2):365–77.

第17章 儿科患者围术期液体管理

Surendrasingh Chhabada, Lauren Licina, Namita Gupta

摘要

静脉输液是儿童围术期管理的一个组成部分。静脉输液治疗的最终目标是维持心血管系统的稳定、血容量正常、电解质和酸碱平衡状态。输液的容量和成分应基于患者术前状况、手术类型和预期的围术期病程。新生儿和婴儿在液体和电解质管理方面不容有误。本章将主要关注儿科生理上的独特之处、优化围术期禁食时间的优势，以及对新生儿和儿童容量状态的评估。本章将回顾各种类型的液体，以及儿童围术期液体管理的最新建议，以维持儿科患者的正常生理功能并提高液体管理的安全性和有效性。此外，将简要叙述需要特别考虑的临床情况。

要点

1.新生儿和婴儿由于体表面积大，代谢率高，肾脏结构不成熟，尿液浓缩能力有限，更容易受到液体和电解质紊乱的影响。

2.维持正常的内环境稳定和预防代谢紊乱是围术期液体治疗的基本目标。

3.液体治疗的容量和成分应根据术前状况、手术类型和预期的围术期病程而定。建议使用平衡等渗溶液，以避免医源性低钠血症和高氯性酸中毒。

引言

围术期液体管理是对儿科患者的常规做法。围术期液体治疗的目标是维持血容量正常、酸碱和电解质平衡。静脉输液用于补充术前禁食水的不足，提供基础代谢需求，并补充手术区域的损失。它们还有助于补偿麻醉期间由自主神经变化引起的前负荷和后负荷变化导致的容量状态变化。液体治疗管理不善可能导致严重的并发症和不良后果。低估容量损失是儿童围术期心搏骤停的最常见原因[1]。

对儿科患者，尤其是新生儿和婴儿，在液体和电解质管理方面的任何失误都难以容忍。他们较大的体表面积和较高的代谢率导致更大的蒸发损失。肾脏结构不成熟，尿液浓缩能力有限，会损害细胞外液量的调节，使机体容易出现体液和电解质失衡。根据患者的病情进行个性化液体治疗，同时考虑液体成分、输注速度和持续时间是很重要的。

体液分布

体液总量（TBW）是人体最大的单一成分，即游离钠水的含量。它主要分布在两个室：细胞内液（ICF）和细胞外液（ECF）。早产儿和低出生体重儿的体液总量占比较大（80%），而成人只有60%。如表所示，TBW随着年龄的增长而减少，这主要是由ECF中的水分流失造成的。因此，新生儿和婴儿对液体需求量的比例更高，因其体液总量更多、体表面积更大，基础代谢率更高，从而导致液体和电解质周转率更高（表17.1）。

循环血容量

血容量因患者的年龄和体型而异。术前确定循环血容量和最大允许失血量非常重要。对早产儿和低出生体重儿的循环血容量预估高达100mL/kg。足月新生儿的测量值为90mL/kg，如表17.2所示，随着年龄和体重的增加，循环血容量降至成人的数值，即70mL/kg[2]。

最大允许失血量（MABL）可通过估算的血容量，术前血细胞比容和最低可接受血细胞比容来计算，如表17.2所示[2]。

MABL=体重（Kg）× 估算血容量 ×［术前血细胞比容（Hi）–最低可接受血细胞比容（Hf）］/术前血细胞比容（Hi）

最低可接受血细胞比容取决于患者的年龄和临床状况，如表17.2所示。例如，体重4kg的足月新生儿因坏死性小肠结肠炎行紧急剖腹探查术，术前血细胞比容为36%，预计其循环血容量为360mL（4kg×90mL/kg）。考虑到患者的危重情况，我们假设最低可接受血细胞比容为24%，因此，在需要输血之前，MABL为120mL［MABL=4×90×（36–24/36）］=120mL］。

将该病例与正在接受左心发育不全综合征修复术的新生儿（4kg）进行比较。此种情况下，患儿术前血细胞比容约为46%。修复后，血细胞比容应至少保持40%。此患儿的MABL为46mL［4×90×（46–40/46）=46mL］。由于允许的误差空间很小，因此，根据术前因素和术中考量来确定每例特定患者的允许失血量至关重要。

表17.2　循环血容量的估算

年龄	血容量（mL/kg）
早产儿	100
足月新生儿	90
3~12个月婴儿	80
>1岁	70

表17.1　细胞外液和细胞内液的组成

	新生儿		婴儿（到6月龄）	成人
	早产儿	足月儿		
ECF（%）	50	40	35~40	20
ICF（%）	30	35	35	40
TBW	80	75	70~75	60

ECF，细胞外液；ICF，细胞内液；TBW，体液总量。

术前禁食

对于计划进行择期手术的儿童，术前禁食是必要的，以将误吸的风险降到最低。最近的证据表明，长时间禁食并不能降低误吸的风险[3,4]。由于更好的麻醉药物和改进的技术，肺误吸的风险已得到降低，建议缩短术前禁食时间，下限为固体食物6h，母乳4h，清液2h，这种模式称为6–4–2法则[4]。

随后的临床研究和荟萃分析发现，儿科麻醉期间发生肺误吸的风险较低，并且在胃容积和pH值方面，延长禁食时间没有任何益处。尤其是对幼儿，延长禁食时间可能有害，并与患儿不适、不配合、脱水、酮症酸中毒、低血糖和麻醉诱导后低血压有关[5]。

允许儿童在手术前2h内饮用清流质（水、不含果肉的清亮果汁、含电解质的液体，以及不含牛奶的咖啡或茶），可以增加舒适度和水合。这也带来了临床实践的改变，即鼓励父母在常规手术前2h内给予孩子清亮的液体。在作者所在的医院，会将患有糖尿病或代谢紊乱的新生儿、小婴儿和儿童安排为早晨的第1台病例，以避免手术延误以及相关的液体、电解质失衡和代谢紊乱。

为了减少与长时间禁食相关的副作用，欧洲儿科麻醉学会、英国和爱尔兰儿科麻醉医师协会以及新西兰和澳大利亚儿科麻醉学会（SPANZA）最近发布了一项共识声明，提倡在择期全身麻醉1小时前摄入清液体[6-8]。还建议儿童术后早期饮水和肠道喂养（表17.3）。

表17.3 择期手术的术前禁食指南

摄入食物	最短禁食时间（h）
清流质	2
母乳	4
婴儿配方奶粉和非母乳	6
轻食[a]	6
油炸食品、高脂肪食品或肉类	8

[a]轻食包括吐司和清流质。

术前禁食和使用药物降低肺误吸风险的实践指南：适用于接受择期手术的健康患者——美国麻醉医师学会特别工作组关于术前禁食和使用药物降低肺误吸风险的最新报道[9]。

容量评估和液体不足的估算

容量状态和脱水程度可能因临床情况而异。对于接受择期手术的儿童，情况可能是轻微的，但对于拟接受紧急手术的严重创伤、容量不足的患儿，情况可能是严重的。应进行彻底的临床评估以确定脱水的严重程度。对已知近期准确体重的患儿可以根据体重减少的百分比计算液体缺乏量：每减少1kg体重等于1L液体不足。如表17.4所示[10,11]，查体时，患儿精神状态、毛细血管再充盈时间、哭泣时是否有眼泪、囟门评估、排尿量或湿尿布数量，对于评估脱水程度都具有重要价值。在预测低血容量方面，对所有体征和症状的评估均优于个别因素[12]。低血容量根据其严重程度分为轻度、中度和重度。

轻度低血容量定义为3%~5%的容量损失。临床体征和症状通常很少或没有，因此，可能会漏诊。导致液体损失的原发性病因的病史可能是唯一的发现。这些患者电解质和酸碱状态正常。

中度低血容量定义为6%~9%的容量损失。明显的临床症状为心动过速、轻度低血压或直立性低血压、脉压差窄、皮肤

表17.4　脱水评估

脱水（%）	轻度（≤5%）	中度（6%~9%）	重度（>10%）
精神状态	正常	无精打采，易激惹	嗜睡或昏迷
心率	正常	增快	增快
收缩压	正常	正常或降低	降低
呼吸	正常	正常或加速	深大
眼睛	正常	泪液减少	眼眶凹陷，无泪
黏膜	湿润	干燥	明显干燥
四肢	温暖	凉	凉，花斑，发绀
毛细血管充盈（正常值<1.5~2s）	正常	延长	延长
囟门	正常	凹陷	非常凹陷
尿量	正常	减少	无尿
估计液体不足	30~50mL/kg	50~100mL/kg	>100mL/kg

Modifed from Falszewska et al.[10]. Diagnostic accuracy of three clinical dehydration scale: a systemic review and Steiner et al.[11] Is this child dehydrated?

弹性降低、黏膜干燥、易激惹、四肢冰凉、毛细血管充盈增加2~3s（皮肤灌注减少的迹象）、呼吸频率增加和囟门凹陷。尿量减少可以从患儿湿尿布数量减少这一现象推断。

严重低血容量定义为超过10%的容量损失。儿童循环不稳定和接近休克状态表现为心动过速、低血压、黏膜干燥、嗜睡或昏迷、毛细血管充盈增加超过3s，四肢冰冷、花斑，深大呼吸伴有频率增加。每天数小时的无尿也可能很明显。对静脉注射等疼痛刺激缺乏反应要怀疑心输出量和脑灌注的减少。

代谢性酸中毒定义为血清碳酸氢盐浓度<17mmol/L，提示为中至重度低血容量[11,13]。乳酸酸中毒超过4mmol/L提示与预后不良相关，通常连续测量乳酸水平以评估休克管理。尿中Na^+浓度<25mmol/L也提示组织灌注减少。在中至重度低血容量时，尿液渗透压通常超过450mOsm/kg，比重超过1.015。对于肾浓缩能力有限的新生儿、接受利尿剂治疗或渗透性利尿治疗的儿童，以及尿患有崩症儿童中，以尿液渗透压判断血容量并不可靠，认识到这一点很重要。

液体和电解质需求

围术期液体治疗的容量和成分通常取决于患者的术前状态、手术类型、在手术室的预期过程和复苏情况。选择能够维持稳态环境的液体很重要。

20世纪50年代，Holliday和Segar首先描述了一种实用的方法，用于开具维持性液体疗法的处方，以补偿不感损失和尿量[14]。作者提出，需水量相当于能量消耗，因此，1kcal的消耗需要1mL水。住院患者的能量消耗或每日热量需求按4-2-1法则计算，如表17.5所示。此后，体重0~10kg的患者需要100mL/（kg·d），体重11~20kg的患者需要1000mL+体重>10kg的部分每千克额外50mL/（kg·d），体重>20kg的患者需要1500mL+体重>20kg的部分每千克额外20mL/（kg·d）。因此，每小时需

表17.5 基于体重的每日热量和液体需求

体重（kg）	每日卡路里需求	液体维持需求
0~10	100kcal/kg	100mL/（kg·d）[=4mL/（kg·h）]
11~20	1000kcal+50kcal/kg（11~20kg）	100mL/（kg·d）（10kg）+50mL/（kg·d）（11~20kg）（2mL/（kg·h）
>20	1500kcal+20kcal/kg（>20kg）	100mL/（kg·d）（10kg）+50mL/（kg·d）（11~20kg）+1mL/（kg·h）（>20kg）

求量前10kg的为4mL/kg，第二个10kg为2mL/kg，体重超过20kg的部分为1mL/kg。随后，他们分析了母乳和牛奶的电解质成分，因此多年来使用低渗液体（如0.225%和0.45%盐水）作为维持液体治疗的做法。健康患者的液体管理中，通常按照Holliday和Segar的4-2-1法则进行。这些计算基于评估基础代谢率的几个假设。它们不适用于急性或危重患者。发热、烧伤、脓毒症和大手术会增加能量消耗和体液流失，因此，需要更多的围术期液体。如下文所述，低渗液体也会导致低钠血症。

静脉输液（IVF）的类型

晶体溶液

晶体溶液由水和电解质组成。理想静脉输液的成分、输注速率和持续时间尚不清楚。围术期通常使用低渗液体，如含1/4NS的5%葡萄糖（D5）和含1/2NS的D5。最近，越来越多的证据表明术后出现低钠血症（定义为Na^+水平<135mmol/L），这一做法受到了批评。低钠血症的发生是由于输注液体中缺乏钠离子及游离水排泄能力受损。还有证据表明，高水平的抗利尿激素（ADH），也称为血管升压素，在围术期出现。ADH与集合管基底外侧膜中的血管升压素V2受体结合，导致水通道蛋白-2通道插入顶膜，最终增加水的渗透性和重吸收。引起ADH释放的主要刺激因素是增加渗透压，但非渗透性刺激，如应激、疼痛、恶心、亚临床体液缺乏、失血和麻醉剂的使用也会引起ADH升高，从而加重低钠血症。

迄今为止，17项随机前瞻性试验中有15项表明，低渗液体与术后低钠血症的高发生率有关[15]。2014年发表的Cochrane综述[16]再次强调，与等渗液体（17%）相比，低渗液体具有更高的低钠血症发病率（34%）（95%CI：0.38~0.60）。同年发表的另外3项Meta分析计算出输注低渗液体后发生严重低钠血症的OR值为0.18（95%CI：0.08~0.41）。Wang等人在2014年发表的荟萃分析[17]中比较了住院儿童等渗液体和低渗液体静脉输注。在10项随机对照试验中，5项所纳入的研究仅涉及接受手术的儿童。他们发现，在外科和内科患者中，维持低渗液体静脉输注显著增加了严重低钠血症的风险。Yang等人发现，手术患者比非手术患者更容易出现低钠血症[18]。

0.9%盐水仍然被广泛应用以避免低钠血症的风险。19世纪90年代，Jacob Hamburger首次描述了0.9%盐水的组成成分。它与人类血浆等渗，但与不含碳酸氢盐前体的血浆相比，氯离子浓度较高（154mmol/L对100mmol/L）。通过从血浆中的总强阳离子浓度（Na^+、K^+和Mg^{2+}）中减去总强阴离子浓度（氯化物和乳酸）计算得出，0.9%盐水的强离子差（SID）为0mmol/L，而血浆的SID为40mmol/L。因此，大量输注生理盐水使SID降低，导致高氯血症性代谢性酸中毒。越来越多对于动物和人类的研究表明，0.9%的盐水可能会对肾功能产生负面影响。Zhou等人已经证明，在输注0.9%盐水的大鼠中，急性肾损伤的发病率和严重程度增加[19]。在一项对健康志愿者进行的2L 0.9%盐水输注的交叉研究中，作者证明了显著的高氯血症导致肾血管收缩和肾皮质灌注减少[20]。

如表17.6所示，乳酸林格液、哈特曼溶液和勃脉力等缓冲晶体溶液，含有接近生理上的氯化物。进一步添加的阴离子，如乳酸盐、乙酸盐、苹果酸盐和葡萄糖酸盐是碳酸氢盐的前体，可作为生理缓冲液。如表17.6所示，乳酸林格液的SID为29mmol/L，哈特曼溶液的SID为29mmol/L，勃脉力的SID为50mmol/L。因此，这些液体更好地模拟了体内的细胞外液。一项对接受开腹手术的成年患者进行的大型回顾性配对队列研究表明，与接受0.9%盐水的患者相比，接受勃脉力组的主要术后并发症发生率更低（OR 0.79，95%CI：0.66~0.97，$P<0.05$）[21]。平衡溶液的使用与术后感染、肾脏替代治疗、输血和电解质紊乱的发生率较低有关。

胶体液

胶体是凝胶状溶液，包含的大颗粒无法通过半透膜，例如，毛细血管床，因此它们在血管内的停留时间更长。胶体还通过增加血管内的渗透压来增加血容量，从而促进液体从血管外、间质和第三间隙转移到血管床。然而，如果患者的内皮细胞受到破坏，或者胶体进入间质间隙，水肿可能会由于液体离开血管内腔而恶化。胶体分为两类：天然胶体和合成胶体。它们的使用有地域差异，美国倾向于使用白蛋白，欧洲则使用合成胶体[22]。

表17.6 常用静脉输液的类型和成分

	渗透压	张力	Na^+	Cl^-	K^+	Mg^{2+}	Ca^{2+}	缓冲[a]
血浆	288	参照	136~145	98~106	3.5~5	0.8~1	2.2~2.6	24
0.9%盐水	308	等张	154	154	0	0	0	0
乳酸林格液	278	近似等张	130	111	4	0	2.7	29
哈特曼溶液	278	近似等张	131	111	5	0	2	29
勃脉力	295	等张	140	98	5	1.5	0	50
5%右旋糖苷	278	低张	0	0	0	0	0	0
苹果酸电解质注射液*	309	等张	140	127	4	1	2.5	29
D5（1/2NS）	428	低张	77	77	0	0	0	0
D4（1/4NS）	329	低张	34	34	0	0	0	0
D5（NS）	555	近似等张	154	154	0	0	0	0

除渗透压以mOsm/kg为单位，其他所有单位为mmol/L，N/A=不可用。

缓冲[a]包括碳酸氢盐（血浆）、乳酸盐（LR）、乙酸盐（血浆中27mmol/L，Sterofundin中24 mOsm/L）、葡萄糖酸盐（勃脉力中23 mOsm/L）和马来酸盐（Sterofundin中5 mOsm/L）。

*苹果酸电解质注射液（Sterofundin）目前在美国不可用。

白蛋白是一种天然胶体，高度水溶性，占血浆总蛋白的60%。由于它的两个独特性质：高溶解度和低等电点，传统上通过冷乙醇分馏从混合的人类血浆中获得。在这个被称为Cohn方法的过程中，人类血浆被加热到60 ℃，然后通过超滤进行消毒[23]。白蛋白有两种浓度，5%等渗白蛋白溶液和25%低张高渗白蛋白溶液。白蛋白浓度高达25%时，可以在输注胶体时减少输入的盐和输入的总量，这对特定的患者群体是有益的。白蛋白输注是一种天然胶体[24]，不太可能引起副作用。可能会发生过敏反应，但与其他胶体相比，白蛋白引起的过敏反应更少见。由于对血小板聚集和抗凝血酶Ⅲ激活的影响，可能会发生凝血级联反应的中断[23]。尽管有这些罕见的副作用，但白蛋白仍被认为是儿科患者的金标准胶体。

羟乙基淀粉（HES）、明胶和右旋糖苷是合成胶体。HES是经过修饰的天然多糖，带有修饰的羟乙基，很难被循环淀粉酶分解，导致血管内渗透压长期升高。羟乙基淀粉根据其浓度、平均分子量（MW）、摩尔取代度（MS）和C2∶C6的比率进行分类。MS指总羟乙基与总葡萄糖单位的摩尔比。C2位置的羟乙基可防止其被淀粉酶分解，从而延长胶体效果。这一点很重要，因为MW和MS比率较高的溶液扩容效果持续更久，但副作用发生率也更高。此外，较高的C2∶C6羟乙基化取代率也可使扩容效果持续更久。理想的HES应具有较低的MW和MS比率以减少副作用，较高的C2∶C6以延长疗效。可用的HES浓度分别为3%、6%和10%。加权平均分子量可分为低（<70kDA）、中（120~270kDA）和高（>450kDA）。MS分为低和高，低分子比为0.4~0.5，高分子比为0.62~0.7。在美国，可用的HES溶液为Hespan（浓度为6%HES，MW 450，MS 0.7，C2∶C6为4∶1，溶于生理盐水）、Hextend（6%HES 670/0.7/4∶1的平衡电解质、乳酸缓冲液和葡萄糖）和万汶（6%HES 130/0.4/9∶1溶于生理盐水）。HES溶液最常见的副作用是肾损害、瘙痒和低凝状态。肾小管肿胀产生高黏尿液，导致肾小管梗阻和髓质缺血，从而对肾功能产生负面影响。这可以通过使用MW和MS较低的新一代HES溶液来预防。瘙痒被认为是HES溶液在皮肤中积聚所致，并可能在输注后持续数月。这种方法对现有的治疗效果不显著，但在新一代HES中不太常见。对凝血的影响被认为是由血管性假血友病因子、Ⅷ因子和血小板功能受损[23]导致。

右旋糖苷（又称葡聚糖）是一种水溶性高支链多糖，由细菌利用蔗糖底物产生。有两种右旋糖苷溶液可供使用：右旋糖苷70（6%溶液，MV 70 000）和低分子量右旋糖苷40（10%溶液，MV 40 000）。肾脏负责右旋糖苷的排泄，排泄阈值为55 000 Da。因此，右旋糖苷70在血管内的停留时间比右旋糖苷40长，为5~6h，而不是3~4h[23]。与白蛋白和HES相比，右旋糖苷的优点为扩容能力强，并且能改善微循环[24]。尽管右旋糖苷具有极好的胶体扩容作用，但它也有一些缺点。缺点包括过敏反应、低凝状态、肾功能不良反应和干扰交叉配血。由于右旋糖苷反应性抗体的存在，右旋糖苷引起的过敏反应比其他胶体更严重。右旋糖苷干扰血小板黏附性，导致纤溶增加，高分子量右旋糖苷时更严重，并导致血管性血友病型效应[23,24]。右旋糖苷可积聚在肾小管中，导致肾堵塞，肾功能受损患者更易发生。右旋糖苷也通过包被于红细胞的表面而干扰交叉配血[24]。

明胶是由动物结缔组织降解形成的多肽，遇热溶解，冷却后形成凝胶状物质。市面上有3种明胶，然而，由于过敏反应的发生率较高，在美国没有明胶产品可用。明胶的可用类型有：琥珀酰化或修饰过的液体明胶、尿素交联明胶和氧化聚明胶[23,24]。明胶的MV为30~35 000，低于其他胶体，因此，扩容效应较弱。此外，由于肾小球滤过更快、肾脏排泄速度快和血清蛋白酶酶切作用，并可快速转移到组织间隙，与其他胶体相比，它们作用时间更短。与其他胶体一样，明胶对凝血也有负面影响。其优点包括成本低（最便宜的人工胶体）、保质期长、无肾脏副作用，不会在体内积聚[24]。

围术期维持血糖正常的重要性

幼儿术前长期禁食引起的代谢紊乱可导致低血糖、脂肪分解和酮症酸中毒。葡萄糖是大脑的主要能量来源。严重的长期低血糖可导致脑损伤和神经发育不良。此外，当轻度低血糖合并缺氧和缺血时，也会导致脑损伤[25,26]。过去的常规做法是术中给予含5%葡萄糖的液体以预防低血糖。然而，现在更多地考虑与输注5%葡萄糖相关的高血糖的有害影响。高血糖可以引起渗透性利尿、脱水和电解质紊乱[27,28]。它也对大脑有害，并增加儿童的发病率和死亡率[29,30]。

因此，有证据表明，低血糖和高血糖都会使儿童的神经功能受损。有文献报道，以120~300mg/（kg·h）的速率输注葡萄糖已被证实可有效预防高血糖、脂肪分解和酮症酸中毒，尤其是在婴儿和儿童中[31,32]。欧洲的普遍做法是术中使用1%~2.5%葡萄糖和等渗溶液作为背景输注。表17.7所示的这种静脉输液制剂仅在欧洲有售。与低渗液体相比，使用这些平衡盐溶液（BS）进行围术期液体治疗可以避免高氯性酸中毒[33]和低钠血症[34]。

在欧洲，BS-G1（含1%葡萄糖的平衡盐溶液）和Polyionique B66在婴幼儿手术期间用作维持液体（背景输注）。

Polyionique B26在欧洲也用于血容量正常儿童的术后液体维持。

术中液体管理

对于接受择期手术的婴幼儿来说，无论是否有术前用药，吸入诱导都是常见的做法。静脉置管通常在面罩诱导之后。为避免意外的空气注入，应谨慎地排出静脉

表17.7 含葡萄糖电解质溶液的类型和组成

组成（mmol/L）	血浆（参照）	BS-G1	Polyionique B66	Polyionique B26
钠	136~145	140	120	68
氯	98~106	118	108	95
钾	3.5~5.5	4	4	27
钙	2.2~2.6	2	2.2	0
乳酸	1.5	0	20	0
醋酸	0	30	0	0
葡萄糖	2.78~5	55.5	50.5	277

[a]葡萄糖浓度<5%的IVF目前在美国不可用。

输液导管中的空气。全身麻醉期间的正压通气会促进卵圆孔未闭患者的右向左分流，50%的5岁以下儿童和20%~25%的成人存在这种分流。新生儿和幼儿应谨慎避免意外液体输注。这可以通过排出静脉输液袋中多余的液体或使用容量泵来实现。在作者所在的单位，会对体重<10kg的婴儿使用滴定管/容量泵（图17.1），对体重在10~20kg的患者使用微滴输液，以防止此类并发症。对患有心脏、肝脏或肾脏疾病的病情较重的患者，使用输液泵输注液体对于避免容量超负荷至关重要。应经常评估周围静脉套管移位和液体外渗，以防止远端肢体缺血和骨筋膜室综合征。

液体复苏的目的是恢复有效的动脉血容量（血容量）、血流动力学稳定性和器官灌注。液体的补充主要取决于液体流失的严重程度和速度。禁食引起的液体不足根据每小时液体需求量和禁食的小时数来计算。1975年，Furman等人提出在1小时内输注禁食引起的液体缺失量的50%，在第2和第3小时内输注25%。Berry等人[35]针对创伤患者进一步简化了这些指南。对于术前禁食6~8 h的患者，作者建议对3岁及以下儿童在第1小时给予25mL/kg。对于4岁及4岁以上的儿童，建议将液体输注量降低至15mL/kg。在随后的几个小时内，他们建议根据手术创伤的严重程度滴定液体。按失血量的1∶1补充血液或胶体，或按3∶1补充晶体。

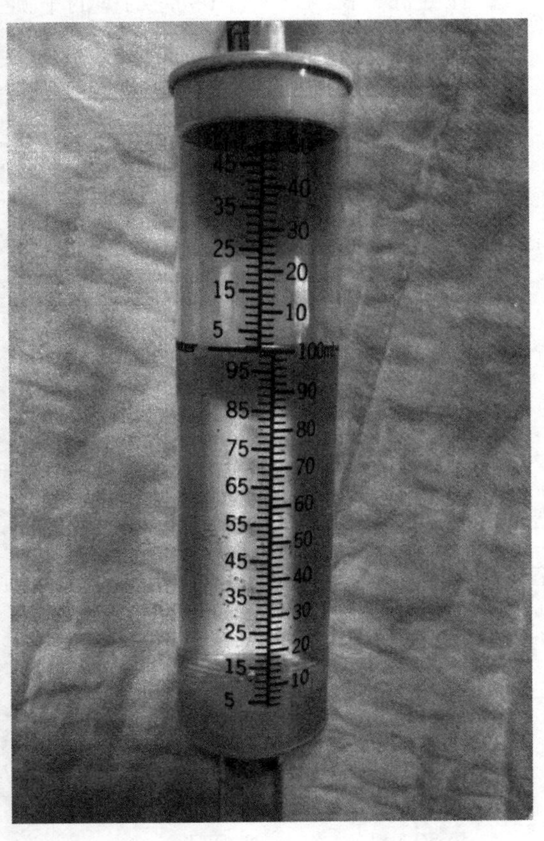

图17.1 图中所示为Buretrol，一种用于新生儿和幼儿的容量泵。

最新的建议允许在手术前2 h饮用清亮液体，这样术前缺失液体较少，需要较少的液体补充。因此，对于禁食时间较短或接受术前静脉输液维持的儿童，应相应减少静脉输液的量。

推荐等渗晶体溶液（LR或NS）用于儿科患者的容量复苏[36]。胶体可用于快速恢复血容量，特别是在循环不稳定期间，当单独使用晶体无效且尚无输血指征时[37,38]。血浆容量的快速扩张、血管内渗透压的维持和肺水肿风险的降低是与胶体使用相关的一些理论优势[39]。

最近，使用静脉输液补充第三间隙液体丢失受到质疑。第三间隙液体丢失被定义为液体在细胞和血管外的间质中积聚，使其无法进入循环系统。手术创伤、炎症介质和多糖包被（又称糖萼，血管屏障的关键结构）破坏引起的毛细血管渗漏，导致这种液体转移。这种液体丢失从小手术的1mL/（kg·h）到中等腹部手术的20mL/（kg·h）不等。早产儿坏死性小肠结肠炎剖腹探查期间第三间隙液体丢失高达50mL/(kg·h)[40]。推荐使用等渗液体补充“第三间隙液体丢失”。最近对成人的研究表明，补充第三间隙液体丢失会导致容量超负荷和进一步的内皮多糖包被破坏[41]。自由液体疗法可能会产生不良后果。在最近发表的一项研究中，Sanford等人比较了接受结肠切除术的儿科患者与术中大量输液相关的术后转归。作者发现接受大量输液的患者，其住院时间、首次经口进食时间和额外氧气需求都有所增加[42]。

在美国，给处于麻醉状态的健康儿童输注含有葡萄糖的液体并不是常规做法。某些患者更容易发生低血糖，如新生儿、Beckwith-Wiedemann综合征、垂体功能减退、肾上腺功能不全、糖原贮积病、肝脏腺瘤或肝功能衰竭、胰岛肿瘤（胰岛素瘤）。建议对这些患者在围术期给予葡萄糖，频繁监测血糖，并相应调整输注速率。

应根据患者的合并症和临床情况，以及输血触发因素考虑红细胞的输注。最近的证据表明，儿童自由输血会增加发病率和死亡率[43,44]。术前应尽一切努力优化血细胞比容和营养状况，并利用血液保存技术以避免输血。值得注意的是，含钙溶液如哈特曼溶液和乳酸林格液，由于存在凝血和血栓形成的问题，禁止与血液或相关血液制品配伍（表17.8）。

应考虑个体化目标导向液体治疗，以确定维持或改善血流相关参数（如SV）所需的最佳液体量。最近对采用目标导向液体治疗的成年患者的研究表明，术后转归更好[47-50]。在评估容量状态和液体反应性时，应考虑动态监测模式，如脉压变化、灌注指数和体积描记变异指数[22]。关于在儿科患者中使用各种目标导向液体治疗工具（如经食管多普勒和脉搏波形分析）的

表17.8　儿童输血阈值

血液制品	临床情况	输血阈值
红细胞	**<4个月的婴儿**	**血红蛋白（gm%）**
	早产/足月新生儿贫血	12
	慢性氧依赖	11
	严重肺部疾病	12~14
	发绀型心脏病	12
	晚期贫血稳定患者	7
	急性失血（血流动力学不稳定）	12
红细胞	**>4个月的婴儿**	**血红蛋白（gm%）**
	稳定婴儿	7
	围术期出血的婴儿/儿童	8
	患有发绀性心脏病且需氧量增加的婴儿/儿童	9
	严重地中海贫血儿童	9
	患有镰状细胞病的儿童，如果之前患有CVA或急性胸部综合征	9~10
	患有镰状细胞病的儿童接受大手术	9~11（HbS<20%拟接受胸部或神经外科大手术）

Modifed from Reeve K et al. Transfusion guidelines in children: I. Anaesthesia & Intensive Care Medicine[45] and M ZG. Management of Perioperative Bleeding In Children. Step by step review[46]

文献仍然很少。

新生儿术中液体治疗

新生儿，无论是早产儿还是足月新生儿，对液体和电解质管理错误的耐受性都很差。在出生后最初几天，他们的生理体重下降5%~15%，但如果摄入量充足，他们的体重会恢复。喂养不当的新生儿或出生后立即接受手术的新生儿，发生低血糖、高钠血症和脱水的风险高。新生儿体液总量占比较高，循环血容量较高。他们体表面积较大，代谢率较高，导致蒸发损失更大。因此，新生儿对液体的需求比例更高，由于他们体液总量更多、体表面积更大，以及基础代谢率更高，液体和电解质周转率更高。早产可增加新生儿液体需求量。新生儿肾脏结构不成熟，肾血管阻力高，因此，尿液浓缩能力有限。婴儿GFR和肾血浆流量约为成人值的一半，钠排泄分数较高（2%）[51]。因此，与年龄较大的儿童和成人相比，保钠功能和对细胞外液量的调节均受损，使婴儿容易受到液体和电解质失衡的影响。

由于每克心脏组织的收缩质量相对较低，新生儿心肌尚不成熟。因此，他们对低血容量和高血容量耐受性差。新生儿增加心肌收缩力的能力有限，因此，尽管输注液体，但每搏量增加不足，见图17.2。适度的液体超负荷也可导致心源性肺水肿和动脉导管关闭延迟[52]。新生儿液体治疗要根据当前体重、临床情况、尿量和血清钠浓度进行评估和滴定。围术期对新生儿使用低渗或无电解质含糖液体仍然是常见做法（类似于新生儿ICU）[38]。围术期使用这些低渗液体会增加医源性低钠血症的风险。由于如前所述的各种原因，新生儿对低钠血症的副作用也特别敏感。Edjo Nkilly等[53]所做的一项研究发现，新生儿术中游离水输注量与术后低钠血症的程度直接相关。作者建议对新生儿围术期使用等渗液体，术后密切监测血浆钠水平。

正常血糖对新生儿同样重要。新生儿的糖原储备有限，依赖于糖异生。血糖应>2.5mmol/L才能避免神经损伤，这使得新生儿因饥饿诱发低血糖的风险高。因此，通常在术中对新生儿输注葡萄糖。Dutta等人[54]比较了在术中输注含1%和2%葡萄糖的乳酸林格液［10mL/（kg·h）］对低出生体重新生儿的影响。他们证实静脉输注这两种液体能有效维持葡萄糖稳态，但含1%葡萄糖的液体有助于分解代谢、胰岛素抵抗、反跳性高血糖和酸中毒的发生。因此，作者得出结论，在新生儿手术期间，输注含2%~4%葡萄糖的液体更合适。

术后液体管理与低钠血症

应鼓励术后早期经口喂食和肠内喂养。患有肠功能不全或肠梗阻、呼吸功能不全、神经损伤或严重疾病的儿童通常需要维持静脉输液。液体治疗应满足日常维持需要量，并补充不断丢失的水和电解质（尿液、汗液、粪便和鼻胃部或造口排出物）。

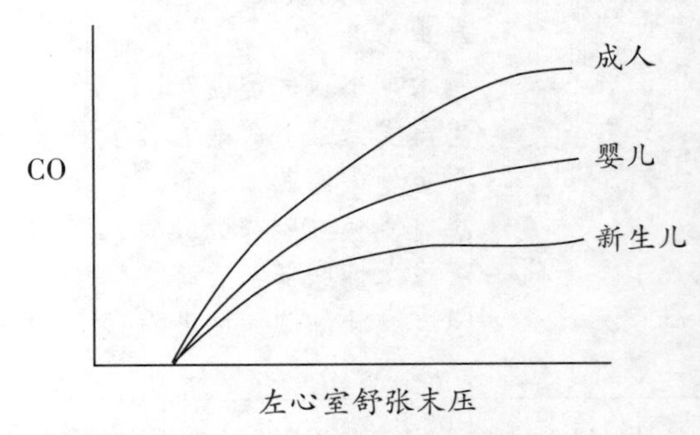

图17.2 Frank-Starling曲线。

补水不足会导致容量不足和高钠血症，而补水过多或超过排泄能力会导致容量超负荷和低钠血症。在各种随机对照试验和Meta分析中，输注低渗液体与术后低钠血症的发生率较高相关[16,55]。

低钠血症的症状从头痛、恶心、平衡不良到癫痫发作和昏迷，程度不等，具体取决于血浆中的钠离子水平，如表17.9所示。

儿科患者比成人更容易出现低钠血症的副作用[15]。由于颅骨尺寸较小，儿童大脑的生长空间较小。大脑尺寸在6岁时达到完全生长，但颅骨需要更长的时间才能达到成人大小（16岁），因此，儿童对任何脑肿胀的耐受性都很差，文献报道的低钠血症导致儿童脑损伤和死亡的发生率增加。在最近发布的一份指南中，美国儿科学会建议，对于需要静脉输液维持的28天至18岁患者，应接受含适量氯化钾和葡萄糖的等渗溶液，因为它们可以显著降低低钠血症发生的风险（证据等级，A；推荐强度，强）[56]。值得注意的是，本指南不适用于患有神经外科疾病、先天性或获得性心脏病、肝脏疾病、癌症、肾功能不全、尿崩症、大量水样腹泻或严重烧伤的儿童；＜28天或NICU的新生儿；或＞18岁的青少年。

表17.9　低钠血症的严重程度及相应症状

钠离子水平（mmol/L）	临床症状[a]
130~135	无症状或通常伴有潜在病理症状
120~129	虚弱，嗜睡，头痛，恶心，肌肉痉挛
＜120	癫痫，昏迷，呼吸停止，死亡

[a]临床症状通常因低钠血症的持续时间和严重程度而异。

需要特别考虑的临床情况

A. 接受全胃肠外营养（TPN）的儿童

危重患者经常在手术室进行TPN输注。由于存在污染和感染的风险，在使用专用TPN静脉输液管路时应谨慎。TPN通常包括2种不同的输注：葡萄糖/蛋白质溶液和脂肪乳溶液。由于担心污染，以及药物相互作用，手术期间通常停止脂肪乳溶液输注。它可以作为脂质载体与利多卡因一起用于术中治疗心律失常。在不补充葡萄糖的情况下突然停止葡萄糖/蛋白质输注会导致围术期低血糖。建议术中密切监测血糖，并相应调整TPN或葡萄糖输注。

B. 镰状细胞病

不幸的是，镰状细胞病（SCD）患者常需接受各种手术。对此类患者的全围术期管理超出了本章的范围。然而，液体管理和换血是本章综述的重点。SCD的特点是发生基因突变，导致血红蛋白分子在脱水、酸中毒和缺氧的情况下发生形状改变和聚合[57]。SCD患者通常在手术前一天入院，以确保手术前一晚补液，或者至少让患者自行制定禁食策略，并在手术前2h饮用清亮液体。脱水可能会导致血管闭塞危象，因此，一些人建议以正常速率的1.5倍维持输注[58]。关于SCD患者的一个普遍争论的议题是简单输血或换血的作用。简单输血是指以达到100g/L的血红蛋白水平为目标的输血。换血包括抽取患者一定量的血液，同时回输等量的血液。最终目标是实现血红蛋白达到100g/L和血红蛋白S水平达到30%或更低。这使得血液的携氧能力增加，也减少血红蛋白S的数量，从而防止红细胞镰状变形和任何血管闭塞危象。研究表明，简单输血在减少患者SCD相关并发症方面与换血同样有效，并且与换血相比，简单输血发生输血相关并发症的可能性更小[59]。

- **幽门狭窄**

幽门狭窄是先天性胃出口增厚，可导致消化道梗阻。典型表现在新生儿阶段，大约3周的时候。梗阻导致持续性和特征性的喷射性呕吐。代谢的结果最初是低钾、低氯性碱中毒，伴代偿性呼吸性酸中毒，表现为通气不足。随着进行性脱水和休克的发展，新生儿可能有代谢性酸中毒伴过度通气和呼吸性碱中毒，但这种表现较少见。重要的是要记住，幽门狭窄是一种紧急医疗事件，而不是外科急症。在进入手术室进行幽门肌切开术之前，患者必须接受液体复苏治疗。根据脱水程度计算5%葡萄糖生理盐水或5%葡萄糖乳酸林格液的量。一旦补液不足，可以开始使用含5%葡萄糖、1/4盐水和氯化钾的维持液[60,61]。

- **线粒体病**

线粒体病一度被认为是一种罕见的疾病，尽管据估计，这种疾病的发病率约为每4000~5000个新生儿中就有1例。线粒体病具有复杂性、异质性，并且表现出不同的外显率，因而很难对其进行清晰地分类并制订简单的治疗方案。此外，尽管线粒体仅由母亲遗传，但兄弟姐妹可能存在异质性，因此，接受麻醉剂而未出现并发症的儿童的兄弟姐妹可能会在使用相同的麻醉剂时出现并发症。线粒体病影响高能量利用器官，如大脑、心脏和肌肉。这些患者表现为癫痫、脑病、心肌病和肌病。尽管这些患者表现存在差异，但一种常见的方法是避免代谢负担，因此，避免长时间禁食、低血糖、酸中毒和低血容量是保证这些患者围术期安全的关键。具体使用哪种静脉输液不能一言以蔽之。一般来说，最好避免低血糖的发生，因为这些患者无法依赖储能基质。唯一的例外是那些通过生酮饮食控制癫痫发作的患者，这些患者的体内不应含有葡萄糖。此类患者对短暂的高血糖也不能很好地耐受，这使得麻醉医师要谨慎地密切监测血糖水平。最后，一些线粒体病患者无法代谢乳酸，因此，必须避免对这些患者输注含乳酸的液体[62]。

- **前负荷相关的临床情况**

某些心脏病变依赖于足够的前负荷以维持心输出量。这些病变包括主动脉瓣狭窄、肥厚型心肌病和左或右心发育不良综合征。后者需要足够的静脉回流，因为肺血流没有心室辅助，依赖被动血流。主动脉瓣狭窄和肥厚性心肌病患者需要足够的前负荷，以维持顺应性降低且左心室舒张末期充盈压升高后心室的心输出量。此外，维持足够的前负荷将防止收缩中晚期流出道阻塞，这在主动脉瓣下狭窄和肥厚性心肌病中很重要。在这些患者中，强调术前1~2 h饮用清流质的重要性将有助于患者保持水分，防止诱导过程中全身血管阻力和心率改变带来灾难性后果。在某些情况下，诱导前静脉输注是至关重要的，通过静脉输注液体可以安全地进行诱导[63,64]。

- **糖原贮积病**

糖原贮积病（GSD）包括由糖原代谢（包括合成和降解）酶缺陷引起的一系列疾病。这是一种相对少见的疾病，每20 000名活产儿中就有1例发生。患者表现为低血糖、糖原聚积和器官衰竭。当这些患者准备接受手术时，必须特别考虑禁食时间、静脉输液选择和血糖监测。

静脉通路的建立可能会很困难，因为这些儿童经常需要抽血，并为各种操作进行静脉置管。GSD Ⅰ型von Gierke病是一种葡萄糖–6–磷酸酶或葡萄糖–6–磷酸酶转移酶紊乱。这种缺陷通过糖异生或糖原分解，损害葡萄糖的生成，导致低血糖。因此，围术期治疗必须包括适当的禁食指南，理想情况下保持可摄入配方奶至术前6h，玉米淀粉至术前2h，给予含葡萄糖的液体，如10%葡萄糖0.45%盐水溶液，以及围术期密切监测血糖[65]。

- **肾移植**

由于术前透析和饥饿，这些患者经常在术前处于脱水状态。他们还需要优化液体复苏以改善移植器官功能，一些研究建议血容量为70mL/kg[66]。由于担心高钾血症，历来建议不对肾移植患者围术期使用含钾液体，如0.9%盐水或Normosol。最近，一项在接受肾移植的成人中进行的前瞻性随机双盲试验表明，与生理盐水相比，乳酸林格液与高钾血症和酸中毒发生较少相关，因此，是肾移植患者静脉输液治疗的安全选择[67]。

结论

儿童围术期液体管理需要对术前状况，手术过程中预期的液体转移、液体丢失和失血量进行全面了解。维持正常体内平衡和预防代谢紊乱是围术期液体治疗的基石。新生儿和小婴儿尤其需要精确的液体选择和输注。一般来说，应避免禁食时间过长，建议在所有年龄段使用平衡等渗电解质溶液，以避免低钠血症，并且应根据患者的具体特征选择添加葡萄糖。

（魏玉萍 译 成丹丹 审校）

参考文献

1. Bhananker SM, Ramamoorthy C, et al. Anesthesia-related cardiac arrest in children: update from the pediatric cardiac arrest registry. Anesth Analg. 2007;105(2):344–50.
2. Feldschuh J, Enson Y. Prediction of the normal blood volume: relation of blood volume to body habitus. Circulation. 1977;56:605–12.
3. Coté CJ. NPO after midnight for children - a reappraisal. Anesthesiology. 1990;72:589–92.
4. Brady M, Kinn S, Ness V, et al. Preoperative fasting for preventing perioperative complications in children. Cochrane Database Syst Rev. 2009;4:CD005285. https://doi.org/10.1002/14651858.
5. Dennhardt N, Beck C, Huber D, Nickel K, Sander B, Witt LH, Boethig D, Sümpelmann R. Impact of preoperative fasting times on blood glucose concentration, ketone bodies and acid-base balance in children younger than 36 months: a prospective observational study. Eur J Anaesthesiol. 2015;32(12):857–61.
6. Thomas M, Morrison C, Newton R, Schindler E. Consensus statement on clear fluids fasting for elective pediatric general anesthesia. Paediatr Anaesth. 2018;28:411–4.
7. Smith I, Kranke P, Murat I, et al. Perioperative fasting in adults and children: guidelines from the European Society of Anaesthesiology. Eur J Anaesthesiol. 2011;28:556.
8. Linscott D. SPANZA endorses 1-hour clear fluid fasting consensus statement. Paediatr Anaesth. 2019;29(3):292.
9. Practice Guidelines for Preoperative Fasting and the Use of Pharmacologic Agents to Reduce the Risk of Pulmonary Aspiration: Application to Healthy Patients Undergoing Elective Procedures. An updated report by the American Society of Anesthesiologists Task Force on preoperative fasting and the use of pharmacologic agents to reduce the risk of pulmonary aspiration. Anes-

thesiology. 2017;126(3):376–93.

10. Falszewska A, et al. Diagnostic accuracy of three clinical dehydration scales: a systematic review. Arch Dis Child. 2018;103(4):383–8.
11. Steiner MJ, et al. Is this child dehydrated? JAMA. 2004;291(22):2746–54.
12. Freedman SB, Vandermeer B, Milne A, Hartling L, Pediatric Emergency Research Canada Gastroenteritis Study Group. Diagnosing clinically significant dehydration in children with acute gastroenteritis using non-invasive methods: a meta-analysis. J Pediatr. 2015;166(4):908–16.
13. Vega RM, Avner JR. A prospective study of the usefulness of clinical and laboratory parameters for predicting percentage of dehydration in children. Pediatr Emerg Care. 1997;13(3):179–82.
14. Holliday MA, Segar WE. The maintenance need for water in parenteral fluid therapy. Pediatrics. 1957;19(5):823–32.
15. Abdessalam S. Hypotonic versus isotonic maintenance fluid administration in the pediatric surgical patient. Semin Pediatr Surg. 2019;28(1):43–6.
16. McNab S, Ware R, Neville K, Choong K, Coulthard M, Duke T, et al. Isotonic versus hypotonic solutions for maintenance intravenous fluid administration in children (review). Cochrane Database Syst Review. 2014;1(60):CD009457.
17. Wang J, Xu E, Xiao Y. Isotonic versus hypotonic maintenance IV fluids in hospitalized children: a meta-analysis. Pediatrics. 2014;133:105–13.
18. Yang G, Jiang W, Wang X, Liu W. The efficacy of isotonic and hypotonic intravenous maintenance fluid for pediatric patients: a meta-analysis of randomized controlled trials. Pediatr Emer Care. 2015;31:122–6.
19. Zhou F, Peng ZY, Bishop JV, Cove ME, Singbartl K, Kellum JA. Effects of fluid resuscitation with 0.9% saline versus a balanced electrolyte solution on acute kidney injury in a rat model of sepsis. Crit Care Med. 2014;42(4):e270–8.
20. Wilcox CS. Regulation of renal blood flow by plasma chloride. J Clin Invest. 1983;71(3):726–35.
21. Shaw A, Bagshaw S, Goldstein S, Scherer L, Duan M, Schermer C, et al. Major complications, mortality, and resource utilization after open abdominal surgery: 0.9% saline compared to plasma-lyte. Ann Surg. 2012;255:821–9.
22. Sümpelmann R, Becke K, Brenner S, Breschan C, Eich C, Höhne C, et al. Perioperative intravenous fluid therapy in children: guidelines from the Association of the Scientific Medical Societies in Germany. Paediatr Anaesth. 2017;27(1):10–8.
23. Baily AG, McNaull PP, Jooste E, Tuchman JB. Perioperative crystalloid and colloid fluid management in children: where are we and how did we get here? Pediatric Anesthesiol. 2010;110(2):375–90.
24. Mitra S, Khandelwal P. Are all colloids the same? How to select the right colloid? Indian J Anesth. 2009;53(5):592–607.
25. Inder T. How low can I go? The impact of hypoglycemia on the immature brain. Pediatrics. 2008;122(2):440–1.
26. Burns CM, Rutherford MA, Boardman JP, Cowan FM. Patterns of cerebral injury and neurodevelopmental outcomes after symptomatic neonatal hypoglycemia. Pediatrics. 2008;122(1):65–74.
27. Leelanukrom R, Cunliffe M. Intraoperative fluid and glucose management in children. Paediatr Anaesth. 2000;10(4):353–9.
28. Paut O, Lacroix F. Recent developments in the perioperative fluid management for the paediatric patient. Curr Opin Anaesthesiol. 2006;19(3):268–77.
29. Wintergerst KA, Buckingham B, Gandrud L,

Wong BJ, Kache S, Wilson DM. Association of hypoglycemia, hyperglycemia, and glucose variability with morbidity and death in the pediatric intensive care unit. Pediatrics. 2006;118(1):173–9.
30. Hirshberg E, Larsen G, Van Duker H. Alterations in glucose homeostasis in the pediatric intensive care unit: hyperglycemia and glucose variability are associated with increased mortality and morbidity. Pediatr Crit Care Med. 2008;9(4):361–6.
31. Mikawa K, Maekawa N, Goto R, Tanaka O, Yaku H, Obara H. Effects of exogenous intravenous glucose on plasma glucose and lipid homeostasis in anesthetized children. Anesthesiology. 1991;74(6):1017–22.
32. Nishina K, Mikawa K, Maekawa N, Asano M, Obara H. Effects of exogenous intravenous glucose on plasma glucose and lipid homeostasis in anesthetized infants. Anesthesiology. 1995;83(2):258–63.
33. Disma N, Mameli L, Pistorio A, Davidson A, Barabino P, Locatelli BG, et al. A novel balanced isotonic sodium solution vs normal saline during major surgery in children up to 36 months: a multicenter RCT. Paediatr Anaesth. 2014;24(9):980–6.
34. McNab S, Duke T, South M, Babl FE, Lee KJ, Arnup SJ, et al. 140 mmol/L of sodium versus 77 mmol/L of sodium in maintenance intravenous fluid therapy for children in hospital (PIMS): a randomised controlled double-blind trial. Lancet. 2015;385:1190–7.
35. Berry F. Practical aspects of fluid and electrolyte therapy. In: Berry F, editor. Anesthetic Management of Difficult and Routine Pediatric Patients. New York: Churchill Livingstone; 1986. p. 107–35.
36. Management of shock. In: Pediatric advanced life support provider manual, Chameides L, Samson RA, Schexnayder SM, Hazinski MF (Eds), American Heart Association, Subcommittee on Pediatric Resuscitation, Dallas 2011. P. 85.
37. Becke K, Eich C, Höhne C, Jöhr M, Machotta A, Schreiber M, et al. Choosing wisely in pediatric anesthesia: an interpretation from the German scientific working Group of Paediatric Anaesthesia (WAKKA). Paediatr Anaesth. 2018;28(7):588–96.
38. Sümpelmann R, Becke K, Zander R, Witt L. Perioperative fluid management in children: can we sum it all up now? Curr Opin Anaesthesiol. 2019;32(3):384–91.
39. Rackow EC, Falk JL, Fein IA, et al. Fluid resuscitation in circulatory shock: a comparison of the cardiorespiratory effects of albumin, hetastarch, and saline solutions in patients with hypovolemic and septic shock. Crit Care Med. 1983;11:839.
40. Murat I, Dubois MC. Perioperative fluid therapy in pediatrics. Paediatr Anaesth. 2008;18(5):363–70.
41. Chappell D, Jacob M, Hofmann-Kiefer K, Conzen P, Rehm M. A rational approach to perioperative fluid management. Anesthesiology. 2008;109(4):723–40.
42. Sanford EL, Zurakowski D, Litvinova A, Zalieckas JM, Cravero JP. The association between high-volume intraoperative fluid administration and outcomes among pediatric patients undergoing large bowel resection. Paediatr Anaesth. 2019;29(4):315–21.
43. Parker RI. Transfusion in critically ill children: indication, risks and challenges. Crit Care Med. 2014;42:675–90.
44. Crowley M, Kirpalani H. A rational approach to red cell transfusion in the neonatal ICU. Curr Opin Pediatr. 2010;22:151–7.
45. Reeve K, Jones H, Hartrey R. Transfusion guidelines in children: I. Anaesthesia & Intensive Care Medicine. 2014;15(12):558–62.
46. M ZG. Management of Perioperative Bleeding in Children. Step by step review. Colombian J

Anaesthesiol. 2013;41:50–6.

47. Gan TJ, Soppitt A, Maroof M. el-Moalem H, Robertson KM, Moretti E, Dwane P. goal-directed intraoperative fluid administration reduces length of hospital stay after major surgery. Anesthesiology. 2002;97(4):820–6.
48. Wakeling HG, McFall MR, Jenkins CS, Woods WG, Miles WF, Barclay GR, Fleming SC. Intraoperative oesophageal Doppler guided fluid management shortens postoperative hospital stay after major bowel surgery. Br J Anaesth. 2005;95(5):634–42.
49. Noblett SE, Snowden CP, Shenton BK, Horgan AF. Randomized clinical trial assessing the effect of Doppler-optimized fluid management on outcome after elective colorectal resection. Br J Surg. 2006;93(9):1069–76.
50. Kehlet H, Bundgaard-Nielsen M. Goal-directed perioperative fluid management: why, when, and how? Anesthesiology. 2009;110(3):453–5.
51. Herrin J. Fluid and electrolytes. In: Graef JW, editor. Manual of pediatric therapeutics. 6th ed. Philadelphia: Lippincott-Raven; 1997. p. 63–75.
52. Takahashi N, Hoshi J, Nishida H. Water balance, electrolytes and acid-base balance in extremely premature infants. Acta Paediatr Jpn. 1994;36(3):250–5.
53. Edjo Nkilly G, Michelet D, Hilly J, Diallo T, Greff B, Mangalsuren N. Postoperative decrease in plasma sodium concentration after infusion of hypotonic intravenous solutions in neonatal surgery. Br J Anaesth. 2014;112(3):540–5.
54. Datta PK, Pawar DK, Baidya DK, Maitra S, Aravindan A, Srinivas M. Dextrose-containing intraoperative fluid in neonates: a randomized controlled trial. Paediatr Anaesth. 2016;26(6):599–607.
55. McNab S, Duke T, South M, et al. 140mmol/L of sodium versus 77mmol/L of sodium in maintenance intravenous fluid therapy for children in hospital (PIMS): a randomised controlled double-blind trial. Lancet. 2015;385:1190–7.
56. Feld LG, Neuspiel DR, Foster BA, Leu MG, Garber MD, Austin K, et al. Clinical practice guideline: maintenance intravenous fluids in children. Pediatrics. 2018;142(6):e20183083.
57. Davis PJ, Cladis F. Smith's anesthesia for infants and children. 9th ed. St. Louis, MO: Elsevier; 2017.
58. Firth PG, Head CA. Sickle cell disease and anesthesia. Anaesthesiology. 2004;101:766–85.
59. Vichinsky EP, Haberkern CM, Neumayr L, Earles AN, Black D, Koshy M, et al. A comparison of conservative and aggressive transfusion regimens in the perioperative management of sickle cell disease. The preoperative transfusion in sickle cell disease study group. N Engl J Med. 1995;333(4):206–13.
60. Kamata M, Cartabuke RS, Tobias JD. Perioperative care of infants with pyloric stenosis. Pediatr Anesth. 2015;25:1193–206.
61. Yao F-SF. Yao & Artusio's anesthesiology: problem-oriented patient management. Philadelphia: Lippincott Williams & Wilkins; 2016.
62. Niezgoda J, Morgan PG. Anesthetic considerations in patients with mitochondrial defects. Paediatric Anesth. 2013;23(9):785–93.
63. Pollac LC, Barron ME, Maron BJ. Hypertrophic cardiomyopathy. Anesthesiology. 2006;104:183–92.
64. Andropoulos DB, et al. Anesthesia for congenital heart disease. 3rd ed. Hoboken, New Jersey: Wiley; 2015.
65. Gurrieri C, Sprung J, Weingarten TN, Warner ME. Patients with glycogen storage diseases undergoing anesthesia: a case series. BMC Anesthesiol. 2017;17(1):134.
66. Dawidson I, Berglin E, Brynger H. Reisch. Intravascular volumes and colloid dynamics in relation to fluid management in living related kidney donors and recipients. Crit Care Med. 1987;15(7):631–6.

67. O'Malley CM, Frumento RJ, Hardy MA, Benvenisty AI, Brentjens TE, Mercer JS, et al. A randomized, double-blind comparison of lactated Ringer's solution and 0.9% NaCl during renal transplantation. Anesth Analg. 2005;100(5):1518–24.

第18章　限制性液体管理与自由液体管理优劣的对比

David Liska

摘要

围术期维持足够的血容量对于实现手术后的最佳预后非常重要，但对于液体治疗的合适的量还存在争议。多项小型和一些大型的随机对照临床试验结果表明，自由液体管理模式与术后不良转归的风险增高有关，包括术后肠梗阻、住院时间延长和总体并发症发生率增加等。然而，限制性液体治疗方案也并未获得一致的有益结果，一些研究显示术后并发症的风险增加，特别是急性肾损伤的发生率升高。要理解并接受这些相互矛盾的研究结果，重要的是批判性地分析现有的数据，同时要认识到不同研究中所涉及的相关定义、研究人群和治疗方案的差异。虽然一些患者可能从目标导向液体治疗中受益，但也有很多患者可以通过以维持正常血容量为目标的平衡液体方案来达到最佳管理效果。

要点

1. 术中和术后的静脉输液量对患者的康复和预后有显著影响。

2. 多项随机对照试验表明，自由液体管理，以及由此产生的容量超负荷和体重增加与术后不良转归存在相关性，包括术后肠梗阻发生率和总体并发症发生率升高、住院时间延长、医疗费用增加等。

3. 过度限制的液体管理也会增加并发症的风险，特别是肾损伤的风险，尤其是在低血容量未被检测和纠正的情况下。

4. 要获得最佳的液体治疗效果，仅需补足丢失的液体量来维持正常的循环血容量，必要时可允许液体平衡略高于零。

5. 定义和方案的标准化对于优化患者液体管理和推动进一步研究至关重要。

引言

围术期静脉输液（IVF）治疗的目标，是通过使用适当容量的正确液体来重建和维持正常的生理和器官功能，以达到内环境的稳态。在过去的几十年里，确定围术期静脉输液的适宜容量已经成为一个活跃的研究领域。就这一主题发表了众多临床试验结果和综述，其中一些结果/结论相互矛盾，表明随着时间推移各种争议开始出现。虽然文献中仍然缺乏标准化的术语，但腹部手术的IVF方案已被区分为限制性（＜1.75L/D）、平衡性（1.75L~2.75L/D）和自由性（＞2.75L/D）[1]。在20世纪90年代，大多数外科患者通常采用自由液体管理模式。然而数据显示，自由液体管理常导致容量超负荷，不利于患者的术后恢复，因此，限制性液体管理模式逐渐被推崇，并成为许多术后加速康复外科（ERAS）路径的重要组成部分。但另一方面，最近的研究表明，过度限制的液体管理策略也会导致并发症，特别是术后肾损伤的发生[2]。使用各种有创或无创方法监测容量状态和（或）终末器官灌注的目标导向液体治疗（GDFT），有望成为液体治疗的定制方法。然而，与非目标导向的平衡性液体管理相比，不加选择地使用GDFT设备可能是不实际或不划算的，且并未获得一致的有益结果[3]。本章将对目前关于最佳围术期液体容量管理策略的证据做一回顾。

现有证据

传统的围术期液体管理策略，侧重于纠正由各种可能因素引起的低血容量，包括术前禁食、机械性肠道准备、术中急性失血、麻醉诱导的血管扩张和手术所致的“第三间隙液体”效应等[4]。这种方法需要在手术当天给予大约6L液体，术后前3天每天给予大约3L液体，导致术后体重可能增加3~4kg[5,6]。21世纪初，随着一些随机对照试验（RCT）结果的发表，这种传统的围术期液体管理方法受到了质疑。然而，由于不同试验对自由性和限制性液体管理的定义不同，上述试验之间存在显著的异质性。本章回顾的试验多集中于大型腹部手术，主要是结直肠切除术，也有一些试验纳入了其他类型的腹部手术。大多数试验规模相对较小，许多RCT纳入的患者数量＜100例，但Myles[2]的试验除外，该试验纳入了近3000例接受腹部手术的高危患者。还需要注意的是，尽管次要研究指标之间存在显著重叠，但这些试验的主要研究指标并不相同，而且关于液体治疗的时间和终点事件的定义也不一致（表18.1）。

液体管理与术后胃肠功能恢复

术后胃肠道（GI）功能障碍或术后肠梗阻（POI）仍然是腹部手术后的主要问题，会导致围术期并发症发生率升高、术后住院时间（LOS）延长、医疗费用增加。临床前研究[7]表明，胃肠道水肿会延长胃排空时间，提示围术期容量超负荷可能是导致POI的重要因素。自由性液体复苏还会引起内脏水肿，导致腹压升高、肠系膜血流减少，进而引起组织缺氧，最终导致肠梗阻和吻合口并发症[8,9]。为了评估液体管理策略对术后胃肠道功能恢复的影响，Lobo等人[5]在一项早期的小型RCT（n=20）中证实，自由液体管理与胃排空时间显著延长、肠道功能恢复延迟（排气时间：4天对3天；排便时间：6.5天对4天）和住院时间（LOS）显著延长（9天对6天，P=0.001）相关。与限制液体组

表18.1 评估限制性与自由液体疗法对围术期转归影响的部分随机对照试验汇总

第一作者（按发表时间排序）	样本量 限制组/自由组	手术方式	主要观察指标	推荐 限制/自由	肠道功能[a] 限制组/自由组	并发症 限制组/自由组	住院时间 限制组/自由组（天）
Lobo[5]	10/10	结肠切除术	胃排空时间	限制	4/6.5[b]	1/7[b]	6/9[b]
Brandstrup[6]	69/72	结直肠切除术	并发症	限制	NR	21/40[b]	NR
Nisanevich[10]	77/75	腹部手术	并发症	限制	4/6[b]	13/23[b]	8/9[b]
Kabon[17]	124/129	结肠切除术	SSI	ND	NR	NR	7.3/7.0
MacKay[12]	39/41	结直肠切除术	LOS	ND	4.7/4.9	ND	7.2/7.2
Holte[13]	16/16	结肠切除术	肺功能	限制	2/2	6/1	3/2.5
McArdle[22]	10/11	腹主动脉瘤修补术	严重并发症	限制	NR	1/14[b]	8/16[b]
Gonzalez-Fajardo[26]	20/20	腹部血管手术	LOS	限制	4.6/5.3	NR	8/12[b]
Vermeulen[27]	30/32	腹部手术	LOS	自由	3.7/3.5	12/5[b]	12.3/8.3[b]
Abraham-Nordling[19]	79/82	结直肠切除术	LOS	ND	3/2（首次排气）	31/47[b]	6.0/6.0
Gao[28]	93/86（年龄＞65岁）	腹部手术	并发症	限制	NR	31/39	NR
Peng[29]	84/90	腹部手术	并发症	ND	NR	46/86	NR
Myles[2]	1490/1493	腹部手术	无残疾生存率	ND	NR	AKI：8.6/5.0[b]	6.4/5.6

ND，无差异；LOS，住院时间；NR，未报道；SSI，手术部位感染；AKI，急性肾损伤。

[a]首次排便时间。

[b] $P \leqslant 0.05$ 可用。

相比，术后并发症的发生率也有所增加。Nisanevich[10]的一项RCT研究了液体管理对术后并发症和死亡的影响，并将肠道功能恢复时间作为次要结果，发现采用自由液体管理的患者排气时间和排便时间均明显延长（排气时间：4天对3天，$P<0.001$；排便时间：6天对4天，$P<0.001$）。最近发表的一项大型回顾性研究纳入了4205例接受ERAS路径的结直肠手术患者，也证实了液体管理对胃肠道功能恢复的重要性[11]。该研究中9%的患者发生了POI，多因素分析显示这一结局与手术当天液体量>3L（OR=1.65；95% CI：1.13~2.41，P=0.009）和术后第2天体重增加>2.5kg（OR=1.49；95% CI：1.01~2.21，P=0.048）显著相关。然而，并非所有的研究都表现出了液体管理所致的胃肠功能恢复的差异。MacKay等人[12]将80例接受结直肠手术的患者随机分为限制性或自由性液体管理组，并未发现首次排气时间（2.9天对2.9天，P=0.466）或肠道恢复运动时间（4.7天对4.9天，P=0.802）存在差异。同样，Holte等人的一项RCT[13]纳入了32例结直肠手术患者，采用不透X线标志物法测定肠道功能恢复和胃肠通过时间，也未发现显著性差异。一篇纳入了8项POI相关研究的Meta分析提示[14]，与自由液体管理组相比，限制性液体管理组患者的首次排气时间更短（合并平均差=−0.67，95%CI：−1.28 ~ −0.06，P=0.031）。鉴于POI对术后恢复和LOS的显著影响，避免液体超负荷已成为大多数ERAS路径的重要组成部分。

液体管理和手术部位感染

手术部位感染（SSI）仍然是导致患者并发症和死亡的重要原因，也是医院获得性感染的第三大常见来源[15]。腹部手术SSI相对常见，可发生于多达20%的患者，导致住院时间延长、医疗花费增加。许多SSI被认为是可预防的，因此，成为衡量医疗质量的关键指标之一。SSI的预防很复杂，需要术前、术中和术后的一系列整合措施[16]。围术期液体治疗可在降低SSI风险方面发挥重要作用。容量状态是决定终末器官灌注和组织氧合的重要因素之一，因此，逻辑上来说围术期液体管理对伤口愈合和SSI的影响是必然的。由于SSI是一项重要的医疗质量指标，已有多项研究将自由或限制性液体治疗对SSI的影响作为主要或次要结果。Kabon等人[17]在一项相对较大的RCT中，将253例接受开腹结直肠切除术的患者随机分配至限制性和自由液体管理组。研究者预计，自由液体管理将增加组织氧合，从而减少结直肠手术后的伤口感染。然而，该研究并未发现在手术部位感染或伤口愈合率方面存在差异，这表明自由液体管理并不能降低SSI的风险。其他大多数比较自由和限制性液体管理的RCT都没有专门将SSI作为观察指标。Brandstrup等人[6]的RCT评价了术后总体并发症的差异，发现与限制组相比，自由组的轻度伤口相关并发症（感染、血肿或裂开）数量加倍（18/72对9/69）。在Nisanevich的RCT中[10]，伤口并发症在自由组也更多（11/75对7/77）。2016年发表的一项系统综述和Meta分析[18]发现，伤口感染在自由液体管理的患者中更为常见。另一方面，Nordling等人[19]的RCT比较了“极度”限制液体方案和标准方案的影响，发现伤口感染在两组之间没有显著性差异（10/79对11/82）。Holte等人[13]发现，限制性液体管理组的SSI和伤口并发症增加（5/16对0/16），其中还包括3例吻合口瘘。同样，Myles[2]在2018年的大型临床试验中发现，限制性液体管理组的SSI更为常见（245/1481对202/1487，P=0.02），尽管在经多重比较校正后证实其并没有统计学意义。由于缺乏更多的试验来专门评估限制性液体管理与自由液体管理对伤口感染的影响，目前关于围术期液体管理策略是否直接影响SSI的发生风险仍有争议。

急性肾损伤

避免高血容量已成为ERAS路径的推荐组成部分，但随之而来的关于限制性液体疗法潜在危害的报道也有所增加。特别值得关注的是急性肾损伤（AKI），这是由过度限制液体引起肾脏灌注不足或高血容量导致肾间质水肿所造成的[20,21]。Brandstrup等人[6]的研究发现，在到达恢复室时，自由液体组患者的血肌酐值明显较低，但在接下来的几天里没有发现差异。McArdle等人[22]将22例接受腹主动脉瘤修补术的患者随机分为限制性或自由液体管理组，并测量了他们的尿白蛋白/肌酐比值。结果显示，自由液体管理组的尿白蛋白/肌酐比值显著升高，表明容量超负荷会导致肾脏内皮功能受损。然而，自由组没有肾衰竭病例（0/11），而限制组有1例（1/11）。Myles等人[2]的国际多中心RELIEF试验是体现限制性液体方案对肾功能潜在危害的最重要研究。该试验纳入了近3000例肾损伤高危人群（年龄≥70岁，或合并心脏病、糖尿病、肾功能不全，或病态肥胖）患者并将其随机分配至自由或限制性IVF组，主要观察指标是术后1年的无残疾生存率。研究者发现，与自由液体治疗组相比，限制组术后1年的无残疾生存率并无明显变化，但急性肾损伤的发生率显著升高（8.6% 对 5.0%，P<0.001），且对肾脏替代疗法（RRT）的需求有增加趋势（0.9%对0.3%，P=0.048）。尽管该试验的样本量很大，但仍有一些局限性，使人们无法从这项试验中得出确定性的结论。该研究基于实际的设计导致围术期的管理没有进行标准化，麻醉和镇痛技术也存在很大异质性，包括硬膜外镇痛的使用、不同的术中血流动力学管理策略和不同的术后护理措施等。限制组和自由组在术中和术后24h内的液体总入量分别为3.7L和6.1L，与经典的限制性和自由性液体管理策略总量类似。然而，该研究报道的患者术后体重增加相对较少，自由液体管理组为1.6kg，限制液体管理组仅为0.3kg，远低于其他液体管理试验中的患者体重增加量。适度的体重增加，以及缺乏对术后低血容量、少尿和低血压的流程化监测及标准化处理，可能是限制组AKI事件增加的原因。因此，作者采取了谨慎的态度来解释他们的研究结果，认为适度宽松的液体疗法比真正的限制性方案更安全。

总体并发症和住院时间

作为研究围术期液体管理的重量级试验之一，Brandstrup等人[6]将术后并发症作为主要观察结果，对172例接受结直肠手术的患者随机进行自由或限制性液体管理，发现限制性液体管理方案与总体并发症的显著减少相关（33%对51%，P=0.003），严重并发症（如吻合口瘘、脓毒症、出血和需要辅助通气的肺水肿）和轻微并发症（浅表伤口感染、肺炎和尿路感染）都是如此。无论采取的是何种液体管理方案，并发症发生率与液体量和体重增加之间均存在剂量–反应关系，证实容量对术后转归具有重要影响。其后一些系统综述和Meta分析陆续发表，整合了来自许多RCT的数据，特别是关于总体围术期转归和住院时间的文章和数据。考虑到各个RCT的结果存在相互矛盾的内容，因此，整合了这些异质性明显的数据的Meta分析无法提供结论性的证据也就不足为奇了。然而需要注意的是，Jia等人[14]发表于2017年的Meta分析显示，尽管限制性液体治疗在降低总体并发症方面的优势并没有统计学意义（OR=0.59，95% CI：0.34~1.04，P=0.068），但可使住院时间明显缩短（合并平均差=–1.51，95% CI：–2.90~–0.12，P=0.033）。

Varadhan和Lobo[1]发表的一篇Meta分析在整合一些相互矛盾的RCT结果方面具有重要意义，他们根据每天实际输注的液体量对液体管理策略进行标准化的定义（如引言所述），然后将各项RCT中的研究人群重新区分为3组：液体不足、容量正常或液体平衡、液体过量。在根据内在特征一致性进行重新分组前，Meta分析结果显示自由和限制性液体治疗之间的总体并发症和LOS没有差异。然而，在重新分组后，分析结果显示，与液体失衡相比，液体平衡（容量正常）的患者总体并发症显著减少（RR 0.59；95% CI：0.44~0.81），且LOS缩短（合并平均差：–3.44天；95% CI：–6.33~–0.54）。Shen等人[23]最近发表的一项关于腹部手术后液体限制的Meta分析也显示了类似的结果。他们纳入了16项RCT，共有2341例患者接受了限制性液体治疗，2337例患者接受了自由液体治疗，其中2983例患者来自上文讨论的Myles等人[2]的研究。这16项研究全部比较了腹部手术患者接受限制性或标准化液体治疗方案的总体并发症发生率。与之前发表的Meta分析类似[1,14]，当合并所有纳入RCT的矛盾数据时，限制性方案在减少总体术后并发症方面并未显示出益处。然而，在亚组分析中，当评估患者术后平均体重增长自由组和限制组差值≥2kg的研究时（8项RCT，共662例患者），发现接受限制性液体治疗的患者术后并发症风险显著降低（RR 0.67，95% CI：0.57~0.79）。这些结果再次证实，在与导致严重高血容量及明显术后体重增加的自由液体管理相比时，限制性液体管理的优势最为明显。

等容或平衡输液

综上所述，众多研究结果表明，传统的自由液体治疗可能导致围术期静脉输液过多，这一点是应该避免的。然而，过度限制液体入量又可能增加低血容量相关并发症的风险，与适度自由的液体治疗方案相比没有任何显著的益处。最近发表的一项大型回顾性研究也确认了液体管理的最佳“舒适区”，该理念介于传统的自由方案和严格的固定容量、零平衡方案之间。Thacker等人[24]研究了来自Premier Research Database的大量数据，包括结肠（n=84 722）或直肠手术（n=22 178）和髋关节或膝关节置换术（n=548 526）的患者，以分析围术期（手术当天）液体入量的不同及其与预后的关系。该研究发现，纳入患者的围术期液体入量变异度很大，25%的患者输注液体量在结肠手术中少于1.7L，直肠手术中少于1.5L，髋/膝关节置换术中少于1.3L 。另一方面，同样25%的患者输注液体量在结肠手术中超过5.0L，直肠手术中超过5.4L，髋/膝关节置换术中超过4.1L。当根据液体使用情况将患者分为3组时，研究者发现在结直肠和骨科手术中，液体量过少和液体量过多都与较差的预后相关，包括LOS、POI和住院费增加等。Shin等人的一项大型回顾性注册研究也证明了输液量与术后并发症之间的U型相关性[25]。该研究对92 094例接受非心脏手术的患者进行了分析，主要暴露因素为术中输液量，终点事件为30天生存率、呼吸系统并发症、AKI、LOS和医疗费用。结果显示，自由管理策略下输液量最多的1/5患者，其呼吸系统并发症显著升高，而自由液体管理和过度限制液体（输液量最低的1/5患者）均与急性肾损伤显著相关。适度限制的液体入量与最佳的术后转归显著相关，包括降低死亡率、LOS和住院费用等。

总结和对当前医疗实践的考虑

虽然还需要精心设计的前瞻性试验来进一步研究围术期液体治疗的一些细节问题，但目前的数据表明，自由和过度限制的输液方案都可能导致患者术后恢复情况复杂化。恰当的围术期液体管理，避免过度的体重增加和低血容量，对手术患者的安全和迅速康复具有重要作用。虽然一些患者可能受益于以心输出量监测为基础的GDFT，但大多数患者能够通过维持正常的血容量来进行安全的液体管理，只须补充持续的液体丢失及在需要时允许液体平衡略高于零即可实现。术后，按照ERAS路径管理的患者通常不需要静脉补液，但需要对低血容量和终末器官低灌注的征象进行监测，然后根据需要补充静脉液体，以避免并发症。目前，临床采用的液体治疗方案千差万别，这凸显了各单位针对患者制订个体化方案并严格执行的重要性。

（李 新 译 路志红 审校）

参考文献

1. Varadhan KK, Lobo DN. A meta-analysis of randomised controlled trials of intravenous fluid therapy in major elective open abdominal surgery: getting the balance right. Proc Nutr Soc. 2010;69(4):488–98.
2. Myles PS, Bellomo R, Corcoran T, et al. Restrictive versus liberal fluid therapy for major abdominal surgery. N Engl J Med. 2018;378:2263–74.
3. Srinivasa S, Taylor MHG, Singh PP, et al. Randomized clinical trial of goal-directed fluid therapy within an enhanced recovery protocol for elective colectomy. Br J Surg. 2013;100:66–74.
4. Shires T, Williams J, Brown F. Acute change in extracellular fluids associated with major surgical procedures. Ann Surg. 1961;154:803–10.
5. Lobo DN, Bostock KA, Neal KR, et al. Effect of salt and water balance on recovery of gastrointestinal function after elective colonic resection: a randomised controlled trial. Lancet. 2002;359:1812–8.
6. Brandstrup B, Tønnesen H, Beier-Holgersen R, et al. Effects of intravenous fluid restriction on postoperative complications: comparison of two perioperative fluid regimens - a randomized assessor-blinded multicenter trial. Ann Surg. 2003;238:641–8.
7. Mecray PM, Barden RP, Ravdin IS. Nutritional edema: its effect on the gastric emptying time before and after gastric operations. Surgery. 1937;1:53–64.
8. Mayberry JC, Welker KJ, Goldman RK, et al. Mechanism of acute ascites formation after trauma resuscitation. Arch Surg. 2003;138:773–6.
9. Bragg D, El-Sharkawy AM, Psaltis E, et al. Postoperative ileus: recent developments in pathophysiology and management. Clin Nutr. 2015;34:367–76.
10. Nisanevich V, Felsenstein I, Almogy G, et al. Effect of intraoperative fluid management on outcome after intraabdominal surgery. Anesthesiology. 2005;103:25–32.
11. Grass F, Lovely JK, Crippa J, et al. Potential

association between perioperative fluid management and occurrence of postoperative ileus. Dis Colon Rectum. 2020;63:68–74.
12. MacKay G, Fearon K, McConnachie A, et al. Randomized clinical trial of the effect of postoperative intravenous fluid restriction on recovery after elective colorectal surgery. Br J Surg. 2006;93:1469–74.
13. Holte K, Kristensen BB, Valentiner L, et al. Liberal versus restrictive fluid management in knee arthroplasty: a randomized, double-blind study. Anesth Analg. 2007;105:465–74.
14. Jia FJ, Yan QY, Sun Q, et al. Liberal versus restrictive fluid management in abdominal surgery: a meta-analysis. Surg Today. 2017;47:344–56.
15. Magill SS, Edwards JR, Bamberg W, et al. Multistate point-prevalence survey of health care-associated infections. N Engl J Med. 2014;370:1198–208.
16. Liu Z, Dumville JC, Norman G, et al. Intraoperative interventions for preventing surgical site infection: an overview of cochrane reviews. Cochrane Database Syst Rev. 2018;2:CD012653.
17. Kabon B, Akça O, Taguchi A, et al. Supplemental intravenous crystalloid administration does not reduce the risk of surgical wound infection. Anesth Analg. 2005;101:1546–53.
18. Schol PBB, Terink IM, Lancé MD, et al. Liberal or restrictive fluid management during elective surgery: a systematic review and meta-analysis. J Clin Anesth. 2016;35:26–39.
19. Abraham-Nordling M, Hjern F, Pollack J, et al. Randomized clinical trial of fluid restriction in colorectal surgery. Br J Surg. 2012;99:186–91.
20. Prowle JR, Echeverri JE, Ligabo EV, et al. Fluid balance and acute kidney injury. Nat Rev Nephrol. 2010;6:107–15.
21. Kellum JA, Lameire N, Aspelin P, et al. Diagnosis, evaluation, and management of acute kidney injury: a KDIGO summary (part 1). Crit Care. 2013;17:1–15.
22. McArdle GT, McAuley DF, McKinley A, et al. Preliminary results of a prospective randomized trial of restrictive versus standard fluid regime in elective open abdominal aortic aneurysm repair. Ann Surg. 2009;250:28–34.
23. Shen Y, Cai G, Gong S, et al. Perioperative fluid restriction in abdominal surgery: a systematic review and meta-analysis. World J Surg. 2019;43:2747–55.
24. Thacker JKM, Mountford WK, Ernst FR, et al. Perioperative fluid utilization variability and association with outcomes : considerations for enhanced recovery efforts in sample US surgical populations. Ann Surg. 2016;263:502–10.
25. Shin CH, Long DR, McLean D, et al. Effects of intraoperative fluid management on postoperative outcomes: a hospital registry study. Ann Surg. 2018;267:1084–92.
26. González-Fajardo JA, Mengibar L, Brizuela JA, et al. Effect of postoperative restrictive fluid therapy in the recovery of patients with abdominal vascular surgery. Eur J Vasc Endovasc Surg. 2009;37:538–43.
27. Vermeulen H, Hofland J, Legemate DA, et al. Intravenous fluid restriction after major abdominal surgery: a randomized blinded clinical trial. Trials. 2009;10:1–11.
28. Gao T, Li N, Zhang JJ, et al. Restricted intravenous fluid regimen reduces the rate of postoperative complications and alters immunological activity of elderly patients operated for abdominal cancer: a randomized prospective clinical trail. World J Surg. 2012;36:993–1002.
29. Peng NH, Gao T, Chen YY, et al. Restricted intravenous fluid regimen reduces fluid redistribution of patients operated for abdominal malignancy. Hepato-Gastroenterology. 2013;60:1653–9.

第19章 人工智能与围术期液体管理

Piyush Mathur, Jacek B. Cywinski, Francis Papay

摘要

人工智能，即AI，是一个正在发展中的计算科学领域，在医疗保健方面的研究和实际应用越来越多。在围术期患者群体中，研究者发现AI使用增加能够提高医疗质量和预防不良事件。低血压预防和全身血压管理是AI的应用领域之一，新的机器学习模型已被开发出来用于容量状态的估算和低血压的预测。本章将讨论这些机器学习模型在围术期液体管理中的研究和应用现状。

要点

1. AI在围术期液体管理中的应用研究和开发不断拓展。

2. 机器学习技术，包括图像解读的特征工程和神经网络在内，正被应用于患者的血流动力学状态评估。

3. 个体化的临床决策支持和先进的可解释分析技术将为治疗提供预判和精准指导。

4. 各种AI学习技术可用于开展大规模人群队列分析，以进行定量和定性的液体管理质量评估。

引言

人工智能（AI）是一门试图复制人类认知功能的计算科学。它涉及许多研究领域，包括机器学习（ML）和深度学习，这两个领域目前都在医疗保健领域被广泛研究和实施。在过去的十年里，AI在医疗领域的研究，特别是与危重患者相关的研究，有了极大的拓展。机器学习是AI的一个分支，它通过计算推导出复杂的统计建模，从而设计出可不断改进的解决方案。深度学习则使用多重计算来生成解决方案，由此生成的方案具有复杂的架构和相互联系。神经网络是机器学习的一部分，它模拟了人脑中信息通过突触进行神经传递的过程。神经网络中的学习，既体现在数据由输入端向输出端的前向传输（前向传播），也体现在独特的反馈性传输过程中（反向传播）（图19.1）。

大体上，机器学习包括三大类，包括监督学习、无监督学习和强化学习（图19.2）。在监督学习中，标记后的数据被用来“训练”模型，该模型能够从新提供的未标记数据中识别和预测结果。无监督学

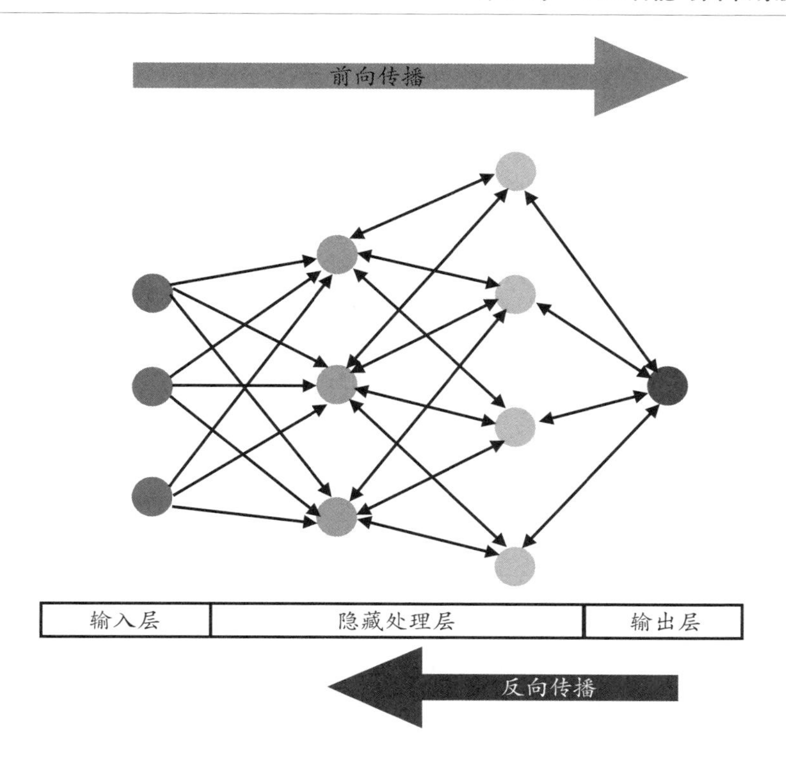

图19.1　人工神经网络示意图，数据输入层、隐藏处理层和输出层。数据的前向传播和反向传播类似于信息在人类神经网络结构中的传递过程。

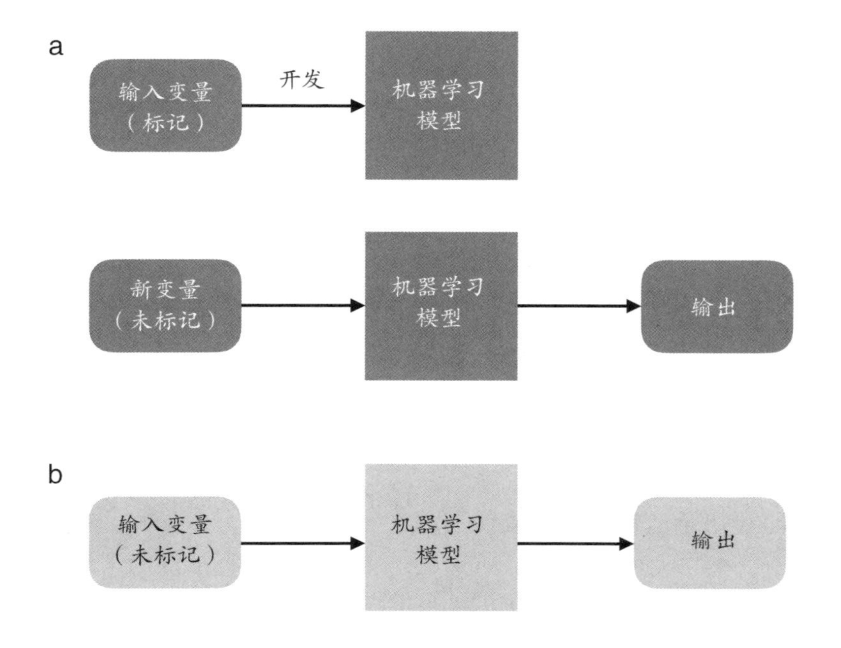

图19.2　使用（a）监督机器学习模型和（b）无监督机器学习模型从输入数据生成输出数据的过程。

习不需要提供任何标记数据，而是在各种数据之间建立关联，以对所提供数据的特征、模式和关系做出最佳推论。强化学习是一个新的、尚在发展中的领域，特别是在医疗保健领域。这一模式下，模型将从给定环境的行为中学习，以实现奖赏最大化。自然语言处理（NLP）是机器学习的另一个领域，其计算算法可以解释自由文本，具有很高的统计准确性。

机器学习和深度学习本身具有多种不同的计算方法，可通过对电子医疗数据的扩展来提供解决方案，而这些解决方案在实时或短期内即可实施。在围术期研究领域，它们已被应用于预测模型的开发、临床决策支持和使用自然语言处理的临床记录分析中[2]，在能够早期预测病情进展和（或）临床结局的模型中最为常见[3,4]。开发这些模型不仅要使用患者的生命体征或实验室检查数据，还要使用包括病历、用药情况和辅助检查结果在内的多模态数据输入，如此才能生成更好、更准确的模型[5]。虽然AI在医疗领域的应用大多尚处于研究和论证阶段，但一些初级的解决方案已经被开发出来并被美国食品和药品监督管理局（FDA）批准用于临床，如心血管功能评估。

AI测量容量状态

围术期血容量的评估主要依靠血压、心率、尿量、中心静脉压、乳酸水平等多种生理参数相结合的传统方法，以及脉压变异率、下腔静脉超声、超声心动图、肺动脉导管和无创心输出量监测等多种高级监测技术。

在临床实践中，高级监测仪器得出的变量被各种组合用于评估患者的容量状态，然而，随着输入数据的增加，准确的临床解读成为了新的挑战。很少使用金标准评估左心室舒张末期容积（LVEDV），而液体反应性的评估则更为常见。

机器学习技术不仅可以分析单个变量之间的相互关系，还可以实时分析复杂的波形数据。将传统的离散生命体征测量值组成综合评分系统，用于病情进展早期预测的研究越来越多。但在有了机器学习之后，这些变量可以被实时监测且可对预测结果进行解释。

特征化是机器学习的一种常用技术，它将各种测量信息转换为数值并用于创建复杂的导数，以便能更好地分析各变量之间的关系，并生成最优化的输出。该技术已广泛应用于图像解读（如CT）和波形解读（如动脉波形分析）。这种技术与其他数据结合后可解读神经网络或在其他机器学习模型的开发中使用非常多。这些模型已试用于手术室和重症监护病房等围术期相关领域。

此外，利用机器学习的图像识别功能，可以自动生成超声心动图测量结果，而不再需要人力解析。最近的研究证实，与心脏病专家相比，机器学习在包括射血分数在内的心功能自动估算方面具有较高的准确性[6]。使用机器学习对不同患者人群进行液体平衡的评估也被证明是可行的[7]。

理想的术中输液指导模型应具有以下特点：患者个体化、高度预测性和已获得良好验证。

预测分析和动脉波形分析的应用

低血压一直被认为与外科手术患者和重症监护患者的并发症发生密切相关[8,9]。遗憾的是，这些结论多来自回顾性研究，因此，无法建立两者之间的因果关系[8,9]。尽管生理学机制能够很好地解释低血压导致终末器官损伤（特别是心肌和肾损伤）的原因，但尚缺乏能够证实两者之间因果关系的前瞻性随机试验[10]。虽然绝大多数临床医师都认同围术期低血压会导致不良后果，应该尽量避免，但对于到底什么才是潜在有害的低血压事件仍然存在争议：只要血压下降低于某一绝对阈值即可？或是不同阈值相结合进行评估？还是需要在给定的血压阈值下累积足够时间[11]？临床医师所面临的困难是缺乏对潜在有害的低血压的明确定义，以及关于最佳干预时机和形式的指南。这给临床工作带来了严重的不良影响：往往在低血压发生后才进行治疗，并且治疗方法可能并不是针对潜在病理生理紊乱的最佳选择。因此，解决导致低血压的潜在生理改变来预防低血压的发生可能会是更好的替代方案。

在复杂的心血管功能可被精准监测和大量数据可被实时处理的时代，预测即将发生的低血压已基本成为现实[4,12]。由动脉波形（包括波形时间、波幅、曲线下面积、段斜率、复杂性特征等）衍生的算法已经可以预测出定义为MAP＜65mmHg、持续至少1分钟的低血压[4,12]。低血压预测指数（HPI）软件已通过临床测试并实现商业化。需要注意的是，HPI提前5分钟预测低血压的敏感性和特异性分别为92%和92%，提前10分钟分别为89%、90%，提前15分钟则分别为88%、87%[6]。

目前正在进行的一项研究拟评估在中高风险的非心脏手术中，在有创动脉血压监测的基础上加入HPI软件指导，能否降低术中低血压（定义为MAP＜65mmHg）的时间加权平均值（TWA）[4]。该软件不仅可以预测即将发生低血压的概率，还可以根据深入的动脉波形分析[4]提供治疗建议。一般来说，低血压多由以下3种因素单独或合并引起：低血容量、血管扩张或心肌收缩力下降。HPI算法能够向临床医师提供6种可能的干预措施：仅输液、输液并给予强心药、输液并给予血管升压药、仅使用血管升压药、仅使用强心药，以及观察。所有建议都有描述循环系统状态和功能的既定参数支持[4]。

预防而非治疗低血压的概念是非常吸引人的，特别是在调整干预措施后，导致血压下降的潜在原因可能从根本上被纠正，从而预防低血压的发生。

基于机器学习的液体管理质量和绩效评估

机器学习有助于建立围术期液体管理的最佳路径。无监督分析能够很简单地从来自外科或重症监护病房患者的大型队列中识别出具有相似特征的患者子集，这一点对临床医师来说是比较困难的。机器学习的能力在于它能够筛选海量的数据并发现其中的特征和相似性，而如此巨大数量的信息对人脑来说是无法处理的。此外，随着可用数据的增加，机器学习可不断改进其预测模型并实时运行，使预测或治疗建议更加具有临床相关性和可操作性。基于结局的分组比较能够进一步发现患者、手术特点和提供治疗的异同。这种对临床因素和治疗事件的初步筛查，能够区分出预后较差和较好的患者群体，从而为进一步研究提供假说。

Maheshwari等人利用临床变异管理（CVM）平台（Ayasdi，门罗帕克，加利福尼亚州）总结了克利夫兰医学中心医院网络中结直肠手术的临床特征[7]。该软件根据理想的临床结局（如住院时间短、再入院率低和医疗费用低）确定出“表现最佳”的患者群体。而术中输液量被认为是区分表现最佳和最差群体的特征之一。这些发现可以很轻易地填加入近乎实时的依从性报道系统中，该系统能够根据患者和手术的特点，向数据报道者提供关于最佳输液策略的实时决策支持[7]。考虑到数据报道者个人要为术中液体管理的改变负主要责任，有可能影响到临床结局，因此，机器学习为确保既定的液体管理策略得到良好执行和遵守提供了新的可能性[13,14]。

恰当的液体管理对于危重患者获得最佳疗效也是至关重要的。然而遗憾的是，在临床实践中，关于液体复苏实施或暂停的决定是基于临床医师的个人判断，而这种判断往往是不一致的，因此，产生了明显不合理的变异性。机器学习在预测容量管理反应性方面非常有帮助：Zhang等人利用机器学习XGBoost模型开发了一个预测模型，能够区分重症监护室患者的容量反应性（VR）和容量无反应性（VU）急性肾损伤（AKI）[15]。作者利用美国重症监护数据库（MIMIC-Ⅲ）设计了一个模型，该模型能够根据尿量是否增加区分出对输液有反应或无反应的患者[15]。该模型在训练集上开发，在测试集上验证（1∶3的比例），对患者进入ICU的第一个6小时内常规收集所有临床和实验室相关变量，用于评估其预测容量反应性的能力。尿肌酐、血尿素氮（BUN）、年龄和白蛋白水平是VR的重要预测因素[15]。该模型实施的潜在效益应引起重视：对VR患者早期输液可以防止AKI的进展，而对VU患者避免输液则可防止容量超负荷的不良后果。对模型预测结果的依从能够及早改善重症监护室患者的液体管理，从而避免高血容量和低血容量[15]。所有与容量反应性预测有关的计算都可以自动完成，并随着新数据点的出现而更新，使该模型拥有动态和实时响应患者病情变化的能力，因此，具有临床应用价值。

危重脓毒症的AI液体管理

脓毒症的液体管理仍然是一个备受争议的问题[16]，不恰当的液体和（或）血管升压药物治疗可能导致不理想的结局[17,18]。AI和机器学习可利用历史数据开发决策模型，以帮助临床医师选择最佳的液体治疗策略。Komorowski等人开发的AI临床医生是一个使用强化学习算法的计算模型，能够动态地为ICU的成年脓毒症患者提供最佳的治疗方案（静脉输液和血管升压药）[19]。AI临床医生是在两个不重叠的大型ICU数据库上开发和验证的，这两个数据库均包含大量的常规收集数据：重症监护数据库第3版（MIMIC-Ⅲ）用于模型开发，eICU研究所数据库（eRI）用于模型测试[19]。作者指出，接受与AI临床医生推荐剂量类似的静脉输液和血管升压药治疗的脓毒症患者死亡率最低。当临床医师的实际治疗与AI临床医生的建议治疗不同时，最常见的是血管升压药给药不足[19]。上述系统和方法可实时应用，当患者的数据流从不同的电子源输入预测算法后，该算法将给出最合适的治疗建议。最终的治疗策略将由医师根据多种来源的临床数据和主观的临床判断制订，计算模型能够提供更多信息帮助临床医师制订最佳决策，从而避免以短期复苏而非长期生存为目标的治疗方案[19]。

很显然，迄今为止的所有研究都有显著的局限性，其中最主要的一点是缺乏验证预测模型有效性的前瞻性临床试验。此外，据我们所知，目前尚没有一个系统成功应用于真实的临床实践并表现出显著的优势。考虑到这些局限性，还需要进行更深入的研究来探讨计算机决策支持系统的使用是否有助于更好地指导液体治疗策略的制订。

未来发展方向

在未来，可能会有越来越多的经过验证的应用程序被开发出来，用于临床医师主导的围术期液体管理（图19.3）。这些机器学习解决方案可能是多模态的，使用的数据不仅来自患者的生命体征，还包括电子健康记录和智能输液泵等其他来源。复杂的特征工程可能会在发现各个变量的重要程度和分配适当权重以提高准确性和预测能力方面发挥重要作用。未来的高级模型可能会更多地使用强化学习等较新的机器学习方法去替代监督学习等传统方法。我们可能会看到图像分析、NLP和许多其他先进的机器学习技术被用于同一解决方案中。

对于这些解决方案的成功开发和实施，临床验证、可解释的方案、以经济有效的方式整合工作流程将是关键。这些AI解决方案可能会整合到目前的监测设备中，并通过电子病历或其他移动设备应用程序向临床医师提供可解读和可操作的结果。同样重要的是，这些AI解决方案不只是提供一两个“评分”或衍生结果，而是作为一个端到端的解决方案，呈现出患者的整体情况，并提供支持性的临床指导。

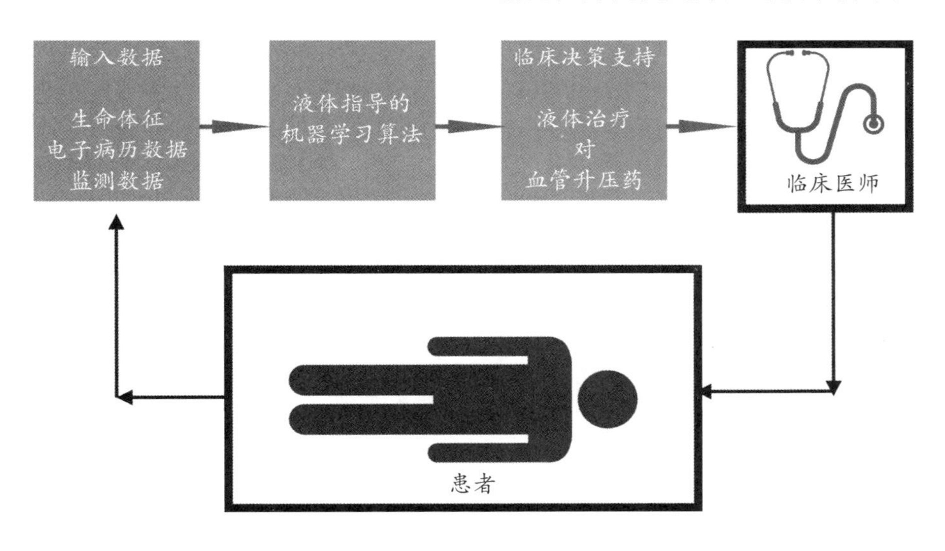

图19.3　机器学习在围术期液体管理中的应用流程图。

（李　新 译　路志红 审校）

参考文献

1. Mathur P, Burns ML. Artificial Intelligence in Critical Care. Int Anesthesiol Clin. 2019;57(2):89–102.
2. Hashimoto DA, et al. Artificial intelligence in surgery: promises and perils. Ann Surg. 2018;268(1):70–6.

3. Aminsharifi A, et al. Artificial neural network system to predict the postoperative outcome of percutaneous Nephrolithotomy. J Endourol. 2017;31(5):461–7.
4. Hatib F, et al. Machine-learning algorithm to predict hypotension based on high-fidelity arterial pressure waveform analysis. Anesthesiology. 2018;129:663–74.
5. Rajkomar A, et al. Scalable and accurate deep learning with electronic health records. NPJ Digit Med. 2018;1(1):18.
6. Madani A, et al. Fast and accurate view classification of echocardiograms using deep learning. NPJ Digit Med. 2018;1(1):6.
7. Maheshwari K, et al. Identify and monitor clinical variation using machine intelligence: a pilot in colorectal surgery. J Clin Monit Comput. 2018;33(4):725–31.
8. Walsh M, et al. Relationship between intraoperative mean arterial pressure and clinical outcomes after noncardiac surgery: toward an empirical definition of hypotension. Anesthesiology. 2013;119(3):507–15.
9. Salmasi V, et al. Relationship between intraoperative hypotension, defined by either reduction from baseline or absolute thresholds, and acute kidney and myocardial injury after noncardiac surgery: a retrospective cohort analysis. Anesthesiology. 2017;126(1):47–65.
10. Futier E, et al. Effect of individualized vs standard blood pressure management strategies on postoperative organ dysfunction among high-risk patients undergoing major surgery: a randomized clinical trial. JAMA. 2017;318(14):1346–57.
11. Stapelfeldt WH, et al. The SLUScore: a novel method for detecting hazardous hypotension in adult patients undergoing noncardiac surgical procedures. Anesth Analg. 2017;124(4):1135–52.
12. Maheshwari K, et al. Hypotension prediction index software for management of hypotension during moderate- to high-risk noncardiac surgery: protocol for a randomized trial. Trials. 2019;20(1):255.
13. Khuri SF, et al. Determinants of long-term survival after major surgery and the adverse effect of postoperative complications. Ann Surg. 2005;242(3):326–41. Discussion 341-3
14. Lilot M, et al. Variability in practice and factors predictive of total crystalloid administration during abdominal surgery: retrospective two-Centre analysis. Br J Anaesth. 2015;114(5):767–76.
15. Zhang Z, Ho KM, Hong Y. Machine learning for the prediction of volume responsiveness in patients with oliguric acute kidney injury in critical care. Crit Care. 2019;23(1):112.
16. Byrne L, Van Haren F. Fluid resuscitation in human sepsis: time to rewrite history? Ann Intensive Care. 2017;7(1):4.
17. Marik PE. The demise of early goal-directed therapy for severe sepsis and septic shock. Acta Anaesthesiol Scand. 2015;59(5):561–7.
18. Marik P, Bellomo R. A rational approach to fluid therapy in sepsis. Br J Anaesth. 2016;116(3):339–49.
19. Komorowski M, Celi LA. Will artificial intelligence contribute to overuse in healthcare? Crit Care Med. 2017;45(5):912–3.

第 2 部分

液体管理的病例场景

第20章 大型骨科手术中围术期液体管理的病例场景

Wael Ali Sakr Esa

摘要

液体管理是对接受大型骨科手术患者的一个重要议题，其中大量失血、输血、液体转移及术后并发症发生率高尤为受关注。液体平衡是术后并发症和死亡的主要影响因素。一方面，持续性低血容量与器官灌注不足、全身炎性反应综合征、脓毒症及多器官衰竭有关。另一方面，液体过负荷与水肿、肠梗阻、术后恶心呕吐、肺部并发症及心脏负荷增加有关。

要点

1.持续性低血容量与器官低灌注、全身炎性反应综合征、脓毒症及多器官衰竭有关。

2.过量输液与水肿、肠梗阻、术后恶心呕吐、肺部并发症及心脏负荷增加有关。

3.大型骨科手术围术期液体管理的目标是维持血容量、保持重要脏器的充分灌注及维持酸碱平衡与电解质平衡。

4.在液体管理中仍存在晶体、胶体之争。

5.经食管超声心动图有助于更好地指导行大型骨科手术时可能大出血的危重患者的液体管理。

引言

液体管理是大型骨科手术患者的一个重要问题，其中大量失血、输血、液体转移及术后并发症发生率高尤为受关注。液体平衡是术后并发症和死亡的主要因素。持续性低血容量与器官灌注不足、全身炎性反应综合征（SIRS）、脓毒症及多器官衰竭有关。另一方面，过量输液与水肿、肠梗阻、术后恶心呕吐、肺部并发症及心脏负荷增加有关[1]。

传统监测前负荷的方法是基于压力或容量的测量，如平均动脉压（MAP）、心率或中心静脉压（CVP）。然而，这些都是静态参数，并不能准确反映液体的反应性[2]。

几十年来复苏液体的最佳选择一直是备受争论的话题，且尚无明确的结论。近来，一些文献提示羟乙基淀粉可能与急性肾脏损伤和肾脏替代治疗的风险增加有关，特别是在脓毒症或危重患者中[3-6]。2013年6月，美国FDA发布了关于在脓毒症、肾功能受损或凝血疾病患者中使用羟乙基淀粉的警告[7]。

类似于羟乙基淀粉，白蛋白被指与心脏手术后的凝血功能受损和输血率增加有关[8]。但其仍然是危重患者首选的胶体。

关于输液类型对预后影响的研究似乎尤其存在与混杂因素相关的局限性。

围术期液体管理的目标是维持血容量、保证重要脏器（脑、心、肾及肠道）的充分灌注，以及维持酸碱平衡与电解质平衡[9]。

病历

患者，男，72岁，美国麻醉医师协会（ASA）分级4级，拟行双侧骨盆和右侧髂动脉周围骨盆肿瘤开放切除术。既往史：

1.缺血性心脏病，心肌缺血负荷试验阴性，射血分数为40% ± 5%。

2.高血压，口服阿替洛尔。

3.高脂血症，口服瑞舒伐他汀。

4.慢性阻塞性肺疾病，使用沙丁胺醇，稳定期。

5.糖尿病，口服二甲双胍，HbA1C 7.4%。

术前生命体征：血压130/65mmHg；脉搏56次/分；身高181cm；体重90kg；体重指数（BMI）为27.5kg/m^2；血氧饱和度为96%。

术前管理

患者在术前麻醉门诊接受了关于围术期预期病程的教育，特别是关于疼痛管理、机械通气、可能进行的大量输血与输液、入重症监护室和住院时间。

我们与患者讨论了包括硬膜外在内的镇痛方案，但考虑到可能会大量失血，最终决定待患者在重症监护室（ICU）恢复血流动力学稳定、停用升压药且达到可接受的凝血状态与血小板后再放置术后硬膜外镇痛。

允许患者在术前2小时饮用清水。手术前夜还给予患者一种复合碳水化合物液体并建议在术前2小时停止饮用此液体。目的是缩短禁食和脱水的时间。术前留置16号外周静脉导管（IV），并以1mL/(kg·h)的速度输注平衡晶体液–乳酸林格液。

术中管理

患者被送入手术室后，所有团队成员，应向患者介绍自己。外科医师、麻醉医师和护士根据手术安全清单进行术前核对。手术开始前，应准备好4个单位的浓缩红细胞（PRBC）。

监护

根据ASA制订的标准（心电图、无创血压、血氧饱和度、体温）对患者进行监护。麻醉以丙泊酚（1.5mg/kg）、罗库溴铵（0.5mg/kg）和芬太尼（1μg/kg）诱导。放置动脉导管用于围术期血流动力学管理。另外放置2条外周静脉导管（14号）用于液体管理。

在超声引导下将1根8F中心静脉导管植入右侧颈内静脉。考虑到肿瘤靠近右髂动脉及肿瘤的大小，手术室内备好了快速输液装置。

经口放置胃管吸胃后，放置经食管超声心动图（TEE）探头监测容量状态、栓子和任何区室壁运动异常。吸胃有利于术中更好的心脏经胃成像。

维持

吸入50%氧气和50%空气，以异氟烷（＜1MAC）维持麻醉。可对患者泵注氯胺酮5μg/（kg·min）和利多卡因1mg/（kg·h）用于镇痛。根据患者的需求，间歇注射芬太尼和氢吗啡酮。

按需追加肌肉松驰药的剂量，以维持腕部尺神经对超强刺激（4个成串刺激，TOF）的反应在1~2次抽搐。机械通气维持呼气末二氧化碳压力约为35mmHg。潮气量设置为5~7mL/kg（去脂体重），吸气峰压＜30mmHg，呼气末正压为5mmHg。体温监测以常温（核心温度约36℃）为目标，通过暖风机和加温输液输血来维持体温。

液体和血流动力学管理

乳酸林格液用于维持，输血管路使用生理盐水。用白蛋白补充失血，并以快速输注来提高每搏量（SV）。

术中采用TEE来调整输液量。使用经胃乳头肌中部短轴切面，可见左心室壁和2个乳头肌（前外侧和后内侧乳头肌）。当2个乳头肌大小大致相等时，可确认左心室的真正短轴横切面。经胃乳头肌中部切面的主要诊断目标是评估左心室收缩功能、左心室容积和区室壁运动。

食管中段四腔观也可以用于此情况。食管中段四腔观被认为是TEE中最有诊断价值的方法之一，因其可评估心腔的大小和功能、瓣膜功能（二尖瓣和三尖瓣），以及左心室室间隔和侧壁的区室运动[10]。

鉴于有证据显示合成淀粉胶体有害，我们使用5%白蛋白作为急性失血或急性低血容量事件时的主要胶体。

10小时的手术中，输注的液体包括3000mL生理盐水、5000mL乳酸林格液、1500mL 5%白蛋白、2900 PRBC、4个单位新鲜冰冻血浆（FFP），以及2个治疗量的血小板。预估失血量4000mL，尿量1800mL。

术中使用血栓弹力图指导FFP和血小板的输注。手术结束时血栓弹力图数值在正常范围内。

术后管理

手术结束时患者输注着去甲肾上腺素（5μg/ min）、丙泊酚及氯胺酮，带管转移至ICU。以达到最佳容量状态、血流动力学及电解质状态为目标指导，液体管理继续使用乳酸林格液，按需输注血液、FFP及血小板。维持血细胞比容水平在28%甚至30%以上，且凝血指标与血小板维持在正常值以上。

术后第2天，患者停用去甲肾上腺素并拔管。当凝血和血小板处于正常范围后，在ICU内放置硬膜外镇痛。

讨论

高危外科患者的围术期液体管理具有挑战性。容量疗法的目的不仅是防止低血容量，也是减少液体过负荷的风险。低血容量被认为是不良反应的危险因素，包括从轻度器官功能障碍到多器官衰竭甚至死亡。相反，液体过负荷可能损害肺、心脏和胃肠功能，导致术后并发症和延长恢复时间。因此，适当的血流动力学监测对术中液体管理具有重要意义[11]。

基于经胃乳头肌中部切面（TG Mid SAX）中的靠近乳头肌的TEE分析可快速定性评估心室充盈，从而可以根据所需的前负荷调整液体[12]。图20.1显示了美国超声心动图学会和心血管麻醉医师协会推荐的围术期TEE的11个基本切面[13]。

将充盈压（即中心静脉压和肺动脉楔压）作为充盈量的间接指标已成为几十年来的“标准”方法，但在受到强烈批判后现在更倾向于使用容量测量[14]。左心室前负荷评估的最常用参数是左心室舒张末期内径（LVEDD）与左心室舒张末期面积（LVEDA），两者都是在TG Mid SAX中获得的[13]。

在临床环境中，每搏量（SV）是心功能的一项重要参数。心输出量的评估是对内外科治疗反应的重要量度，例如，给予强心剂来治疗右、左心力衰竭。每搏量和心输出量在左心室流出道（LVOT）测量是最可信和最容易的[15]。

经食管超声心动图测量的心输出量可以计算为每搏量和心率的乘积，其中左心室每搏量是左心室流出道的时间-速度积分与面积的乘积。要牢记，必须在同一解剖部位测量面积和流量。该计算假设血流是层流（即不是湍流），并且被测量的导管是一个不变的圆孔，因此，其面积为 πr^2。

在左心室流出道平面测得的每搏量可以简化为下列等式：

$$SV=VTI \times CSA_{LVOT}$$

其中CSA是横截面积，VTI是速度-时间积分。

左心室流出道的横截面积是通过计算其直径得来，如下所示：

$$CSA_{LVOT}=0.785 \times 直径^2$$

（译者注：即 $CSA_{LVOT}=1/4\ \pi D^2$）

左心室流出道的横截面积通常是从食管中长轴（ME LAX）切面在110°～140°处获得的（图20.2）[16]。由于公式要求直径取平方，直径测量的误差将放大4倍。因此，非常小的测量误差也会使计算产生

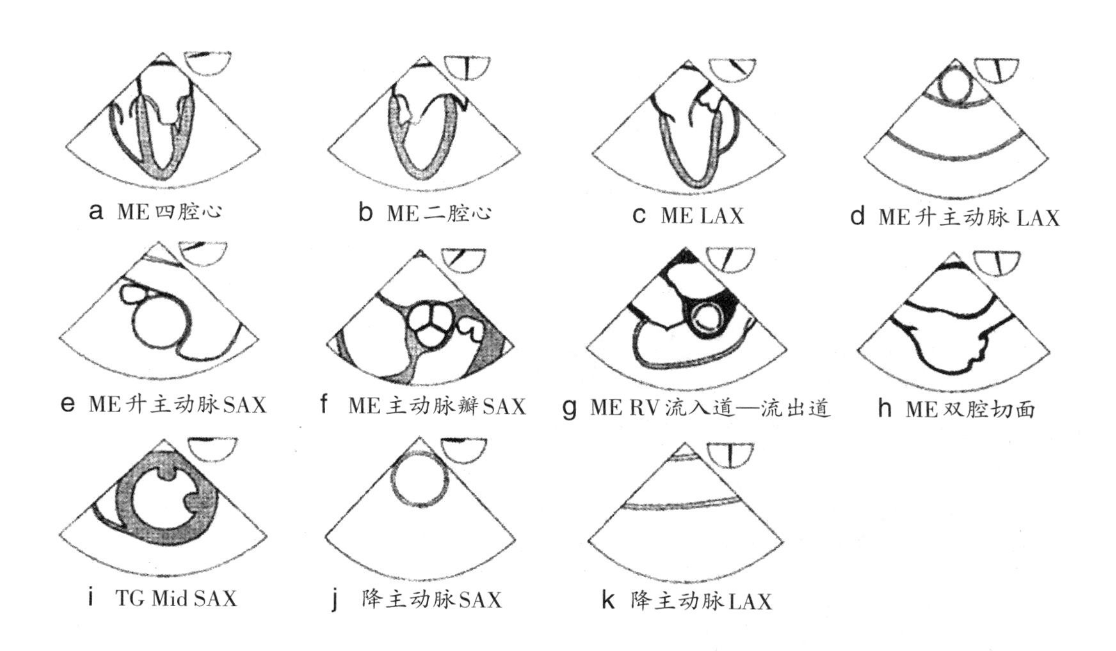

图20.1 美国超声心动图学会和心血管麻醉医师学会推荐的围术期TEE的11个基本切面。ME，食管中段；TG，经食管；LAX，长轴切面；SAX，短轴切面。（Reprinted with permission from Reeves et al.[13]）

巨大的差异。

在食管中段主动脉瓣长轴切面（ME AV LAX），采用内缘到内缘技术，在收缩期中期多次（通常3次）测量内径，然后取平均值。这项测量假定心动周期中环的大小不会有太大变化，因此，这项测量的时间并不重要。

使用脉冲（PW）多普勒测量左心室流出道水平的VTI需要将样本容量放置在主动脉瓣近端的左心室流出道。由于血流几乎平行于超声波束，此测量的最佳经食管切面是经胃长轴切面（TG LAX）和经胃长轴深切面（deep TG LAX），将脉冲多普勒取样容积置于左心室流出道（图20.3）[12,16,17]。

关于晶体和胶体在液体治疗中的作用存在许多争议。晶体溶液易获取、便宜且无毒性，因此，是最常用的液体。晶体溶液在几分钟内即可滤出血管，而后几乎对血流动力学无支持。晶体积聚在肺和切口部位等组织中，从而加重水肿、增加体重并延长恢复时间[18,19]。

相反，胶体可在循环中停留数小时以实现更好的血流动力学稳态。白蛋白自20世纪40年代开始使用，但价格昂贵[19]。

胶体液体的支持者指出，用晶体溶液复苏会稀释血浆蛋白，随后降低血浆渗透压，导致液体从血管内向间质滤过，并发展为间质性肺水肿。晶体溶液的支持者认为白蛋白分子通常会自由进入肺间质，然后通过淋巴系统被清除，返回体循环[20]。

拥有充足的静脉通路、手术室内备有快速输液装置及TEE的使用，将改善我们对患者的管理和最终的转归，特别是对那些行大型骨科手术时可能大出血的危重患者。

未来应用可预测和减少术中低血压期的技术将改善患者术后的转归。例如，使用低血压预测指数（从动脉波形得出并预测低血压），以及提供包括心输出量、血管弹性和每搏量在内的高级血流动力学数据的软件，将为麻醉医师管理无法行TEE的大型骨科手术患者提供指导[21]。

结论

液体管理在大型骨科手术中非常关键，对并发症和死亡率有重要影响。术中给予静脉输液是为了维持血容量和组织灌注。患者通过多种机制丢失液体：无感蒸发、排尿、第三间隙和失血。是否对第三间隙转移的液体丢失进行补充是有争议的。我

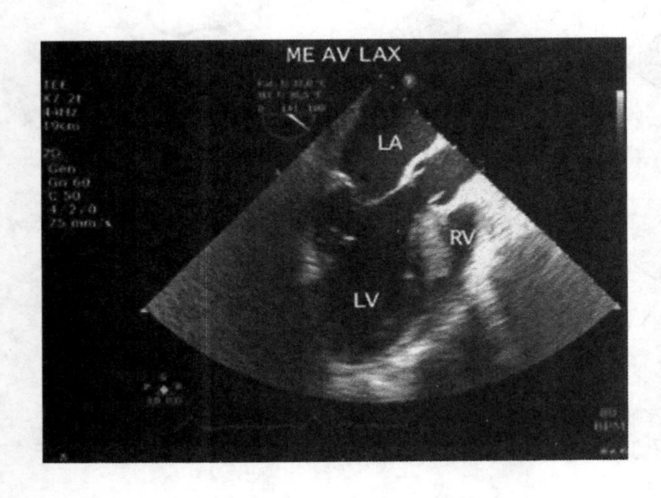

图20.2 用于测量左心室流出道直径的经食管超声心动图切面（食管中长轴切面），通常在110°~140°的多平面角度成像最佳。AV，主动脉瓣；LA，左心房；LV，左心室；RV，右心室；ME AV LAX，食管中段主动脉瓣长轴切面。（Modifed with permission from Møller-Sørensen et al.[16]）

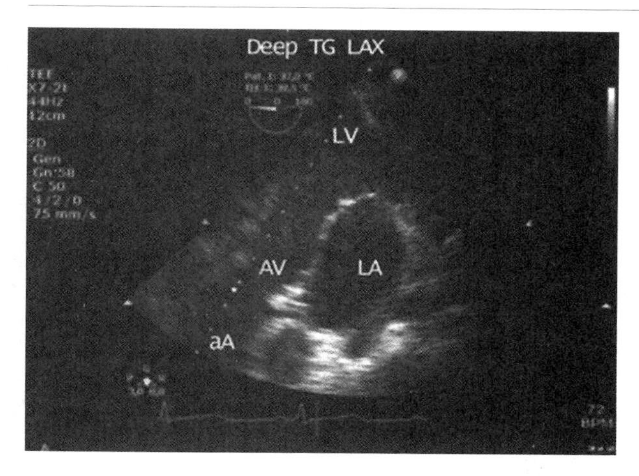

图20.3　经食管超声心动图切面（经胃长轴深切面），用于测量速度-时间积分。AV，主动脉瓣；LA，左心房；LV，左心室；aA，升主动脉；TG LAX，经胃长轴切面。（Modifed with permission from Møller-Sørensen et al.[16]）

们应该根据失血和尿量来谨慎补充液体丢失。在大型骨科手术中，当预期会有大出血时，为避免组织灌注不足和水肿，可以利用TEE，特别是对危重患者。TEE已经发展成为心脏麻醉领域之外的一种重要的诊断工具，在管理行大型骨科手术时可能发生大出血的重症患者中变得越来越重要。

（张君宝 译　路志红 审校）

参考文献

1. Bellamy MC. Wet, dry or something else? Br J Anaesth. 2006;97:755–7.
2. Cavallaro F, Sandroni C, Antonelli M. Functional hemodynamic monitoring and dynamic indices of fluid responsiveness. Minerva Anestesiol. 2008;74:123–35.
3. Zarychanski R, Abou-Setta AM, Turgeon AF, Houston BL, McIntyre L, Marshall JC, et al. Association of hydroxyethyl starch administration with mortality and acute kidney injury in critically ill patients requiring volume resuscitation: a systematic review and meta-analysis. JAMA. 2013;309:678–88.
4. Myburgh JA, Finfer S, Bellomo R, Billot L, Cass A, Gattas D, et al., CHEST Investigators; Australian and New Zealand Intensive Care Society Clinical Trials Group. Hydroxyethyl starch or saline for fluid resuscitation in intensive care. N Engl J Med 2012;367:1901–1911.
5. Perner A, Haase N, Guttormsen AB, Tenhunen J, Klemenzson G, Åneman A, et al., 6S Trial Group, Scandinavian Critical Care Trials Group. Hydroxyethyl starch 130/0.42 versus Ringer's acetate in severe sepsis. N Engl J Med 2012;367: 124–134.
6. Brunkhorst FM, Engel C, Bloos F, Meier-Hellmann A, Ragaller M, Weiler N, German Competence Network Sepsis (SepNet), et al. Intensive insulin therapy and pentastarch resuscitation in severe sepsis. N Engl J Med. 2008;358:125–39.
7. US Food and Drug Administration. FDA safety communication: boxed warning on increased mortality and severe renal injury and risk of bleeding for use of hydroxyethyl starch solutions in some settings. 25 Nov 2013. http://www.fda.gov/BiologicsBloodVaccines/SafetyAvailability/ucm358271.htm. Accessed 20 Apr 2016.
8. Skhirtladze K, Base EM, Lassnigg A, Kaider A, Linke S, Dworschak M, et al. Comparison of the effects of albumin 5%, hydroxyethyl starch 130/0.4 6%, and ringer lactate on blood loss and coagulation after cardiac surgery. Br J Anaesth. 2014;112:255–64.
9. Neligan PJ. Chapter 35: Monitoring and manag-

ing perioperative electrolyte abnormalities, acid–base disorders, and fluid replacement. In: Longnecker DE, Brown DL, Newman MF, Zapol W, editors. Anesthesiology. 2nd ed. New York: McGraw-Hill; 2012.
10. Miller JP, Lambert SA, Shapiro WA, Russell IA, Schiller NB, Cahalan MK. The adequacy of basic intraoperative transesophageal echocardiography performed by experienced anesthesiologists. Anesth Analg. 2001;92:1103–10.
11. Bundgaard-Nielsen M, Secher NH, Kehlet H. 'Liberal' vs. 'restrictive' perioperative fluid therapy-a critical assessment of the evidence. Acta Anaesthesiol Scand. 2009;53:843–51.
12. De Pietri L, Mocchegiani F, Leuzzi C, Montalti R, Vivarelli M, Agnoletti V. Transesophageal echocardiography during liver transplantation. World J Hepatol. 2015;7(23):2432–48.
13. Reeves ST, Finley AC, Skubas NJ, Swaminathan M, Whitley WS, Glas KE, et al. Basic perioperative transesophageal echocardiography examination: a consensus statement of the American Society of Echocardiography and the Society of Cardiovascular Anesthesiologists. J Am Soc Echocardiogr. 2013;26:443–56.
14. De Wolf A. Transesophageal echocardiography and orthotopic liver transplantation: general concepts. Liver Transpl Surg. 1999;5:339–40.
15. Lahm T, McCaslin CA, Wozniak TC, Ghumman W, Fadl YY, Obeidat OS, et al. Medical and surgical treatment of acute right ventricular failure. J Am Coll Cardiol. 2010;56:1435–46.
16. Møller-Sørensen H, Graeser K, Hansen KL, Zemtsovski M, Sander EM, Nilsson JC. Measurements of cardiac output obtained with transesophageal echocardiography and pulmonary artery thermodilution are not interchangeable. Acta Anaesthesiol Scand. 2014;58:80–8.
17. Porter TR, Shillcutt SK, Adams MS, Desjardins G, Glas KE, Olson JJ, Troughton RW. Guidelines for the use of echocardiography as a monitor for therapeutic intervention in adults: a report from the American Society of Echocardiography. J Am Soc Echocardiogr. 2015;28:40–56.
18. Doherty M, Buggy DJ. Intraoperative fluids: how much is too much? Br J Anaesth. 2012;109:69–79.
19. Kabon B, Sessler DI, Kurz A. Effect of Intraoperative Goal – directed balanced crystalloid versus colloid administration on major Postoperative morbidity. A Randomized trial. Anesthesiology. 2019;130:728–44.
20. Kaye AD, Kucera IJ. Chapter 46: Intravascular fluid and electrolyte physiology. In: Miller RD, editor. Miller's anesthesia. 6th ed. London: Churchill Livingstone; 2004.
21. Hatib F, Jian Z, Buddi S, Lee C, Settels J, Sibert K, Rinehart J, Cannesson M. Machine-learning algorithm to predict hypotension based on high- fidelity arterial pressure waveform analysis. Anesthesiology. 2018;129:663–74.

第21章 大型结直肠手术中围术期液体管理的病例场景

Kamal Maheshwari

摘要

围术期液体管理的目标是维持血容量，保障重要器官（脑、心脏、肾脏和肠道）的充分灌注，并维持酸碱和电解质平衡。大多数情况下，临床医师会根据自己的经验并遵循原则来进行围术期液体管理，这会导致临床实践和转归差异很大。基于数据的目标导向方法对于围术期液体管理很有必要。以患者因素、手术因素和先进的血流动力学参数为指导的个性化液体管理有助于改善临床转归。

引言

围术期液体管理的目标是维持血管内容量，保障重要器官（脑、心脏、肾脏和肠道）的充分灌注，并维持酸碱和电解质平衡[1]。临床医师需要回答的3个重要问题是何时补液、补液类型和补液量。基于已有经验和规则公式的传统方法导致临床实践和转归差异很大。此外，仅仅限制输液是不安全的。在腹部大手术患者中，限制性输液方案与开放性输液方案相比，与更高的无残疾生存率无关，但与更高的急性肾损伤率相关[2]。因此，详细了解心血管生理学，以及张力性和无张力性血容量之间复杂的相互作用是临床医师做出正确决策的关键[3]。先进的血流动力学参数，如每搏量和每搏量变异度都有助于为患者设定液体管理的特定目标，从而有助于临床决策。

各种应激因素——术前禁食、神经激素变化和疼痛——会增强手术应激反应，最终影响液体管理。在术前阶段，数据表明避免术前肠道准备和避免过度的术前脱水可以改善预后。此外，术中液体的类型（晶体液与胶体液或平衡液与不平衡液）可能会影响患者的预后。例如，在腹部手术患者中，与乳酸林格液相比，术中给予羟乙基淀粉并没有减少严重的并发症[4]。换句话说，胶体很贵，应该避免使用。使用动态血流动力学监测装置的目标导向治疗（GDT）的作用还在不断研究中，但数据确实表明患者预后有所改善[5]。使用GDT对于患者转归的益处的研究结果存在差异是由于研究方案、血流动力学参数和手术的差异。在术后，液体限制的方案，以及早期肠内营养似乎也能改善患者的预后[6]。

加速康复外科

最佳液体治疗和目标导向治疗是快速康复外科——加速康复外科（ERAS）计划的重要组成部分[7]。ERAS方案有各种术前、术中和术后组成部分（图 21.1）[9,10]。2012 年，Gustafsson 等人发表了ERAS协会关于择期结肠手术围术期管理的建议[11]。液体管理也会影响术后肠梗阻的发生率。预防术后肠梗阻对于提高患者舒适度和缩短住院时间，以及降低医疗成本至关重要。已有多种策略被应用于促进胃肠道恢复（表 21.1）[12]。

液体管理

术后并发症很常见[13,14]，因此，减少并发症可降低医疗成本和死亡率[15]。优化液体管理可能有助于减少并发症，需要确定何时给予静脉液体、给予何种静脉液体（胶体或晶体），以及给予多少[16]。用哪种液体来进行液体复苏，晶体液还是胶体液，这是一个具有挑战性的问题，从目前的证据来看仍然没有定论。例如，有研究观察到使用 6% 羟乙基淀粉（130/0.4）或生理盐水复苏的重症监护患者的 90 天死亡率相似[17,18]。何时补液或评估液体反应性是一个更难的问题——有一种可能的解决方法是用心输出量和血流动力学反应性来指导补液时间和补液量。

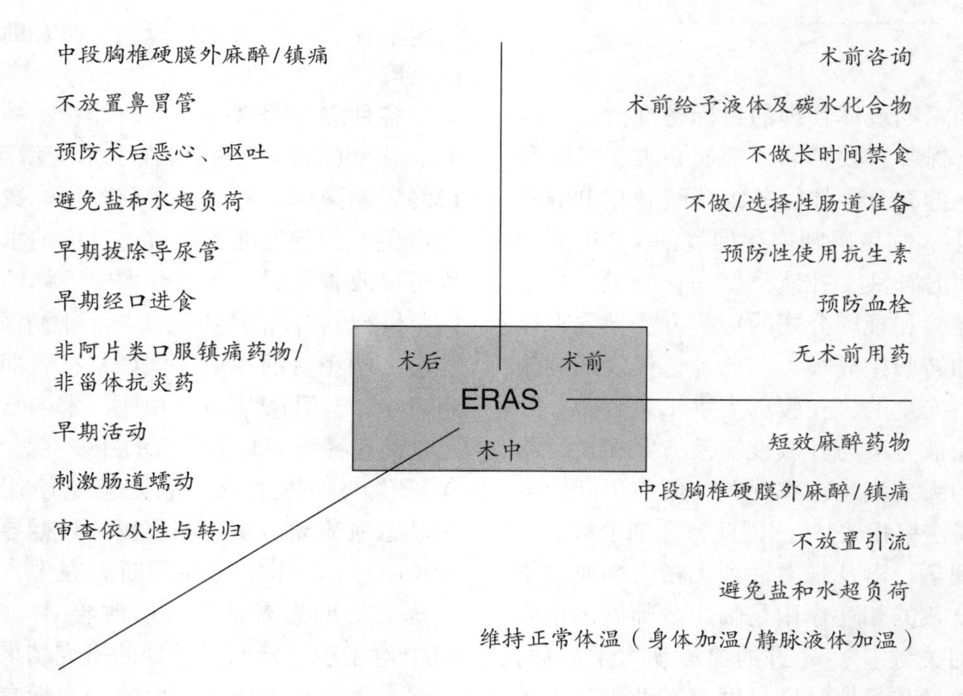

图21.1 胃肠道手术ERAS：病理生理学考量。（Modified with permission from Varadhan et al[4].）

表 21.1　预防术后肠梗阻的策略

干预措施	机制	受益
盐和液体超负荷	降低肠道水肿及舒张	++
术前给予碳水化合物	降低胰岛素抵抗	±
常规放置鼻胃管	预防性胃排空	–
静脉给予利多卡因	抗炎;减少阿片类药物需要量	+
咖啡	刺激效应	+
嚼口香糖	刺激效应	+
NSAID	减少阿片类药物;抗炎	++
早期肠内营养	合成代谢；降低胰岛素抵抗;刺激	++
ERP	多模式效应	++
腹腔镜手术	减少组织损伤；减少肠道操作；降低炎性反应	++
爱维莫潘	μ–阿片类受体拮抗剂	++
中段胸椎硬膜外麻醉	降低炎性反应 降低交感神经刺激 降低阿片类药物需要量	++
早期活动	? 合成代谢效应	+ / ±
尼古丁	促进结肠动力	+
大建中汤	作用于乙酰胆碱受体的抗炎作用	+
硫酸镁	解痉效应，容积性泻药	+
促胃肠动力药物	促胃肠动力效应	±

Reprinted with permission from Bragg et al.[8]
NSAID：非甾体抗炎药；ERP：加速康复计划。
++ 肯定有益，+ 可能有益，± 无益处，– 可能有害。

目标导向疗法

液体反应性定义为液体输注后每搏量的增加，并且这是目标导向治疗（GDT）[19]的基础。GDT是优化液体管理的基于方案的策略之一，已被证明可以缩短住院时间和降低各种手术的并发症发生率[20,21]。GDT也被证明具有成本效益，并且可以改善高风险手术患者的临床转归[22]。尽管所有手术组的并发症发生率都有所降低，但GDT降低高风险手术患者死亡率（死亡率>20%）的程度是最大的[13]。

高级血流动力学监测

现在有多种有创和无创监测设备可估算每搏量或心输出量，这是GDT的基础。有创监测设备包括肺动脉导管(PAC)、动脉导管和中心静脉导管。无创监护设备包括PiCCO(PULSION Medical Systems，德国，费尔德基尔兴)[23]、LiDCO(LiDCO Ltd，英国，伦敦)[24]、NICOM(Cheetah Medical，以色列，特拉维夫)[19,23]、Flotrac(Edwards Lifesciences，美国，加利福尼亚)[24,26]和NexFin(BMEYE，荷兰，阿姆斯特丹)[27,28]，它们以不同的方式提供每搏量或心输出量的估计值。

使用Pleth变异性指数（PVI）的GDT可减少术中输液并降低术中和术后乳酸浓度[25]。与Flotrac相比，基于生物反应的系统NICOM在预测心脏手术患者的心输出量变化方面具有更高敏感性和特异性（分别为0.91和0.95，Flotrac分别为0.86和

0.92)[30]。NexFin监测设备的原理是基于容积钳制法，将该方法用于手指生成无创动脉波形，进而可用于评估心输出量[31,32]。NexFin可准确估计健康成人的血压[29]和心输出量[27,30]，但尚不清楚使用该系统是否能减少并发症[31]。

除PA导管外，需要动脉导管的监护设备包括PiCCO、Vigileo（Edwards Lifesciences，Irvine，美国，加利福尼亚州）和LiDCO。PiCCO使用脉搏轮廓技术和经肺热稀释技术来提供可靠的心输出量估计值[23]。Vigileo监测设备测量的每搏量与自主呼吸个体在被动抬腿期间的经胸超声心动图有一定的相关性（r^2=0.56）[36]。Flotrac软件已多次更新（现在为Flotrac 3），并已在全身血管阻力低的脓毒症患者中得到验证[37]。它已被用于指导烧伤患者的液体复苏，与常规管理相比，减少了液体的同时可保持相似的尿量［0.8mL/（kg·h）］[38]。其他基于LiDCO的研究正在进行中[39]。

GDT的证据

大量研究表明，GDT可减少并发症、感染和缩短住院时间[40]。尽管设备和方案不同[41-43]，结果通常是相似的。例如，Benes等使用胶体和多巴酚丁胺输注来优化高风险择期腹部手术组的心脏指数和每搏量变化，结果为术后30天并发症减少56%，住院时间缩短10%[41]。在英国国家医疗服务体系/国家卫生与临床优化研究所（NHS/NICE）的一项质量改进研究中，所有专科的住院时间缩短了27%，相当于3.5天[44]。经食管超声多普勒已成功用于测量心输出量和每搏量[45-52]。在一项评估大手术患者的随机、单盲试验中，Ramsingh等报道GDT者胃肠功能恢复更快（3天对4天），更快恢复经口营养（4天对5天），住院时间缩短2.5天（33%）。GDT还被证明对术后患者具有成本效益和临床意义[22]。

相反，也有研究表明GDT没有益处。在一项纳入734例患者的实效性、多中心、随机、观察者盲法试验中，Pearse等观察到术后并发症没有显著减少（相对风险比，0.84；95% CI：0.71~1.01），医院住院时间也没有显著减少[21]。早期GDT也未能改善早期感染性休克患者的预后[53]。尽管如此，大多数研究确实报道了GDT的益处，主要研究总结在表21.2中[21,41,42,44,54-56]。

GDT方案中的挑战之一是对方案的依从性。对数据的解读和液体管理的实施仍然比较主观。在某种程度上，使用闭环技术可以提高依从性。例如，Joosten等已成功地将闭环辅助目标导向液体治疗用于腹部大手术[57]。目前辅助流体管理等新算法正在接受评估，以期帮助简化液体管理。

病例

患者，女，82岁，ASA分级为4级，计划接受经腹会阴直肠切除术和远端结肠造口术。该患者的功能分级是Ⅲ级。既往史：

1. 充血性心力衰竭——代偿性，射血分数=68%±5%。
2. 心房颤动——使用地尔硫䓬控制心率。
3. 高血压——呋塞米。
4. 高脂血症——辛伐他汀。
5. 慢性阻塞性肺疾病——按需使用2L的鼻导管吸氧——稳定。
6. 糖尿病——使用门冬胰岛素和甘精胰岛素，HbA1C 8.1。
7. 类风湿关节炎——泼尼松。

表 21.2 围术期目标导向治疗的证据

	研究设计	设备	参数	液体	结果
Donati[50]	RCT	CVP及氧摄取	DO_2	胶体	术后并发症减少60% LOS减少16%
Benes[37]	RCT	Vigileo/FloTrac系统	SVV	胶体	30天术后并发症减少56% LOS缩短10%
Cecconi[38]	RCT	Vigileo/FloTrac系统	SV	胶体	术后并发症减少20%
Kuper(NHS)[40]	前/后比较	经食管超声	SV	晶体/胶体	LOS缩短25%(缩短3.7天)
Wang[51]	RCT	Vigileo/FloTrac系统	SVV	晶体/胶体	LOS缩短19%
Ramsingh[52]	RCT	Vigileo/FloTrac系统	SVV	胶体	LOS缩短33%(缩短2.5天)
Pearse等(2014)[17]	多中心、随机、观察者盲法试验	LiDCO rapid，LiDCO ltd	SV	胶体	术后并发症无显著减少 LOS也无显著缩短

RCT，随机对照试验；CVP，中心静脉压；DO_2，氧输送；LOS，住院时间；SVV，每搏量变异；SV，每搏量。

8. 直肠癌——s/p化疗和放疗。

术前生命体征：血压（BP）159/76mmHg；脉搏78次/分；身高147.3cm；体重60.1kg；BMI为27.70kg/m^2；血氧饱和度为96%。

术前管理

患者接受了关于围术期预期病程的教育，特别是关于结肠造口术管理、疼痛管理和住院时间的内容。未行肠道准备。患者可在手术2小时之前饮用清液体。并给予患者一种碳水化合物复合物液体，让其可在夜间饮用，但在手术前2小时停用这种液体。目的是尽量缩短禁食和脱水的时间。在术前区域，放置一根18号外周静脉针，并以2mL/（kg·h）的速度开始输注平衡晶体液乳酸林格液。患者没有接受镇静和抗焦虑治疗，完成了包括疼痛、饮食和物理治疗的术前教育。

术中管理

患者被转到手术室，所有团队成员进行自我介绍。根据安全手术清单进行术前核对。

监测

根据ASA制订的标准（心电图、无创血压、氧饱和度、温度）对患者进行监测。坐位放置硬膜外导管进行围术期镇痛。用丙泊酚（1~2mg/kg）、罗库溴铵（0.6mg/kg）和芬太尼（1~2μg/kg）诱导麻醉。放置动脉导管用于围术期血流动力学管理。另一条外周静脉导管（16号）用于液体管理。

维持

50%~80%空氧混合，吸入七氟醚（最高1.2MAC）以维持麻醉。尽管在手术过程中使用硬膜外麻醉进行疼痛管理，但同时也根据患者的需求间断给予芬太尼。麻醉诱导后，以5mL/h输注硬膜外药物（0.125%丁哌卡因）。

必要时给予额外的肌肉松弛剂，用于维持在腕部尺神经的超大刺激（4个成串刺激）时有1~2次机械抽搐。控制通气以保持呼气末二氧化碳压力接近35mmHg。潮气量设置在8~10mL/kg（去脂体重），以保持吸气峰压<30mmHg，并给予5mmHg的呼气末正压。监测温度，并通过暖风加热保持常温（核心温度>36℃）。

液体和血流动力学管理

术前隔夜禁食可能会影响血容量。但是，事实上，功能性血管容量受术前禁食的影响很小[58,59]。

按照理想体重（80kg），给予患者3mL/(kg·h）晶体液用于维持。男性：理想体重（kg）=52kg+150cm以上每2.5cm增1.9kg。女性：理想体重（kg）=49kg+150cm以上每2.5cm增1.7kg。

尽管有多种市售的心输出量监测设备（如前所述），但我们使用了Flotrac系统。目标导向的液体治疗将由Flotrac系统估算的每搏量指导（图21.2）。也可以使用动态参数，但它们在出现心律失常时容易出错，并且仅对潮气量8~10mL/kg的机械通气患者有效。

鉴于有证据表明合成淀粉基胶体有害，我们使用5%白蛋白作为急性失血或急性血容量不足的主要胶体。

除接受输注维持液外，该患者在手术期间还接受了3次快速输注。在5小时的手术中接受的总液体量为1750mL。失血量为200mL。

患者在整个治疗过程中始终处于心房颤动状态，心率<100次/分钟。定期测量血糖并用常规胰岛素治疗，目标为血糖<17 680μmol/L（11.1mmol/L）。

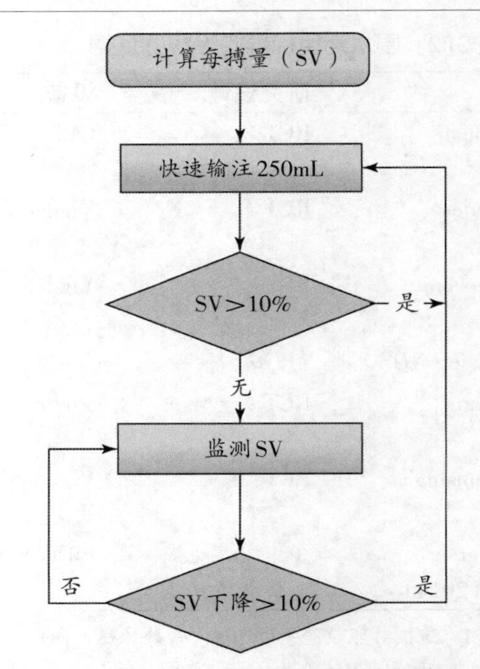

图21.2　目标导向治疗算法。

术后管理

手术结束后，在手术室为患者拔除气管导管。硬膜外药物可以很好地缓解疼痛。以1mL/（kg·h）的乳酸林格液继续进行液体管理，并以达到最佳容量状态、血流动力学和电解质状态为指导。

讨论

个体对手术应激的反应各不相同。年龄、功能状态和合并症使他们容易出现术后并发症和死亡[14,60,61]。肥胖、吸烟、饮酒、贫血和营养不良等危险因素是可调控的因素，可影响心肺并发症和感染等围术期转归。手术前应努力优化所有并发症并减少危险因素。例如，戒烟计划不仅对患者健康很重要，而且还是美国影响支付的重要医疗质量指标[62,63]。

应在病史和体格检查的指导下使用有创或无创测试对患者功能储备进行术前评估。心脏压力测试和6分钟步行距离（6MWD）测试是两个典型的例子；6MWD<350m可预测手术后死亡率[64]。Lee等人测量了计划切除良性或恶性结直肠疾病的112例患者术前6分钟步行的距离，得出结论：术前6分钟步行距离可以预测接受结直肠手术的患者的术后并发症[65]。

ERAS计划已被证明可有效提高结直肠手术的管理质量和患者安全。患者教育是ERAS计划的重要组成部分。在对胃肠道手术ERAS计划的回顾中，Scott等人指出，“从评估开始，然后优化身体、心理、营养功能（康复），再到手术和住院期间，再到康复结束的整个过程中，都应提前解释清楚，促进患者积极参与、理解和缓解焦虑”[9]。

液体管理是另一个重要的组成部分，对结直肠手术的发病率和死亡率有显著影响。在手术期间给予静脉液体以维持血管内容量和组织灌注。最终目标是为组织提供氧气和必需的营养物质，并从组织中去除废物。为了在手术过程中保持血管内容量，必须用适当的输液替代流失的液体。患者通过多种机制流失液体：无意识丢失、尿量、第三间隙和失血。不建议替换传统的三腔模型，但Chappell等人质疑第三间隙的存在[66]。此外，无意识丢失很少。因此，我们应该仔细检查失血量和尿量来补充液体。过度的补液（基于算法的方法）可能会导致急性血容量过多，这实际上会损害血管内皮多糖包被，因此，适当使用液体很重要。

关于结直肠手术中的组织灌注，流向结肠的血流很难自动调节，主要取决于平均动脉压，次要取决于心输出量[67,68]。为了维持结肠灌注，应维持足够的平均动脉压。

液体反应性定义为液体输注后每搏量的增加，是目标导向治疗的基础[19]。GDT是优化液体管理的基于方案的策略之一，并且已被证明可以缩短住院时间和降低不同手术并发症的发生率[20,21]。GDT也已被证明具有成本效益，并在高风险手术患者中可改善临床结转归[22]。GDT主要降低接受高风险手术的患者的死亡率（死亡率>20%），但所有手术组的并发症发生率都有所降低[13]。

GDT可以帮助决定何时给予静脉输液，以及给予多少。另一方面，用于复苏的静脉输液类型（胶体或晶体，平衡或不平衡）是一个具有挑战性的问题，目前的证据尚无定论[16]。但是，我们建议在手术期间使用平衡晶体液，并限制使用胶体液治疗急性血容量不足。

结论

最佳液体治疗和目标导向治疗是快速康复手术/术后加速康复的重要组成部分。个体化液体管理应以患者因素、手术因素和动态血流动力学参数为指导。虽然目前还没有关于在液体管理中使用GDT的高质量证据，但GDT可能为临床决策提供有用的信息。在这种情况下，采用基于循证的围术期液体管理最佳实践，来提高管理质量和患者安全。我们建议限制术前禁食，去除机械肠道准备，给予目标导向的液体输注，使用平衡液体，并限制胶体液的使用。

（王 怡 译 路志红 审校）

参考文献

1. Neligan PJ. Chapter 35: Monitoring and managing perioperative electrolyte abnormalities, acid–base disorders, and fluid replacement. In: Longnecker DE, Brown DL, Newman MF, Zapol WM, editors. Anesthesiology. 2nd ed. New York: The McGraw-Hill Companies; 2012.
2. Bleier JI, Aarons CB. Perioperative fluid restriction. Clin Colon Rectal Surg. 2013;26(3):197–202.
3. Kehlet H, Wilmore DW. Evidence-based surgical care and the evolution of fast-track surgery. Ann Surg. 2008;248(2):189–98.
4. Varadhan KK, Lobo DN, Ljungqvist O. Enhanced recovery after surgery: the future of improving surgical care. Crit Care Clin. 2010;26:527–47.
5. Scott MJ, Baldini G, Fearon KC, Feldheiser A, Feldman LS, Gan TJ, et al. Enhanced recovery after surgery (ERAS) for gastrointestinal surgery, part 1: pathophysiological considerations. Acta Anaesthesiol Scand. 2015;59(10):1212–31.
6. Thiele RH, Rea KM, Turrentine FE, Friel CM, Hassinger TE, McMurry TL, et al. Standardization of care: impact of an enhanced recovery protocol on length of stay, complications, and direct costs after colorectal surgery. J Am Coll Surg. 2015;220(4):430–43.
7. Gustafsson UO, Scott MJ, Schwenk W, Demartines N, Roulin D, Francis N, et al. Guidelines for perioperative care in elective colonic surgery: enhanced recovery after surgery (ERAS®) society recommendations. Clin Nutr. 2012;31(6):783–800.
8. Bragg D, El-Sharkawy AM, Psaltis E, Maxwell-Armstrong CA, Lobo DN. Postoperative ileus: recent developments in pathophysiology and management. Clin Nutr. 2015;34(3):367–76.
9. Cecconi M, Corredor C, Arulkumaran N, Abuella G, Ball J, Grounds RM, et al. Clinical review: goal-directed therapy-what is the evidence in surgical patients? The effect on different risk groups. Crit Care. 2013;17(2):209.
10. Pearse R, Dawson D, Fawcett J, Rhodes A, Grounds RM, Bennett ED. Early goal-directed therapy after major surgery reduces complications and duration of hospital stay. A randomised, controlled trial [ISRCTN38797445]. Crit Care. 2005;9(6):R687–93.
11. Vetter TR, Boudreaux AM, Jones KA, Hunter JM Jr, Pittet JF. The perioperative surgical home: how anesthesiology can collaboratively achieve and leverage the triple aim in health care. Anesth Analg. 2014;118(5):1131–6.
12. Bellamy MC. Wet, dry or something else? Br J Anaesth. 2006;97(6):755–7.
13. Yates DR, Davies SJ, Milner HE, Wilson RJ. Crystalloid or colloid for goal-directed fluid therapy in colorectal surgery. Br J Anaesth. 2014;112(2):281–9.
14. Myburgh JA, Finfer S, Bellomo R, Billot L, Cass A, Gattas D, et al. Hydroxyethyl starch or saline for fluid resuscitation in intensive care. N Engl J Med. 2012;367(20):1901–11.
15. Squara P, Denjean D, Estagnasie P, Brusset A, Dib JC, Dubois C. Noninvasive cardiac output monitoring (NICOM): a clinical validation. Intensive Care Med. 2007;33(7):1191–4.
16. AHRQ. Healthcare cost and utilization project. Statistical brief #146. 2013 [cited 2014 31 December]. Available from: http://www.hcup-us.ahrq.gov/reports/statbriefs/sb146.pdf.
17. Pearse RM, Harrison DA, MacDonald N, Gillies MA, Blunt M, Ackland G, et al. Effect of a perioperative, cardiac output-guided hemodynamic therapy algorithm on outcomes following major gastrointestinal surgery: a

randomized clinical trial and systematic review. JAMA. 2014;311(21):2181–90.
18. Ebm C, Cecconi M, Sutton L, Rhodes A. A cost-effectiveness analysis of postoperative goal-directed therapy for high-risk surgical patients. Crit Care Med. 2014;42(5):1194–203.
19. Squara P, Rotcajg D, Denjean D, Estagnasie P, Brusset A. Comparison of monitoring performance of bioreactance vs. pulse contour during lung recruitment maneuvers. Crit Care. 2009;13(4):R125.
20. Sundar S, Panzica P. Lidco systems. Int Anesthesiol Clin. 2010;48(1):87–100.
21. Slagt C, Malagon I, Groeneveld AB. Systematic review of uncalibrated arterial pressure waveform analysis to determine cardiac output and stroke volume variation. Br J Anaesth. 2014;112(4):626–37.
22. Suehiro K, Tanaka K, Matsuura T, Funao T, Yamada T, Mori T, et al. The Vigileo-FloTrac™ system: arterial waveform analysis for measuring cardiac output and predicting fluid responsiveness: a clinical review. J Cardiothorac Vasc Anesth. 2014;28(5):1361–74.
23. Taton O, Fagnoul D, De Backer D, Vincent JL. Evaluation of cardiac output in intensive care using a non-invasive arterial pulse contour technique (Nexfin(®)) compared with echocardiography. Anaesthesia. 2013;68(9):917–23.
24. Ameloot K, Van De Vijver K, Van Regenmortel N, De Laet I, Schoonheydt K, Dits H, et al. Validation study of Nexfin® continuous non-invasive blood pressure monitoring in critically ill adult patients. Minerva Anestesiol. 2014;80(12):1294–301.
25. Forget P, Lois F, de Kock M. Goal-directed fluid management based on the pulse oximeter-derived pleth variability index reduces lactate levels and improves fluid management. Anesth Analg. 2010;111(4):910–4.
26. Marque S, Cariou A, Chiche JD, Squara P. Comparison between Flotrac-Vigileo and bioreactance, a totally noninvasive method for cardiac output monitoring. Crit Care. 2009;13(3):R73.
27. van der Spoel AG, Voogel AJ, Folkers A, Boer C, Bouwman RA. Comparison of noninvasive continuous arterial waveform analysis (Nexfin) with transthoracic Doppler echocardiography for monitoring of cardiac output. J Clin Anesth. 2012;24(4):304–9.
28. Martina JR, Westerhof BE, van Goudoever J, de Beaumont EM, Truijen J, Kim YS, et al. Noninvasive continuous arterial blood pressure monitoring with Nexfin®. Anesthesiology. 2012;116(5):1092–103.
29. Eeftinck Schattenkerk DW, van Lieshout JJ, van den Meiracker AH, Wesseling KR, Blanc S, Wieling W, et al. Nexfin noninvasive continuous blood pressure validated against Riva-Rocci/Korotkoff. Am J Hypertens. 2009;22(4):378–83.
30. Bogert LW, Wesseling KH, Schraa O, Van Lieshout EJ, de Mol BA, van Goudoever J, et al. Pulse contour cardiac output derived from non-invasive arterial pressure in cardiovascular disease. Anaesthesia. 2010;65(11):1119–25.
31. Stover JF, Stocker R, Lenherr R, Neff TA, Cottini SR, Zoller B, et al. Noninvasive cardiac output and blood pressure monitoring cannot replace an invasive monitoring system in critically ill patients. BMC Anesthesiol. 2009;9:6.
32. Biais M, Vidil L, Sarrabay P, Cottenceau V, Revel P, Sztark F. Changes in stroke volume induced by passive leg raising in spontaneously breathing patients: comparison between echocardiography and Vigileo/Flotrac device. Crit Care. 2009;13(6):R195.
33. De Backer D, Marx G, Tan A, Junker C, Van Nuffelen M, Huter L, et al. Arterial pressure-based cardiac output monitoring: a multicenter validation of the third-generation software in septic patients. Intensive Care Med. 2011;37(2):233–40.

34. Tokarik M, Sjoberg F, Balik M, Pafcuga I, Broz L. Fluid therapy LiDCO controlled trial-optimization of volume resuscitation of extensively burned patients through noninvasive continuous real-time hemodynamic monitoring LiDCO. J Burn Care Res. 2013;34(5):537–42.
35. Wiles MD, Whiteley WJ, Moran CG, Moppett IK. The use of LiDCO based fluid management in patients undergoing hip fracture surgery under spinal anaesthesia: neck of femur optimisation therapy—targeted stroke volume (NOTTS): study protocol for a randomized controlled trial. Trials. 2011;12:213.
36. Bennett-Guerrero E. Hemodynamic goal-directed therapy in high-risk surgical patients. JAMA. 2014;311(21):2177–8.
37. Benes J, Chytra I, Altmann P, Hluchy M, Kasal E, Svitak R, et al. Intraoperative fluid optimization using stroke volume variation in high risk surgical patients: results of prospective randomized study. Crit Care. 2010;14(3):R118.
38. Cecconi M, Fasano N, Langiano N, Divella M, Costa MG, Rhodes A, et al. Goal-directed haemodynamic therapy during elective total hip arthroplasty under regional anaesthesia. Crit Care. 2011;15(3):R132.
39. Shoemaker WC, Appel PL, Kram HB, Waxman K, Lee TS. Prospective trial of supranormal values of survivors as therapeutic goals in high-risk surgical patients. Chest. 1988;94(6):1176–86.
40. Kuper M, Gold SJ, Callow C, Quraishi T, King S, Mulreany A, et al. Intraoperative fluid management guided by oesophageal doppler monitoring. BMJ. 2011;342:d3016.
41. Sinclair S, James S, Singer M. Intraoperative intravascular volume optimisation and length of hospital stay after repair of proximal femoral fracture: randomised controlled trial. BMJ. 1997;315(7113):909–12.
42. Venn R, Steele A, Richardson P, Poloniecki J, Grounds M, Newman P. Randomized controlled trial to investigate influence of the fluid challenge on duration of hospital stay and perioperative morbidity in patients with hip fractures. Br J Anaesth. 2002;88(1):65–71.
43. Gan TJ, Soppitt A, Maroof M, El-Moalem H, Robertson KM, Moretti E, et al. Goal-directed intraoperative fluid administration reduces length of hospital stay after major surgery. Anesthesiology. 2002;97(4):820–6.
44. Conway DH, Mayall R, Abdul-Latif MS, Gilligan S, Tackaberry C. Randomised controlled trial investigating the influence of intravenous fluid titration using oesophageal doppler monitoring during bowel surgery. Anaesthesia. 2002;57(9):845–9.
45. McKendry M, McGloin H, Saberi D, Caudwell L, Brady AR, Singer M. Randomised controlled trial assessing the impact of a nurse delivered, flow monitored protocol for optimisation of circulatory status after cardiac surgery. BMJ. 2004;329(7460):258.
46. Wakeling HG, McFall MR, Jenkins CS, Woods WG, Miles WF, Barclay GR, et al. Intraoperative oesophageal doppler guided fluid management shortens postoperative hospital stay after major bowel surgery. Br J Anaesth. 2005;95(5):634–42.
47. Noblett SE, Snowden CP, Shenton BK, Horgan AF. Randomized clinical trial assessing the effect of doppler-optimized fluid management on outcome after elective colorectal resection. Br J Surg. 2006;93(9):1069–76.
48. Chytra I, Pradl R, Bosman R, Pelnar P, Kasal E, Zidkova A. Esophageal doppler-guided fluid management decreases blood lactate levels in multiple-trauma patients: a randomized controlled trial. Crit Care. 2007;11(1):R24.
49. Pro CI, Yealy DM, Kellum JA, Huang DT, Barnato AE, Weissfeld LA, et al. A randomized trial of protocol-based care for early septic shock. N Engl J Med. 2014;370(18):1683–93.
50. Donati A, Loggi S, Preiser JC, Orsetti G,

Munch C, Gabbanelli V, et al. Goal-directed intraoperative therapy reduces morbidity and length of hospital stay in high-risk surgical patients. Chest. 2007;132(6):1817–24.

51. Wang P, Wang HW, Zhong TD. Effect of stroke volume variability-guided intraoperative fluid restriction on gastrointestinal functional recovery. Hepato-Gastroenterology. 2012;59(120):2457–60.

52. Ramsingh DS, Sanghvi C, Gamboa J, Cannesson M, Applegate RL 2nd. Outcome impact of goal directed fluid therapy during high risk abdominal surgery in low to moderate risk patients: a randomized controlled trial. J Clin Monit Comput. 2013;27(3):249–57.

53. Bundgaard-Nielsen M, Jorgensen CC, Secher NH, Kehlet H. Functional intravascular volume deficit in patients before surgery. Acta Anaesthesiol Scand. 2010;54(4):464–9.

54. Muller L, Briere M, Bastide S, Roger C, Zoric L, Seni G, et al. Preoperative fasting does not affect haemodynamic status: a prospective, non-inferiority, echocardiography study. Br J Anaesth. 2014;112(5):835–41.

55. Dalton JE, Glance LG, Mascha EJ, Ehrlinger J, Chamoun N, Sessler DI. Impact of present-on-admission indicators on risk-adjusted hospital mortality measurement. Anesthesiology. 2013;118(6):1298–306.

56. Sessler DI, Sigl JC, Manberg PJ, Kelley SD, Schubert A, Chamoun NG. Broadly applicable risk stratification system for predicting duration of hospitalization and mortality. Anesthesiology. 2010;113(5):1026–37.

57. Coward S, Heitman SJ, Clement F, Negron M, Panaccione R, Ghosh S, et al. Funding a smoking cessation program for crohn's disease: an economic evaluation. Am J Gastroenterol. 2015;110(3):368–77.

58. Cropley M, Theadom A, Pravettoni G, Webb G. The effectiveness of smoking cessation interventions prior to surgery: a systematic review. Nicotine Tob Res. 2008;10(3):407–12.

59. Rostagno C, Olivo G, Comeglio M, Boddi V, Banchelli M, Galanti G, et al. Prognostic value of 6-minute walk corridor test in patients with mild to moderate heart failure: comparison with other methods of functional evaluation. Eur J Heart Fail. 2003;5(3):247–52.

60. Lee L, Schwartzman K, Carli F, Zavorsky GS, Li C, Charlebois P, et al. The association of the distance walked in 6 min with pre-operative peak oxygen consumption and complications 1 month after colorectal resection. Anaesthesia. 2013;68(8):811–6.

61. Chappell D, Jacob M, Hofmann-Kiefer K, Conzen P, Rehm M. A rational approach to perioperative fluid management. Anesthesiology. 2008;109(4):723–40.

62. Baldini G, Fawcett WJ. Anesthesia for colorectal surgery. Anesthesiol Clin. 2015;33(1):93–123.

63. Mythen MG, Swart M, Acheson N, Crawford R, Jones K, Kuper M, et al. Perioperative fluid management: consensus statement from the enhanced recovery partnership. Perioper Med (Lond). 2012;1:2.

第22章 脓毒性休克中液体管理的病例场景

Ashish K. Khanna, Michael D. Font, Piyush Mathur

摘要

脓毒性休克代表一种严重的全身炎性紊乱，包括功能性低血容量、氧输送改变、心肌功能障碍、外周血管麻痹和弥漫性毛细血管渗漏。在这种情况下，患者表现出所有上述症状，有乳酸酸中毒、肌钙蛋白升高、使用升压药仍持续低血压、急性肾损伤和感染性休克引起的急性肺损伤。除源头控制和早期抗生素给药外，治疗的目标是早期积极的液体复苏、维持组织灌注，以及审慎和平衡地应用血管升压药支持。由于液体正平衡与较差的预后相关，临床医师应当使用多种工具评估患者对液体治疗的反应。在实现充分的液体复苏后，可能需要血管升压药的额外支持。随着患者临床病程的改善，医师应致力于温和地“去复苏”多余的液体。

要点

1. 复苏的目标是优化心输出量和组织灌注。
2. 尽早且审慎地使用多模式血管升压药可能有助于维持灌注压并避免静脉输液过多。
3. 确定液体反应性是一个动态过程，需要反复评估心脏功能。
4. 乳酸林格液或复方电解质溶液（勃脉力）可能是用于复苏的最佳液体。
5. 白蛋白的使用可能在脓毒症和脓毒性休克的复苏中具有特殊的地位。
6. 脓毒性休克的危重患者可能对血压下降非常敏感。
7. 液体正平衡会对预后产生不利影响，包括重症监护病房（ICU）的死亡率。

病例场景

患者，男，67岁，既往体健，因右上肢坏死性筋膜炎而被诊断为感染性休克，入重症监护病房（ICU）。患者在进行园艺工作时手部割伤后迅速恶化，因右上肢疼痛和肿胀3天于急诊科就诊。

在急诊室，患者出现精神状态改变、心动过速(心率>100次/分）和低血压(平均动脉压为50~55mmHg)、中度低氧血症和严重少尿伴乳酸酸中毒(pH值=7.09)。患者因酸中毒需要插管以保护气道，并对其输注广谱抗生素和3L 0.9%盐水，在前往手术室进行紧急清创的途中以0.05μg/(kg·min)输注去甲肾上腺素。

患者在接受广泛清创术和前臂筋膜切

开术2h后到达重症监护室，并在手术室接受了5L 0.9%盐水和25g 5%白蛋白溶液。到达ICU后，患者受了插管和镇静，右上肢用绷带严密包扎，但有少量浆液渗出。

入院生命体征：血压，85/38mmHg；心率，134次/分；SaO_2，92%（FiO_2，60%）；呼吸频率，呼吸机16次（辅助控制）；体温，35.7℃；中心静脉压（CVP），9mmHg。胸片显示双侧斑片状浸润。

实验室数据：

• 动脉血气：pO_2 64，pCO_2 46，pH值7.15，碳酸氢盐15mmol/L，乳酸6.8mmol/L，碱缺乏（-9）。

• 电解质：钠144mmol/L、钾3.9mmol/L、碳酸氢盐14mmol/L、氯114mmol/L、尿素26 mg/dL、肌酐185.64μmol/L、肌钙蛋白T 0.053（升高）。

• 全血细胞计数：WBC 24 000/mm^3；中性粒细胞百分比90%；血红蛋白11gm/dL，血细胞比容34%，血小板计数124 000/mm^3。

• 心电图：窦性心动过速伴非特异性ST波和T波改变。

到达ICU后，使用超声评估患者下腔静脉塌陷程度，结果显示，吸气时下腔静脉直径增加了40%。将静脉输液改为乳酸林格液，快速给予30mL/kg液体，随后以200mL/h的速度输注。将去甲肾上腺素增加到0.1μg/（kg·min），每6h静脉注射氢化可的松50 mg，并以0.04U/h的速度给予血管升压素。在接下来的几个小时里，患者血流动力学仍然不稳定。多次超声显示下腔静脉随呼吸的变化最小，对患者以20 ng/（kg·min）的速度开始输注血管紧张素Ⅱ。具有容积时间积分（VTI）的床边超声心动图显示心脏功能正常，心脏指数（CI）为3.5L/（min·m^2）。在测量血清乳酸的同时重复定期评估下腔静脉，并通过推注液体和调整血管升压药来维持CI＞2L/（min·m^2）和平均动脉压（MAP）＞65mmHg。

在随后的24h内，选择白蛋白作为液体输注剂，每次25g，每次输注时间为2h。此外，还使用2个单位的浓缩红细胞，使其血红蛋白下降至7.0g/dL，同时血清乳酸水平为5.2mmol/L。

患者随后2次前往手术室进行清创，但在72h时已明显稳定，停用缩血管药物，肌酐下降至123.76μmol/L。在连续心脏指数评估、下腔静脉定期超声评估和呼吸机上PaO_2/FiO_2比值的指导下，在ICU第3天开始进行审慎地利尿。

入ICU第6天，患者接受拔管，当时总体液体平衡为4L。

讨论

脓毒性休克是一种严重的全身性炎性紊乱，包括功能性低血容量、氧输送改变、心肌功能障碍、外周血管麻痹和弥漫性毛细血管渗漏[1]。脓毒症休克定义的最新修订版为与严重循环、细胞和代谢异常相关的脓毒症的一个子集，死亡风险高于单独的脓毒症[2]。临床定义指需给予血管升压药才能维持平均动脉压为65mmHg或更高，或者在没有血容量不足的情况下血清乳酸水平＞2mmol/L（＞1591.2μmol/L）。我们的患者表现出上述所有症状，包括乳酸酸中毒、肌钙蛋白升高、使用缩血管药物仍持续低血压、急性肾损伤和可能由脓毒症引起的肺炎。

除祛除病因和早期抗生素给药外，治疗的基础是通过早期积极的液体复苏和审慎地应用血管升压药来维持组织灌注[3,4]。2000年初，一项具有里程碑意义的试验显示了“早期目标导向疗法”（EGDT）的益处，该疗法包括几个复苏目标，包括CVP 8~12mmHg、MAP＞65%和SvO_2＞70%，这些目标是通过液体、血管升压药、输血和根据需要使用正性肌力药实现的[5]。这种积极的液体复苏策略（除血管升压药、激素和定时给予抗生素之外）被纳入《拯救脓毒症运动的指南》中，并被广泛采用[6,7]。然而，随后的几项试验和Meta分析未能重复证明EGDT的生存获益。最近，早期脓毒性休克的规范化照护试验（PROCESS）、澳大利亚脓毒症评估中的复苏试验（ARISE）和脓毒症中的方案化管理试验（ProMISe）都未能证明根据方案来进行复苏对生存有益，尽管这些后来的研究与早期研究相比，早期抗生素使用和放置中心静脉导管的比率不同[8-10]。

尽管如此，EGDT中的几部分内容还是得到了《拯救脓毒症运动指南》的认可，包括对所有脓毒症患者进行积极的液体复苏，以及在怀疑脓毒症后1h内尽早使用抗生素[11,12]。虽然对于要求在1h内使用抗生素存在一些担忧[13]，但有回顾性数据表明，早期使用抗生素可降低脓毒症患者的死亡率[14]。此外，据推测，根据医疗保险和医疗补助服务中心（CMS）的要求，集束化管理可能提高生存率[15,16]。在本例患者中，脓毒性休克的复苏在手术室已开始。目标导向的液体管理已经被用于优化术中心输出量，主要是通过测量容量反应性并相应地给予液体、血管升压药或正性肌力药。目前此类方案很多，但是手术人群和最优方案存在不均一性，数据显示死亡率降低的程度并不一致[17-19]。无论如何，谨慎的做法是仅在怀疑血容量不足的情况下才仔细地给予液体，而且如果患者没有表现出容量反应性的话，应迅速使用血管升压药或正性肌力药来达到目标MAP。

对本例患者的初始治疗是早期使用广谱抗生素，但一直存在的挑战是如何确定脓毒症开始的真正“零时”。在这种情况下，一般当患者到达急诊室、ICU或手术室时，大多数医务人员会立即给予及时和适当的干预。

液体复苏策略所基于的前提是，无论输注哪种液体，与抗生素给药一样，早期复苏可通过改变低血压的程度和持续时间来降低死亡率[20]。

尽管复苏的传统目标一般是MAP≥65mmHg，但最近的研究表明，危重患者可能对高于65mmHg的MAP的血压波动非常敏感[21,22]。因此，在复苏管理早期应当设置一个合适的、个性化的MAP目标（通常高于65mmHg）。此外，实现血压目标的方法应以血管升压药的早期和多模式使用为中心。这种广谱血管升压药的理念源于大剂量儿茶酚胺单药治疗的有害效应[23,24]。

指南建议，在高剂量去甲肾上腺素无效时加用肾上腺素或血管升压素[25]。血管紧张素Ⅱ等新型血管升压药的出现为重症监护医务人员提供了一种新的工具，让他们可以平衡给药，避免不同种类血管升压药用量达到最大毒性剂量[26]。我们在早期加用了血管升压素和血管紧张素Ⅱ，这一措施有效且高效地逆转了低血压及其相关危害。再给予最初的液体负荷量后应继续维持液体复苏。尽管可接受的乳酸恢复正常的时间过程是6h，但即使延迟至24h时的积极液体复苏对患者也依然有益[27,28]。成功进行液体复苏的关键是能够随时间评估容量反应性（输液时心脏指数或性能的增加）[29]。

采用现有方案的一个令人困惑的问题是，实现适当扩容的临床目标可能存在缺陷。液体反应性的静态参数，如中心静脉压（CVP）、肺动脉闭塞压（PAOP）和左心室舒张末期容积（LVEDA），不仅在脓毒症患者中且在围术期都难以很好地预测液体反应性[30-32]。

液体正平衡与ICU人群死亡率增加之间的密切关联强调实现“恰到好处”而不是过量液体平衡的必要性。尽管一些患者在复苏后可能会出现自发性利尿，但那些更容易液体蓄积的患者反而不容易出现这种自发性多尿[33,34]。随着时间的推移，液体正平衡的持续存在与脓毒症患者死亡率增加密切相关，液体正平衡增加的风险比为1.014/（mL·kg）[35]。尽管与脓毒性休克治疗相关的液体复苏量非常大，但建议12h的最佳体液平衡仅为3L[4]。本病例中我们从ICU的第3天开始就努力进行审慎的利尿，并使用临床、影像学和血流动力学参数指导治疗。这其中的关键点是要把从复苏到停止复苏作为一个逐步实现的过程，而不是毫无过渡期地从积极的补液直接到排液（利尿），要考虑到自发性利尿，脓毒症肾损伤的恢复和血管外液的动员在其中的作用。

鉴于与过度复苏相关的危害，人们致力于确定容量反应性的可靠预测因素，以指导液体治疗。尽管最初的EGDT指南使用CVP测量值作为容量状态和容量反应性的代表，但CVP已多次被证明是患者容量反应性的不可靠预测指标，不应将其用于液体治疗的决策[36-39]。但也有例外，在CVP非常低或非常高（<6mmHg或>15mmHg）时，大多数患者相应表现为有反应和无反应[40]。同样，超声测定的静态下腔静脉大小反映的是CVP，因此，是容量反应性的较差预测指标[41]。

有几种使用超声检查和超声心动图来预测液体反应性的方法。第一种是“静态”测量，即在无容量变化的情况下测量患者的生理指标。评估下腔静脉直径随呼吸的变化已被证明是插管患者容量反应的准确预测指标，但其预测能力有限，应谨慎用于自主通气患者[42,43]。经食管超声心动图（TEE）测量的上腔静脉塌陷性在识别容量反应方面具有出色的敏感性和特异性[44]。也有人建议测量右侧颈内静脉扩张性可代替下腔静脉[45]。通过容积时间积分（VTI）来测量主动脉血流随呼吸的变化是最准确的静态方法[46]。

容量反应性的“动态”评估包括测量少量液体推注前后的心输出量，以预测对较大量液体推注的反应。被动抬腿（PLR）试验是一种将积聚的静脉血从患者下肢回流到心脏前、后，通过经胸心脏超声测量心输出量的方法。PLR已被证明可以准确预测插管患者和自主呼吸患者的容量反应性，但该试验操作较为复杂，并且受患者手术部位的限制[46-48]。“微量液体挑战”是一种类似的测试，包括在1 min内注入少量液体（100~250mL），并评估心输出量的变化。该测试已被证明具有高灵敏度和特异性[49,50]。

必须强调的是，使用上述方法，仅观察动脉压升高不足以测量容量反应性。必须使用有创（例如，肺动脉导管）或无创（经胸心脏超声）方法直接测量心输出量。心输出量可以通过经胸心脏超声上的VTI方法测量，这已被证明与从肺动脉导管获得的测量结果有很好的相关性[51,52]。

使用动脉波形分析预测容量反应性的方法包括每搏量变异（SVV）和脉压变异（PPV）。PPV已被证明可以合理地反映容量反应性。动脉波形变异性>13%的截断值能可靠地代表吸气末右心室前负荷降低与由此产生的左心室每搏量降低相关[29]。左心室每搏量的呼吸变化有助于确定个体患者在Frank-Starling曲线上的“位置”，SVV＜13%是液体无反应性的一个非常合理的预测指标[30]。监测SVV和PPV的一个主要局限性是，为了获得最可靠的结果，需要更大的跨肺压变化（即机械通气）[31,53]。小潮气量机械通气、自主呼吸患者，心律失常患者，右心室或左心室衰竭患者的结果不太可靠[54,55]。此外，使用血管升压药会降低计算出的PPV和SVV，从而掩盖血容量不足[56-58]。

因此，通过动脉波形分析间接测量心输出量和每搏量更接近于理想的液体管理可滴定目标。通过脉搏轮廓分析提供心输出量/每搏量（SV）数据的系统需要不同程度的重新校准，但可对计算出的心输出量/CI进行趋势分析[30]。经食管多普勒超声测量主动脉直径、血流速度、计算心输出量是另一种替代方法[59]。经皮经胸脉搏血流评估的方法是从生物反应数据来计算血液相移，可能比旧的基于生物阻抗的系统更准确[60]。这些技术都可以为容量反应性的评估提供更多动态和临床相关/趋势数据，但需要注意的是，让心脏性能超出正常不仅无益，甚至可能有害[61,62]。重要的是要记住，即使处于正常血容量状态的个体也可能仍具有容量反应性。这并不意味着仅仅是因为中规中矩仍有能力增加心输出量，所以就需要补充容量。除对容量反应性的要求之外，临床医师还必须参考低血压或低灌注的临床体征来做出是否给予容量的决策。

虽然上述参数允许在某一时间点进行“快照”评估，但理想的是拥有一个连续参数，允许医师随着时间的推移监测趋势变化。中心静脉血氧饱和度（$ScVO_2$）是实现这一目标的优秀参数，但它无法可靠地衡量容量状态，因为在临床上这一指标可能由于外周分流而升高[63]。此外，有证据表明更高的$ScVO_2$甚至可能与更高的死亡率相关[64]。脓毒性休克患者过度复苏会增加组织水肿并可能恶化微血管灌注；可能需要考虑早期应用血管升压药支持以节省输液量[65]。

保守的（也许更好的词是“最佳”）液体管理策略可降低脓毒性休克的死亡率[39,66]。在择期手术[67,68]和高风险手术后通过严格滴定液体负荷以优化经食管超声确定的心输出量，也证明有此益处[69,70]。在有液体潴留风险（充血性心力衰竭和急性肾损伤或慢性肾功能不全）的患者中，危重疾病期间的液体正平衡与死亡率之间的相关性最强[33]。即使在感染性休克人群中，在初始复苏阶段后，减少液体正平衡和限制性液体治疗方法也可能改善预后[4]。目前尚不支持“大量血管升压药”复苏策略，因为在低血容量的情况下使用血管升压药可能会加重器官缺血[71]。

容量反应性下降的情况下（假设液体反应指标可靠），过量的液体管理会增加血管外液体，特别是在毛细血管渗漏的情况下[33]。内皮多糖包被是一种1mm厚的糖蛋白和蛋白聚糖的膜结合基质，在炎症状态和高血容量时会受到损害[72]。这种基质不仅用作动态血管内血浆和白蛋白的储存库，而且还用作关键的血管屏障功能，其破坏会导致毛细血管渗漏增强[73]。

这些数据强调需要细心地进行个性化液体管理，并与血管升压药用药紧密结合以优化血流动力学状况。可靠的心输出量或每搏量动态测量是这些管理的前提，强调EGDT依赖静态测量［如CVP和（或）$ScVO_2$］的固有缺陷。连续监测心输出量或其替代指标很关键[74,75]。

选择哪种复苏液最佳一直存在较大争议。胶体，尤其是白蛋白，因其可（暂时）

维持血管内渗透压，至少从理论上来讲是一个有吸引力的选择，其所需输液量更少，肺水肿更少，达到治疗终点的时间也可能更短[76]。还有人认为白蛋白可能具有抗氧化性[77]。白蛋白也可能有助于稳定内皮多糖包被[78]。生理盐水与白蛋白液体评估试验（SAFE）评估了白蛋白与晶体液在低血压复苏方面的差异，未发现死亡率存在差异[79]。脓毒性休克中白蛋白的其他评估没有发现在改善死亡率方面有优势，反而提示会增加成本/住院时间[80,81]。如果白蛋白用于扩容，缓慢输注可能更有益（3h），而且白蛋白可能是肝硬化脓毒症患者的首选扩容剂[82,83]。除改善血流动力学稳定性之外，基于白蛋白的容量复苏的终点是人血白蛋白浓度在30 mg/dL的范围内。

由于脓毒性休克期间白蛋白的肺泡通透性相对较高，尚未证明白蛋白能比晶体提供更好的肺保护[84,85]。在全因低血容量性休克的CRISTAL研究中，白蛋白使用后表现的趋势为无机械通气天数增多、血管升压药使用天数减少、90天死亡率而非28天死亡率降低[86]。但最终，对于脓毒性休克，除晶体液需要大约1.5~3倍的绝对容量和稍长的时间达到目标复苏外，白蛋白并未显示出比晶体液更有效[84,87]。

羟乙基淀粉也未被证明具有临床优势，它的使用与潜在的凝血功能障碍（Von Willebrand/因子Ⅷ效应）、急性肾损伤、过敏反应和脓毒症死亡率较高相关[88]。血液替代品（即聚合血红蛋白）在理论上能增加氧输送，特别在EGDT集束化管理的背景下，因为EGDT建议比临床证据支持的更积极的输血[89]。这些人工血红蛋白制品的临床使用并不多，并且受到血管收缩作用（一氧化氮清除）、急性肾损伤、血小板隔离、细胞因子释放和更高死亡率趋势的阻碍。当无法获得血液时，应用人工血红蛋白制品可能是合适的[90,91]。

总体而言，0.9%氯化钠［生理盐水，（NS）］是最广泛使用的复苏液[92]。然而，人们担心NS的高氯含量会导致重症患者的急性肾损伤和死亡率增加[93,94]。氯对肾脏的影响可能是由于入球肾动脉血管收缩[95]。传统的NS的替代方案是如乳酸林格液或专有的“缓冲液”产品——其成分更类似于血浆。SMART试验在15 000例危重成人中比较了0.9% NS与平衡晶体液（乳酸林格液或勃脉力A），发现接受平衡晶体液的患者复合转归事件下降（死亡、新的肾脏替代治疗或持续性肾功能不全）[96]。在预先计划的亚组分析中，发现平衡晶体液在内科ICU患者、神经科ICU患者、脓毒症患者、TBI患者和有肾脏替代治疗史的患者中复合转归事件较少。对于接受腹部大手术的患者，NS需要比缓冲晶体液更多的血管升压药[97]。在接受开腹手术的患者中，与平衡晶体液相比，NS与更高的死亡率、手术部位感染和肾衰竭风险相关[98]。NS还与高氯亚甲基阴离子间隙代谢性酸中毒[99]密切相关，并且还可能导致更高的凝血功能障碍发生率[100]。乳酸林格液（LR）除具有比NS更低的氯负荷外，还可作为心肌的能量底物和葡萄糖的来源[101]。作为碱，乳酸盐作为碳酸氢盐的来源，导致血浆pH值升高。尽管很多人有误解，但在肾功能不全的患者中使用LR并不是禁忌，因为与使用酸性溶液（如0.9% NS）时发生的钾的细胞外转移相比，LR中的钾含量微不足道。肾移植手术中LR与0.9% NS的随机对照试验表明，接受LR的患者的高钾血症和酸中毒发生率更低[102,103]。肝病患者也不是LR使用的禁忌证[104]。基于这些数据和氯与急性肾损伤之间的不明确关联，对于脓毒症患者的复苏，LR和勃脉力等平衡溶液应优先于0.9%盐水。

总之，脓毒症患者容量复苏的目标是优化心输出量和改善组织灌注。对于大多数脓毒症患者，需要早期液体复苏（在最初几个小时内使用晶体液达到或超过30mL/kg）。这一规则的显著例外可能是临床高血容量患者，如充血性心力衰竭或终末期肾病患者，其心输出量可能会因额外的液体而恶化。对于大多数患者，液体复苏应由平衡晶体液组成，并应在初始复苏后联用白蛋白。在复苏过程中，在早期合用血管升压药［如去甲肾上腺素、血管升压素和（或）血管紧张素］来支持患者血压是必要且关键的。这一早期阶段的目标是MAP至少65mmHg，对于既往高血压患者应维持更高，并且在液体复苏的同时根据需要使用血管升压药来维持该MAP。在早期的液体复苏之后，如果患者仍然需要大量的血管升压药或有持续的低灌注迹象，则应在给予额外液体之前评估患者的液体反应性。可以通过多种方式评估液体反应性，包括超声技术和有创监测技术。如果患者没有液体反应性的征象，应避免给予额外的液体，而应增加血管升压药和（或）正性肌力药。当患者病情稳定后，可以考虑逐步停止复苏，让患者自发性利尿或在必要时加用利尿剂。

（王　怡译　聂　煌　路志红 审校）

参考文献

1. Bone RC, Balk RA, Cerra FB, et al. Definitions for sepsis and organ failure and guidelines for the use of innovative therapies in sepsis. Chest. 1992;101(6):1644–55. https://doi.org/10.1378/chest.101.6.1644.
2. Shankar-Hari M, Phillips GS, Levy ML, et al. Developing a new definition and assessing new clinical criteria for septic shock. JAMA. 2016;315(8):775. https://doi.org/10.1001/jama.2016.0289.
3. Lopes MR, Auler JOC Jr, Michard F. Volume management in critically ill patients: new insights. Clinics. 2006;61(4):345–50. https://doi.org/10.1590/s1807-59322006000400012.
4. Boyd JH, Forbes J, Nakada T, Walley KR, Russell JA. Fluid resuscitation in septic shock: a positive fluid balance and elevated central venous pressure are associated with increased mortality{\ast}. Crit Care Med. 2011;39(2):259–65. https://doi.org/10.1097/ccm.0b013e3181feeb15.
5. Rivers E, Nguyen B, Havstad S, et al. Early goal-directed therapy in the treatment of severe sepsis and septic shock. N Engl J Med. 2001;345(19):1368–77. https://doi.org/10.1056/nejmoa010307.
6. Levy MM, Pronovost PJ, Dellinger RP, et al. Sepsis change bundles: converting guidelines into meaningful change in behavior and clinical outcome. Crit Care Med. 2004;32(Supplement):S595–7. https://doi.org/10.1097/01.ccm.0000147016.53607.c4.
7. Schorr C. Performance improvement in the Management of Sepsis. Crit Care Nurs Clin North Am. 2011;23(1):203–13. https://doi.org/10.1016/j.ccell.2010.12.012.
8. Yealy D, Kellum J, Huang D, et al. A randomized trial of protocol-based care for early septic shock. N Engl J Med. 2014;47(2):256–7. https://doi.org/10.1016/j.jemermed.2014.06.009.
9. Peake SL, Bailey M, Bellomo R, et al. Australasian resuscitation of sepsis evaluation ({ARISE}): a multi-Centre, prospective, inception cohort study. Resuscitation. 2009;80(7):811–8. https://doi.org/10.1016/j.resuscitation.2009.03.008.
10. Mouncey PR, Osborn TM, Power GS, et al. Trial of early, goal-directed resuscitation for septic

shock. N Engl J Med. 2015;372(14):1301–11. https://doi.org/10.1056/NEJMoa1500896.

11. Rhodes A, Evans L, Alhazzani W, Levy M, Massimo A. The surviving sepsis campaign. Crit Care Med. 2017;45(3):486–552. https://doi.org/10.1097/CCM.0000000000002255.
12. Levy MM, Evans LE, Rhodes A. The surviving sepsis campaign bundle: 2018 Update. Crit Care Med. 2018;46(6):997–1000. https://doi.org/10.1097/CCM.0000000000003119.
13. Spiegel R, Farkas JD, Rola P, et al. The 2018 surviving sepsis Campaign's treatment Bundle: when guidelines outpace the evidence supporting their use. Ann Emerg Med. 2018;73(4):356–8. https://doi.org/10.1016/J.ANNEMERGMED.2018.06.046& KEY=10.1164/RCCM.201507-1489OC&CF.
14. Whiles BB, Deis AS, Simpson SQ. Increased time to initial antimicrobial administration is associated with progression to septic shock in severe sepsis patients. Crit Care Med. 2017;45(4):623–9. https://doi.org/10.1097/CCM.0000000000002262.
15. Levy MM, Rhodes A, Phillips GS, et al. Surviving sepsis campaign: association between performance metrics and outcomes in a 7.5-year study. Crit Care Med. 2015;43(1):3–12. https://doi.org/10.1097/CCM.0000000000000723.
16. Levy MM, Gesten FC, Phillips GS, et al. Mortality changes associated with mandated public reporting for sepsis. The results of the New York state initiative. Am J Respir Crit Care Med. 2018;198(11):1406–12. https://doi.org/10.1164/rccm.201712-2545OC.
17. Kehlet H, Bundgaard-Nielsen M. Goal-directed perioperative fluid management. Anesthesiology. 2009;110(3):453–5. https://doi.org/10.1097/ALN.0b013e3181984217.
18. Benes J, Giglio M, Brienza N, Michard F. The effects of goal-directed fluid therapy based on dynamic parameters on post-surgical outcome: a meta-analysis of randomized controlled trials. Crit Care. 2014;18(5):584. https://doi.org/10.1186/s13054-014-0584-z.
19. Kaufmann T, Clement RP, Scheeren TWL, Saugel B, Keus F, van der Horst ICC. Perioperative goal-directed therapy: a systematic review without meta-analysis. Acta Anaesthesiol Scand. 2018;62(10):1340–55. https://doi.org/10.1111/aas.13212.
20. Kumar A, Roberts D, Wood KE, et al. Duration of hypotension before initiation of effective antimicrobial therapy is the critical determinant of survival in human septic shock{\ast}. Crit Care Med. 2006;34(6):1589–96. https://doi.org/10.1097/01.ccm.0000217961.75225.e9.
21. Khanna AK, Maheshwari K, Mao G, et al. Association between mean arterial pressure and acute kidney injury and a composite of myocardial injury and mortality in postoperative critically ill patients. Crit Care Med. April 2019;47(7):910–7. https://doi.org/10.1097/CCM.0000000000003763.
22. Maheshwari K, Nathanson BH, Munson SH, et al. The relationship between ICU hypotension and in-hospital mortality and morbidity in septic patients. Intensive Care Med. 2018;44(6):857–67. https://doi.org/10.1007/s00134-018-5218-5.
23. Chawla LS, Ostermann M, Forni L, Tidmarsh GF. Broad spectrum vasopressors: a new approach to the initial management of septic shock? Crit Care. 2019;23(1):124. https://doi.org/10.1186/s13054-019-2420-y.
24. Brown SM, Lanspa MJ, Jones JP, et al. Survival after shock requiring high-dose vasopressor therapy. Chest. 2013;143(3):664–71. https://doi.org/10.1378/chest.12-1106.
25. Landry DW, Levin HR, Gallant EM, et al. Vasopressin deficiency contributes to the vasodilation of septic shock. Circulation. 1997;95(5):1122–5. https://doi.org/10.1161/01.CIR.95.5.1122.
26. Khanna A, English SW, Wang XS, et al. An-

giotensin II for the treatment of Vasodilatory shock. N Engl J Med. 2017;377(5):419–30. https://doi.org/10.1056/NEJMoa1704154.

27. Jones AE, Brown MD, Trzeciak S, et al. The effect of a quantitative resuscitation strategy on mortality in patients with sepsis: a meta-analysis{\ast}. Crit Care Med. 2008;36(10):2734–9. https://doi.org/10.1097/ccm.0b013e318186f839.
28. Marchick MR, Kline JA, Jones AE. The significance of non-sustained hypotension in emergency department patients with sepsis. Intensive Care Med. 2009;35(7):1261–4. https://doi.org/10.1007/s00134-009-1448-x.
29. de Witt B, Joshi R, Meislin H, Mosier JM. Optimizing oxygen delivery in the critically ill: assessment of~volume responsiveness in the septic patient. J Emerg Med. 2014;47(5):608–15. https://doi.org/10.1016/j.jemermed.2014.06.015.
30. Marik PE, Cavallazzi R, Vasu T, Hirani A. Dynamic changes in arterial waveform derived variables and fluid responsiveness in mechanically ventilated patients: a systematic review of the literature{\ast}. Crit Care Med. 2009;37(9):2642–7. https://doi.org/10.1097/ccm.0b013e3181a590da.
31. Michard F. Changes in arterial pressure during mechanical ventilation. Anesthesiology. 2005;103(2):419–28. https://doi.org/10.1097/00000542-200508000-00026.
32. Cannesson M, Vallet B, Michard F. Pulse pressure variation and stroke volume variation: from flying blind to flying right? Br J Anaesth. 2009;103(6):896–9. https://doi.org/10.1093/bja/aep321.
33. Lee J, de Louw E, Niemi M, et al. Association between fluid balance and survival in critically ill patients. J Intern Med. 2014;277(4):468–77. https://doi.org/10.1111/joim.12274.
34. Srinivasa S, Tan ST. Postoperative fluid management in major elective plastic surgery. J Plast Reconstr Aesthetic Surg. 2010;63(6):992–5. https://doi.org/10.1016/j.bjps.2009.02.084.
35. Acheampong A, Vincent J-L. A positive fluid balance is an independent prognostic factor in patients with sepsis. Crit Care. 2015;19(1):251. https://doi.org/10.1186/s13054-015-0970-1.
36. Ganter MT, Geisen M, Hartnack S, Dzemali O, Hofer CK. Prediction of fluid responsiveness in mechanically ventilated cardiac surgical patients: the performance of seven different functional hemodynamic parameters. BMC Anesthesiol. 2018;18(1):1–7. https://doi.org/10.1186/s12871-018-0520-x.
37. Marik PE, Baram M, Vahid B. Does central venous pressure predict fluid responsiveness? Chest. 2008;134(1):172–8. https://doi.org/10.1378/chest.07-2331.
38. Marik PE, Cavallazzi R. Does the central venous pressure predict fluid responsiveness? An updated meta-analysis and a plea for some common sense. Crit Care Med. 2013;41(7):1774–81. https://doi.org/10.1097/CCM.0b013e31828a25fd.
39. Marik P, Bellomo R. A rational approach to fluid therapy in sepsis. Br J Anaesth. 2016;116(3):339–49. https://doi.org/10.1093/bja/aev349.
40. De Backer D, Vincent JL. Should we measure the central venous pressure to guide fluid management? Ten answers to 10 questions. Crit Care. 2018;22(1):1–6. https://doi.org/10.1186/s13054-018-1959-3.
41. Feissel M, Michard F, Faller J-P, Teboul J-L. The respiratory variation in inferior vena cava diameter as a guide to fluid therapy. Intensive Care Med. 2004;30(9):1834–7. https://doi.org/10.1007/s00134-004-2233-5.
42. Si X, Xu H, Liu Z, et al. Does respiratory variation in inferior vena cava diameter predict fluid responsiveness in mechanically ventilated patients? A systematic review and meta-analysis. Anesth Analg. 2018;127(5):1157–64. https://

doi.org/10.1213/ANE.0000000000003459.

43. Muller L, Bobbia X, Toumi M, et al. Respiratory variations of inferior vena cava diameter to predict fluid responsiveness in spontaneously breathing patients with acute circulatory failure: need for a cautious use. Crit Care. 2012;16(5):R188. https://doi.org/10.1186/cc11672.
44. Vieillard-Baron A, Chergui K, Rabiller A, et al. Superior vena caval collapsibility as a gauge of volume status in ventilated septic patients. Intensive Care Med. 2004;30(9):1734–9.https://doi.org/10.1007/s00134-004-2361-y.
45. Broilo F, Meregalli A, Friedman G. Right internal jugular vein distensibility appears to be a surrogate marker for inferior vena cava vein distensibility for evaluating fluid responsiveness. Rev Bras Ter Intensiva. 2015;27(3):205–11. https://doi.org/10.5935/0103-507x.20150042.
46. De Backer D, Fagnoul D. Intensive care ultrasound: VI. Fluid responsiveness and shock assessment. Ann Am Thorac Soc. 2014;11(1):129–36. https://doi.org/10.1513/AnnalsATS.201309-320OT.
47. Cavallaro F, Sandroni C, Marano C, et al. Diagnostic accuracy of passive leg raising for prediction of fluid responsiveness in adults: systematic review and meta-analysis of clinical studies. Intensive Care Med. 2010;36(9):1475–83. https://doi.org/10.1007/s00134-010-1929-y.
48. Monnet X, Marik P, Teboul J-L. Passive leg raising for predicting fluid responsiveness: a systematic review and meta-analysis. Intensive Care Med. 2016;42(12):1935–47. https://doi.org/10.1007/s00134-015-4134-1.
49. Muller L, Toumi M, Bousquet P-J, et al. An increase in aortic blood flow after an infusion of 100 ml colloid over 1 minute can predict fluid responsiveness. Anesthesiology. 2011;115(3):541–7. https://doi.org/10.1097/ALN.0b013e318229a500.
50. Mallat J, Meddour M, Durville E, et al. Decrease in pulse pressure and stroke volume variations after mini-fluid challenge accurately predicts fluid responsiveness †. Br J Anaesth. 2015;115(3):449–56. https://doi.org/10.1093/bja/aev222.
51. Mercado P, Maizel J, Beyls C, et al. Transthoracic echocardiography: an accurate and precise method for estimating cardiac output in the critically ill patient. Crit Care. 2017;21:136. https://doi.org/10.1186/s13054-017-1737-7.
52. Horster S, Stemmler HJ, Sparrer J, Tischer J, Hausmann A, Geiger S. Mechanical ventilation with positive end-expiratory pressure in critically ill patients: comparison of {CW}-Doppler ultrasound cardiac output monitoring ({USCOM}) and thermodilution ({PiCCO}). Acta Cardiol. 2012;67(2):177–85. https://doi.org/10.1080/ac.67.2.2154208.
53. Michard F. Stroke volume variation: from applied physiology to improved outcomes{\ast}. Crit Care Med. 2011;39(2):402–3. https://doi.org/10.1097/ccm.0b013e318205c0a6.
54. Michard F. Volume management using dynamic parameters. Chest. 2005;128(4):1902–4. https://doi.org/10.1378/chest.128.4.1902.
55. Michard F. Using pulse Oximetry waveform analysis to guide fluid therapy: are we there yet? Anesth Analg. 2007;104(6):1606–7. https://doi.org/10.1213/01.ane.0000260640.60883.a6.
56. Kong R, Liu Y, Mi W, Fu Q. Influences of different vasopressors on stroke volume variation and pulse pressure variation. J Clin Monit Comput. 2016;30(1):81–6. https://doi.org/10.1007/s10877-015-9687-6.
57. Renner J, Meybohm P, Hanss R, Gruenewald M, Scholz J, Bein B. Effects of norepinephrine on dynamic variables of fluid responsiveness during hemorrhage and after resuscitation in a pediatric porcine model. Paediatr Anaesth. 2009;19(7):688–94. https://doi.org/10.1111/j.1460-9592.2009.03017.x.
58. Nouira S, Elatrous S, Dimassi S, et al. Effects of

norepinephrine on static and dynamic preload indicators in experimental hemorrhagic shock. Crit Care Med. 2005;33(10):2339–43. http://www.ncbi.nlm.nih.gov/pubmed/16215390. Accessed April 30, 2019

59. Valtier B, Cholley BP, Belot JP, de la Coussaye JE, Mateo J, Payen DM. Noninvasive monitoring of cardiac output in critically ill patients using transesophageal Doppler. Am J Respir Crit Care Med. 1998;158(1):77–83. https://doi.org/10.1164/ajrccm.158.1.9707031.
60. Keren H, Burkhoff D, Squara P. Evaluation of a noninvasive continuous cardiac output monitoring system based on thoracic bioreactance. Am J Physiol Circ Physiol. 2007;293(1):H583–9. https://doi.org/10.1152/ajpheart.00195.2007.
61. Hayes MA, Yau EHS, Timmins AC, Hinds CJ, Watson D. Response of critically {III} patients to treatment aimed at achieving Supranormal oxygen delivery and consumption. Chest. 1993;103(3):886–95. https://doi.org/10.1378/chest.103.3.886.
62. Gattinoni L, Carlesso E. Supporting hemodynamics: what should we target? What treatments should we use? Crit Care. 2013;17(Suppl 1):1–8. https://doi.org/10.1186/cc11502.
63. Ospina-Tascón GA, Bautista-Rincón DF, Umaña M, et al. Persistently high venous-to-arterial carbon dioxide differences during early resuscitation are associated with poor outcomes in septic shock. Crit Care. 2013;17(6):R294. https://doi.org/10.1186/cc13160.
64. Pope JV, Jones AE, Gaieski DF, Arnold RC, Trzeciak S, Shapiro NI. Multicenter study of central venous oxygen saturation ({ScvO}2) as a predictor of mortality in patients with sepsis. Ann Emerg Med. 2010;55(1):40–6. e1. https://doi.org/10.1016/j.annemergmed.2009.08.014.
65. MARIK PE. The demise of early goal-directed therapy for severe sepsis and septic shock. Acta Anaesthesiol Scand. 2015;59(5):561–7. https://doi.org/10.1111/aas.12479.
66. Polderman KH, Varon J. Do not drown the patient: appropriate fluid management in critical illness. Am J Emerg Med. 2015;33(3):448–50. https://doi.org/10.1016/j.ajem.2015.01.051.
67. Corcoran T, Rhodes JEJ, Clarke S, Myles PS, Ho KM. Perioperative fluid management strategies in major surgery. Anesth Analg. 2012;114(3):640–51. https://doi.org/10.1213/ane.0b013e318240d6eb.
68. Jacob M, Chappell D, Rehm M. Perioperative fluid administration. Anesthesiology. 2011;114(3):483–4. https://doi.org/10.1097/aln.0b013e31820c2ed4.
69. Gan TJ, Soppitt A, Maroof M, et al. Goal-directed intraoperative fluid administration reduces length of hospital stay after major surgery. Anesthesiology. 2002;97(4):820–6. https://doi.org/10.1097/00000542-200210000-00012.
70. Lopes MR, Oliveira MA, Pereira V, Lemos I, Auler J, Michard F. Goal-directed fluid management based on pulse pressure variation monitoring during high-risk surgery: a pilot randomized controlled trial. Crit Care. 2007;11(5):R100. https://doi.org/10.1186/cc6117.
71. Rocha LL, Pessoa CMS, Corrêa TD, Pereira AJ, de Assunção MSC, Silva E. Current concepts on hemodynamic support and therapy in septic shock. Brazilian J Anesthesiol. 2015;65(5):395–402. https://doi.org/10.1016/j.bjane.2014.11.006.
72. Woodcock TE, Woodcock TM. Revised Starling equation and the glycocalyx model of transvascular fluid exchange: an improved paradigm for prescribing intravenous fluid therapy. Br J Anaesth. 2012;108(3):384–94. https://doi.org/10.1093/bja/aer515.
73. Bruegger D, Rehm M, Jacob M, et al. Exogenous nitric oxide requires an endothelial glycocalyx to prevent postischemic coronary vascular leak in Guinea pig hearts. Crit Care. 2008;12(3):R73. https://doi.org/10.1186/cc6913.
74. Muller L, Jaber S, Molinari N, et al. Fluid man-

agement and risk factors for renal dysfunction in patients with severe sepsis and/or septic shock. Crit Care. 2012;16(1):R34. https://doi.org/10.1186/cc11213.

75. Saugel B, Cecconi M, Wagner JY, Reuter DA. Noninvasive continuous cardiac output monitoring in perioperative and intensive care medicine. Br J Anaesth. 2015;114(4):562–75. https://doi.org/10.1093/bja/aeu447.
76. Patel A, Laffan MA, Waheed U, Brett SJ. Randomised trials of human albumin for adults with sepsis: systematic review and meta-analysis with trial sequential analysis of all-cause mortality. BMJ. 2014;349(jul22 10):g4561. https://doi.org/10.1136/bmj.g4561.
77. Delaney AP, Dan A, McCaffrey J, Finfer S. The role of albumin as a resuscitation fluid for patients with sepsis: a systematic review and meta-analysis{\ast}. Crit Care Med. 2011;39(2):386–91. https://doi.org/10.1097/ccm.0b013e3181ffe217.
78. Jacob M, Rehm M, Loetsch M, et al. The endothelial Glycocalyx prefers albumin for evoking shear stress-induced, nitric oxide-mediated coronary dilatation. J Vasc Res. 2007;44(6):435–43. https://doi.org/10.1159/000104871.
79. Finfer S, McEvoy S, Bellomo R, et al. Impact of albumin compared to saline on organ function and mortality of patients with severe sepsis. Intensive Care Med. 2011;37(1):86–96. https://doi.org/10.1007/s00134-010-2039-6.
80. Raghunathan K, Shaw A, Nathanson B, et al. Association between the choice of {IV} crystalloid and in-hospital mortality among critically ill adults with sepsis{\ast}. Crit Care Med. 2014;42(7):1585–91. https://doi.org/10.1097/ccm.0000000000000305.
81. Caironi P, Tognoni G, Masson S, et al. Albumin replacement in patients with severe sepsis or septic shock. N Engl J Med. 2014;370(15):1412–21. https://doi.org/10.1056/nejmoa1305727.
82. Nadim MK, Durand F, Kellum JA, et al. Management of the critically ill patient with cirrhosis: a multidisciplinary perspective. J Hepatol. 2016;64(3):717–35. https://doi.org/10.1016/j.jhep.2015.10.019.
83. Sort P, Navasa M, Arroyo V, et al. Effect of intravenous albumin on renal impairment and mortality in patients with cirrhosis and spontaneous bacterial peritonitis. N Engl J Med. 1999;341(6):403–9. https://doi.org/10.1056/nejm199908053410603.
84. Wilkes MM. Colloid use in the critically ill. Ann Intern Med. 2002;137(5_Part_1):370. https://doi.org/10.7326/0003-4819-137-5_part_1-200209030-00024.
85. Malbrain MLNG, Marik PE, Witters I, et al. Fluid overload, de-resuscitation, and outcomes in critically ill or injured patients: a systematic review with suggestions for clinical practice. Anestezjol Intens Ter. 2014;46(5):361–80. https://doi.org/10.5603/ait.2014.0060.
86. Annane D. Effects of fluid resuscitation with colloids vs crystalloids on mortality in critically ill patients presenting with hypovolemic shock. JAMA. 2013;310(17):1809. https://doi.org/10.1001/jama.2013.280502.
87. Perel P, Roberts I, Ker K, Perel P, Roberts I, Ker K. Colloids versus crystalloids for fluid resuscitation in critically ill patients (review) colloids versus crystalloids for fluid resuscitation in critically ill patients. Cochrane Collab. 2013;3:1–71. https://doi.org/10.1002/14651858.CD000567.pub6.Copyright.
88. Myburgh JA, Finfer S, Bellomo R, et al. Hydroxyethyl starch or saline for fluid resuscitation in intensive care. N Engl J Med. 2012;367(20):1901–11. https://doi.org/10.1056/nejmoa1209759.
89. Marik PE. Surviving sepsis guidelines and scientific evidence? J Intensive Care Med. 2011;26(3):201–2. https://doi.org/10.1177/0885066610387997.
90. Sloan EP, Koenigsberg MD, Philbin NB, Gao W. Diaspirin cross-linked hemoglobin infusion

did not Influence Base deficit and lactic acid levels in two clinical trials of traumatic hemorrhagic shock patient resuscitation. J Trauma Inj Infect Crit Care. 2010;68(5):1158–71. https://doi.org/10.1097/ta.0b013e3181bbfaac.

91. Moore EE, Moore FA, Fabian TC, et al. Human polymerized hemoglobin for the treatment of hemorrhagic shock when blood is unavailable: the {USA} multicenter trial. J Am Coll Surg. 2009;208(1):1–13. https://doi.org/10.1016/j.jamcollsurg.2008.09.023.

92. Finfer S, Liu B, Taylor C, et al. Resuscitation fluid use in critically ill adults: an international cross sectional study in 391 intensive care units. Crit Care. 2010;14(5):R185. https://doi.org/10.1186/cc9293.

93. Yunos NM, Bellomo R, Glassford N, Sutcliffe H, Lam Q, Bailey M. Chloride-liberal vs. chloride-restrictive intravenous fluid administration and acute kidney injury: an extended analysis. Intensive Care Med. 2014;41(2):257–64. https://doi.org/10.1007/s00134-014-3593-0.

94. Yunos NM, Bellomo R, Hegarty C, Story D, Ho L, Bailey M. Association between a chloride-Liberal vs chloride-restrictive intravenous fluid administration strategy and kidney injury in critically ill adults. JAMA. 2012;308(15):1566. https://doi.org/10.1001/jama.2012.13356.

95. Wilcox CS. Regulation of renal blood flow by plasma chloride. J Clin Invest. 1983;71(3):726–35. https://doi.org/10.1172/jci110820.

96. Semler MW, Self WH, Wanderer JP, et al. Balanced crystalloids versus saline in critically ill adults. N Engl J Med. 2018;378(9):829–39. https://doi.org/10.1056/NEJMoa1711584.

97. Pfortmueller CA, Funk G-C, Reiterer C, et al. Normal saline versus a balanced crystalloid for goal-directed perioperative fluid therapy in major abdominal surgery: a double-blind randomised controlled study. Br J Anaesth. 2018;120(2):274–83. https://doi.org/10.1016/j.bja.2017.11.088.

98. Shaw AD, Bagshaw SM, Goldstein SL, et al. Major complications, mortality, and resource utilization after open abdominal surgery. Ann Surg. 2012;255(5):821–9. https://doi.org/10.1097/sla.0b013e31825074f5.

99. Yunos N, Bellomo R, Story D, Kellum J. Bench-to-bedside review: chloride in critical illness. Crit Care. 2010;14(4):226. https://doi.org/10.1186/cc9052.

100. Waters JH, Gottlieb A, Schoenwald P, Popovich MJ, Sprung J, Nelson DR. Normal saline versus lactated Ringer's solution for intraoperative fluid Management in Patients Undergoing Abdominal Aortic Aneurysm Repair: an outcome study. Anesth Analg. 2001;93(4):817–22. https://doi.org/10.1097/00000539-200110000-00004.

101. Phillips CR, Vinecore K, Hagg DS, et al. Resuscitation of haemorrhagic shock with normal saline vs. lactated ringer{\textquotesingle}s: effects on oxygenation, extravascular lung water and haemodynamics. Crit Care. 2009;13(2):R30. https://doi.org/10.1186/cc7736.

102. O'Malley CMN, Frumento RJ, Hardy MA, et al. A randomized, double-blind comparison of lactated ringer???S solution and 0.9% NaCl during renal transplantation. Anesth Analg. 2005;100(5):1518–24. https://doi.org/10.1213/01.ANE.0000150939.28904.81.

103. Khajavi MR, Etezadi F, Moharari RS, et al. Effects of Normal saline vs. lactated Ringer's during renal transplantation. Ren Fail. 2008;30(5):535–9. https://doi.org/10.1080/08860220802064770.

104. Yang J. Liver injury during acute pancreatitis, , the role of pancreatitis-associated Ascitic fluid ({PAAF}), p38-{MAPK}, and Caspase-3 in inducing hepatocyte apoptosis. J Gastrointest Surg. 2003;7(2):200–8. https://doi.org/10.1016/s1091-255x(02)00134-8.

第23章 肝切除术中液体管理的病例场景

Maged Argalious, Harendra Arora

摘要

接受肝切除术的患者，尤其是那些患有内源性肝病（例如，酒精性肝硬化或丙型肝炎）的患者，经常表现出凝血酶原时间/国际标准化比值（PT/INR）延长。然而，同步血栓弹力图追踪通常显示这些患者的凝血功能正常，在部分肝切除术后立即出现短暂的高凝状态。肝脏切除降低了肝脏的合成功能，导致肝脏合成的促凝因子和抗凝因子水平下降。同时，非肝脏合成因子上调，尤其是因子Ⅷ和血管性血友病因子，可以维持凝血。切开的肝实质释放出大量的凝血因子Ⅷ、血管性血友病因子和组织因子，可激活凝血级联反应和随后的纤维蛋白溶解。这可以解释观察到的血小板计数、纤维蛋白原减少（随着纤维蛋白血小板复合物的形成）、D-二聚体增加，以及在进行个体凝血测试时观察到的PT/INR延长。因此，仅根据延长的PT/INR值来决定输血是不推荐的，也是危险的。

病例场景

患者，男，59岁，计划接受右侧肝部分切除术（第Ⅶ和Ⅷ段）以切除结直肠肝转移瘤。此次就诊的2年前，已明确其患有直肠癌。患者已接受直肠肿块切除及回肠造口术，但在其切除几个月后复发。诊断肝转移后通过右胸输液港使用Folfox（亚叶酸钙、氟尿嘧啶、奥沙铂）和阿瓦斯汀（贝伐-西珠单抗）进行化疗。现拟行部分右侧肝切除术。患者的高血压由美托洛尔控制，焦虑症由阿普唑仑治疗。主诉有30 年的大量饮酒史，直到2年前停止（在诊断为直肠癌后停止饮酒）。经胸超声心动图显示双心室功能正常，无瓣膜病。开始全身麻醉，并进行有创动脉和中心静脉监测。

讨论

血栓弹力图的使用

接受肝切除术的患者，尤其是那些患有内源性肝病（例如，酒精性肝硬化或丙型肝炎）的患者，经常表现出凝血酶原时间/国际标准化比值（PT/INR）延长。然而，同步血栓弹力图追踪通常显示这些患者的凝血功能正常，在部分肝切除术后立即出现短暂的高凝状态[1]。

虽然传统的凝血测试（如PT/INR）仅测量部分凝血途径（特别是因子Ⅱ、V、Ⅶ、X和纤维蛋白原活性），但血栓弹力图（TEG）是一种床边血液测试，可用于定义血液的黏弹性[2]。它能够提供有关血小板活化、凝血块和纤维蛋白形成、凝血块稳定和溶解的信息，从而可以提供更全面的凝血状态的信息（图23.1）。

肝脏切除降低了肝脏的合成功能，导致肝脏合成的促凝因子和抗凝因子水平下降。同时，非肝脏合成因子上调，尤其是因子 Ⅷ 和血管性血友病因子，可以维持凝血。

切开的肝实质释放出大量的凝血因子Ⅷ、血管性血友病因子和组织因子，可激活凝血级联反应和随后的纤维蛋白溶解。这可以解释观察到的血小板计数、纤维蛋白原的减少（随着纤维蛋白血小板复合物的形成），D-二聚体增加，以及在进行个体凝血测试时观察到的PT/INR延长。

因此，仅根据延长的PT/INR值来决定输血是不推荐的，也是危险的。研究发现，肝切除术后处高凝状态，引发了常规使用TEG来指导预防性术后抗凝治疗。在接受右侧肝切除术的成人活体供肝者中，TEG监测显示尽管使用低分子量肝素（LMWH）进行预防，仍有一半以上的健康肝脏捐献者在右侧肝切除术后迅速出现高凝状态[3]。同时的传统凝血测试未能识别这种高凝状态，并显示PT/INR增加、活化部分凝血活酶时间（aPTT）值正常，以及血小板计数减少。

在慢性肝病患者中，所有促凝因子（因子Ⅷ和血管性血友病因子除外）均下降，抗凝因子、抗凝血酶和蛋白C的水平也下降[4]。作为回应，组织纤溶酶原激活剂和纤溶酶原激活剂抑制剂的水平重新平衡[5]。

因此，无法通过测量单个因子的水平来确定促凝因子和抗凝因子重新平衡的最终结果[6]，而需要全血凝血测试（TEG）来提供最终凝血状态的真实情况。

表23.1显示了血栓弹力图（TEG）与止血阶段和标准凝血测试的相关性[7]。

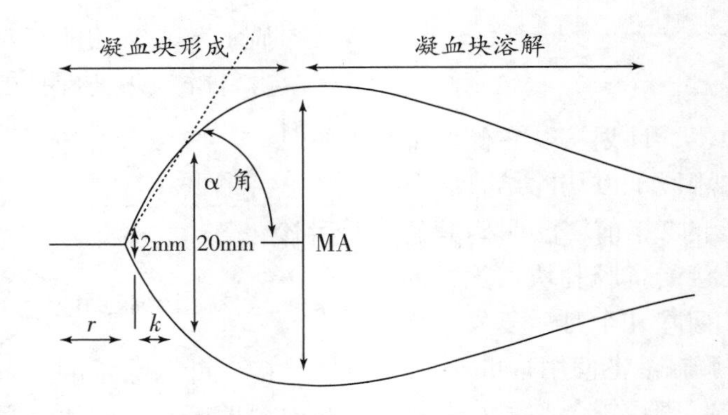

图23.1 正常血栓弹力图追踪。（1）反映时间（r）：是从样品放入比色皿到跟踪幅度达到2mm所经过的时间；它表示初始纤维蛋白形成的速率，并且在功能上与血浆凝血因子相关。（2）k是从r到振幅达到20mm的点测量的；凝固时间（k）：表示形成凝血块达到固定黏弹性程度所需的时间，并受内在凝血因子、纤维蛋白原和血小板活性的影响。（3）角为TEG从r到k值跟踪的斜率所形成的角度；它表示凝血块形成的速度。（4）最大振幅（MA）是TEG跟踪上的最大振幅；它反映了纤维蛋白凝血块的绝对强度，可以通过定性和定量的血小板异常改变。

表 23.1　血栓弹力图（TEG）止血阶段和标准凝血试验的相关性

TEG参数	相关正常止血阶段	相关标准止血实验室检测
R值（min）	从凝血一开始到第一块纤维蛋白凝块形成所需的时间	INR，aPTT，凝血因子水平
K值（min）	形成血凝块达到特定黏弹性程度所需的时间	纤维蛋白原，血小板计数
α角（程度）	血凝块形成的速度	纤维蛋白原，血小板计数
MA值（mm）	血凝块的最大强度	纤维蛋白原，血小板计数
溶胞30（%）	最大幅度后30分钟纤维蛋白溶解	纤维蛋白降解产物

Adapted from [7].

INR，国际标准化比值；aPTT，激活部分凝血活酶时间。

液体的选择

平衡晶体溶液（勃脉力复方电解质溶液、乳酸林格液）通常用于初始复苏[8,9]。氯化物含量高（0.9% NaCl）的晶体溶液可导致高氯性代谢性酸中毒，与发病率和死亡率增加有关[10]，因此，应避免使用。大量的低渗溶液也是不可取的，因为它们会加剧血管外组织水肿。

羟乙基淀粉可通过稀释减少凝血因子Ⅷ和血管性血友病因子，以及减少其到达血小板表面糖蛋白Ⅱb/Ⅲa而导致凝血病[11]。此外，它们会恶化肾脏功能，因此最好避免使用[12,13]。

不影响凝血特性的胶体（如白蛋白），除纠正容量不足外，还可以改善内脏循环，减轻肠道水肿，并可以将液体转移到血管内[14,15]。它们对低渗透压患者尤其有益（例如，慢性肝病导致的低白蛋白血症患者）[16,17]。

术中细胞回收通常用于肝切除病例，以减少对同种异体红细胞输血的需要。输注同种异体红细胞的决定应考虑初始和术中血细胞比容、持续失血和血流动力学稳定性。凝血功能障碍的管理应以TEG结果为指导。

据报道，围术期输血是肝切除术预后（手术死亡率、主要并发症和住院时间）的独立预测因素[18,19]。这种效应呈剂量依赖性，未接受输血的患者的手术死亡率为1%~2%，接受1或2个单位的浓缩红细胞的患者为2.5%，接受超过2个单位的浓缩红细胞的患者为11%。

肝切除术中的液体管理策略

仔细和明智的液体管理是减少和纠正肝脏手术期间失血量的最重要策略之一。肝脏手术期间的液体治疗必须平衡，以确保足够的组织灌注和细胞氧合，同时避免液体超负荷和肝充血，这可能导致解剖困难和潜在的过度出血。在肝脏手术中使用了多种策略，例如，急性等容术中血液稀释、术中细胞回收、限制性或低中心静脉压（CVP）策略及自由补液策略。

已推荐通过靶向低CVP来限制液体用于肝切除术。低 CVP（<5mmHg）与减少失血、输血需求和住院时间有关[20-24]。肝切除术后，再水化至正常血容量状态用于确保重要器官的充分灌注。据报道，在肝切除术期间保持低CVP的优势是减小下腔静脉（IVC）尺寸，这使得外科医师更容易

移动肝脏和肝静脉。此外，肝静脉扩张减少，在静脉损伤的情况下，手术修复变得更加可行。

然而，大多数支持低CVP策略进行肝切除术的研究是回顾性研究或非随机前瞻性研究，存在方法学缺陷[20-24]。此外，这些研究均未显示存活率提高或死亡率降低。这种维持低CVP和相对低血容量状态的策略通常需要临时使用血管升压药来维持血流动力学稳定性，尤其是在面对IVC操作和肝血管阻断时。术后肾损伤的风险也增加。另一方面，过量输液会出现肝解剖困难、出血过多，以及随后出现体液超负荷的风险[25]。

基于肺动脉导管的前负荷和容量状态评估已用于接受肝移植的患者，但没有任何证据支持结果获益。此外，在重症监护和围术期环境监测中，肺动脉导管的使用已不再受青睐[26]。而且肺动脉楔压已被证明是反映左心室充盈的不可靠指标[27]。使用肺动脉导管获得的混合静脉或中心静脉氧饱和度可提供有关左心室衰竭患者的组织灌注和氧合的有用信息[28]。

最近，有人提出基于动脉压的呼吸变化监测心脏前负荷的动态指标在预测液体反应性方面具有更高的可靠性。在补液前测量脉压变化（PPV）可以区分可能因补液而增加每搏量的反应者和不太可能对补液有反应的无反应者[29]。PPV已被证明在预测大肝脏手术期间的液体反应性方面具有高度敏感性和特异性[30]。

限制肝脏手术失血的手术技术

在肝脏大部分切除术中，可以暂时阻断流入肝脏的血液，以尽量减少失血。有多种方法可以实现这一点，例如，肝门阻断、全血流阻断或选择性血流阻断（仅钳住供应部分肝脏的流入血管）。可以间歇性地临时阻断来实现缺血预处理，如在短暂闭塞后释放夹子或在长时间夹闭后持续释放。

肝门阻断，也称为Pringle操作，通常用于在肝大部分切除术期间将失血量降至最低。正常肝脏可耐受长达60分钟的热缺血，而患病的肝硬化肝脏只能耐受30分钟的缺血。较长时间的阻断通常会导致更严重的肝脏缺血再灌注损伤，这可能会增加发病率。间歇性阻断可以进行缺血预处理，并最大程度地减少肝损伤[31]。间歇性阻断还允许肝缺血的持续时间更长（>75分钟）[32]。肝门阻断与减少约800mL的失血量有关，还可减少术后肝损伤，但对肝功能衰竭或死亡率没有影响[33]。

肝门阻断导致全身血管阻力增加40%，心输出量减少10%。净效应是平均动脉血压增加约15%[34]。这是肝蒂交感神经纤维传入放电增加的结果。这种作用可以通过在阻断前用局部麻醉剂浸润肝蒂来阻断[35]。

全血流阻断（TVE）是通过夹闭肝门中的流入，以及夹闭肝下腔静脉和肝上腔静脉来实现的。这使得肝实质横断期间提供近乎无血的术野。肝脏可以耐受长达60分钟的全血流阻断和热缺血。TVE涉及更大程度地移动肝脏和下腔静脉，以便放置肝上和肝下阻断夹。一旦TVE并开始肝切除术，必须在松开阻断之前完成肝切除术。

由于下腔静脉血流暂时中断，TVE的前负荷显著下降（高达80%），这通常需要容量负荷和临时应用血管升压药。TVE导致心输出量（高达40%）和平均动脉压（高达10%）显著下降，心率和全身血管阻力增加[36]。血容量状态、门体分流的存在和心血管功能（心室功能）会影响患者对下腔静脉阻断的反应及其是否能耐受TVE。

在最近的Cochrane综述中，没有发现TVE与输血需求减少有关[37]。在慢性肝病患者中发现间歇性肝门阻断优于连续肝门阻断。但在非肝硬化患者中没有看到间歇性阻断的这种益处。此外，与肝门阻断相比，建立选择性血流阻断没有任何益处。因此，TVE最适合用于切除肝腔扩张的肿瘤或者作为其他技术失败时的最后手段[38,39]。

（王 怡译 聂 煌审校）

参考文献

1. Barton JS, Riha GM, Differding JA, Underwood SJ, Curren JL, Sheppard BC, et al. Coagulopathy after a liver resection: is it over diagnosed and over treated? HPB (Oxford). 2013;15(11):865–71.
2. Mahla E, Lang T, Vicenzi MN, Werkgartner G, Maier R, Probst C, et al. Thromboelastography for monitoring prolonged hypercoagulability after major abdominal surgery. Anesth Analg. 2001;92(3):572–7.
3. Cerutti E, Stratta C, Romagnoli R, Schellino MM, Skurzak S, Rizzetto M, et al. Thromboelastogram monitoring in the perioperative period of hepatectomy for adult living liver donation. Liver Transpl. 2004;10(2):289–94.
4. Clevenger B, Mallett SV. Transfusion and coagulation management in liver transplantation. World J Gastroenterol. 2014;20(20):6146–58.
5. Sabate A, Dalmau A, Koo M, Aparicio I, Costa M, Contreras L. Coagulopathy management in liver transplantation. Transplant Proc. 2012;44(6):1523–5.
6. Tripodi A, Mannucci PM. The coagulopathy of chronic liver disease. N Engl J Med. 2011;365(2):147–56.
7. Zuckerman L, Cohen E, Vagher JP, Woodward E, Caprini JA. Comparison of thrombelastography with common coagulation tests. Thromb Haemost. 1981;46(4):752–6.
8. Young PJ, Joannidis M. Crystalloid fluid therapy: is the balance tipping towards balanced solutions? Intensive Care Med. 2014;40(12):1966–8.
9. Kim Y, Ejaz A, Gani F, Wasey JO, Xu L, Frank SM, et al. Crystalloid administration among patients undergoing liver surgery: defining patient- and provider-level variation. Surgery. 2016;159(2):389–98.
10. McCluskey SA, Karkouti K, Wijeysundera D, Minkovich L, Tait G, Beattie WS. Hyperchloremia after noncardiac surgery is independently associated with increased morbidity and mortality: a propensity-matched cohort study. Anesth Analg. 2013;117(2):412–21.
11. Jonville-Bera AP, Autret-Leca E, Gruel Y. Acquired type I von Willebrand's disease associated with highly substituted hydroxyethyl starch. N Engl J Med. 2001;345(8):622–3.
12. Schortgen F, Brochard L. Colloid-induced kidney injury: experimental evidence may help to understand mechanisms. Crit Care. 2009;13(2):130.
13. Davidson IJ. Renal impact of fluid management with colloids: a comparative review. Eur J Anaesthesiol. 2006;23(9):721–38.
14. Groeneveld AB, Navickis RJ, Wilkes MM. Update on the comparative safety of colloids: a systematic review of clinical studies. Ann Surg. 2011;253(3):470–83.
15. Investigators SS, Finfer S, McEvoy S, Bellomo R, McArthur C, Myburgh J, et al. Impact of albumin compared to saline on organ function and mortality of patients with severe sepsis. Intensive Care Med. 2011;37(1):86–96.
16. Dubois MJ, Orellana-Jimenez C, Melot C, De Backer D, Berre J, Leeman M, et al. Albumin administration improves organ function in critically ill hypoalbuminemic patients: a prospec-

tive, randomized, controlled, pilot study. Crit Care Med. 2006;34(10):2536–40.
17. Argalious MY. Colloid update. Curr Pharm Des. 2012;18(38):6291–7.
18. Kooby DA, Stockman J, Ben-Porat L, Gonen M, Jarnagin WR, Dematteo RP, et al. Influence of transfusions on perioperative and long-term outcome in patients following hepatic resection for colorectal metastases. Ann Surg. 2003;237(6):860–9. Discussion 9–70
19. Katz SC, Shia J, Liau KH, Gonen M, Ruo L, Jarnagin WR, et al. Operative blood loss independently predicts recurrence and survival after resection of hepatocellular carcinoma. Ann Surg. 2009;249(4):617–23.
20. Melendez JA, Arslan V, Fischer ME, Wuest D, Jarnagin WR, Fong Y, et al. Perioperative outcomes of major hepatic resections under low central venous pressure anesthesia: blood loss, blood transfusion, and the risk of postoperative renal dysfunction. J Am Coll Surg. 1998;187(6):620–5.
21. Jones RM, Moulton CE, Hardy KJ. Central venous pressure and its effect on blood loss during liver resection. Br J Surg. 1998;85(8):1058–60.
22. Chen H, Merchant NB, Didolkar MS. Hepatic resection using intermittent vascular inflow occlusion and low central venous pressure anesthesia improves morbidity and mortality. J Gastrointest Surg. 2000;4(2):162–7.
23. Smyrniotis V, Kostopanagiotou G, Theodoraki K, Tsantoulas D, Contis JC. The role of central venous pressure and type of vascular control in blood loss during major liver resections. Am J Surg. 2004;187(3):398–402.
24. Wang WD, Liang LJ, Huang XQ, Yin XY. Low central venous pressure reduces blood loss in hepatectomy. World J Gastroenterol. 2006;12(6):935–9.
25. Helling TS, Blondeau B, Wittek BJ. Perioperative factors and outcome associated with massive blood loss during major liver resections. HPB (Oxford). 2004;6(3):181–5.
26. Bernard GR, Sopko G, Cerra F, Demling R, Edmunds H, Kaplan S, et al. Pulmonary artery catheterization and clinical outcomes: national Heart, Lung, and Blood Institute and Food and Drug Administration workshop report. Consensus Statement JAMA. 2000;283(19):2568–72.
27. Cannesson M, Musard H, Desebbe O, Boucau C, Simon R, Henaine R, et al. The ability of stroke volume variations obtained with Vigileo/FloTrac system to monitor fluid responsiveness in mechanically ventilated patients. Anesth Analg. 2009;108(2):513–7.
28. Dahmani S, Paugam-Burtz C, Gauss T, Alves M, Le Bihan E, Necib S, et al. Comparison of central and mixed venous saturation during liver transplantation in cirrhotic patients: a pilot study. Eur J Anaesthesiol. 2010;27(8):714–9.
29. Bendjelid K, Romand JA. Fluid responsiveness in mechanically ventilated patients: a review of indices used in intensive care. Intensive Care Med. 2003;29(3):352–60.
30. Solus-Biguenet H, Fleyfel M, Tavernier B, Kipnis E, Onimus J, Robin E, et al. Noninvasive prediction of fluid responsiveness during major hepatic surgery. Br J Anaesth. 2006;97(6):808–16.
31. Petrowsky H, McCormack L, Trujillo M, Selzner M, Jochum W, Clavien PA. A prospective, randomized, controlled trial comparing intermittent portal triad clamping versus ischemic preconditioning with continuous clamping for major liver resection. Ann Surg. 2006;244(6):921–8. Discussion 8–30
32. Benzoni E, Lorenzin D, Baccarani U, Adani GL, Favero A, Cojutti A, et al. Resective surgery for liver tumor: a multivariate analysis of causes and risk factors linked to postoperative complications. Hepatobiliary Pancreat Dis Int. 2006;5(4):526–33.
33. Rahbari NN, Wente MN, Schemmer P, Diener MK, Hoffmann K, Motschall E, et al. System-

atic review and meta-analysis of the effect of portal triad clamping on outcome after hepatic resection. Br J Surg. 2008;95(4):424–32.

34. Emond J, Wachs ME, Renz JF, Kelley S, Harris H, Roberts JP, et al. Total vascular exclusion for major hepatectomy in patients with abnormal liver parenchyma. Arch Surg. 1995;130(8):824–30. Discussion 30–1
35. Lentschener C, Franco D, Bouaziz H, Mercier FJ, Fouqueray B, Landault C, et al. Haemodynamic changes associated with portal triad clamping are suppressed by prior hepatic pedicle infiltration with lidocaine in humans. Br J Anaesth. 1999;82(5):691–7.
36. Eyraud D, Richard O, Borie DC, Schaup B, Carayon A, Vezinet C, et al. Hemodynamic and hormonal responses to the sudden interruption of caval flow: insights from a prospective study of hepatic vascular exclusion during major liver resections. Anesth Analg. 2002;95(5):1173–8. table of contents
37. Gurusamy KS, Sheth H, Kumar Y, Sharma D, Davidson BR. Methods of vascular occlusion for elective liver resections. Cochrane Database Syst Rev. 2009;1:CD007632.
38. Berney T, Mentha G, Morel P. Total vascular exclusion of the liver for the resection of lesions in contact with the vena cava or the hepatic veins. Br J Surg. 1998;85(4):485–8.
39. Belghiti J, Noun R, Zante E, Ballet T, Sauvanet A. Portal triad clamping or hepatic vascular exclusion for major liver resection. A controlled study. Ann Surg. 1996;224(2):155–61.

第24章 重大脊柱手术中液体管理的病例场景

Verna L. Baughman

摘要

腰椎手术已成为老年人群常见的外科手术类型。它与急性大失血、低血压、贫血、心脏缺血和增加围术期并发症的可能性有关。液体状态的评估和管理是监测治疗血容量不足的核心。本章重点介绍1例72岁男性患者的围术期管理，该患者患有心肺疾病，拟行T7至骨盆椎板切除融合内固定术。此次是该患者第3次接受此类手术。本章讨论了血容量评估和管理的重要性。介绍了液体监测技术、血液保护疗法和易发生的手术风险。根据目前的文献对患者的麻醉管理和注意事项进行综述。

要点

1.由于手术时间长、大量失血需要大量补液、输血，如果血容量不能维持，有器官缺血/损伤的风险，重大脊柱手术应归为高风险手术。

2.俯卧位改变了正常的血容量分布，引起外周血容量及腔静脉压力增加和前负荷降低，导致心输出量减少和低血压。

3.新的监测方式，例如，脉压波形随呼吸的变化，可帮助麻醉医师确定心脏前负荷是否足以维持心输出量和器官灌注。

4.增加维持血压所需的血管升压药剂量可能表明血容量不足。

5.虽然有很多技术可减少术中输血，但其中的大多数对老年患者的重大脊柱手术无效或效果有限。

引言

随着人口老龄化，老年患者的手术数量也在增加，这一结论基于该年龄段人口数量及老年体弱人群手术并发症的增加。具体来说，2001—2010年，脊柱融合手术的数量从每10 000人中46例增加到80例，预估费用从133亿美元增加到499亿美元[1]。预计这种趋势将继续下去，因为计划进行大型脊柱手术的老年患者通常合并更多的慢性疾病。

脊柱手术患者的医疗优化对于确保手术安全至关重要。围术期医师的目标是优化患者的术前状况，加强术中护理，改善术后结果。围术期风险分层基于整体健康状况，以及特定器官功能（心、肺、肝、肾、脑和脊髓）。目前关于“预康复”的讨论出现在骨科和麻醉患者评估文献中，目的是在优化器官功能的同时改善营养状况和运动耐力[2]。由于许多脊柱手术为择期手术，这种优化患者术前状态的准备似乎是合理的。目的是改善患者术后转归，降低并发症和死亡率，并解决围术期问题，如液体平衡、贫血、疼痛控制、应激反应和认知功能障碍。

脊柱手术可以是择期的（椎管狭窄、椎间盘突出）或紧急的（转移性疾病、急性脊髓压迫或骨折导致进行性神经功能缺损）。麻醉技术取决于手术需要、神经生理监测和患者的相关医疗条件。复杂的脊柱融合内固定手术与单节段椎间盘突出症手术有很大不同，后者通常在门诊进行。当前的脊柱手术更具侵入性、时间更长，并且伴随着显著的失血和血容量变化。

脊柱融合术给麻醉医师提出了一个复杂的问题，即如何通过适当的液体管理来维持血容量。这种担忧与潜在的严重急性失血及心脏和呼吸生理机能改变有关。术中积极输液可改善以下生理变化及其后果（表24.1）。

本章将讨论1例患有急性/慢性背痛的老年患者计划再次进行的一次重大脊柱手术。许多术后并发症和死亡率与术中液体管理有关；因此，本案例研究的重点是液体管理。

病历：典型患者

该案例是关于1例计划再次进行胸-腰椎手术的患者。这位72岁的患者将接受T7~L5椎体的椎板切除，同时移除T5~S1现有的内固定器械。这是他的第3次脊柱手术，之前有L1~L3的内固定装置，后来内固定装置从T10延伸到了L5。目前该患者出现严重的背痛，放射到臀部和下肢的神经根性疼痛。CT和MRI扫描显示脊椎滑脱、复发性椎间盘突出、椎管狭窄，先前内固定融合处部分骨不连。病史有冠状动脉疾病（CAD）、高血压、非胰岛素依赖型糖尿病、肥胖症、饮酒和轻至中度慢性阻塞性肺疾病（COPD）。尽管外科医师强烈建议其戒烟，因为吸烟会减少骨再生并抑制术后骨融合，但该患者有50包-年吸烟史且至今仍在吸烟。其外科医生强烈建议停止吸烟，因为吸烟会减少骨再生，并抑制术后骨融合。心电图（ECG）显示下壁导联T波改变，胸部X线（CXR）与COPD一致（表24.2）。

表24.1　血容量和液体管理的生理变化

生理	影响	结果
贫血	氧输送减少	神经/心脏缺血
低血压	器官灌注减少	神经/心脏缺血
高血压	高动力状态	出血和心肌耗氧量增加
输血	炎性反应	TRALI，输血反应
高PEEP	静脉回流减少	心输出量减少，全身血管阻力增加
大潮气量	减少静脉回流	肺损伤，前负荷降低
俯卧手术	静脉回流减少，间质水肿，压力/组织缺血	硬膜外静脉充血，面部/气道水肿，POVL，神经肌肉损伤

TRALI，输血相关性急性肺损伤；PEEP，呼气末正压；POVL，围术期视力丧失。

表 24.2　患者基本资料

年龄	72岁
性别	男
体重	120kg
肥胖症	BMI 42
心脏	10年前 MI
	10年前植入两个药物洗脱支架
	射血分数稳定为35%~40%
	超声心动图稳定
	6天前停用阿司匹林和氯吡格雷
高血压	赖诺普利/HCTZ 20/25mg，每日清晨
	美托洛尔50 mg，每日两次
慢性阻塞性肺疾病	轻度
糖尿病	Ⅱ型
	糖化Hgb 8.5%
	二甲双胍1000mg/d
肾脏	BUN /Cr 45mg/dL/1.4mg/dL（16mmol/L/124μmol/L）
肝脏	LFT正常
心理状态	与年龄相符
生活史	吸烟：1包/天，持续50年
	饮酒：每天2杯
生命体征	血压145~165mmHg/70~80mmHg，HR 78次/分，血氧饱和度95%

BMI，体重指数；MI，心肌梗死；HCTZ，氢氯噻嗪；Hgb，血红蛋白；BUN，血尿素氮；Cr，肌酐；LFT，肝功能测试。

患者10年前非ST段抬高型心肌梗死（nNSTEMI）的病史是有意义的，使用2个药物洗脱支架（DES）治疗。目前超声心动图显示心脏轻度扩张，肥厚型心肌病，左心室室间隔壁和下壁的运动不同步。一位心脏病专家对其进行随访，表示该患者的经胸超声在过去几年里一直稳定，射血分数为35%~40%，瓣膜功能正常。然而，由于没有获得心率结果，最近的病历资料并不完整。目前该患者正在服用氯吡格雷和阿司匹林。高血压通过血管紧张素转化酶（ACE）抑制剂、氢氯噻嗪和β-受体阻滞剂进行治疗。非胰岛素糖尿病经二甲双胍控制良好，HgA1c为8.5，每日血糖水平为7.2~8.3mmol/L。根据心脏和内科医师评估，对于中等风险手术来说，他的心脏风险是中等的。

然而，这种手术（曾经被认为是中等风险手术）现在应被归为高风险手术，预计会出现大量失血和液体输注。许多麻醉医师都认可脊柱融合手术分类的这种变化，但这种变化尚未被纳入内科/外科风险文献中[3,4]。

讨论

高血压、低血压和脊柱手术

控制不良的高血压患者面临一个严重

的问题：患者的基线血压是多少？这一信息可从患者的内科医师、骨科医师、麻醉术前门诊或手术当天的医疗记录获得。哪个是正确的？通常，患者声称其血压升高是因为感到疼痛、当天忘记服药、依从性差或实际上控制不佳。这很重要，因为麻醉医师需要了解基础血压，以便确定术中极限值。

外科医师经常要求术中低血压以减少失血和改善手术条件。由于脊柱手术期间的大量失血多来自扩张的硬膜外静脉丛而非动脉，极低的收缩压可能弊大于利。控制不佳的高血压患者血流动力学更不稳定，预防器官缺血的最佳血压范围尚未确定。因此，大多数麻醉医师会回顾历史记录，确定一段时间内的平均基线血压，并将其作为术中血压目标。

最近的研究进一步支持了对低血压的担忧，这些研究表明术中低血压与术后30天死亡率有关：平均动脉压（MAP）低于基线50%以上持续超过5分钟[5]；MAP<60mmHg的术中低血压超过11分钟可导致急性肾损伤[6]；与低最低肺泡浓度（MAC）和低双频指数系统（BIS）相关的低血压与术后死亡率相关[7]。

液体管理

血容量的变化会影响血压、心输出量和冠状动脉灌注。手术切除过程中发生的急性失血会对体内平衡产生不利影响。有关用于监测血容量方法的详细描述，请参阅第5章。

在过去，通过尿量评估血容量。如果尿量<0.25mL/（kg·h），麻醉医师会予以静脉输液（IV），直到尿量增加。这经常使患者因显著的容量超负荷而出现水肿，偶尔也会出现充血性心力衰竭的迹象。进一步使用中心静脉压（CVP）监测血容量是否充足，试图改善容量管理。从监测CVP到使用肺动脉导管测量肺血管血压和楔压。用10mL冰水注射测量的间歇心输出量值转变为连续心输出量评估。现在，经食管超声（TEE）为麻醉医师提供了对心室大小和室壁运动的视觉评估，将评估从压力测量转变为容积测量。这些有创技术提高了临床医师判断患者是否需要增加血容量、是否进行了充分的容量复苏或容量超负荷的准确性。

确定容量状态的新方法包括动脉内和无创指套压力波形评估。这些技术分析了正压通气（PPV）期间波形幅度的变化情况。正压通气吸气相振幅降低表明患者需要更多的容量来增加静脉回流和心输出量。经食管多普勒是另一种新型监测仪，通过测量主动脉血流量随呼吸的变化情况，以及静脉输液能否改善心血管状态来预测患者对“液体的反应性”。多项研究正在评估这些技术的有效性；然而，没有一项研究涉及俯卧位。从仰卧位变为俯卧位，正常压力值会改变，而血容量没有变化，那么这些监测仪器的可靠性如何呢？（表24.3）。

俯卧位患者的监测

俯卧位会增加胸内和腹内压力，具体取决于俯卧位所使用的支撑方式。常规无创血压袖带［外科医师压在袖带上和（或）管道打折］和动脉管路（双上肢收拢弯曲和导管堵塞）测量血压均可能会出现问题。新技术目前还无法解决这些血压测量的问题，即这些技术仍需要稳定的动脉压力追踪或准确的袖带脉动压力记录。临床医师仍然面临着“容量管理的艺术”，辅以或

表 24.3 俯卧位的变化

心脏	心脏指数下降
	前负荷减少
	增加SVR
	增加PVR
	IVC受压/梗阻
呼吸	肺容量减少
	肺血流改变
神经系统	血管闭塞
	颈椎损伤
	周围神经损伤
压伤	直接压迫组织
	接触性皮炎
	眶周水肿
	面部肿胀
间接压力	巨舌
	口咽水肿
栓塞并发症	空气栓塞2%~5%，血栓2%
内脏缺血	
纵隔受压	
肢体骨筋膜室综合征	
横纹肌溶解	
视力丧失	

SVR，全身血管阻力；PVR，肺血管阻力；IVC，下腔静脉。

许可能提供重要信息的附加监测仪器。这些信息需要麻醉医师进行准确评估，才能确定新技术提供的数据是正确的还是错误的。

监测血容量技术：

- 尿量。
- CVP。
- 肺动脉导管压力或楔压。
- 动脉管路（收缩压、平均压、舒张压）。
- PPV（脉压变化与动脉或脉搏血氧饱和度波形描记）。
- PPI（无创指套外周灌注指数）。
- 肺清除CO_2。
- SVV（使用动脉压力波形计算心输出量的每搏量变化）。
- 连续无创动脉压（CNAP）。
- 脉搏血氧饱和度光体积描记术。
- 经食管多普勒。
- 经食管超声（TEE）。

外科医师和麻醉医师之间的互动至关重要。预计手术失血量使得麻醉医师能够通过晶体或胶体预先输注调整血容量，补偿预计的失血量。缺乏沟通会使患者处于危险之中，而麻醉医师则处于“追赶”状态。前负荷降低会导致每搏量减少，以及心动过速、低血压、舒张期心肌灌注减少和脑/脊髓/心脏/肾缺血。麻醉医师的直觉，辅以对外科手术操作和外科医师技术的认知，有助于规划俯卧脊柱手术患者的容量管理。

血液保存

失血和需要多次输血是广泛脊柱融合手术的一个严重问题。该类手术的输血率为50%~81%[8]。动脉出血和静脉出血都存在。通过降低血压可减少动脉出血。静脉出血来自硬膜外静脉扩张和皮质骨切除后粗糙的骨表面。同一术者同一手术的失血量可在300~3000mL[9]。腰椎融合术使用内固定器械可使出血量增加约50%，再次手术可使出血量增加20%[10,11]。

输血准则：

- 活动性出血且失血迅速。
- 预计会继续失血。
- 目前贫血。
- 合并严重的心肺疾病。
- 需要增加血管加压药剂量以维持血压。

• 低血压仍需要增升血管升压药剂量。

• 在大出血后输血，以减少所需的血量。

这种创伤较大的外科手术有可能导致大量失血，因此，持续确定足够的血容量是必不可少的，包括预计失血、预先用晶体/胶体治疗，以及使用血液制品来预防血容量不足、低血压和贫血。

2012年，Mathai描述并验证了一个统计模型，可以解释75%的失血变异性[12]。该模型包含4个项目：椎板切除水平的节段数、是否从髂嵴取骨、外科医师进行初始显露和闭合的经验及硬膜外静脉的扩张。Jackson手术床用于所有这类手术可避免腹部压迫并减少硬膜外静脉的扩张。失血量平均为（1167 ± 998）mL，范围为32~3745mL[12]。使用其他支持系统会增加预期出血。融合的类型也可能影响失血，因为椎间融合需要更多的暴露。

预测失血的因素：

• 患者年龄。

• 术前贫血。

• 多次截骨术/融合术。

• 既往有心脏/肺部疾病。

• 脊柱肿瘤手术。

• 脊髓融合节段数。

• 手术支撑架的类型（推荐Jackson手术床）。

• Wilson框架增加失血。

• 手术技术。

• 手术时间长。

• 动脉压升高。

• 静脉压升高（硬膜外静脉扩张）。

• 麻醉类型（脊髓/硬膜外降低血压和出血量）。

• 稀释性凝血病。

• 原发性纤维蛋白溶解症。

血液保护疗法

已提出多种血液保护策略以减少术中失血和降低输血相关损伤的风险。这些策略包括增强造血、低血压、抗纤溶药、重组因子Ⅶ、术前自体捐赠、急性等容稀释、细胞回收技术、去氨加压素和凝血酶原复合物浓缩物[13]。

增强造血功能

慢性炎症会损害身体从储存部位调动铁的能力，限制造血功能。术前口服铁剂通常耐受性差，胃肠道（GI）吸收差，而且会引起便秘。静脉补铁和肌内注射（IM）促红细胞生成素治疗费用昂贵，并且需要到医院/诊所进行给药。术前使用促红细胞生成素似乎只是减少小型而非重大脊柱手术的输血需求[14]。适当的营养有助于改善这一问题，但需要至少从预定手术前几周开始。

由于担心组织灌注不足和器官缺血，目前较少使用控制性降压。低血压确实会减少动脉失血并改善手术视野，但与心脏、神经系统和肾脏损伤相关。

抗纤溶药抑制纤维蛋白溶解并防止血凝块降解。一项Meta分析回顾了抑肽酶、氨甲环酸和 ε－氨基甲酸在减少脊柱大手术期间失血和输血方面的疗效。对18项试验的回顾表明这3种药物的疗效相同[15]。然而，在2007年，美国食品药品监督管理局（FDA）将抑肽酶从市场上撤销，因为它有增加心脏手术患者长期死亡率的风险。

重组凝血因子Ⅶ浓缩物用于治疗血友病相关出血。它通过在内皮损伤部位形成组织因子－Ⅶa因子复合物来增强天然凝血途径。它增加了动脉血栓形成（脑卒中、死亡）的风险，并且可能不会为脊柱手术的其他治疗带来额外的好处。

术前自体捐献可以将同源输血的风险降低50%。一个健康的患者可以在手术前8周内捐赠2~4个单位红细胞，并且在手术当天仍具有接近正常的血细胞比容，但这需要时间和计划。如果患者仅在手术前几天捐献，可能会出现贫血并且需要比没有捐献的患者更多/更早的输血。由于这些红细胞储存在血库中，因此，有发生管理错误的可能性。50%的脊柱侧弯患者至少会浪费1个单位的预捐血液。由于初始筛查不完整，这些浪费的自体血不能用于其他患者。此外，体重<50kg的患者不适合此方案。

急性等容稀释会抽取几个单位的血液，同时用晶体或胶体替换这些体液，使患者保持等容。实施时需要一条动脉和几条大口径的静脉通路。只能用于没有心脏/肺部病变且预计会大量失血的患者。只要有足够的血容量和心输出量，组织灌注不会随着血细胞比容降低到22%甚至25%而减少，因此，这种技术是安全的。事实上，氧气输送可能会增加，因为降低血细胞比容会改善流变学和组织微灌注。这是一个烦琐的操作过程，在最新的一项Meta分析中表明，这项血液保护措施可能仅减少1个单位的红细胞输注，因此，其有效性受到质疑[16]。等容化学稀释不会影响失血量，但会减少红细胞丢失量。在大部分手术失血发生后，患者会输入自己的血液，其中含有红细胞、血小板和凝血因子。通常需要使用利尿剂来去除手术过程中为保持患者正常血容量而输注的过多输注量。

细胞回收技术在心脏外科手术中非常有用，因为使用了更大的抽吸导管（细胞溶解更少），并且从心包回收的血液相对不含其他物质（骨碎片、脂肪）。因此，与心脏手术60%~70%的收集回输率相比，脊柱手术减少到30%~40%。使用这项技术，对于一个预计失血量为4000mL的患者，将使输血需求从6个单位减少到4个甚至5个单位的浓缩红细胞（PRBC）。这种回收血液的平均血细胞比容约为40%。回收率下降的另一个原因是脊柱外科医师术中大量使用吸收性明胶海绵。

去氨加压素（DDAVP）刺激内皮释放因子Ⅷ和血管性血友病因子，促进血小板聚集。其对出血手术患者的有效性尚未得到证明。

凝血酶原复合物浓缩物（PCC）被推荐用于紧急逆转维生素K拮抗剂和治疗B型血友病。它们含有三种或四种抗凝因子（Ⅱ、Ⅸ、Ⅹ，有时是Ⅶ）。最近发现，PCC在50u/kg时可有效逆转达比加群诱导的抗凝作用[17]。大剂量与高凝的可能性相关。由于纤维蛋白原随着出血而减少，因此可能需要给予纤维蛋白原。PCC不需要交叉配型，可以快速给药，容量超负荷的风险最小。感染风险很小。

在手术过程中使用止血/密封剂、手术烧灼等新方法，以及手术技术的改变（即微创机器人手术）可能会减少失血量。

术中低血压、贫血和心肌缺血

心肌缺血发生在弥漫性冠状动脉疾病患者中。心肌缺血是由供需失衡引起的。主要有两个机制，斑块/血栓引起的急性冠状动脉闭塞和低血压/贫血引起的供氧减少和（或）心肌耗氧量增加。第一类可能由手术引起的高凝状态、抗纤溶药的使用或停止氯吡格雷/阿司匹林的反弹效应产生。第二类可能发生在大型脊柱手术期间，与大量失血有关，导致贫血、血容量不足和低血压。

后续场景1

冠状动脉缺血的这两种机制都是需要密切关注的问题。基于这些原因，术中我们维持了足够的血容量（除一次急性失血和低血压外）。出于对患者心脏病史和支架内血栓形成的担忧，没有使用抗纤溶药物。

由于这些问题，脊柱手术期间的控制性降压几乎消失了。一般认为POISE试验（使用β-受体阻滞剂美托洛尔减少术中心脏缺血）显示脑卒中发生率较高的原因是低血压。低血容量、低血压和贫血可产生心动过速，许多接受慢性β-受体阻滞剂治疗的患者，心动过速可能被阻断，从而掩盖血容量不足的警告信号。

后续场景2

尽管我们的患者服用了β-受体阻滞剂，但他还是出现了急性出血伴心动过速。然而，这种反射性心动过速并没有改善他的血压或心输出量，这可能是他术后肌钙蛋白水平升高的原因。

术后认知能力下降（学习和记忆障碍）的风险也可能与导致神经元缺氧的术中贫血有关。美国外科医师学会国家外科质量改进数据库最近对227 425例非心脏手术患者的术前贫血结果进行了一项审查评估。贫血被定义为轻度［血细胞比容（Hct）介于29%~39%］或中度至重度（Hct<29%）。该评估表明，即使是轻度贫血也与30天发病率和死亡率的风险增加有关[18]。

后续场景3

我们的患者没有术前贫血，但确实有多种心脏危险因素，并且将接受与大量失血相关的大型脊柱手术。术前血细胞比容升高是由于该患者的吸烟史，这反映了潜在的器官损伤，血红蛋白浓度略有下降。因此，许多血液保存方法可能并不适用于该患者。

由于患者的年龄、相关的医疗问题和手术范围（多节段手术、再次手术、移除以前的内固定和植入新的内固定），患者在麻醉诱导前置入了动脉导管。双上肢都放在手臂板上，当波形的保真度有问题时，供麻醉医师调整动脉导管。从动脉管路记录脉压变异度（PPV）的测量值用作血容量测定的基础（表24.4）。

随着急性大量失血，PPV从14变为30，表明前负荷和每搏量显著降低。输注晶体液（6L）、胶体（白蛋白1500mL）和血液制品［4个单位PRBC、3个单位新鲜冰冻血浆（FFP）和2个单位混合血小板］后PPV恢复到10。血气的变化反映了血容量状态（表24.5）。

外科手术

手术的目标是稳定受影响的节段并减轻对神经的压迫。脊椎滑脱是一个椎体相对于下椎体向前滑动，可能涉及运动、感觉和反射的变化。它表现为背痛、神经根病、神经源性跛行和小关节/韧带肥大。可能存在椎间盘突出，通过坐下或前倾增加屈曲，通过拉伸突出的黄韧带、缩小上切面和扩大椎间孔来缩小椎管大小。

后续场景4

患者有显著的复发性脊髓和神经损伤，产生了严重的疼痛，限制了其日常活动，需要大量的麻醉性镇痛药。他的复发性中央椎管狭窄和脊椎滑脱在MRI和CT扫描中很明显。

表24.4 血流动力学变化——仰卧、俯卧、急性失血和容量补充

体位	血压（mmHg）	心率（次/分）	CVP（cmH_2O）	心输出量（L/min）	脉压变异度（PPV）	BIS（脑电双频谱指数）
清醒，仰卧位	140/70	54	–	–	–	97
麻醉：						
仰卧位	132/65	50	12	4.2	10	48
俯卧位	106/50	62	18	3.3	14	52
急性失血	70/45	109	8	1.4	30	23
容量治疗后[a]	110/70	58	14	3.8	11	51

[a] 6L晶体液、4个单位浓红细胞（PRBC）、3个单位新鲜冷冻血浆（FFP）、1500mL白蛋白、2个单位血小板。

表24.5 急性出血时的血气变化

	基线–诱导前	急性失血–低血容量	容量复苏（PRBC，FFP，白蛋白，血小板）[a]
pH	7.45	7.09	7.40
PCO_2	45	28	35
PO_2	89	58	78
HCO_3	31	20	26
Hgb/Hct	15/45	7/21	13/39

[a] 6L晶体液、4个单位浓红细胞（PRBC）、3个单位新鲜冷冻血浆（FFP）、1500mL白蛋白、2个单位血小板；Hgb/Hct：血红蛋白/血细胞比容。

术前利用影像学定位疾病的部位和范围，并在术中放置可能损伤神经根和脊髓的椎弓根螺钉和椎间盘植入物。植入物可能会发生故障或位移，该患者之前出现过这种情况。拟行的手术需要进行多节段内固定和融合以保持对齐。融合是通过使用椎弓根螺钉/棒完成的。手术医师将碎骨置于椎体之间，从而加强螺钉/棒与椎体的融合。该手术包括广泛的肌肉、骨膜和骨周围组织的剥离，以及需要行广泛的脊柱骨皮质剥离术。松质骨和骨髓的暴露会激活凝血级联反应和纤维蛋白溶解系统。软组织（皮肤、肌肉）、骨骼和骨膜的损伤会导致术中出血和术后组织水肿。根据手术范围的不同，手术时间可从100分钟到超过12小时，静脉输液从1.5~20L不等。

行椎板切除术、融合和内固定术的适应证：

- 神经系统体征（脊髓病、神经根病、神经源性跛行）。
- 高度滑脱>50%。
- 脊柱不稳定。
- 严重神经功能障碍的急性发作（例如，麻痹、肠/膀胱失禁）。
- 外伤性脊椎滑脱。
- 医源性脊椎滑脱。
- 脊柱肿块（肿瘤、囊肿、感染）。
- 姿势畸形。
- 保守治疗后的致残性疼痛。

血管损伤

静脉撕裂伤是最常见的血管损伤。动脉比静脉更具弹性和可移动性，因此，在解剖和牵拉过程中不太可能受伤。动脉损伤通常由咬骨钳咬入深度超过脊髓前韧带引起[19]。这可能导致术中大量失血，并与血流动力学不稳定有关，使死亡率提高到15%~65%[20]。虽然动脉大量失血会比较明显，但持续的静脉渗血一样会导致血容量显著而进行性的减少，除非麻醉医师使用晶体/胶体/血液进行补液。

液体管理和术后视力丧失

术后视力丧失（POVL）与血容量密切相关。发生率在1/60 000~1/125 000。脊柱手术占视力丧失病例的70%。POVL多发生在视神经缺血时，可能是由水肿的间质组织压迫为视神经供血的脆弱的穿通动脉或者静脉压升高引起视网膜动脉血流量减少[21]。几项回顾性评估提出，诱发因素包括肥胖、男性、手术时间长、俯卧位、大量失血、与胶体相关的大量晶体给药，以及使用 Wilson 框架进行手术定位[22]。贫血和低血压也可能导致这种严重情况；因此，维持足够的血压、血容量和携氧能力是合理的。POVL通常不会在手术后立即被诊断，因为患者可能过度镇静而无法对其进行评估。这种情况对治疗没有反应，视力丧失通常为双侧和永久性的。

后续场景5

患者将接受长时间的外科手术，液体转移可能会导致组织水肿，因此，ASA建议将这种潜在的失明并发症作为术前讨论的一部分[23]。患者更希望这些讨论由外科医师在他的诊室提前进行，而非在手术当天进行。

俯卧位

由于多种原因，俯卧位使患者处于危险之中。俯卧位减少静脉回流并降低心输出量和血压。过多的容量治疗这种低血压会导致问题。合理的补液和使用血管升压药可以改善围术期结果。

体位选择：

- 带有支撑骨盆和肩部的毯子/凝胶卷的常规手术台。
- Wilson框架。
- Jackson手术床。
- 跪位。
- 膝胸位。

由于腹部受压，下肢静脉回流的血从下腔静脉转移到无瓣膜的硬膜外静脉丛-奇静脉系统。这种绕过受压腔静脉的旁路会使硬膜外静脉充血，导致这些静脉容易出血且通过手术难以控制。从神经根和脊髓解剖分离结缔组织、骨骼和椎间盘时这些静脉遮挡了手术区域。正确的俯卧位可减少或消除这种腹部的向上压力。如果腹部未受压迫，静脉血会从硬膜外静脉流入腔静脉。不压迫腹部的手术台（Jackson手术床）在便于通气的同时减少失血。俯卧位会导致患者损伤，需要持续关注[24]。

俯卧位要求：

- 胸部和髂嵴水平牢固的支撑。
- 手臂收拢或外展＜90°以减少臂丛神经损伤。
- 减少腹部压迫以改善静脉回流。
- 减少硬膜外静脉容量/降低压力。
- 减少下肢静脉淤滞/血栓形成。
- 眼保护。
- 颈部处于中立位置。

术中神经电生理监测

监测体感诱发电位（SSEP）和经颅运动诱发电位（TCMEP）已成为常规。目的是防止手术操作造成脊髓和神经损伤。如果SSEP振幅下降50%、潜伏期增加10%或者TCMEP示踪消失，则可能存在神经损伤。血容量不足和贫血会导致脊髓缺血，因此，每当这些神经生理学监测发生变化时，都要评估血容量状态以区分是手术损伤还是容量不足。

脊柱手术并发症

手术并发症包括大量失血、感染、术后呼吸功能障碍、心血管损伤、频繁输血、脊髓和神经根损伤、硬膜外静脉开放导致的空气栓塞和瘫痪[25]。在对来自NSQIP（2005—2010）的5887例患者的回顾性研究中，Schoenfeld发现，0.4%的患者在手术后死亡，10%的患者出现并发症。与死亡相关的危险因素包括年龄>80岁、肺功能受损、体重指数（BMI）大、ASA分级大于Ⅱ级、既往存在神经损伤、手术时间延长和白蛋白<35g/L[26]。

后续场景6

根据这些标准，该患者有许多危险因素，并且有急性失血和术中血容量过低导致显著低血压的巨大风险。

类似的，Carabini开发了一个手术复杂性评分，包括术前贫血、手术复杂性、预期手术持续时间和内固定节段数量。大约60%的脊柱融合术患者接受了输血，这也与术后并发症增加有关（心脏=9%，血栓栓塞=9.5%，感染=8.5%）[4]。因此，需要对重大脊柱融合手术患者的术前评估和风险评估进行修订。

麻醉相关

麻醉

麻醉技术服务于神经生理监测需求。SSEP示踪可因体温过低、低碳酸血症、缺氧、低血压和贫血而改变。这些情况都可由与急性失血相关的血容量不足引起。使用肌松药可通过降低基线信号干扰来改善SSEP信号；然而，如果需监测运动诱发电位，则不使用肌松药。如果使用TCMEP监测或者基线脊髓损伤严重，TIVA（丙泊酚和镇静药）是首选麻醉药物组合，因为对TCMEP信号的抑制最少。吸入麻醉对TCMEP的影响更大，因为有更多的突触，并且麻醉气体在每个突触处产生信号衰减。

后续场景7

对于该患者，术中采用TIVA麻醉来实现准确的诱发电位监测。采用经处理后的脑电图（EEG）监测仪监测麻醉深度。由于担心空气栓塞及其对诱发电位监测的抑制作用，未使用N_2O。插管时使用了肌松药物，但在脊髓监测时肌松作用被拮抗。

血管升压药的使用对于手术期间维持血压非常重要。麻醉药物会导致静脉血管扩张并降低心肌收缩力，从而使血压和脊髓灌注降低。两种最常用的血管升压药是去氧肾上腺素和去甲肾上腺素。去氧肾上腺素是一种单纯α-肾上腺素能受体激动剂，可引起血管收缩。剂量范围为40~360μg/ min。去甲肾上腺素激动α-肾上腺素能受体和β-肾上腺素能受体，导致心脏收缩力和心率增加及血管收缩。通常剂量为8~30μg/ min。血管升压药通过与V1血管受体结合而不是通过儿茶酚胺作用产生血管收缩。使用血管升压药维持血压有助于避免使用大量静脉输液来补偿麻醉引起的血管舒张和心脏抑制。然而，当对血管升压药的需求增加时，麻醉医师必须重新评估患者血容量状态，因为这与典型的血容量不足表现一致（表24.6）。

肺部并发症

血容量复苏，以及由急性失血、大量输液和输血相关引起的大量体液转移经常产生明显的气道水肿。通常情况下，应在患者手术结束后继续保持气管插管状态，直到气道水肿消失，这样的情况也发生在我们的患者身上。最近一篇关于术后通气的回顾研究表明，经过长时间的多节段脊柱手术后，44%的患者需要插管过夜。这些患者年龄较大，ASA分级较高，手术时间较长，预估失血量（EBL）较大。同时对这类患者输注了更多的晶体液，本病例结束手术的时间较晚，且术中涉及多次麻醉医师的交接班。另外，这些患者患肺炎的风险增加（10.3%对3.1%）[27]。

后续场景8

该患者具有所有这些危险因素，并在夜间进行镇静和通气。当血流动力学稳定且气道水肿消退后，于第二日晨成功拔管。

安全手术的要求：

- 可用于大量失血和多种药物输注的大口径静脉置管。
- 用于血压监测、采血和评估术后呼吸功能的动脉管路。
- ±CVP。
- 监测CO_2和动脉波形分析。
- 监测液体反应性（例如，TEE、PPV、经食管多普勒、$EtCO_2$清除）。
- 如果预计手术时间超过2 h，则需要Foley导管。
- 脊髓损伤患者行SSEP和TCMEP神经电生理监测时采用TIVA。
- 交叉配血。
- 凝血酶原时间（PT）、部分凝血活酶时间（PTT）、血小板计数和血栓弹力图（TEG）的凝血监测。
- 术后镇痛计划。

术后镇痛

手术操作的范围和患者术前麻醉药物用量决定了术后疼痛管理方案。麻醉药通过激活中枢和脊髓阿片受体来减轻疼痛，

表24.6 脊柱手术中使用的血管升压药

药物	受体	效应	剂量
去氧肾上腺素	α1	血管收缩	40~360μg/min
去甲肾上腺素	α1，β1	血管收缩，增加心肌收缩力，可能增加心率	0.2~3μg/(kg·min)，范围8~30μg/min
麻黄碱	间接的α/β	血管收缩，增加心肌收缩力，可能增加心率	每次5~25mg，5~10分钟后按需再次给药
血管升压素	V1	血管收缩，可能减少心输出量	0.01~0.04U/min
多巴胺	α，β1和多巴胺	血管收缩，增加心脏收缩力，增加心率	3~20μg/(kg·min)
肾上腺素	α1，β1和β2	血管收缩，增加心脏收缩力/心率	1~10μg/min

但术前使用会产生耐受性。制订术后镇痛方案时必须考虑到这一点。有许多镇痛方案，包括：术中和术后麻醉药物、非甾体抗炎药（由于担心血肿，使用可能会受到限制）、低剂量氯胺酮、加巴喷丁和利多卡因输注等。

后续场景9

由于我们的患者术前使用了大量麻醉性镇痛药，因此他接受了上述多模式镇痛方法来进行术后疼痛管理。

术后恢复

患者的术后病程因插管时间延长而变得复杂。肌钙蛋白水平略有上升是由术中短时间急性贫血、低血压和血容量不足引起的心肌酶渗漏所致。肌钙蛋白在术后2天内恢复正常。该患者在ICU进行了2天的心肺监测，平衡血容量，4天后出院。整个围术期没有任何输血反应，疼痛亦得到了很好的控制。出院后被送到康复机构进行物理治疗和持续的疼痛控制。

结论

图24.1和图24.2总结了大型脊柱手术期间液体管理的重要性。在健康患者中，向重要器官输送氧气的最佳血红蛋白为90~110 g/L。对于患有心脏、血管、肾脏和肺部疾病的患者，曲线可能会向右移动。随着血红蛋白水平降低，携氧能力降低，产生较低的组织氧合。更高的血红蛋白水平会逐渐增加血液黏度，从而导致氧气输送减少。同样，存在最佳血容量。血容量不足的危险是组织氧合减少，血容量过多的危害则是充血性心力衰竭和肺水肿。贫血和血容量不足并存是导致组织缺氧特别

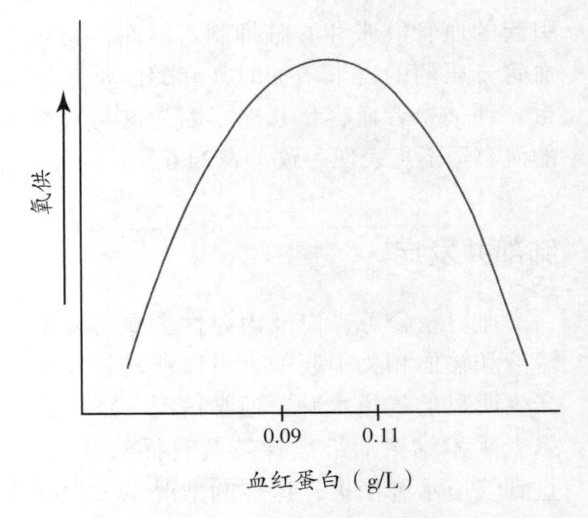

图24.1 血红蛋白、供氧和贫血。

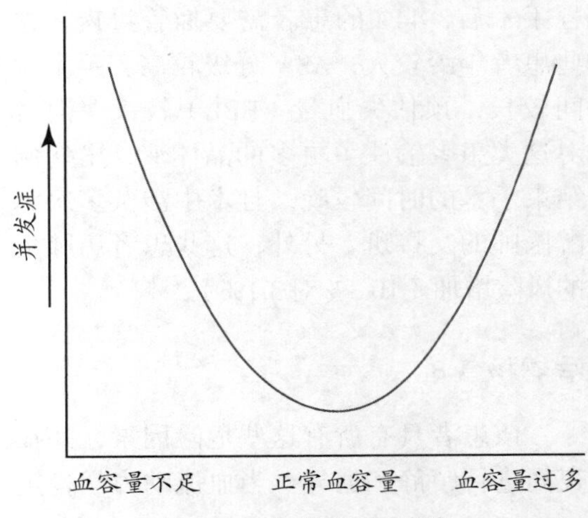

图24.2 血容量和并发症。

危险的情况，而过度输血会导致黏度增加和容量超负荷。大型脊柱手术的液体管理对于提高患者预后至关重要。

（陈梦媛 译 邢 东 审校）

参考文献

1. Goz V, Weinreb JH, McCarthy I, Schwab F, Lafage V, Errico TJ. Perioperative complica-

tions and mortality after spinal fusions. Spine. 2013;22:1970–6.
2. Gillis C, Carli F. Promoting perioperative metabolic and nutritional care. Anesthesiology. 2015;123:1455–72.
3. Lee MJ, Cizik AM, Hamilton D, Chapman JR. Predicting medical complications after spine surgery: a validated model using a prospective surgical registry. Spine J. 2014;14:291–9.
4. Carabini LM, Zeeni C, Moreland NC, Gould RW, Avram MJ, Hemmer LB, et al. Development and validation of a generalizable model for predicting major transfusion during spine fusion surgery. J Neurosurg Anesthesiol. 2014;26:205–15.
5. Monk TG, Bronsert MR, Henderson WG, Mangione MP, Sum-Ping ST, Bentt DR, et al. Association between intraoperative hypotension and hypertension and 30-day postoperative mortality in noncardiac surgery. Anesthesiology. 2015;123:307–19.
6. Sun LY, Wijeysundera DN, Tait GA, Beattie WS. Association of intraoperative hypotension with acute kidney injury after elective noncardiac surgery. Anesthesiology. 2015;123:515–23.
7. Willingham MD, Karren E, Shanks AM, O'Connor MF, Jacobsohn E, Kheterpal S, et al. Concurrence of intraoperative hypotension, low minimum alveolar concentration, and low bispectral index is associated with postoperative death. Anesthesiology. 2015;123:775–85.
8. Elgafy H, Bransford RJ, McGuire RA, Dettori JR, Fisher D. Blood loss in major spine surgery. Spine. 2010;35:S47–56.
9. Johnson RG, Murphy M, Miller M. Fusions and transfusions. An analysis of blood loss and autologous replacement during lumbar spine fusions. Spine. 1989;14:358–62.
10. Zheng F, Cammisa FP Jr, Sandhu HS, Girardi FP, Khan SN. Factors predicting hospital stay, operative time, blood loss, and transfusion in patients undergoing revision posterior lumbar spine decompression, fusion, and segmental instrumentation. Spine. 2002;27:818–24.
11. Bostman O, Hyrkas J, Hirvensalo E, Kallio E. Blood loss, operating time, and positioning of the patient in lumbar disc surgery. Spine. 1990;15:360–3.
12. Mathai KM, Kang JD, Donaldson WF, Lee JY, Buffington CW. Prediction of blood loss during surgery on the lumbar spine with the patient supported prone on the Jackson table. Spine J. 2012;12:1103–10.
13. Goodnough LT, Shander A. Current status of pharmacologic therapies in patient blood management. Anesth Analg. 2013;116:15–34.
14. Shapiro GS, Boachie-Adjei O, Dhawlikar SH. The use of epoetin alpha in complex spine surgery. Spine. 2002;27:2067–71.
15. Gill JB, Chin Y, Levin A, Feng D. The use of antifibrinolytic agents in spine surgery. J Bone Joint Surg Am. 2008;90:2399–407.
16. Zhou X, Zhang C, Wang Y, Yu L, Yan M. Preoperative acute normovolemic hemodilution for minimizing allogeneic blood transfusion: a meta-analysis. Anesth Analg. 2015;121:1443–55.
17. Honickel M, Braunschweig T, van Ryn J, Ten Cate H, Spronk HM, Rossaint R, et al. Prothrombin complex concentrate is effective in treating the anticoagulant effects of dabigatran in a porcine polytrauma model. Anesthesiology. 2015;123:1350–61. Li (2010 rats and memory and learning)
18. Musallam KM, Tamin HM, Richards T, Spahn DR, Rosendaal FR, Habbal A, et al. Preoperative anaemia and postoperative outcomes in non-cardiac surgery: a retrospective cohort study. Lancet. 2011;378:1396–407.
19. Inamasu J, Guiot BH. Vascular injury and complication in neurosurgical spine surgery. Acta Neurochir. 2006;148:375–87.
20. Kopp R, Beisse R, Weidenhagen R, Piltz S, Hauck S, Becker CR, et al. Strategies for prevention and operative treatment of aortic

lesions related to spinal interventions. Spine. 2007;32:753–60.

21. The Postoperative Visual Loss Study Group. Risk factors associated with ischemic optic neuropathy after spinal fusion surgery. Anesthesiology. 2012;116:15–25.
22. American Society of Anesthesiologists Task Force on Perioperative Visual Loss. Practice advisory for perioperative visual loss associated with spine surgery: an updated report by the American Society of Anesthesiologists Task Force on perioperative visual loss. Anesthesiology. 2012;116:274–85.
23. Corda DM, Dexter F, Pasternak JJ, Trentman TL, Nottmeier EW, Brull SJ. Patients' perspective on full disclosure and informed consent regarding postoperative visual loss associated with spinal surgery in the prone position. Mayo Clin Proc. 2011;86:865–8.
24. Edgcombe H, Carter K, Yarrow S. Anaesthesia in the prone position. Br J Anaesth. 2008;100:165–83.
25. Nowicki RWA. Anesthesia for major spine surgery. BJA Educ. 2014;14:147–52.
26. Schoenfeld AJ, Carey PA, Cleveland AW 3rd, Bader JO, Bono CM. Patient factors, comorbidities, and surgical characteristics that increase mortality and complication risk after spinal arthrodesis: a prognostic study based on 5,887 patients. Spine J. 2013;13:1171–9.
27. Anastasian ZH, Gaudet JG, Levitt LC, Mergeche JL, Heyer EJ, Berman MF. Factors that correlate with the decision to delay extubation after multilevel prone spine surgery. J Neurosurg Anesthesiol. 2014;26:167–71.

第25章　神经重症监护室中蛛网膜下隙出血患者液体管理的病例场景

Ibrahim Migdady, Jenny Peih-Chir Tsai, Joao A. Gomes

摘要

蛛网膜下隙出血是一种具有较高发病率和死亡率的脑血管急症。临床表现各不相同；大多数患者表现为严重的头痛、恶心、呕吐和颈部疼痛。严重情况下也可能发生意识丧失。早期诊断至关重要，主要通过脑部非增强CT进行证实。非创伤性蛛网膜下隙出血的最常见原因是动脉瘤破裂。应对大多数动脉瘤性蛛网膜下隙出血患者在动脉瘤稳定后于重症监护室进行密切监测，以预防潜在的神经系统和全身并发症。神经系统并发症包括动脉瘤再破裂、癫痫发作、脑积水、颅内高压和迟发性脑缺血，所有这些并发症都会使蛛网膜下隙出血后的结果恶化。这些患者可能发生的全身并发症包括急性心肺失代偿（即神经源性肺水肿、应激性心肌病等），以及继发于脑盐耗综合征或抗利尿激素分泌失调综合征的低钠血症。严密的神经系统和血流动力学监测及了解这一复杂群体的病理生理变化对于优化患者预后非常重要。

要点

1.蛛网膜下隙出血是一种神经系统急症，伴有显著的早期和晚期的神经系统和全身并发症。

2.对于脑缺血的预防，建议维持正常血容量而不是采用预防性的3H疗法。

3.谨慎补液和提升血压是传统治疗动脉瘤性蛛网膜下隙出血（SAH）患者出现脑血管痉挛的主要方法。目标导向的液体疗法（GDFT）有助于优化这类患者的脑灌注。不推荐3H疗法（经验性高血压、血容量过多和血液稀释）。使用动脉内和（或）鞘内血管扩张药和球囊血管成形术作为这些患者的补充治疗手段。

4.高分级SAH患者有顿抑心肌的风险。及时识别高分级SAH患者的心肺并发症对于合理的液体管理很重要。

5.SAH患者的低钠血症会增加额外的并发症和死亡率风险。两种常见低钠血症病因是抗利尿激素失调综合征和脑盐耗综合征。避免和纠正低血容量和低钠血症是优化临床结果的关键。

引言

蛛网膜下隙出血（SAH）是一种可怕的神经系统急症，其总死亡率为40%~67%[1,2]。一半的患者将在发作后2周内死亡，其中12%在入院前死亡，另外20%的患者会留下严重的功能和认知障碍[3,4]。初始出血在疾病的早期和晚期对神经系统有直接和间接影响，例如，再出血、癫痫发作、脑积水和伴有或不伴有脑血管痉挛的迟发性脑缺血（DCI）。多系统并发症在SAH患者中很常见，有发生心脏、肺、肾脏、内分泌和感染并发症的风险。这些患者初始发作往往具有临床严重性，且可能继发神经系统和全身并发症，因此，需要在重症监护病房中密切监测，以最大限度地减少并发症和死亡率[5]。体液和电解质状态的正确管理是优化患者预后的核心。

病例场景

患者，男，61岁，有高血压病史和吸烟史，因突发严重的双额头痛，伴有恶心、呕吐、脑膜炎和意识模糊，就诊于急诊科（ED）。既往无先兆头痛、外伤或抗血栓药物使用史。在ED，其精神状态从嗜睡恶化到昏睡。行气管插管进行气道保护。脑部CT显示弥漫性厚基底蛛网膜下隙出血伴脑室内扩展和早期脑积水，如图25.1所示。初始血压（BP）为195/112mmHg。初步实验室检测显示血浆钠、其他电解质和肌酸水平正常，凝血参数和血小板计数正常。

对该患者进行评估和管理的最佳初始方法是什么?

讨论

蛛网膜下隙出血的一般治疗方法。

严重的、突然发作的或“霹雳”样头痛是SAH最常见的症状，经典地描述为“一生中最严重的头痛”。30%的SAH患者患有颅内动脉瘤，头痛可能会偏向有动脉瘤的一侧[6]。与其他医疗紧急情况类似，处理疑似SAH患者的第一步是确保完

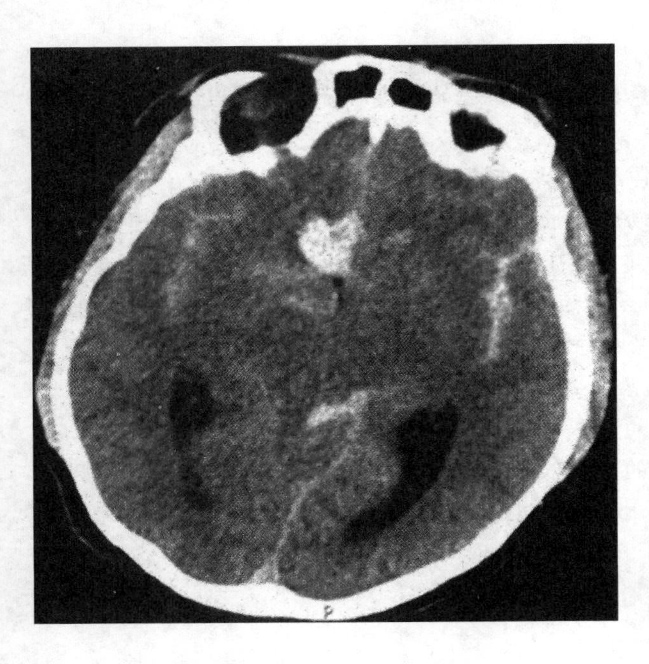

图25.1　非增强脑部CT扫描显示弥漫性厚基底SAH伴IVH和早期脑积水。

好的气道、呼吸和循环功能。发病时可能出现意识水平改变、血流动力学不稳定和心肺功能衰竭，需要积极复苏。脑部CT平扫是疑似SAH患者的首选诊断性检查，该检查在出血6h内的敏感性≥95%[7-11]。使用新一代CT扫描仪，6h内检测SAH的敏感性为98.5%，在出现典型“霹雳”样头痛的患者中，特异性和阳性预测值基本上为100%[11]。除SAH外，CT平扫在出血后首个24h内可显示出20%~30%存活患者的脑水肿[12-14]。这些患者通常受益于脑脊液（CSF）外引流。应及早通过CT、MRI或经皮脑血管造影等无创方式进行脑血管成像，以确定SAH的病因。其他值得注意的SAH病因包括创伤（总体上最常见的病因）、动静脉畸形破裂或瘘管、静脉出血、硬膜内夹层、脑淀粉样血管病和抗凝剂相关出血；这些问题超出了本综述的讨论范围。然而重要的是，动脉瘤性和非动脉瘤性蛛网膜下隙出血患者的初始治疗在理论上是相似的，但其管理可能很快就因不同的自然病史而产生差异，包括脑积水和继发性损伤的风险；本章讨论的重点是继发于脑动脉瘤破裂的SAH[15,16]。在动脉瘤性SAH（aSAH）患者中，早期动脉BP和目标导向的液体管理至关重要：尽管最近诊断和管理方面的进展已经改善了结果，但在初始事件中幸存下来的很大一部分患者将发展为由继发性神经系统或全身并发症而导致严重的并发症或死亡[1,2,17]。由于72h再出血风险高达5%~10%[18]，因此，在诊断aSAH后还应立即进行神经外科评估，以明确出血源。

患者禁食禁水。针对血容量不足，开始进行基于体重的等渗液体输注，置入动脉导管进行持续的BP监测和管理。咨询神经外科团队后放置了脑室外引流（EVD）。脑血管造影（CTA）显示一前交通动脉瘤，并在当天通过弹簧圈栓塞成功治疗。随后该患者被转移到神经重症监护病房（NeuroICU）进一步监测和管理，包括放置无创血流动力学监测及床边心肺即时超声检查（图25.2）。

进入NeuroICU后，测量患者的BP为

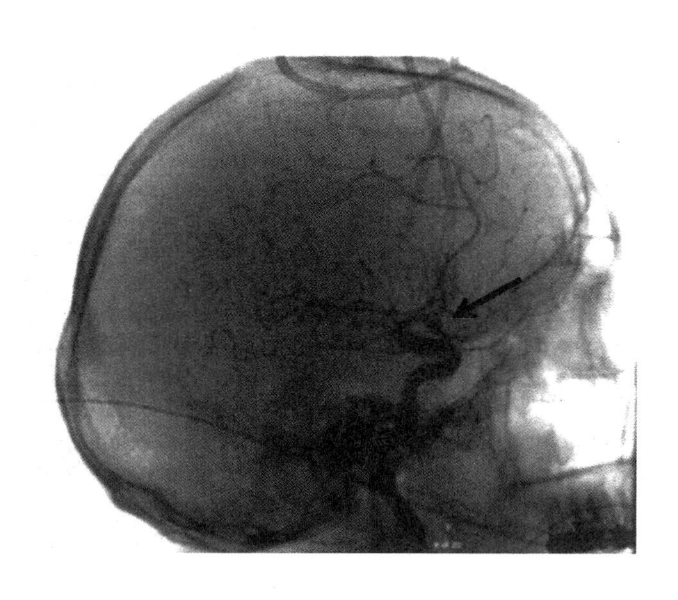

图25.2 脑血管造影显示颈内动脉床突上段有一巨大的囊状动脉瘤（箭头），尺寸为11mm×8mm×9mm。不规则可能表明动脉瘤壁存在假性动脉瘤成分，并且与近期破裂或出血风险增加相关。

174/90mmHg，并开始通过连续滴注尼卡地平控制BP。镇静后对其再次行神经系统评估显示瞳孔对光反射及角膜反射灵敏，有咳嗽和呕吐反射，双侧上肢和下肢对中线有害刺激存在退缩反应。

可能影响液体管理的aSAH的早期并发症有哪些？适当的预防或治疗策略是什么？

aSAH的早期并发症包括颅内高压、应激性心肌病、低钠血症、神经源性肺水肿和迟发性脑缺血。

SAH后的预期临床病程与最初的临床表现相关。目前已提出几种临床分级量表，最常用的是亨特–赫斯（Hunt–Hess）量表和世界神经外科联合会（WFNS）量表，这些量表为预测患者的预后提供了指标[19-21]（表25.1）。改良Fisher量表（mFS）是一种常用的影像学严重程度分级量表，主要预测脑血管痉挛的风险。mFS是基于蛛网膜下隙出血的厚度，以及初次脑部非增强CT上是否存在脑室内扩张出血[22]（表25.2）。

由脑积水、脑水肿、占位效应等引起的颅内高压可在aSAH后的任何时刻出现，从急性发作到指标事件后数天至数周延迟出现[23-25]。高级别SAH，表明大量蛛网膜下隙出血及脑室内出血（IVH）的存在与发生急性梗阻性脑积水的风险增加有关，而后者又是预后较差的独立危险因素[26]。虽然由于血脑屏障（BBB）的存在，全身液体容量状态通常不会直接影响颅内压，但在aSAH和过度复苏后，BBB破坏很常见，低渗液体尤其可能是有害的。颅内压（ICP）、血清渗透压和酸碱平衡，以及动脉压之间关系密切。在颅内压急剧升高的情况下，主要复苏目标是维持脑灌注压（CPP）和避免脑疝。因此，CPP的定义公式是平均动脉压（MAP）和ICP之间的差值，结合公认的Monro–Kellie学说预估的颅内间

表25.2 改良的Fisher量表

级别	CT表现描述
0	无蛛网膜下隙出血
1	薄层脑室蛛网膜下隙出血，无脑室出血
2	薄层脑室蛛网膜下隙出血合并脑室出血
3	厚基脑室蛛网膜下隙出血，无脑室出血
4	厚基脑室蛛网膜下隙出血合并脑室出血

表25.1 亨特–赫斯和世界神经外科联合会（WFNS）临床蛛网膜下隙出血严重程度分级量表

级别	亨特–赫斯	WFNS
1	无症状或轻度头痛，颈部轻度强直	GCS 15 没有运动障碍
2	除脑神经麻痹、中度至重度头痛、颈部僵硬外，无其他神经功能障碍	GCS 14~13 没有运动障碍
3	嗜睡或意识模糊或轻度局灶性缺失	GCS 14~13 运动障碍
4	木僵，中度至重度偏瘫	GCS 12~7 有/没有运动障碍
5	深度昏迷，去大脑强直，濒死状态	GCS 6~3 有/没有运动障碍

GCS，格拉斯哥昏迷量表。

隔容积相对固定，推进了这种严重情况下液体和血压管理的基本原理。紧急颅内高压的初始处理取决于优化颅内液体容量。这可以通过抬高床头和伸直颈部以获得足够的静脉回流来实现；使用高渗静脉溶液将脑细胞外液渗透转移到血管内；短暂过度通气至动脉CO_2水平为25~35mmHg以减少脑血容量；维持正常体温；镇静等。当大剂量给药时，高渗溶液可以快速降低颅内压。使用钠或甘露醇作为有效渗透剂可以实现高渗。高渗盐水有多种配方，最常见的有2%、3%和23%缓冲盐水溶液。可用的甘露醇浓度为5%~20%，并且在紧急颅内高压的情况下同样可以立即减低ICP。然而，由于肾小管重吸收甘露醇极少（<10%），有必要谨慎监测全身血容量，因为其延迟渗透性利尿作用可能导致随后显著的血容量不足，并需要补充血容量。此外，应在高渗溶液给药后的数小时内监测血浆钠和渗透压。血清渗透压应保持在320mOsm以下且血浆钠至少在正常范围内，否则根据预期效果，最高可达160mmol/L。需要强调的是，在这种情况下使用高渗液体仅用于紧急和临时处理颅内高压；立即放置EVD至关重要并可以挽救生命。对继发于SAH的急性脑水肿，EVD可用于ICP监测和治疗性脑脊液引流。

aSAH患者可能出现各种心脏并发症，从非特异性心电图（EKG）改变到严重的心脏损伤，称为神经源性顿抑心肌或Takotsubo心肌病[27]。推测这种现象是由急性SAH和高ICP后神经介导的交感神经激增致儿茶酚胺释放过多导致。随后的心内膜损伤可导致顿抑心肌，从而出现心源性休克。通常，经胸超声心动图（TTE）会检测到射血分数降低，在1周内复查可有所改善[28]。心肌酶可轻度升高，应与急性心肌梗死的临床表现区分。连续监测可发现其数值往往与心功能一起正常化[29,30]。因此，入院EKG、心肌酶和TTE对检测和管理此类并发症很重要，同时也需要根据患者的心脏功能进行精准的液体管理。可通过微创技术获得相关血流动力学参数趋势（即每搏量、心输出量、每搏量变异度），另外床旁心肺超声的使用也有助于对这些患者的管理。

该患者的临床表现和影像学表现被归类为亨特-赫斯4级和mFS 4级。脑部CT扫描显示有脑水肿迹象，因此，在初始阶段便放置了EVD以释放压力并在随后获得正常的ICP读数。EKG显示正常窦性心律，非特异性ST-T变化，第一次心肌酶在正常范围内。接着在出血后第5天，患者每小时尿量增加了2~3倍。同时，血钠水平在12h内从141mmol/L降至133mmol/L。

对患者低钠血症的下一步评估是什么？这对SAH患者有何意义？如何处理其低钠血症？

低钠血症定义为Na^+水平<135mmol/L。是SAH患者最常见的电解质紊乱，发生率为30%~40%[31-33]。SAH患者的低钠血症与脑水肿风险增加有关。在这种情况下，最常见的低钠血症亚型是低渗性低钠血症，特别是因脑盐耗综合征导致。抗利尿激素分泌失调综合征（SIADH）的发生频率则要低得多。这两种综合征的病理生理学尚不完全清楚，它们的鉴别有时具有挑战性[34]。区分SAH患者低钠血症的原因很重要，因为不恰当的治疗不仅可能无法纠正，还有可能会使患者的容量和电解质状况恶化。然而，由于患者的临床和实验室特征有一些重叠，恰当的初步诊断可能很难[23]。这两种综合征的特征都是低血清渗透压（<285mOsm/kg）、高尿渗透压

（>200mOsm/kg）、高尿钠浓度（>40mmol/L）和血清尿酸水平下降。

脑盐耗是一种低渗性低钠血症，通常与低血容量有关。它是一种中枢诱导的耗盐性肾病，推测继发于肾脏的交感神经输入受损或继发于脑损伤或颅内高压导致的脑钠肽（BNP）释放，抑制肾素-醛固酮-血管紧张素系统，伴或不伴下丘脑的直接损伤[35]。高临床分级SAH、前交通动脉瘤破裂和脑水肿相关的脑盐耗更常见[36,37]。在脑盐耗患者中，近端肾小管水平的钠重吸收减少[38]。虽然肾小管钠重吸收减少也是导致SIADH尿钠排泄的关键病理生理步骤，但相对异常的抗利尿激素（ADH）水平导致远端肾小管水重吸收，因此，一些患者的血容量正常或血容量过多。在SAH患者中鉴别脑盐耗与SIADH的一个重要潜在因素是脑盐耗的严重血容量不足会刺激ADH释放，导致混合性的病理生理改变，最好通过认真治疗脑盐耗来纠正[35]。

尽管看似直观，但对所有神经系统危重症患者诊断低钠血症的第一步是确认所报道的钠水平下降既不是实验室错误也非假性低钠血症。重要的实验室参数包括同时测量血清钠和尿钠及渗透压。在正常或高血浆渗透压（≥285mOsm/kg）的情况下出现明显但虚假的低钠水平时，会发生假性低钠血症。高血糖和高甘油三酯血症会导致渗透压正常的假性低钠血症，而另一种有效渗透物质的存在，如甘露醇，是导致高渗透压的绝大部分原因[39]。

一旦确诊为真正的低钠血症，临床评估的下一步是正确识别患者的容量状态，因为这是区分脑盐耗和SIADH的关键[40]。评估患者的体液状态可能很难，首先要进行体格检查。提示低容量状态的体征包括皮肤弹性降低、四肢发凉、少尿和低血压。没有经过验证的单一或金标准去准确评估容量状态；通常是结合有创和无创的方法进行评估。通过留置导管准确测量每小时输入量和输出量至关重要。自由水平衡和钠缺乏可以通过测量已知的液体出入量来估计，注意考虑可感和不可感的液体损失[41-43]。每日测量体重也可估计患者体液状态的变化。中心静脉压（CVP）可作为指导液体管理的另一种辅助测量，但由于其他影响因素，如右心功能、肺循环和胸腔内压力，以及机械通气参数等，CVP在评估血容量状态的可信度受限[44]。下腔静脉扩张性可通过床旁即时超声评估，被动抬腿试验和每搏量变异度升高也是评估液体状态和反应性的有效辅助手段[45,46]。通过肺动脉（PA）导管测量的肺楔压（PWP）可能对血流动力学不稳定的SAH患者有影响，尤其是那些有明显右心衰竭的患者，尽管置入PA导管带来的风险可能超过获益[5,47]。

详细评估后，纠正低钠血症应对因治疗。及时治疗很重要，因为钠的急剧降低，特别是严重的低钠血症（<110mmol/L）可导致约30%的患者新发癫痫[48]。这在SAH人群中尤其需要考虑，因为据报道高达26%的患者癫痫发作，与较差的预后独立相关[49,50]。必须注意在频繁监测下逐步纠正低钠血症，因为快速纠正会导致渗透性脱髓鞘综合征的发生[51]。我们建议，在开始治疗后每4~6小时检测一次血钠水平。在前24小时内，校正速度不应该超过2mmol/（L·h）甚至2mmol/（L·h），且不超过8mmol/L甚至10mmol/L[43]。滑动量表法可在滴定治疗中提供实际益处[52]。

纠正SAH患者低钠血症的液体选择有两个关键原则。首先，由于这些患者有脑缺血风险，应绝对避免低血容量。因此，

aSAH患者的SIADH绝不应采用限制性液体治疗[53]。其次，由于脑盐耗的特征是低血容量状态，其细胞外容量丢失超过钠缺乏，治疗的初始阶段应旨在补充体内总水分和钠[35]。

因此，对于脑盐耗患者，给予等渗液体和生理盐水或高渗盐溶液是一种合理的初始治疗策略，即使是等渗盐溶液的钠浓度（154mmol/L）也高于低钠患者的血浆钠浓度[35]。需要注意的是，在容量不足的脑盐耗患者中，初始容量复苏时ADH水平也相对升高，钠水平的升高可能比预期更明显，这可能导致矫正过快过度。因此，密切监测血容量状态和血浆钠水平，准确调整液体张力、容量和速度至关重要。尽管通常方法是先纠正低血容量，但等渗盐水钠离子纠正速度慢于高渗溶液，而后者可能是严重低钠血症患者的首选初始治疗液体。有限的数据表明，对于重度SAH患者，3%的高渗盐水可改善脑盐耗局部脑血流量（CBF）和脑组织氧分压。然而，没有类似的研究比较其与生理盐水的有效性，或血容量和血浆钠正常化的生理效应[54,55]。尽管从非SAH人群推断的现有数据和经验表明，高渗盐水和白蛋白输注都是相对安全的，但支持所有SAH患者常规使用白蛋白用于容量扩张和维持正常或高血容量的证据仍然不足[56]。

除给予液体外，脑盐耗患者可考虑盐皮质激素治疗。鉴于肾素-血管紧张素-醛固酮系统的抑制，预计添加盐皮质激素会增加肾脏钠潴留。在继发SAH的脑盐耗患者中，辅助性氟氢可的松与尿钠减少和脑血管痉挛有关，并减少达到正常血容量所需的液体量[57,58]。然而，结合液体和氟氢可的松治疗可导致钠水平迅速升高，同时增加低钾血症和高血糖的风险，因此，需谨慎选择。尽管盐皮质激素在纠正脑盐耗的低钠血症方面有效，但最近一项关于使用盐皮质激素随机对照试验的系统综述未能证明其对功能结果有明确益处[59]。

对于并发SIADH的SAH患者，从不推荐限制液体。输注生理盐水会加重SIADH的低钠血症，因为尿液渗透压通常高于等渗液，这会增加血容量并进一步刺激ADH的分泌。高渗盐水可能是治疗SIADH的SAH患者更有效的方法[5,56]。口服盐片（每片1~2g）可帮助增加尿量和提高钠含量，每天最多可服用3次[52]。然而，与静脉输液相比，口服片剂可实现的替代剂量是中度的，因为每克仅提供17mmol的钠，且口服钠片剂时的味道难以忍受。血管升压素受体2（V2R）拮抗剂，如考尼伐坦，可促进并可能辅助提高钠水平，尤其是在有严重症状的低钠血症患者中。这可能对容量超负荷和低钠血症的SAH患者有益。另外应警惕使用V2R拮抗剂后血钠水平的迅速升高[60]。

虽然比低钠血症少见，但SAH患者也可能因尿崩症（DI）出现高钠血症[61]。据报道，急性SAH后DI的发生率高达15%[36]。急性颅内高压继发的垂体后叶功能障碍被认为是大多数患者可能的病因[61]。手术夹闭前交通动脉瘤继发的穿孔动脉损伤也很少引起渴感减退性尿崩症[62-65]。合适的治疗是使用去氨加压素，根据DI的严重程度给药，进行常规血浆钠浓度检查滴定，并对渴感减退性尿崩症患者根据预估损失进行额外的定期口服或肠外补液[66]。随着患者康复，预计会出现正常化趋势，SAH患者的DI患病率在12个月时下降至仅剩2.8%[67]。

最后，与新发多尿症相关的正常血钠也值得临床密切关注，因其可能是脑血管痉挛的先兆。在一项研究中，高达45%的新发多尿患者在不久后出现脑血管痉挛，尽管有足够的容量补充和持续正常的血钠水平。在对年龄、高渗溶液使用、脑室造口术，以及临床和放射学严重程度评分进行调整后，有报道称正常血钠性全身性多尿与脑血管痉挛之间存在显著相关性[68]。

出血后第7天，患者的神经系统检查从双侧上下肢对有害刺激有回避恶化到双侧大脑去皮质（屈肌）。复查脑部CT显示出血灶和脑室大小稳定。床边监测参数保持在正常范围内：动脉血压138/67mmHg，平均压91mmHg，通过EVD记录的颅内压读数范围为6~14cmH_2O。每日经颅多普勒（TCD）读数显示双侧大脑中动脉（MCA）平均流速（MFV）的升高超过200cm/s，而之前的MVF仅为不到140cm/s。停止镇静，连续脑电图显示大脑弥漫性δ波且非偏侧性减慢，无癫痫样活动，提示亚临床癫痫发作。

新的神经系统检查恶化的可能原因是什么？最佳管理策略是什么？

患者神经系统检查的变化与TCD监测中的高流入速度相关，可能继发于延迟性脑缺血（DCI）和脑血管痉挛。

DCI是蛛网膜下隙出血后数天内神经功能恶化的首要鉴别诊断，尤其是与局部缺陷相关时。及时诊断和正确治疗很重要，因为SAH后脑缺血通常是可治疗的继发性损伤。

DCI最常发生在蛛网膜下隙出血后4~14天，发病高峰约在SAH后1周，脑血管痉挛和DCI是两个截然不同但又相互重叠的概念，它们与出血引起的复杂脑缺血病理生理过程有关[69,70]。对脑血管痉挛最好的定义是影像学反应性脑血管狭窄。DCI削弱了组织缺血的临床或放射学证据[70,71]。尽管血管痉挛可能与DCI相关，但它们既不相互排斥也不能可靠地预测彼此。虽然50%~60%的SAH患者会出现脑血管痉挛，但只有不到一半的中至重度血管痉挛患者会出现明显的低灌注或梗死的临床或影像学表现。同时，DCI发生在大约30%的患者中，并不总与观察到的血管狭窄共存。DCI可能源于多种复杂的病理生理学机制，如脑血管功能障碍、微循环血栓形成、皮质去极化扩散、神经炎症、氧化应激和铁毒性等[72]。脑血管痉挛可被认为是脑血管功能障碍的大血管表现，同时伴有自动调节功能丧失、内皮功能障碍、神经血管解耦、BBB通透性改变和平滑肌增生。总体而言，DCI是SAH后发病和死亡的主要原因[73]。

脑血管痉挛的危险因素包括烟草和饮酒史、高血糖、脑积水、就诊时临床状况不佳，以及靠近Willis环的基底池出血负担加重[74]。DCI的预期临床表现有时会反映受影响动脉分布的血管区域，可包括局灶性神经功能缺损到意识水平的整体变化。

诊疗效果监测

尽管脑血管痉挛和DCI之间存在明显区别，但这些疾病的临床监测和管理在很大程度上是相同的。所有动脉瘤性SAH入院的患者都应密切监测脑血管痉挛和DCI，尤其是那些有危险因素的患者。除了频繁的日常神经系统检查，可以使用各种辅助监测技术在早期检测DCI。最常见的是在患者处于血管痉挛高风险的时期每日进行TCD检查。TCD提供了一种无创且耐受性良好的监测前循环和后循环近端颅内动脉血流速度趋势和变化的方法。考虑到操作者的可变因素和患者的超声窗，与传统血管造影术相比，TCD尽管需要谨慎解释结果，但在早期检测血管痉挛方面仍表现出良好的敏感性和特异性[75-77]。值得注意的是，TCD在预测和监测DCI方面不如对血管痉挛的诊断准确[78]。数字减影血管造影（DSA）被认为是检测血管痉挛的金标准，并为严重和（或）难治性血管痉挛提供了动脉内治疗的可能性[79]。CT 血管造影术和灌注成像也是可选择的无创辅助成像方式。当然也存在监测DCI的非血管辅助手段。连续脑电图（cEEG）监测可能有助于早期发现DCI，尤其适用于昏迷患者，连续神经系统检查对临床管理提供有限的指导[14-17]。通过微透析测量脑氧饱和度及代谢的有创监测也是评估DCI脑灌注的辅助手段，并在对高危患者进行血流动力学增强治疗时提供额外的有用信息[80]。然而，基于对采样点的解释存在差异，以及数据输出延迟，仍然没有足够的证据推荐其在所有SAH患者中常规使用[79,80]。对该特别脆弱的患者群体，多模式监测是目前研究的热点。

对脑血管痉挛和迟发性脑缺血的治疗如下所示。

建议所有因动脉瘤破裂入院的SAH患者口服尼莫地平，并持续21天以预防迟发性脑缺血[81]。口服尼莫地平不会影响影像学发现血管痉挛，但与改善整体临床结果相关。这种作用的机制尚不清楚，推测是由于直接的神经保护作用[82]。虽然标准剂量是60mg/6h，但通常在口服尼莫地平后不久即观察到血压下降。全身血压的这些周期性低谷可能会降低患者的CPP。在受影响的患者中，将尼莫地平的剂量改为30mg/2h可能是确保稳定的血流动力学参数最简单的解决方案。某些情况下，可能需要停用尼莫地平或添加血管升压药以维持患者的血压。

尽管尼莫地平普遍使用，并且考虑到DCI的多因素性质，目前还没有一种单一的治疗方法可完全逆转其病理生理改变，但对脑血管痉挛进行干预仍然是公认最合适的治疗手段。对于疑似血管痉挛或DCI的患者，在血管痉挛的影像学确认之前，迅速扩张血容量和提升血压可能会改善初始脑血流量。

避免血容量不足和及时诊断脑血管痉挛对于aSAH患者至关重要。低血容量与aSAH患者脑梗死或更差的结果有关[12]。最佳血容量状态是血容量正常；不推荐预防性“3H疗法”（高血压、高血容量和血液稀释）[81]。在aSAH 患者中，与正常血容量相比，高血容量在脑血流量（CBF）、脑氧输送测量、TCD定义的血管痉挛或临床结局方面并没有益处，反而增加了全身并发症的风险[83-86]。

然而，避免血容量过多并不否定积极液体管理的作用。生理盐水推注和谨慎、短暂的血容量扩张是合理的初次干预，因为这已被证明可以提高易大脑缺血区的CBF[87]。补液是明智的程序，尤其是对左心室收缩功能下降的患者，同时密切注意高氯性代谢性酸中毒[88]。目标导向的液体管理（GDFM）可改善临床结果并预防SAH患者的DCI，特别是重度SAH接受动脉瘤夹闭手术的患者可获益[89,90]。使用心输出量、动脉脉压变异度（PPV）和每搏量变异度（SVV）作为估计CBF 和脑供氧量的动态手段，现在不需要有创监测也可进行，应在大多数患者中常规使用。除有自主呼吸、心律失常和右心室衰竭的患者外，这些参数均可以准确预测液体反应性[91,92]。在管理脑血管痉挛患者的体液状态时，乳酸林格液或胶体可能是生理盐水的有效替代品，使用平衡溶液时要注意避免低钠血症。在SAH患者中，似乎较高剂量的白蛋白耐受性良好，这可能与血管痉挛风险较低有关[93]。低白蛋白血症也与SAH后患者新发神经功能障碍发生率较高有关[94]。

同样，贫血与SAH后的不良预后相关：血细胞比容下降和贫血导致动脉氧含量降低，脑供氧量降低，使患者面临更高的DCI和预后不良风险。由于这个理念放弃了血液稀释的做法[95]。输注浓缩红细胞（PRBC）可改善贫血患者的脑氧输送。尽管对目标血红蛋白或血细胞比容没有达成共识，但一般建议血红蛋白水平高于80g/L甚至100g/L，一项研究表明，对于有特殊血管痉挛风险的SAH患者，将目标值设定为115g/L是安全的[96]。

通过高血压来诱导**血流动力学增强**是目前无创治疗DCI的主要方式。目的是改善CPP，通常计算为MAP与ICP之间的差值。然而，在脑血管痉挛的高血流动力学状态下，脑血管丧失自动调节能力和血管内阻力增高超过ICP的作用，因此，CPP被动依赖于MAP。提升血压通常通过输注去甲肾上腺素或去氧肾上腺素来实现。对血管升压药应进行滴定输注，要么增加MAP的百分比，要么逐步提升到特定目标。正性肌力药可增加心输出量，尤其适用于出现神经源性钝抑心肌和低射血分数的重度SAH患者[97]。米力农是一种选择性磷酸二酯酶-3抑制剂，具有直接扩血管作用和促阳离子特性。静脉和鞘内注射米力农已成为治疗SAH脑血管痉挛和DCI的一种新兴疗法，具有良好的效果，使其成为一些机构治疗难治性脑血管痉挛的标准疗法[98-100]。严重低血压患者应谨慎全身使用米力农。米力农引起的低血压可联合使用去氧肾上腺素或去甲肾上腺素来对抗[101]。

血管内治疗是脑血管痉挛的下一步治疗。它包括动脉内输注钙通道阻滞剂及对伴有严重血流限制和难治性血管痉挛的近端大脑动脉血管成形术。虽然难治性脑血管痉挛可能需要反复血管内干预，但它仍然可以有良好的结果[102]。此外，据报道，使用主动脉内球囊反搏（IABP）有助于治疗伴有心功能不全和神经源性顿抑心肌的重度SAH患者，这些患者有发生心肺功能失代偿的风险[97,103]。

神经介入团队进行了紧急干预，立即对患者进行了升压治疗，并在滴注1L生理盐水后开始滴注去甲肾上腺素，滴定血压以改善神经功能。一旦MAP维持在110mmHg以上，随即检测到中枢对有害刺激反应的恢复。该患者被紧急送往血管造影室。DSA显示中至重度脑血管痉挛，双侧颈内动脉和双侧大脑中、前动脉（ACA）区域血流中度受限。动脉内维拉帕米输注后显示动脉充盈和总转流时间有所改善。患者返回NeuroICU继续治疗[104,105]。

结论

蛛网膜下隙出血后超急性期和亚急性期继发性损伤需要合理的液体治疗策略。由于存在颅内高压、心肺功能障碍、钠离子失调和延迟性脑缺血的风险，在患者康复过程中，需滴定血流动力学和电解质参数以适应患者不断变化的神经系统和全身状态，同时谨慎维持血容量。通过对所涉及的病理生理学的全面理解和对现有多模式监测数据的合理解释，液体管理可帮助患者战胜这一有挑战性的疾病。

（陈梦媛 译 邢 东 审校）

参考文献

1. Lovelock CE, Rinkel GJE, Rothwell PM. Time trends in outcome of subarachnoid hemorrhage: population-based study and systematic review. Neurology. 2010;74(19):1494–501.
2. Mackey J, Khoury JC, Alwell K, Moomaw CJ, Kissela BM, Flaherty ML, et al. Stable incidence but declining case-fatality rates of subarachnoid hemorrhage in a population. Neurology. 2016;87(21):2192–7.
3. Nieuwkamp DJ, Setz LE, Algra A, Linn FHH, de Rooij NK, Rinkel GJE. Changes in case fatality of aneurysmal subarachnoid haemorrhage over time, according to age, sex, and region: a meta-analysis. Lancet Neurol. 2009;8:635–42.
4. Schievink WI, Wijdicks EF, Parisi JE, Piepgras DG, Whisnant JP. Sudden death from aneurysmal subarachnoid hemorrhage. Neurology. 1995;45:871–4.
5. Diringer MN, Bleck TP, Claude Hemphill J, Menon D, Shutter L, Vespa P, et al. Critical care management of patients following aneurysmal subarachnoid hemorrhage: recommendations from the neurocritical care society's multidisciplinary consensus conference. Neurocrit Care. 2011;15:211–40.
6. Gorelick PB, Hier DB, Caplan LR, Langenberg P. Headache in acute cerebrovascular disease. Neurology. 1986;36:1445–50.
7. Carpenter CR, Hussain AM, Ward MJ, Zipfel GJ, Fowler S, Pines JM, et al. Spontaneous subarachnoid hemorrhage: a systematic review and meta-analysis describing the diagnostic accuracy of history, physical examination, imaging, and lumbar puncture with an exploration of test thresholds. Acad Emerg Med. 2016;23:963–1003.
8. Sames TA, Storrow AB, Finkelstein JA, Magoon MR. Sensitivity of new-generation computed tomography in subarachnoid hemorrhage. Acad Emerg Med. 1996;3:16–20.
9. Byyny RL, Mower WR, Shum N, Gabayan GZ, Fang S, Baraff LJ. Sensitivity of noncontrast cranial computed tomography for the emergency department diagnosis of subarachnoid hemorrhage. Ann Emerg Med. 2008;51:697–703.
10. Perry JJ, Stiell IG, Sivilotti MLA, Bullard MJ, Emond M, Symington C, et al. Sensitivity of computed tomography performed within six hours of onset of headache for diagnosis of subarachnoid haemorrhage: prospective cohort study. BMJ. 2011;343:d4277.
11. Backes D, Rinkel GJE, Kemperman H, Linn FHH, Vergouwen MDI. Time-dependent test characteristics of head computed tomography in patients suspected of nontraumatic subarachnoid hemorrhage. Stroke. 2012;43:2115–9.
12. Geraghty JR, Testai FD. Delayed cerebral ischemia after subarachnoid hemorrhage: beyond vasospasm and towards a multifactorial pathophysiology. Curr Atheroscler Rep. 2017;19:50.
13. Mehta V, Holness RO, Connolly K, Walling S, Hall R. Acute hydrocephalus following aneurysmal subarachnoid hemorrhage. Can J Neurol Sci. 1996;23(1):40–5.
14. Lin CL, Kwan AL, Howng SL. Acute hydrocephalus and chronic hydrocephalus with the need of postoperative shunting after aneurysmal subarachnoid hemorrhage. Kaohsiung J Med Sci. 1999;15(3):137–45.
15. Servadei F, Murray GD, Teasdale GM, Dearden M, Iannotti F, Lapierre F, et al. Traumatic subarachnoid hemorrhage: demographic and clinical study of 750 patients from the European brain injury consortium survey of head injuries. Neurosurgery. 2002;50:261–9.
16. Quigley MR, Chew BG, Swartz CE, Wilberger JE. The clinical significance of isolated traumatic subarachnoid hemorrhage. J Trauma Acute Care Surg. 2013;74:581–4.
17. Hop JW, Rinkel GJE, Algra A, Van Gijn J. Case-fatality rates and functional outcome after subarachnoid hemorrhage: a systematic review.

Stroke. 1997;28(3):660–4.

18. Fujii Y, Takeuchi S, Sasaki O, Minakawa T, Koike T, Tanaka R. Ultra-early rebleeding in spontaneous subarachnoid hemorrhage. J Neurosurg. 1996;84:35–42.
19. Hunt WE, Hess RM. Surgical risk as related to time of intervention in the repair of intracranial aneurysms. J Neurosurg. 1968;28:14–20.
20. Drake CG. Report of world federation of neurological surgeons committee on a universal subarachnoid hemorrhage grading scale. J Neurosurg. 1988;68:985–6.
21. Rosen DS, Macdonald RL. Subarachnoid hemorrhage grading scales: a systematic review. Neurocrit Care. 2005;2(2):110–8.
22. Fisher CM, Kistler JP, Davis JM. Relation of cerebral vasospasm to subarachnoid hemorrhage visualized by computerized tomographic scanning. Neurosurgery. 1980;6(1):1–9.
23. Yang TC, Chang CH, Liu YT, Chen YL, Tu PH, Chen HC. Predictors of shunt-dependent chronic hydrocephalus after aneurysmal subarachnoid haemorrhage. Eur Neurol. 2013;29(7):1288–95.
24. Gupta R, Ascanio LC, Enriquez-Marulanda A, Griessenauer CJ, Chinnadurai A, Jhun R, et al. Validation of a predictive scoring system for ventriculoperitoneal shunt insertion after aneurysmal subarachnoid hemorrhage. World Neurosurg. 2018;109:e210–6.
25. Paisan GM, Ding D, Starke RM, Crowley RW, Liu KC. Shunt-dependent hydrocephalus after aneurysmal subarachnoid hemorrhage: predictors and long-term functional outcomes. Clin Neurosurg. 2018;83(3):393–402.
26. Milhorat TH. Acute hydrocephalus after aneurysmal subarachnoid hemorrhage. Neurosurgery. 1987;20:15–20.
27. Sakr YL, Lim N, Amaral ACKB, Ghosn I, Carvalho FB, Renard M, et al. Relation of ECG changes to neurological outcome in patients with aneurysmal subarachnoid hemorrhage. Int J Cardiol. 2004;96:369–73. A
28. Sachdev E, Merz CNB, Mehta PK. Takotsubo cardiomyopathy. Eur Cardiol Rev. 2015;10:25.
29. Mayer SA, Fink ME, Homma S, Sherman D, LiMandri G, Lennihan L, et al. Cardiac injury associated with neurogenic pulmonary edema following subarachnoid hemorrhage. Neurology. 1994;44:815–20.
30. Bulsara KR, McGirt MJ, Liao L, Villavicencio AT, Borel C, Alexander MJ, et al. Use of the peak troponin value to differentiate myocardial infarction from reversible neurogenic left ventricular dysfunction associated with aneurysmal subarachnoid hemorrhage. J Neurosurg. 2003;98:524–8.
31. Wijdicks EFM, Vermeulen M, Hijdra A, van Gijn J. Hyponatremia and cerebral infarction in patients with ruptured intracranial aneurysms: is fluid restriction harmful? Ann Neurol. 1985;17:137–40.
32. Mapa B, Taylor BES, Appelboom G, Bruce EM, Claassen J, Connolly ES. Impact of hyponatremia on morbidity, mortality, and complications after aneurysmal subarachnoid hemorrhage: a systematic review. World Neurosurg. 2016;85:305–14.
33. Hoffman H, Ziechmann R, Gould G, Chin LS. The impact of aneurysm location on incidence and etiology of hyponatremia following subarachnoid hemorrhage. World Neurosurg. 2018;110:e621–6.
34. Sterns RH, Silver SM. Cerebral salt wasting versus SIADH: what difference? J Am Soc Nephrol. 2008;19:194–6.
35. Yee AH, Burns JD, Wijdicks EFM. Cerebral salt wasting: pathophysiology, diagnosis, and treatment. Neurosurg Clin N Am. 2010;21:339–52.
36. Qureshi AI, Suri MFK, Sung GY, Straw RN, Yahia AM, Saad M, et al. Prognostic significance of hypernatremia and hyponatremia among patients with aneurysmal subarachnoid hemorrhage. Neurosurgery. 2002;50:749–55.

37. Sayama T, Inamura T, Matsushima T, Inoha S, Inoue T, Fukui M. High incidence of hyponatremia in patients with ruptured anterior communicating artery aneurysms. Neurol Res. 2000;22:151–5.
38. Palmer BF. Hyponatremia in patients with central nervous system disease: SIADH versus CSW. Trends Endocrinol Metab. 2003;14:182–7.
39. Kirkman MA, Albert AF, Ibrahim A, Doberenz D. Hyponatremia and brain injury: historical and contemporary perspectives. Neurocrit Care. 2013;18:406–16.
40. Chung HM, Kluge R, Schrier RW, Anderson RJ. Clinical assessment of extracellular fluid volume in hyponatremia. Am J Med. 1987;83:905–8.
41. Hoff RG, van Dijk GW, Algra A, Kalkman CJ, Rinkel GJE. Fluid balance and blood volume measurement after aneurysmal subarachnoid hemorrhage. Neurocrit Care. 2008;8:391–7.
42. Hoff RG, Rinkel GJE, Verweij BH, Algra A, Kalkman CJ. Nurses' prediction of volume status after aneurysmal subarachnoid haemorrhage: a prospective cohort study. Crit Care. 2008;12:R153.
43. Sterns RH. Formulas for fixing serum sodium: curb your enthusiasm. Clin Kidney J. 2016;9:527–9.
44. Marik PE, Baram M, Vahid B. Does central venous pressure predict fluid responsiveness?*: a systematic review of the literature and the tale of seven mares. Chest. 2008;134:172–8.
45. de Oliveira OH, de FFGR, Ladeira RT, Fischer CH, Bafi AT, Azevedo LCP, et al. Comparison between respiratory changes in the inferior vena cava diameter and pulse pressure variation to predict fluid responsiveness in postoperative patients. J Crit Care. 2016;34:46–9.
46. Moretti R, Pizzi B. Inferior vena cava distensibility as a predictor of fluid responsiveness in patients with subarachnoid hemorrhage. Neurocrit Care. 2010;13:3–9.
47. Rosenwasser RH, Jallo JI, Getch CC, Liebman KE. Complications of Swan-Ganz catheterization for hemodynamic monitoring in patients with subarachnoid hemorrhage. Neurosurgery. 1995;37:872–5.
48. Sterns RH. Severe symptomatic hyponatremia: treatment and outcome. A study of 64 cases. Ann Intern Med. 1987;107:656–64.
49. Sundaram MB, Chow F. Seizures associated with spontaneous subarachnoid hemorrhage. Can J Neurol Sci. 1986;13:229–31.
50. Choi K-S, Chun H-J, Yi H-J, Ko Y, Kim Y-S, Kim J-M. Seizures and epilepsy following aneurysmal subarachnoid hemorrhage: incidence and risk factors. J Korean Neurosurg Soc. 2009;46:93–8.
51. Adrogué HJ. Consequences of inadequate management of hyponatremia. Am J Nephrol. 2005;25:240–9.
52. Woo CH, Rao VA, Sheridan W, Flint AC. Performance characteristics of a sliding-scale hypertonic saline infusion protocol for the treatment of acute neurologic hyponatremia. Neurocrit Care. 2009;11:228–34.
53. Ogden AT, Mayer SA, Connolly ES. Hyperosmolar agents in neurosurgical practice: the evolving role of hypertonic saline. Neurosurgery. 2005;57:207–15.
54. Suarez JI, Qureshi AI, Parekh PD, Razumovsky A, Tamargo RJ, Bhardwaj A, et al. Administration of hypertonic (3%) sodium chloride/acetate in hyponatremic patients with symptomatic vasospasm following subarachnoid hemorrhage. J Neurosurg Anesthesiol. 1999;11:178–84.
55. Al-Rawi PG, Tseng M-Y, Richards HK, Nortje J, Timofeev I, Matta BF, et al. Hypertonic saline in patients with poor-grade subarachnoid hemorrhage improves cerebral blood flow, brain tissue oxygen, and pH. Stroke. 2010;41:122–8.
56. Rabinstein AA, Bruder N. Management of hyponatremia and volume contraction. Neurocrit

Care. 2011;15:354–60.
57. Mori T, Katayama Y, Kawamata T, Hirayama T. Improved efficiency of hypervolemic therapy with inhibition of natriuresis by fludrocortisone in patients with aneurysmal subarachnoid hemorrhage. J Neurosurg. 1999;91:947–52.
58. Katayama Y, Haraoka J, Hirabayashi H, Kawamata T, Kawamoto K, Kitahara T, et al. A randomized controlled trial of hydrocortisone against hyponatremia in patients with aneurysmal subarachnoid hemorrhage. Stroke. 2007;38:2373–5.
59. Shah K, Turgeon RD, Gooderham PA, Ensom MHH. Prevention and treatment of hyponatremia in patients with subarachnoid hemorrhage: a systematic review. World Neurosurg. 2018;109:222–9.
60. Greenberg A, Verbalis JG. Vasopressin receptor antagonists. Kidney Int. 2006;69:2124–30.
61. Karaca Z, Hacioglu A, Kelestimur F. No Title. Pituitary. 2019;22:305–21.
62. Robertson GL, Aycinena P, Zerbe robert L. Neurogenic disorders of osmoregulation. Am J Med. 1982;72:339–53.
63. McIver B, Connacher A, Whittle I, Baylis P, Thompson C. Adipsic hypothalamic diabetes insipidus after clipping of anterior communicating artery aneurysm. BMJ. 1991;303:1465–7.
64. Crowley RK, Sherlock M, Agha A, Smith D, Thompson CJ. Clinical insights into adipsic diabetes insipidus: a large case series. Clin Endocrinol. 2007:070115055241010.
65. Hannon MJ, Sherlock M, Thompson CJ. Pituitary dysfunction following traumatic brain injury or subarachnoid haemorrhage – In "Endocrine Management in the Intensive Care Unit". Best Pract Res Clin Endocrinol Metab. 2011;25:783–98.
66. Garrahy A, Sherlock M, Thompson CJ. Management of endocrine disease: neuroendocrine surveillance and management of neurosurgical patients. Eur J Endocrinol. 2017;176:R217–33.
67. Aimaretti G, Ambrosio MR, Di Somma C, Gasperi M, Cannavò S, Scaroni C, et al. Residual pituitary function after brain injury-induced hypopituitarism: a prospective 12-month study. J Clin Endocrinol Metab. 2005;90:6085–92.
68. Brown RJ, Epling BP, Staff I, Fortunato G, Grady JJ, McCullough LD. Polyuria and cerebral vasospasm after aneurysmal subarachnoid hemorrhage. BMC Neurol. 2015;15:201.
69. Baldwin ME, Macdonald RL, Huo D, Novakovia RL, Goldenberg FD, Frank JI, et al. Early vasospasm on admission angiography in patients with aneurysmal subarachnoid hemorrhage is a predictor for in-hospital complications and poor outcome. Stroke. 2004;35:2506–11.
70. Vergouwen MDI, Vermeulen M, van Gijn J, Rinkel GJE, Wijdicks EF, Muizelaar JP, et al. Definition of delayed cerebral ischemia after aneurysmal subarachnoid hemorrhage as an outcome event in clinical trials and observational studies. Stroke. 2010;41:2391–5.
71. Kassell NF, Sasaki T, Colohan AR, Nazar G. Cerebral vasospasm following aneurysmal subarachnoid hemorrhage. Stroke. 1985;16:562–72.
72. Geraghty JR, Testai FD. Delayed cerebral ischemia after subarachnoid hemorrhage: beyond vasospasm and towards a multifactorial pathophysiology. Curr Atheroscler Rep. 2017;19(12):50.
73. Rosengart AJ, Schultheiss KE, Tolentino J, Macdonald RL. Prognostic factors for outcome in patients with aneurysmal subarachnoid hemorrhage. Stroke. 2007;38:2315–21.
74. Ko S-B, Choi HA, Carpenter AM, Helbok R, Schmidt JM, Badjatia N, et al. Quantitative analysis of hemorrhage volume for predicting delayed cerebral ischemia after subarachnoid hemorrhage. Stroke. 2011;42:669–74.
75. Lysakowski C, Walder B, Costanza MC, Tramèr MR. Transcranial Doppler versus an-

giography in patients with vasospasm due to a ruptured cerebral aneurysm: a systematic review. Stroke. 2001;32:2292–8.

76. Cardoso ER, Reddy K, Bose D. Effect of subarachnoid hemorrhage on intracranial pulse waves in cats. J Neurosurg. 1988;69:712–8.
77. Kincaid MS, Souter MJ, Treggiari MM, Yanez ND, Moore A, Lam AM. Accuracy of transcranial Doppler ultrasonography and single-photon emission computed tomography in the diagnosis of angiographically demonstrated cerebral vasospasm. J Neurosurg. 2009;110:67–72.
78. Suarez JI, Qureshi AI, Yahia AB, Parekh PD, Tamargo RJ, Williams MA, et al. Symptomatic vasospasm diagnosis after subarachnoid hemorrhage: evaluation of transcranial Doppler ultrasound and cerebral angiography as related to compromised vascular distribution. Crit Care Med. 2002;30:1348–55.
79. Albanna W, Weiss M, Müller M, Brockmann MA, Rieg A, Conzen C, et al. Endovascular rescue therapies for refractory vasospasm after subarachnoid hemorrhage: a prospective evaluation study using multimodal, continuous event neuromonitoring. Neurosurgery. 2017;80:942–9.
80. Chen HI, Stiefel MF, Oddo M, Milby AH, Maloney-Wilensky E, Frangos S, et al. Detection of cerebral compromise with multimodality monitoring in patients with subarachnoid hemorrhage. Neurosurgery. 2011;69:53–63.
81. Connolly ES, Rabinstein AA, Carhuapoma JR, Derdeyn CP, Dion J, Higashida RT, et al. Guidelines for the management of aneurysmal subarachnoid hemorrhage. Stroke. 2012;43:1711–37.
82. Allen GS, Ahn HS, Preziosi TJ, Battye R, Boone SC, Boone SC, et al. Cerebral arterial spasm – a controlled trial of nimodipine in patients with subarachnoid hemorrhage. N Engl J Med. 1983;308:619–24.
83. Egge A, Waterloo K, Sjøholm H, Solberg T, Ingebrigtsen T, Romner B. Prophylactic hyperdynamic postoperative fluid therapy after aneurysmal subarachnoid hemorrhage: a clinical, prospective, randomized, controlled study. Neurosurgery. 2001;49:593–605.
84. Muench E, Horn P, Bauhuf C, Roth H, Philipps M, Hermann P, et al. Effects of hypervolemia and hypertension on regional cerebral blood flow, intracranial pressure, and brain tissue oxygenation after subarachnoid hemorrhage. Crit Care Med. 2007;35:1844–51.
85. Raabe A, Beck J, Keller M, Vatter H, Zimmermann M, Seifert V. Relative importance of hypertension compared with hypervolemia for increasing cerebral oxygenation in patients with cerebral vasospasm after subarachnoid hemorrhage. J Neurosurg. 2005;103:974–81.
86. Lennihan L, Mayer SA, Fink ME, Beckford A, Paik MC, Zhang H, et al. Effect of hypervolemic therapy on cerebral blood flow after subarachnoid hemorrhage. Stroke. 2000;31:383–91.
87. Jost SC, Diringer MN, Zazulia AR, Videen TO, Aiyagari V, Grubb RL, et al. Effect of normal saline bolus on cerebral blood flow in regions with low baseline flow in patients with vasospasm following subarachnoid hemorrhage. J Neurosurg. 2005;103:25–30.
88. Gheorghe C, Dadu R, Blot C, Barrantes F, Vazquez R, Berianu F, et al. Hyperchloremic metabolic acidosis following resuscitation of shock. Chest. 2010;138:1521–2.
89. Mutoh T, Kazumata K, Terasaka S, Taki Y, Suzuki A, Ishikawa T. Early intensive versus minimally invasive approach to postoperative hemodynamic management after subarachnoid hemorrhage. Stroke. 2014;45:1280–4.
90. Kurtz P, Helbok R, Ko S, Claassen J, Schmidt JM, Fernandez L, et al. Fluid responsiveness and brain tissue oxygen augmentation after subarachnoid hemorrhage. Neurocrit Care. 2014;20:247–54.

91. Marik PE, Cavallazzi R, Vasu T, Hirani A. Dynamic changes in arterial waveform derived variables and fluid responsiveness in mechanically ventilated patients: a systematic review of the literature. Crit Care Med. 2009;37:2642–7.
92. Marik PE, Monnet X, Teboul J-L. Hemodynamic parameters to guide fluid therapy. Ann Intensive Care. 2011;1:1.
93. Suarez JI, Martin RH, Calvillo E, Bershad EM, Venkatasubba Rao CP. Effect of human albumin on TCD vasospasm, DCI, and cerebral infarction in subarachnoid hemorrhage: the ALISAH study. In: Neurovascular events after subarachnoid hemorrhage. Cham: Springer; 2015. p. 287–90.
94. Kapoor A, Dhandapani S, Gaudihalli S, Dhandapani M, Singh H, Mukherjee KK. Serum albumin level in spontaneous subarachnoid haemorrhage: More than a mere nutritional marker! Br J Neurosurg. 2018;32:47–52.
95. Dankbaar JW, Slooter AJC, Rinkel GJE, Schaaf I. Effect of different components of triple-H therapy on cerebral perfusion in patients with aneurysmal subarachnoid haemorrhage: a systematic review. Crit Care. 2010;14:R23.
96. Muizelaar JP, Becker DP. Induced hypertension for the treatment of cerebral ischemia after subarachnoid hemorrhage. Direct effect on cerebral blood flow. Surg Neurol. 1986;25:317–25.
97. Spann RG, Lang DA, Birch AA, Lamb R, Neil-Dwyer G. Intra-aortic balloon counterpulsation: augmentation of cerebral blood flow after aneurysmal subarachnoid haemorrhage. Acta Neurochir. 2001;143:115–23.
98. Crespy T, Heintzelmann M, Chiron C, Vinclair M, Tahon F, Francony G, et al. Which protocol for milrinone to treat cerebral vasospasm associated with subarachnoid hemorrhage? J Neurosurg Anesthesiol. 2018;1.
99. Shankar JJS, dos Santos MP, Deus-Silva L, Lum C. Angiographic evaluation of the effect of intra-arterial milrinone therapy in patients with vasospasm from aneurysmal subarachnoid hemorrhage. Neuroradiology. 2011;53:123–8.
100. Koyanagi M, Fukuda H, Lo B, Uezato M, Kurosaki Y, Sadamasa N, et al. Effect of intrathecal milrinone injection via lumbar catheter on delayed cerebral ischemia after aneurysmal subarachnoid hemorrhage. J Neurosurg. 2018;128:717–22.
101. Wu EM, El Ahmadieh TY, Kafka B, Davies MT, Aoun SG, White JA. Milrinone-associated cardiomyopathy and arrhythmia in cerebral vasospasm. World Neurosurg. 2018;114:252–6.
102. Andereggen L, Beck J, Z'Graggen WJ, Schroth G, Andres RH, Murek M, et al. Feasibility and safety of repeat instant endovascular interventions in patients with refractory cerebral vasospasms. Am J Neuroradiol. 2017;38:561–7.
103. Ducruet AF, Albuquerque FC, Crowley RW, Williamson R, Forseth J, McDougall CG. Balloon-pump counterpulsation for management of severe cardiac dysfunction after aneurysmal subarachnoid hemorrhage. World Neurosurg. 2013;80:e347–52.
104. Labar DR, Fisch BJ, Pedley TA, Fink ME, Solomon RA. Quantitative EEG monitoring for patients with subarachnoid hemorrhage. Electroencephalogr Clin Neurophysiol. 1991;78:325–32.
105. Kim JA, Rosenthal ES, Biswal S, Zafar S, Shenoy AV, O'Connor KL, et al. Epileptiform abnormalities predict delayed cerebral ischemia in subarachnoid hemorrhage. Clin Neurophysiol. 2017;128:1091–9.

第26章　心胸手术中液体管理的病例场景

Nikolaos J. Skubas

摘要

液体管理旨在恢复正常血容量。脉压变异度或收缩压变异度等动态指标远优于如中心静脉压这样的静态压力测量指标。虽然动态指标能够显示液体反应状态，但如果血流动力学稳定，就不应输液。动态灌注指数在胸骨切开术和开胸手术中的临床应用尚不清楚。

要点

1. 临床目标是改善心输出量和灌注（或增加混合静脉血氧饱和度，降低乳酸）。

2. 死亡率和主要并发症的发病率不受限制性或开放性输血的影响。

3. 扩容液体的类型（晶体、白蛋白、血液）应个体化。

4. 低血压时静脉输液的指征是：每搏量指数（SV_i）下降、脉压变异度（PPV）加大并且心功能正常（或代偿）。

5. 通气引起的心室静脉回流的相位变化，以及肺和胸壁顺应性，会影响所有基于导管的血流动力学测量指标（中心静脉压、肺动脉楔压、血压及其变异度）。

6. 基于压力的前负荷静态指标（中心静脉压、肺动脉楔压）在预测容量反应性方面是不准确的，不应将其用于指导容量负荷。

7. 动态指标（收缩压、脉压）是更好的容量反应性预测指标，但是有重要的局限性。它们需要闭合胸腔、机械通气（多在潮气量>8mL/kg时有效）并且心律正常，没有心动过速。

8. 动态指标表明，单凭液体反应性不能作为输液的理由。

病例场景

患者，女，78岁，诊断为二叶式主动脉瓣和升主动脉瘤。主动脉内径的加速增长伴随中度主动脉瓣狭窄提示患者需要择期行主动脉根部手术及主动脉瓣置换术。患者无其他不适且左心室射血分数正常，术前血细胞比容（Hct）38%。团队讨论决定给患者应用有创动脉及中心静脉监测和术中经食管超声心动图，以监测其术中及术后情况。不使用肺动脉导管。

问题

- 是否有“合理”的输血指征?
- 血流动力学目标是什么?
- 什么时候需要静脉扩容?
- 如何衡量液体反应性?
- 如果患者存在液体反应性，是否需要补液治疗?

讨论

输血指证

目前，红细胞的输血阈值（“触发点”）为血细胞比容在范围为21%~24%（限制性）到27%~30%（开放性）。限制性输血的优点是可以在广泛的临床专科范围内减少43%的红细胞输注。目前尚无证据表明限制性或者开放性的输血策略会影响死亡率和并发症的发病率[1]。基于最近的一篇Meta分析，目前证据并不支持在心脏手术患者中，开放性红细胞输注策略优于限制性红细胞输注策略。总的来说，限制性红细胞输注策略对于心肌梗死（RR 1.01，95% CI：0.81~1.26，I^2=0），肾衰竭（RR 0.96，95% CI：0.76~1.20，I^2=0），或者感染（RR 1.12，95% CI：0.98~1.29，I^2=0）的风险[2]并无显著影响。

制订血流动力学目标

评估心血管功能状态是患者围术期管理至关重要的一步。对无反应、机械通气的患者，无论是在相对稳定（如在ICU）或是动态变化的状态下（如在心胸外科手术室）更应如此。包括血管活性药或心脏药物、静脉输液、从晶体到白蛋白到血液或血液制品在内的所有干预措施都应有明确的目标。多数患者的大部分干预措施的目标是优化心输出量（心脏指数），从而改善器官灌注和预后[3]。对于液体管理，监测设备的类型（有创动脉、中心静脉压，无创血压，外周血氧饱和度，超声心动图）决定了哪些可测量，以及是否需要治疗。

制订明确的目标和管理策略十分重要。医务人员是否对血压、充盈压、每搏量（SV）或血气参数的异常值作出反应?对于哪些是可以测量的指标（自变量或主要变量），而哪些是计算得到的指标（自变量或次要变量），可能会出现许多错误的假设。考虑以下场景：①有或无脉压变异的全身性低血压；②没有考虑心率的低心指数（CI）（在几乎所有的技术中每搏量是主要变量）；③低CI和高外周血管阻力（SVR）（多余且不必要，因为后者是基于CI计算的次要变量）；④PPV增加，PPV是一种反映液体治疗反应的动态指标，依赖于准确建立有创动脉导管监测，且患者无心律失常；⑤低CVP或CVP呈下降趋势。在所有情况下，给予液体干预之前都应该把测量的基础、该方法的局限性及其是否适用考虑在内。

在特殊的案例中，与液体管理相关的血流动力学目标是血压正常和保持基础的心功能。可以考虑自体血等容稀释（ANH），因为限制性输血策略没有风险且可以减少术后红细胞和非红细胞输注[4,5]。在胸骨切开前，应该用TEE测量基础SV，除以体表面积得到每搏量指数（SV_i），并记录PPV。如果PPV＞13%，则患者很可能为低血容量。应输注500mL静脉晶体液后重新评估，同时重新测量SV_i。理想的反应是PPV下降并且SV_i上升。在这种情况下，进行ANH时，应小心维持正常血压和支持心肌灌注压，同时避免心动过速。与此同时胸腔一定是闭合的，一旦胸腔被打开，

PPV就不再有效，关于液体状态所做的决策都应该基于右心游离壁的可视化监测，用TEE测量SV_i。ANH中抽取的血液应该在用鱼精蛋白中和肝素之后再输注，在关胸之后或者ICU中应考虑使用PPV。

什么时候需要静脉扩容？

在决定是否需要静脉扩容时，应把诸多参数结合起来考虑。全身性低血压和低SV_i是两个广为接受的需静脉扩容的指标。

中心静脉压不是低血容量的良好指标

基于CVP的实际值（或者变化趋势）来扩容是不正确的。CVP和血容量的关系微弱，且CVP趋势不能预测液体冲击治疗的血流动力学反应[6]，这是一个公认的事实。无论在ICU或手术室都是如此，其受试者工作特征曲线下的面积在ICU患者中是0.56（95% CI：0.52~0.60），在手术室患者中是0.56（95% CI：0.54~0.58）[7]。

液体反应性的动态指标：PPV

气道压力的循环改变影响心室的充盈和PPV的结果。PPV是液体反应性的动态指标[8]，远比静态参数（例如，CVP、PAOP或左心室舒张末期容积）更可靠。在对685例机械通气患者的汇总分析中，受试者工作特征曲线下面积PPV为0.78，SVV（每搏量变异度）为0.72，CVP为0.55，左心室舒张末期容积指数为0.56，左心室舒张末期面积指数为0.64。现代监测设备通过有创动脉压波形计算出PPV。临床适用的PPV值<9%表示对扩容无反应，PPV值>13%表示对扩容有反应。大约1/4的机械通气的患者会处于9%~13%的“灰色地带”，这一区间的PPV并不能预测液体反应性。同组患者中，CVP缺乏预测价值的曲线下面积（AUC）：CVP 0.57（95% CI：0.54~0.59）对比PPV 0.89（95% CI：0.86~0.92）[9]。通常PPV的大小与低血容量的程度相关；PPV值>12%甚至15%被认为临床相关，并可预测液体治疗反应，也就是说，对PPV>12%甚至15%的低血压患者，应该选择静脉扩容。但我们也应该记住这一技术有局限性。为使PPV与血容量准确相关，患者应该进行机械通气（潮气量>8mL/kg），无心律失常或期前收缩，心率与呼吸频率之比>3.6等。在22家法国医院的26个ICU（每个>8张床位）进行了一项关于PPV有效性标准的时点患病率研究，发现311例ICU患者中仅有10例满足所有PPV有效性条件[10]。当PPV用于低血压患者的液体滴定时应该考虑这些限制。

心胸手术中PPV的有效性

在对胸骨切开（心脏手术）或开胸手术（胸部手术）等情况下PPV（和SVV）的系统评价中，发现了显著的异质性。由于样本量小、设备差异、机械通气设置差异、液体方案差异，以及不同研究之间终点变量的差异，在开胸状态下将PPV用于预测液体反应性是不准确的。最近的研究中，比较了通过开胸或视频辅助胸腔镜进行择期胸外科手术患者液体治疗前后的SVV（和PPV）。无论选择何种手术方案，SVV（和PPV）在有反应者（SV_I增加>10%）和无反应者中并无差别。总的来说，SVV（和PPV）不能作为单独的参数，特别是对于没有低血压的患者，也就是说，在开胸状态下尚无临床指标能指导液体管理。

收缩压变异度（SPV）

进行连续3次分别吸气压在10cm H_2O，20cmH_2O和30cmH_2O的机械通气，根据这一标准化操作引起的收缩压下降得到一条斜线（收缩压呼吸变异度试验）。受试者工作特征曲线（ROC）下面积为0.96（95% CI：0.92~1.0），而PPV的线下面积为0.95（95% CI：0.89~1.0），反映有液体反应性（SV增加＞15%）的阈值分别为＞0.51mmHg/cmH_2O和＞9.4%。SPV具有类似的临床可操作值：ROC曲线下面积0.92（95% CI：0.85~0.99），阈值＞8.5mmHg。所有研究均在患者胸腔闭合且机械控制通气状态下进行[13]。收缩压呼吸变异度可以由德尔格手术室呼吸机自动计算出来，在大手术后，如果它的角度＞20°，则可用于预测液体治疗的反应[14]。

经食管多普勒

经食管多普勒可以测量降主动脉血流的速度，其速度积分用于推导基于列线图的SV计算。在麻醉或ICU中，食管超声测量的呼吸引发的SV变异度超过15%甚至18%表明液体治疗有反应[15,16]。

容积描记图变化（PVI）

血氧饱和度描记曲线变化的振幅或许可以代替SV；作为一个容积变化指数它可以由商业设备自动计算。容量控制通气模式下的麻醉患者，在预测静脉输注去甲肾上腺素者的液体反应性方面，基线PVI不如PPV和SVV可靠[16]。

超声心动图指标

在CT手术中，术中和术后超声心动图比传统设备，例如，CVP和肺动脉导管（PAC），更具有监测作用。是固定孔径的血流速度一项容易获得的参数，例如，左心室流出道或主动脉瓣。初始横截面积被认为是恒定的，因此，速度时间积分（VTI）反映的是SV（这是经食管超声的基础）。在实验设置中，发现主动脉VTI逐渐下降并且呼吸变异增加与控制出血成比例。主动脉VTI的呼吸变异与补液密切相关。左心室直径的静态测量指标与液体反应性无关[18]。这在一项人体研究中得到证实，在1分钟内静脉输注100mL胶体，用TEE测定带管机械通气的ICU患者的左心室流出道VTI。这个“小挑战”操作显示左心室流出道VTI≥10%的患者可以预测液体反应性，其ROC下面积为0.92（95% CI：0.78~0.98）。PPV和CVP缺乏可预测性，其ROC下面积为0.55（95% CI：0.74~0.98）和0.61（95% CI：0.41~0.79）[19]。这在术后的心胸ICU尤为重要，因为液体超负荷是常见的。

如果患者液体治疗有反应，应该进行静脉输液吗？

答案是否定的！液体反应性不应该作为目标。液体反应性仅仅是一种测量指标（通过不同方式/设备，例如，PPV、SVV、SPV和PVI），为了结果准确，需要患者机械通气（潮气量＞8mL/kg；但临床一般不会设置如此高的潮气量）、胸腔闭合（为了让循环气道压影响心脏充盈；不能是胸骨切开术或者开胸术），无心率过快或心律失常。其效用各不相同。例如，一项Meta分析显示，与心输出量（和SV）相比，被动抬腿时PPV不能很好的预测液体反应性[20]。如果麻醉中患者出现低血压且应用标准无创监测，PVI可用于检查是否出现液体反应，治疗首选方案应该是静脉扩容。应用动脉导管时，也应使用PPV（或SPV）。如果血压或其他“目标”处于正常范围，不应尝试扩容。

首选的扩容液体是什么？

在心脏手术中，最近的一项欧洲调查显示一个显著的变化，晶体优于胶体（淀粉、明胶或白蛋白）[21]（图26.1）。

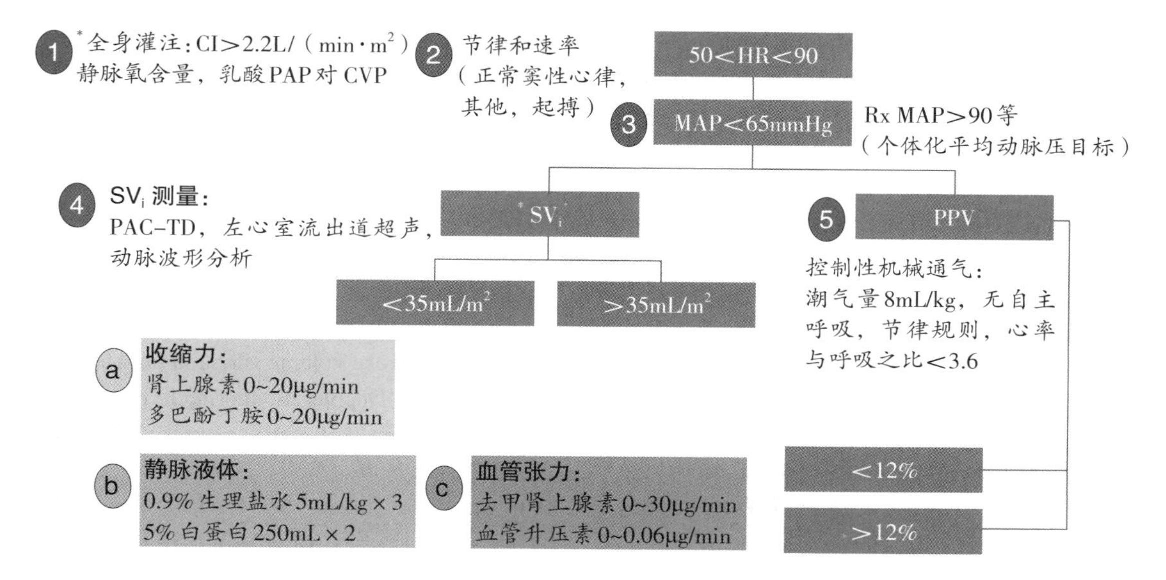

图26.1 实用的、目标导向的血流动力学管理。（1）选择一个全身灌注的“目标”。根据监测手段是否有创可有变动，可以是CI，混合静脉血氧分压（SVO_2），肺动脉或中心静脉压。（2）考虑和纠正心率和心律十分重要。（3）血压［指动脉压（平均动脉压）］应该维持在个体的“正常”范围。（4）应该通过热稀释法［肺动脉导管（PAC）］、多普勒超声心动图（左心室流出道速度和孔径）或者有创动脉导管（ART）波形分析来测量SV_i。（5）另外，可以通过动脉导管波形（或其替代指标：由外周血氧饱和度信号得出的容积描记图变化指数）来测量PPV。PPV需要机械控制通气，心律规则及心率相对较低。该决策树可以被简化为：（a）低SV_1伴随有液体反应性（PPV<12%），表明低血容量；（b）正常SV_1伴液体反应性增强，表明血管张力增加。

（庹小双 译 柴 薪 审校）

参考文献

1. Carson JL, Stanworth SJ, Roubinian N, Fergusson DA, Triulzi D, Doree C, Hebert PC. Transfusion thresholds and other strategies for guiding allogeneic red blood cell transfusion. Cochrane Database Syst Rev. 2016 Oct 12;10:CD002042.
2. Shehata N, Mistry N, da Costa BR, Pereira TV, Whitlock R, Curley GF, Scott DA, Hare GMT, Jüni P, Mazer CD. Restrictive compared with liberal red cell transfusion strategies in cardiac surgery: a meta-analysis. Eur Heart J. 2019;40(13):1081–8.
3. Bellamy MC. Wet, dry or something else? Br J Anaesth. 2006;97:755–7.
4. Barile L, Fominskiy E, Di Tomasso N, Alpìzar Castro LE, Landoni G, De Luca M, Bignami E, Sala A, Zangrillo A, Monaco F. Acute nor-

movolemic hemodilution reduces allogeneic red blood cell transfusion in cardiac surgery: a systematic review and meta-analysis of randomized trials. Anesth Analg. 2017 Mar;124(3):743–52.

5. Henderson RA, Mazzeffi MA, Strauss ER, Williams B, Wipfli C, Dawood M, Taylor BS, Tanaka KA. Impact of intraoperative high-volume autologous blood collection on allogeneic transfusion during and after cardiac surgery: a propensity score matched analysis. Transfusion. 2019 Jun;59(6):2023–9.
6. Marik PE, Baram M, Vahid B. Does central venous pressure predict fluid responsiveness? A systematic review of the literature and the tale of seven mares. Chest. 2008;134:172–8.
7. Marik PE, Cavallazzi R. Does the central venous pressure predict fluid responsiveness? An updated meta-analysis and a plea for some common sense. Crit Care Med. 2013;41:1774–81.
8. Marik PE, Cavallazzi R, Vasu T, Hirani A. Dynamic changes in arterial waveform derived variables and fluid responsiveness in mechanically ventilated patients: a systematic review of the literature. Crit Care Med. 2009;37:2642–7.
9. Canesson M, Le Manach Y, Hofer CK, et al. Assessing the diagnostic accuracy of pulse pressure variations for the prediction of fluid responsive: a “gray zone” approach. Anesthesiology. 2011;115:231–41.
10. Mahjoub Y, Lejeune V, Muller L, et al. Evaluation of pulse pressure variation validity criteria in critically ill patients: a prospective observational multicentre point-prevalencestudy. Br J Anesth. 2014;112:681–5.
11. Piccioni F, Bernasconi F, Tramontano GTA, Langer M. A systematic review of pulse pressure variation and stroke volume variation to predict fluid responsiveness during cardiac and thoracic surgery. J Clin Monit Comput. 2017;31:677–84.
12. Jeong DM, Ahn JH, Park HW, et al. Stroke volume variation and pulse pressure variation are not useful for predicting fluid responsiveness in thoracic surgery. Anesth Analg. 2017;125:1158–65.
13. Preisman s KS, Berkenstadt H, Perel A. Predicting fluid responsiveness in patients undergoing cardiac surgery: functional hemodynamic parameters including the respiratory systolic variation test and static preload indicators. Br J Anaesth. 2005;95:746–55.
14. Trepte CJC, Eichhorn V, Haas SA, et al. Comparison of an automated respiratory systolic variation test with dynamic preload indicators to predict fluid responsiveness after major surgery. Br J Anesth. 2013;111:736–42.
15. Guinot PG, de Broca D, Abud Arab O, et al. Ability of stroke volume variation measured by oesophageal Doppler monitoring to predict fluid responsiveness during surgery. Br J Anaesth. 2013;110:28–33.
16. Monnet X, Rienzo M, Osman D, Anguel N, Richard C, Pinsky MR, Teboul JL. Esophageal Doppler monitoring predicts fluid responsiveness in critically ill ventilated patients. Intensive Care Med. 2005;31(9):1195–201.
17. Monnet X, Guerin L, Jozwiak M, et al. Pleth variability index is a weak predictor of fluid responsiveness in patient receiving norepinephrine. Br J Anesth. 2012;110:207–13.
18. Slama M, Masson H, Teboul JL, Arnout ML, Susic D, Frohlich E, Andrejak M. Respiratory variations of aortic VTI: a new index of hypovolemia and fluid responsiveness. Am J Physiol Heart Circ Physiol. 2002;283(4):H1729–33.
19. Muller L, Toumi M, Bousquet PJ, Riu-Poulenc B, Louart G, Candela D, Zoric L, Suehs C, de La Coussaye JE, Molinari N, Lefrant JY, AzuRéa Group. An increase in aortic blood flow after an infusion of 100 ml colloid over 1 minute can predict fluid responsiveness: the mini-fluid challenge study. Anesthesiology. 2011 Sep;115(3):541–7.
20. Monnet X, Marik P, Teboul JL. Passive leg

raising for predicting fluid responsiveness: a systematic review and meta-analysis. Intensive Care Med. 2016 Dec;42(12):1935–47.

21. Protsyk V, Rasmussen BS, Guarracino F, Erb J, Turton E, Ender J. Fluid management in cardiac surgery: results of a survey in European Cardiac Anesthesia Departments. J Cardiothorac Vasc Anesth. 2017 Oct;31(5):1624–9.

第27章 胸外科手术中液体管理的病例场景

Mohamed Abdalla

摘要

胸外科手术的围术期液体管理是一个具有挑战性的和争议性的话题。急性肺损伤并不少见，也是肺切除和食管切除术后并发症和死亡的主要原因。其发病机制是多因素的，围术期液体输入过多被认为是一个致病因素。本章描述了限制性与目标导向的液体治疗用于胸科手术，其与肺保护性通气合用对患者可能有益。

要点

1. 胸外科手术的液体管理是一个具有独特性和争议性的课题。
2. 急性肺损伤是行全肺切除术、部分肺切除术和食管切除术后的主要问题。
3. 胸外科术后急性肺损伤的病因是多因素的，围术期静脉输液过多被认为是其中一个促成因素。
4. 推荐对胸外科手术采用限制性或目标导向的液体管理策略，并结合肺保护性通气。
5. 应该在液体超负荷和组织水肿与低灌注和终末器官缺血的风险之间取得平衡。

引言

围术期液体管理是麻醉管理中的基石。临床实践中最困难的任务之一就是准确预测血容量。患者皮肤肿胀、血压、脉率及尿量不能准确反映血容量。中心静脉压和肺动脉闭塞压是充盈容量的间接指标，且很难预测液体冲击的血流动力学反应。超声心动图指标如下腔静脉内径、左心室舒张末期面积指数（LVEDAI）、经食管多普勒；或经肺热稀释测定的总舒张末期容积等，并非在所有的情况下都可应用。在过去的20年里，利用心肺相互作用的收缩压变异度（SPV）、脉压变异度（PPV）和每搏量变异度（SVV）这样的动态指标，来预测容量反应性。

胸外科手术的液体管理是个独特且存在争议的课题。容量负荷过重给肺脏带来的负面影响是主要问题，而低血容量伴随的组织低灌注及终末器官缺血的负面影响也是一个重要问题。在全肺切除术中，输注2L以上的液体是发生急性肺损伤（ALI）的危险因素，围术期液体输注＞2.5L对术后死亡率有负面影响。在肺部分切除术中也有相似的发现。食管切除术中，超过5L的术中静脉输注与急性肺损伤相关。

肺切除及食管切除术中的过度液体输注引起的急性肺损伤是致病和死亡的主要原因。

胸外科麻醉中，应该在液体管理和血管活性药/正性肌力药物治疗之间达到一个平衡，一方面改善心输出量和组织氧供，一方面防止液体超负荷和急性肺损伤。要平衡液体超负荷和组织水肿的风险与低灌注和终末器官缺血的风险。

在胸外科手术的场景中，麻醉过程中的液体补充和维持的经典方法应该被重新审视和调整。更好的方法是采用限制性或目标导向的策略，维持正常血容量，以及更好地理解内皮糖萼（又称内皮多糖包被）的概念，同时应用保护性肺通气。

病例场景

患者，女，61岁，体重79kg，吸烟史10包–年，最初因气短被送往急诊。CT显示右侧胸腔积液，右上叶混浊伴右肺中叶及下叶塌陷，纵隔向右移位。支气管镜下发现右主干包块阻塞了90%的右主支气管，做镜下切除。右主干团块活检证实低分化性非小细胞性肺癌。肺功能测试报道1秒用力呼气容积（FEV1）1.5L/61%，一氧化碳弥散量（DLCO）占预计值49%。经胸超声心动图显示左右心室功能正常，无明显瓣膜病变。

患者被送往手术室接受右肺切除术。采用标准ASA监护仪，置入16G外周静脉导管和左侧20G桡动脉导管。给予患者3mg咪达唑仑后行T5/6硬膜外置管，麻醉水平达到T4。使用芬太尼、丙泊酚、罗库溴铵平稳诱导，先放置单腔气管导管进行支气管镜检查，之后更换为37号左侧双腔导管（用于肺隔离），然后置入右侧颈内静脉导管（用于容量复苏和备用的血管活性药物）。

全身麻醉使用七氟醚、罗库溴铵，硬膜外输注用于术中及术后的镇痛。本例行的是经右侧开胸开术治疗。

讨论

在胸外科手术中过量液体输注被证实是导致肺损伤的危险因素。另一方面，太过于严苛的液体限制会损害重要器官的灌注。

肺水肿已经被认为是肺切除术后的并发症之一，通常发生在术后1~4天[1]，这在少数肺部分切除术和食管切除术中也可观察到[2–4]。

在全肺切除术中，输注2L以上的液体是发生急性肺损伤的危险因素[5–7]，围术期液体输注超过2.5L对术后死亡率有负面影响[8]。在肺部分切除术中也有相似的发现[9,10]。

食管切除术中，超过5L的术中静脉输注与急性肺损伤相关[4]。

肺切除术后的急性肺损伤是致病和死亡的主要原因[11]，其发生率为2%~4%[10,12,13]，死亡率约为40%[11]。

两项研究报道的食管切除术后急性呼吸窘迫综合征（ARDS）的发生率分别为16%和14.5%，死亡率分别是14%和50%。两项研究均显示过量液体输注为危险因素[4,14]。

这种急性肺损伤的特征类似于非心源性肺水肿，急性呼吸窘迫综合征（ARDS）[15]。ARDS和ALI的定义见表27.1[16]，ARDS严重程度分级见表27.2[17]。

ALI的发病机制

几十年来，Starling理论描述了血管内

表 27.1 ARDS和ALI的定义[16]

符合美国共识会议诊断标准的ARDS和ALI的定义
– 急性起病
– 胸片显示与肺水肿一致的双侧渗出
– 低氧血症
– ALI：氧分压（PaO_2）/吸入氧浓度分数（FiO_2）<300
– ARDS：$PaO_2/FiO_2<200$
– 无心力衰竭
– 无左心房高压的临床证据
– 肺动脉楔压<18mmHg

表 27.2 急性肺损伤的柏林标准[17]

ARDS严重程度	PaO_2/FiO_2	相关死亡率
轻度	200~300	27%
中度	100~200	32%
重度	<100	46%

和间质之间的液体转换。解释了液体从毛细血管的动脉端渗出进入间质及其在静脉端的吸收[18]。

有证据表明只有渗出进入间质，且静脉端没有重吸收[19]，这表明了淋巴系统在维持间质液体容量中的重要性。因此，用糖萼模型来重新探讨Starling理论可以更加准确地描述液体的转移。内皮细胞糖萼在本书的其他部分有详细描述。

简单来说，内皮细胞糖萼层（EGL）位于血管管腔的内皮细胞表面，参与液体稳态和调节。主要由蛋白多糖（主要是黏结蛋白聚糖-1）和共价结合糖胺聚糖（主要是硫酸乙酰肝素）组成。内皮细胞糖萼与结合血浆蛋白、透明质酸和可溶性糖胺聚糖一起组成生理活性形式的内皮细胞表层（ESL）。

ESL在血管内稳态，调节血管壁的过滤过程，以及防止白细胞和血小板黏附到内皮细胞上起到十分重要的作用。

EGL结构比较脆弱，可以被炎症和释放的细胞因子破坏[20,21]，外科创伤、缺血再灌注损伤与高容量（高血容量通过稀释血浆蛋白和释放剥离EGL的心房钠尿肽来损害EGL）[22-25]增加内皮细胞渗透性并且可能会导致ALI。可以防止EGL被破坏的干预措施见表27.3[26-37]。

ALI的多重打击假说

多重打击假说是一种发生ALI的机制。外科创伤通过激活全身炎性反应来激活肺部。这样的肺部对随后的打击更易感[39]，例如，淋巴管损伤[40]、肺泡过度扩张[7]、

表 27.3 与防止EGL破坏相关的研究性干预措施[26-37]

氢化可的松抗凝血酶	防止在缺血再灌注损伤和炎症中因TNF-α引起的降解
蛋白C	预防内毒素血症时毛细血管灌注减少
一氧化氮	再灌注期间给予可起保护作用
透明质酸和硫酸软骨素	两者一起可部分再生被透明质酸酶损伤的毛细血管糖萼
白蛋白羟乙基淀粉	减少在缺血/再灌注损伤时的液体外渗
二甲双胍	在非胰岛素依赖型糖尿病的动物研究中能改善糖萼的屏障特性
舒洛地特	促进糖胺多糖合成

氧中毒[41]或者FFP输注[42]。胸科术后液体过负荷尽管为导致ALI的促发因素，但它并非唯一的因素，其他因素还有淋巴管损伤和肺内皮损伤。术后急性肺损伤的风险因素见表27.4[7,11,13,42-48]。

后续场景

在保护性单肺通气策略下，手术进行5个小时；潮气量4mL/kg（理想体重），气道峰压<30cmH_2O，平台压<20cmH_2O，PEEP设置为5cmH_2O，维持氧饱和度>90%的最低吸入氧浓度。

此案例中给予患者晶体液乳酸林格液2mL/（kg·h），预估失血量为700mL，予以5%白蛋白500mL和200mL的回收红细胞，总尿量170mL。

去甲肾上腺素输注维持MAP变化在患者基线MAP的20%以内。

胸外科手术的术中液体管理策略

传统上，麻醉医师根据术前禁食、术中由于排汗和组织暴露导致的不感蒸发以及第三间隙液体转移来预估液体缺失。这些预估被证实并不准确且被严重高估[49-51]。实际上，禁食并不减少血容量[49]。

第三间隙不是间隙空间而是一个假想的隔室，不参与血管内和间质间隙的液体交换。其位置尚不清楚，但是推测在受创伤的组织和胃肠道。证据不足以支持第三

表27.4　术后急性肺损伤的致病因素[7,11,13,42-48]

术后肺损伤的致病因素	
外科因素	
右肺切除术多于左肺切除术	更多肺组织被切除
	90%以上的右肺淋巴经同侧引流且50%以上的左肺淋巴管通过右侧引流[43]
患者相关危险因素[11,13,42,44-47]	
高龄	
低BMI	
ASA分级	
糖尿病	
吸烟	
COPD	
酗酒	
术前白蛋白水平	
术后肺灌注预测值小于术前值的50%	
术后FEV1预测值<45%	
二次手术	
失血	
肺转移	
术中因素	
静脉液体管理	
机械通气策略[7,48]	

间隙的存在[52]。

考虑到此种假定的液体缺失只会导致液体超负荷，而大多数静脉输注的液体也会在术中或术后从血管内隔室转移到血管外隔室。

围术期使用液体的性质：晶体或胶体

晶体可以进一步分为高渗、低渗（例如，在术中很少使用的5%葡萄糖溶液和0.45%盐水）以及等渗。

以0.9%盐水（生理盐水）为代表的等渗溶液依然是全世界最常用的静脉输注溶液。

是否选择0.9%生理盐水是许多人争议的问题，因为其含高浓度的钠和氯（154mmol/L），输注量超过2L会导致盐过量和高氯性酸中毒，并且与健康志愿者的肾功能变化相关，增加腹部手术患者的输血率和死亡率[53–55]。

乳酸林格液和复方电解质溶液（醋酸盐缓冲溶液）称为平衡溶液，它们最接近生理标准，但仍旧与血浆不同。它们更适用于维持液。与生理盐水相比，平衡晶体盐溶液含有可代谢的阴离子，例如，乳酸或醋酸盐，能够维持电中性，与代谢性酸中毒的关系较小，尽管它们被代谢为碳酸氢盐[56,57]。

市面上有很多种胶体液，最常用的是人血清白蛋白、羟乙基淀粉及琥珀酰明胶。羟乙基淀粉与凝血病和需要肾脏替代治疗的肾损伤有关，可能导致脓毒症和危重患者死亡率更高[58]。

由于按单位输入的胶体液扩容量更大且胶体渗透压（COP）维持比晶体更好，胶体液可能更适用于无输血指征的液体丢失替代治疗。

限制性和目标导向的液体治疗

限制性液体管理

过量的液体输注是有害的，然而激进的液体限制会导致心输出量降低且损害组织灌注。目前，对于什么是限制性的和开放性的策略没有统一的定义。

限制性液体策略可以通过限制晶体维持液体在1~2mL/（kg·h）来实现，用1∶1的胶体液替代任何大量的失血，合理使用血管升压药/正性肌力药物来维持心输出量和正常血容量。

液体限制的主要问题是组织低灌注，特别是肾脏低灌注，这会导致急性肾损伤（AKI）。患者发生AKI时会延长住院时间[59]，增加心肺并发症[59,60]及死亡率[60]。

发生AKI的危险因素是：ASA分级为3级或4级，1秒用力呼气量，血管升压药的使用（尽管目前尚不清楚危险的是使用血管升压药还是潜在的低血压、未代偿的低血容量或患者/手术相关的并存疾病），麻醉时长[60]，高血压，外周血管病，已有的肾功能障碍，术前使用血管紧张素Ⅱ受体阻滞剂，术中胶体的应用（高分子量的老一代羟乙基淀粉以剂量依赖性方式与AKI相关），以及开放性手术[59]。

肺切除术后发生AKI的概率约为6%，但只有0.1%的患者需要接受肾脏替代治疗[59,60]。

急性肾损伤网络（AKIN）及RIFLE（风险、损伤、衰竭、肾功能丧失、终末期肾病）分级的发展为评估围术期肾损伤的严重程度提供了指导（表27.5和表27.6）[61,62]。

合并肾灌注减少的低血容量，以及长时间低血压不是术中少尿的唯一原因，非肾脏原因，如手术后抗利尿激素（ADH）的释放也会导致少尿。

表 27.5　风险、损伤、衰竭、肾功能丧失、终末期肾病（RIFLE）分级[61]

级别	肾小球滤过率（GFR）	尿量
风险	血清肌酐 SCr 升高 × 1.5，或 GFR 下降 >25%	<0.5mL/（kg · h）× 6h
损伤	SCr 升高 × 2，或 GFR 下降 >50%	<0.5mL/（kg · h）× 12h
衰竭	SCr 升高 × 3，或 GFR 下降 >75% 或基础 SCr ≥353.6μmol/L（≥40mg/L）或急性增加 >44.2μmol/L（>5mg/L）	<0.3mL/（kg · h）× 24h 或无尿 × 12h
肾功能丧失	肾功能完全丧失 >4 周	
终末期肾病	肾功能完全丧失 >3 个月	

表 27.6　急性肾损伤网络（AKIN）网络标准[62]

分期	血清肌酐（SCr）	尿量
1	SCr 升高 ≥26.5μmol/L（≥3mg/L）或 SCr 升高 ≥150 a 200%（1.5~2 ×）	<0.5mL/（kg · h）（>6h）
2	SCr 升高 >200 a 300%（>2~3 ×）	<0.5mL/（kg · h）（>12h）
3	SCr 升高 >300%（>3×）或基线 SCr≥353.6μmol/L（≥40mg/L）SCr 升高 ≥44.2μmol/L（≥5mg/L）	<0.3mL/（kg · h）（24h）或无尿（12 h）

基于现有证据，限制性液体策略似乎并不增加AKI的发生率[63,64]。

目标导向液体治疗在胸外科手术中的应用

越来越多的证据支持非胸外科手术中目标导向液体治疗和血流动力学管理的重要性。结果显示术后AKI、肺炎、重症监护和住院的发生率较低。将经食管多普勒检测（TDM）应用于液体治疗指导，将动态血流动力学参数如SVV及PPV用于预测液体反应性，合理使用血管升压药（例如，去氧肾上腺素、肾上腺素、去甲肾上腺素）及正性肌力药物（例如，多巴酚丁胺和肾上腺素）以优化MAP和心脏指数，则可维持组织灌注以及避免术中和术后并发症。

TDM通过分析降主动脉的血流速度，生成每次心跳的流速曲线。其利用生物特征数据的标准图产生的波形可以用于无创测量每搏量。当用于胸外科手术时，TDM可检测及纠正低血流状况并指导液体管理。

只有当患者对液体负荷有反应且可能从负荷量中受益时，才应接受负荷液体量，并且在每次给予液体负荷之前都应该评估潜在的益处和风险。目标导向治疗的目标如图27.1所示。

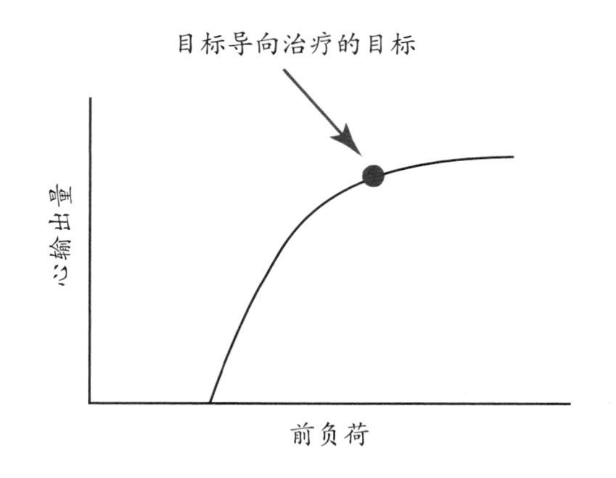

图27.1　目标导向治疗的目标。

下面是一个目标导向血流动力学算法的示例，用于指导术中液体治疗，以及经食管多普勒在目标导向治疗中使用血管升压药和正性肌力药物治疗。步骤A发生在麻醉诱导之后（图27.2）。

Frank-Starling及血管外肺水（EVLW）曲线表明当液体反应性降低时，EVLW和组织水肿显著增加（图27.3）。

EVLW被证明是危重患者生存率的独立预测因子[65]。

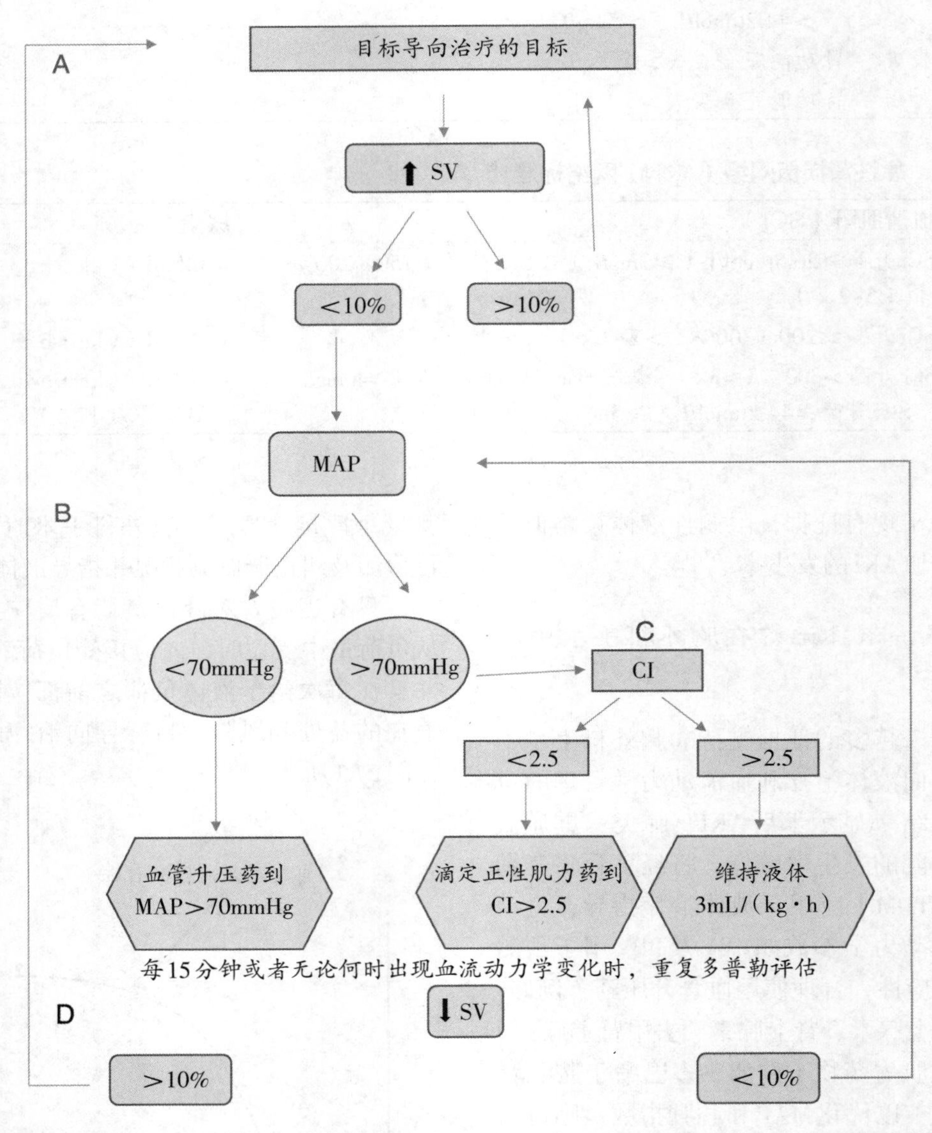

图27.2 在胸外科手术中使用TDM的目标导向治疗示例。SV，每搏量；MAP，平均动脉压；CI，心脏指数［L/（min·m^2）］。[Adapted from Kaufmann，K.B. et al. Oesophageal Doppler guided goal-directed haemodynamic therapy in thoracic surgery—a single centre randomized parallel-arm trial. British Journal of Anaesthesia, Volume 118, Issue 6, 852-861. Feldheiser A, Conroy P, Bonomo T et al. Development and feasibility study of an algorithm for intraoperative goal directed haemodynamic management in noncardiac surgery. J Int Med Res. 2012;40: 1227-1241.]

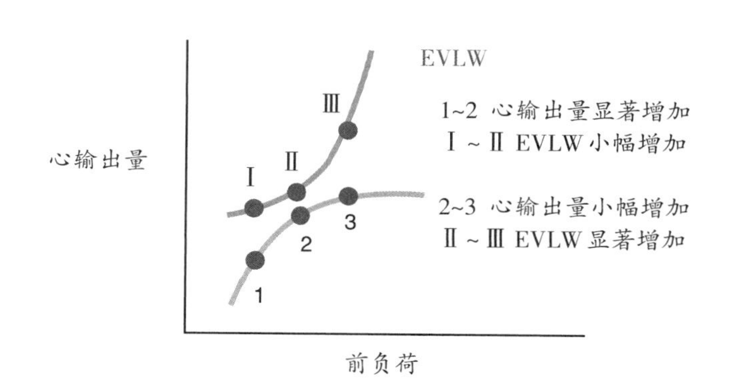

图27.3　Frank-Starling和血管外肺水曲线。[Adapted from P. E. Marik, J. Lemson, Fluid responsiveness: an evolution of our understanding. BJA: British Journal of Anaesthesia, Volume 112, Issue 4, April 2014, Pages 617-620.]

预负荷的功能参数（SVV，PPV）原理基于机械通气循环增加胸膜腔内压。这一变化对心室负荷的影响不一，取决于患者的容量状态。

PPV或SVV>13%表明可以预测液体反应性[66,67]。

这些参数的预测价值在胸部手术中不尽相同。其依赖于所设置的潮气量，PPV预测了在保护性单肺通气（OLV）时的液体反应性，但非肺保护性通气下则不能[68]。

其他研究也报道了SVV在潮气量不少于8mL/kg的OLV下预测液体反应性方面的能力[69]。

此外，关于SVV在开胸手术中对液体反应性的预测价值存在争议；在开胸之后SVV能否指导单肺通气下胸科手术中的液体管理没有得到验证。但SVV指导的液体管理不会导致肺液体超负荷[70]。

在胸外科手术中，限制性和目标导向液体管理中都应该实行肺保护性通气。肺保护性通气方法包括低潮气量的压力控制通气，限制吸入氧浓度，限制吸气压，间断肺复张及使用PEEP。

后续场景

患者转入ICU，术后当天拔管。术后第1天患者液体正平衡450mL，第2天恢复口服。在ICU 2天后转出至普通病房。

鼻导管吸氧下氧分压维持在94%以上。

术后第4天患者的胸部X线片显示左肺纹理轻度模糊呈网状改变，提示间质水肿及炎症改变，无明显实变、渗出或气胸，伴有右胸部弥漫性混浊伴右肺切除史。术后第7天胸片显示右胸弥漫性混浊，左肺底部线状高密影，可能是节段性肺不张或瘢痕，无新发实变性混浊，无气胸。患者术后血肌酐和血尿素氮见表27.7.

患者病情持续好转，5个月后开始术后化疗。

可能会有利于防止胸外科术后ALI的麻醉和围术期液体管理见表27.8[71-73]。

表27.7　术后血肌酐和血尿素氮

	术前	术后第1天	术后第3天	术后第7天
血肌酐	0.55	0.54	0.56	0.63
血尿素氮	13	9	19	11

表 27.8　避免术后 ALI 的建议[71-73]

· 术前2h不严格限制清液体（碳水化合物类）
· 胸科手术中不存在第三间隙
· 术中及术后24h液体输注≤2mL/（kg · h）
· 围术期患者液体正平衡≤1.5L
· 需要时应用血管升压药和正性肌力药物来纠正组织灌注不足或麻醉引起的血管扩张
· 不要求尿量>0.5mL/（kg · h）
· 应用保护性肺通气
· 吸入性麻醉药（七氟烷）的使用优于全凭静脉麻醉
· 尽早终止静脉液体输注并恢复口服

（庹小双 译　柴　薪 审校）

参考文献

1. Zeldin RA, Normandin D, Landtwing D, Peters RM. Postpneumonectomy pulmonary edema. J Thorac Cardiovasc Surg. 1984;87(3):359–65.
2. Eichenbaum KD, Neustein SM. Acute lung injury after thoracic surgery. J Cardiothorac Vasc Anesth. 2010;24(4):681–90.
3. Gothard J. Lung injury after thoracic surgery and one-lung ventilation. Curr Opin Anaesthesiol. 2006;19(1):5–10.
4. Casado D, Lopez F, Marti R. Perioperative fluid management and major respiratory complications in patients undergoing esophagectomy. Dis Esophagus. 2010;23(7):523–8.
5. Marret E, Miled F, Bazelly B, et al. Risk and protective factors for major complications after pneumonectomy for lung cancer. Interact Cardiovasc Thorac Surg. 2010;10(6):936–9.
6. Parquin F, Marchal M, Mehiri S, Herve P, Lescot B. Post-pneumonectomy pulmonary edema: analysis and risk factors. Eur J Cardio-thoracic Surg 1996;10(11):929–932; discussion 933.
7. Fernandez-Perez ER, Keegan MT, Brown DR, Hubmayr RD, Gajic O. Intraoperative tidal volume as a risk factor for respiratory failure after pneumonectomy. Anesthesiology. 2006;105(1):14–8.
8. Miller DL, Deschamps C, Jenkins GD, Bernard A, Allen MS, Pairolero PC. Completion pneumonectomy: factors affecting operative mortality and cardiopulmonary morbidity. Ann Thorac Surg 2002;74(3):876–883; discussion 883–874.
9. Alam N, Park BJ, Wilton A, et al. Incidence and risk factors for lung injury after lung cancer resection. Ann Thorac Surg. 2007;84(4):1085–91. discussion 1091
10. Licker M, de Perrot M, Spiliopoulos A, et al. Risk factors for acute lung injury after thoracic surgery for lung cancer. Anesth Analg. 2003;97(6):1558–65.
11. Licker M, Fauconnet P, Villiger Y, Tschopp JM. Acute lung injury and outcomes after thoracic surgery. Curr Opin Anaesthesiol. 2009;22(1):61–7.
12. Ruffini E, Parola A, Papalia E, et al. Frequency and mortality of acute lung injury and acute respiratory distress syndrome after pulmonary resection for bronchogenic carcinoma. Eur J Cardio-thoracic Surg 2001;20(1):30–36, discussion 36–37.
13. Kutlu CA, Williams EA, Evans TW, Pastorino U, Goldstraw P. Acute lung injury and acute respiratory distress syndrome after pulmonary resection. Ann Thorac Surg. 2000;69(2):376–80.
14. Tandon S, Batchelor A, Bullock R, et al.

Peri-operative risk factors for acute lung injury after elective oesophagectomy. Br J Anaesth. 2001;86(5):633–8.

15. Turnage WS, Lunn JJ. Postpneumonectomy pulmonary edema. A retrospective analysis of associated variables. Chest. 1993;103(6):1646–50.
16. Bernard GR, Artigas A, Brigham KL, et al. Report of the American-European consensus conference on ARDS: definitions, mechanisms, relevant outcomes and clinical trial coordination. The Consensus Committee. Intensive Care Med. 1994;20(3):225–32.
17. Ranieri VM, Rubenfeld GD, Thompson BT, et al. Acute respiratory distress syndrome: the Berlin definition. JAMA. 2012;307(23):2526–33.
18. Starling EH. On the absorption of fluids from the connective tissue spaces. J Physiol. 1896;19(4):312–26.
19. Bates DO, Levick JR, Mortimer PS. Starling pressures in the human arm and their alteration in postmastectomy oedema. J Physiol. 1994;477(Pt 2):355–63. https://doi.org/10.1113/jphysiol.1994.sp020197.
20. Collins SR, Blank RS, Deatherage LS, Dull RO. Special article: the endothelial glycocalyx: emerging concepts in pulmonary edema and acute lung injury. Anesth Analg. 2013;117(3):664–74.
21. Danielli JF. Capillary permeability and oedema in the perfused frog. J Physiol. 1940;98(1):109–29.
22. Lipowsky HH. Microvascular rheology and hemodynamics. Microcirculation (New York, NY: 1994). 2005;12(1):5–15.
23. Reitsma S, Slaaf DW, Vink H, van Zandvoort MA, oude Egbrink MG. The endothelial glycocalyx: composition, functions, and visualization. Pflugers Arch. 2007;454(3):345–59.
24. Alphonsus CS, Rodseth RN. The endothelial glycocalyx: a review of the vascular barrier. Anaesthesia. 2014;69(7):777–84.
25. Jacob M, Rehm M, Loetsch M, et al. The endothelial glycocalyx prefers albumin for evoking shear stress-induced, nitric oxide-mediated coronary dilatation. J Vasc Res. 2007;44(6):435–43.
26. Chappell D, Jacob M, Hofmann-Kiefer K, et al. Hydrocortisone preserves the vascular barrier by protecting the endothelial glycocalyx. Anesthesiology. 2007;107(5):776–84.
27. Chappell D, Jacob M, Hofmann-Kiefer K, et al. Antithrombin reduces shedding of the endothelial glycocalyx following ischaemia/reperfusion. Cardiovasc Res. 2009;83(2):388–96.
28. Chappell D, Hofmann-Kiefer K, Jacob M, et al. TNF-alpha induced shedding of the endothelial glycocalyx is prevented by hydrocortisone and antithrombin. Basic Res Cardiol. 2009;104(1):78–89.
29. Chappell D, Dorfler N, Jacob M, et al. Glycocalyx protection reduces leukocyte adhesion after ischemia/reperfusion. Shock (Augusta, Ga). 2010;34(2):133–9.
30. Marechal X, Favory R, Joulin O, et al. Endothelial glycocalyx damage during endotoxemia coincides with microcirculatory dysfunction and vascular oxidative stress. Shock (Augusta, Ga). 2008;29(5):572–6.
31. Bruegger D, Rehm M, Jacob M, et al. Exogenous nitric oxide requires an endothelial glycocalyx to prevent postischemic coronary vascular leak in guinea pig hearts. Crit Care. 2008;12(3):R73.
32. Henry CB, Duling BR. Permeation of the luminal capillary glycocalyx is determined by hyaluronan. Am J Phys. 1999;277(2):H508–14.
33. Rehm M, Zahler S, Lotsch M, et al. Endothelial glycocalyx as an additional barrier determining extravasation of 6% hydroxyethyl starch or 5% albumin solutions in the coronary vascular bed. Anesthesiology. 2004;100(5):1211–23.
34. Jacob M, Bruegger D, Rehm M, Welsch U,

Conzen P, Becker BF. Contrasting effects of colloid and crystalloid resuscitation fluids on cardiac vascular permeability. Anesthesiology. 2006;104(6):1223–31.

35. Jacob M, Paul O, Mehringer L, et al. Albumin augmentation improves condition of guinea pig hearts after 4 h of cold ischemia. Transplantation. 2009;87(7):956–65.
36. Eskens BJ, Zuurbier CJ, van Haare J, Vink H, van Teeffelen JW. Effects of two weeks of metformin treatment on whole-body glycocalyx barrier properties in db/db mice. Cardiovasc Diabetol. 2013;12:175.
37. Broekhuizen LN, Lemkes BA, Mooij HL, et al. Effect of sulodexide on endothelial glycocalyx and vascular permeability in patients with type 2 diabetes mellitus. Diabetologia. 2010;53(12):2646–55.
38. Litell JM, Gong MN, Talmor D, Gajic O. Acute lung injury: prevention may be the best medicine. Respir Care. 2011;56(10):1546–54.
39. Guarracino F, Baldassar R. Perioperative acute lung injury: reviewing the role of anesthetic management. J Anesth Clin Res. 2012;4:312. https://doi.org/10.4172/2155-6148.1000312.
40. Slinger P. Post-pneumonectomy pulmonary edema: is anesthesia to blame? Curr Opin Anaesthesiol. 1999;12(1):49–54.
41. Lases EC, Duurkens VA, Gerritsen WB, Haas FJ. Oxidative stress after lung resection therapy: a pilot study. Chest. 2000;117(4):999–1003.
42. Sen S, Sen S, Senturk E, Kuman NK. Post-resectional lung injury in thoracic surgery pre and intraoperative risk factors: a retrospective clinical study of a hundred forty-three cases. J Cardiothorac Surg. 2010;5:62.
43. Nohl-Oser HC. An investigation of the anatomy of the lymphatic drainage of the lungs as shown by the lymphatic spread of bronchial carcinoma. Ann R Coll Surg Engl. 1972;51(3):157–76.
44. Ely EW, Wheeler AP, Thompson BT, Ancukiewicz M, Steinberg KP, Bernard GR. Recovery rate and prognosis in older persons who develop acute lung injury and the acute respiratory distress syndrome. Ann Intern Med. 2002;136(1):25–36.
45. Dulu A, Pastores SM, Park B, Riedel E, Rusch V, Halpern NA. Prevalence and mortality of acute lung injury and ARDS after lung resection. Chest. 2006;130(1):73–8.
46. Grichnik KP, D'Amico TA. Acute lung injury and acute respiratory distress syndrome after pulmonary resection. Semin Cardiothorac Vasc Anesth. 2004;8(4):317–34.
47. Harpole DH Jr, DeCamp MM Jr, Daley J, et al. Prognostic models of thirty-day mortality and morbidity after major pulmonary resection. J Thorac Cardiovasc Surg. 1999;117(5):969–79.
48. Fernandez-Perez ER, Sprung J, Afessa B, et al. Intraoperative ventilator settings and acute lung injury after elective surgery: a nested case control study. Thorax. 2009;64(2):121–7.
49. Jacob M, Chappell D, Conzen P, Finsterer U, Rehm M. Blood volume is normal after pre-operative overnight fasting. Acta Anaesthesiol Scand. 2008;52(4):522–9.
50. Lamke LO, Nilsson GE, Reithner HL. Water loss by evaporation from the abdominal cavity during surgery. Acta Chir Scand. 1977;143(5):279–84.
51. Jacob M, Chappell D, Rehm M. The 'third space' – fact or fiction? Best Pract Res Clin Anaesthesiol. 2009;23(2):145–57.
52. Brandstrup B, Svensen C, Engquist A. Hemorrhage and operation cause a contraction of the extracellular space needing replacement – evidence and implications? A systematic review. Surgery. 2006;139(3):419–32.
53. Shaw AD, Bagshaw SM, Goldstein SL, et al. Major complications, mortality, and resource utilization after open abdominal surgery: 0.9% saline compared to Plasma-Lyte. Ann Surg. 2012;255(5):821–9.
54. Lobo DN. Intravenous 0.9% saline and general

surgical patients: a problem, not a solution. Ann Surg. 2012;255(5):830–2.

55. Chowdhury AH, Cox EF, Francis ST, Lobo DN. A randomized, controlled, double-blind crossover study on the effects of 2-L infusions of 0.9% saline and plasma-lyte(R) 148 on renal blood flow velocity and renal cortical tissue perfusion in healthy volunteers. Ann Surg. 2012;256(1):18–24.
56. Pfortmueller CA, Fleischmann E. Acetate-buffered crystalloid fluids: current knowledge, a systematic review. J Crit Care. 2016;35:96–104.
57. Stewart PA. Independent and dependent variables of acid-base control. Respir Physiol. 1978;33(1):9–26.
58. Prowle JR, Pearse RM. Is it the end of the road for synthetic starches in critical illness? No place for hydroxyethyl starch solutions in treatment of patients with sepsis. BMJ (Clinical research ed). 2013;346:f1805.
59. Ishikawa S, Griesdale DE, Lohser J. Acute kidney injury after lung resection surgery: incidence and perioperative risk factors. Anesth Analg. 2012;114(6):1256–62.
60. Licker M, Cartier V, Robert J, et al. Risk factors of acute kidney injury according to RIFLE criteria after lung cancer surgery. Ann Thorac Surg. 2011;91(3):844–50.
61. Bellomo R, Ronco C, Kellum JA, Mehta RL, Palevsky P. Acute renal failure – definition, outcome measures, animal models, fluid therapy and information technology needs: the Second International Consensus Conference of the Acute Dialysis Quality Initiative (ADQI) Group. Crit Care (London, England). 2004;8(4):R204–12.
62. Mehta RL, Kellum JA, Shah SV, et al. Acute kidney injury network: report of an initiative to improve outcomes in acute kidney injury. Crit Care (London, England). 2007;11(2):R31.
63. Ahn HJ, Kim JA, Lee AR, Yang M, Jung HJ, Heo B. The risk of acute kidney injury from fluid restriction and hydroxyethyl starch in thoracic surgery. Anesth Analg. 2016;122(1):186–93.
64. Egal M, de Geus HR, van Bommel J, Groeneveld AB. Targeting oliguria reversal in perioperative restrictive fluid management does not influence the occurrence of renal dysfunction: a systematic review and meta-analysis. Eur J Anaesthesiol. 2016;33(6):425–35.
65. Sakka SG, Klein M, Reinhart K, Meier-Hellmann A. Prognostic value of extravascular lung water in critically ill patients. Chest. 2002;122(6):2080–6.
66. Michard F, Boussat S, Chemla D, et al. Relation between respiratory changes in arterial pulse pressure and fluid responsiveness in septic patients with acute circulatory failure. Am J Respir Crit Care Med. 2000;162(1):134–8.
67. Feissel M, Michard F, Mangin I, Ruyer O, Faller JP, Teboul JL. Respiratory changes in aortic blood velocity as an indicator of fluid responsiveness in ventilated patients with septic shock. Chest. 2001;119(3):867–73.
68. Lee JH, Jeon Y, Bahk JH, et al. Pulse pressure variation as a predictor of fluid responsiveness during one-lung ventilation for lung surgery using thoracotomy: randomised controlled study. Eur J Anaesthesiol. 2011;28(1):39–44.
69. Suehiro K, Okutani R. Influence of tidal volume for stroke volume variation to predict fluid responsiveness in patients undergoing one-lung ventilation. J Anesth. 2011;25(5):777–80.
70. Haas S, Eichhorn V, Hasbach T, et al. Goal-directed fluid therapy using stroke volume variation does not result in pulmonary fluid overload in thoracic surgery requiring one-lung ventilation. Crit Care Res Prac. 2012;2012:687018.
71. Evans RG, Naidu B. Does a conservative fluid management strategy in the perioperative management of lung resection patients reduce the risk of acute lung injury? Interact Cardiovasc Thorac Surg. 2012;15(3):498–504.

72. Klinger RY. Fluid management in thoracic surgery. In: Slinger P, editor. Principles and practice of anesthesia for thoracic surgery. Cham: Springer; 2019.
73. Annecke T, Rehm M, Bruegger D, et al. Ischemia-reperfusion-induced unmeasured anion generation and glycocalyx shedding: sevoflurane versus propofol anesthesia. J Investig Surg. 2012;25(3):162–8.

第28章　大血管手术中液体管理的病例场景

James R. Rowbottom

摘要

大血管手术对围术期液体管理提出了复杂而严峻的挑战。并发症和死亡率的风险都会增加。这些风险可能受到许多因素的影响，包括患者并发症、急性失血、主动脉夹闭合和开放，以及所给的液体类型。患者通常病情复杂，虽然一般在术前会尽力优化患者状态，但并发症还是使他们面临更高的风险。有必要采取完善的方案来确保适当的复苏以避免并发症。

要点

1. 血管手术患者病情复杂，且并非总是处于最佳状态。
2. 腹主动脉瘤（AAA）手术是一种对生理学要求很高的手术，尤其对心血管功能的要求很高。
3. AAA手术中其他非心脏器官系统面临着挑战。
4. 新的监测模式正在不断发展，这将改变未来对这些患者的管理。
5. 限制性液体管理似乎优于开放式液体管理方法。

引言

随着人口老龄化，大血管手术的数量日益增加。主动脉瘤的患病率为4.5%~7.7%，开腹腹主动脉瘤修复术的死亡率为4%~10%[1,2]。主动脉瘤手术患者的管理比较复杂。它涉及的是对患有多种临床并发症的患者进行的高风险外科手术。由于心肌应激和氧需增加、肺部并发症和肾脏并发症，血管手术患者严重心脏并发症和死亡率的风险往往增加。大约7%的接受动脉瘤切除术且术前肾功能正常的患者会出现急性肾损伤。发生肾功能不全的患者死亡率高于未发生肾功能不全的患者[3]。体液转移很常见，与手术时间长、失血、不感蒸发、血管扩张和麻醉药物有关。本章病例报道将重点介绍术前评估、血流动力学监测、肾脏保护，以及主动脉夹闭对此类患者的液体管理的影响。

病例

患者，男，73岁，90kg，既往史：冠心病、无症状的心肌梗死、慢性肾功能不全（血清肌酐141.44μmol/L）、2型糖尿病、高血压、慢性阻塞性肺疾病（吸烟量为50包-年），因腹痛伴恶心就诊于急诊。工作为管理员。他的运动耐量是足够的，并且生活不受COPD的限制。在家无须使用氧气。患有肾功能不全，肌酐升高，但无任何症状。体检显示血压为175/68mmHg，脉搏98次/分，呼吸14次/分，呼吸室内空气时脉搏氧饱和度为97%。呼吸音清晰，无喘息，心律规律，心音正常。腹软，右下腹压痛，可触及搏动性包块。触诊没有反跳痛或防御反应。有末梢脉搏。实验室检查显示WBC为8×10^3/μL，血红蛋白为10g/dL，肌酐为147.63μmol/L，淀粉酶和脂肪酶正常。计算机辅助断层扫描（CAT）显示大小为10cm×9cm肾下主动脉-右髂总动脉瘤，无明显渗漏。血管外科医师对患者进行了评估，考虑到持续疼痛、动脉瘤较大和对动脉瘤位置的担忧，决定紧急行开腹修复手术。

术前评估

理想情况下，这种病例将以择期手术完成，以最大限度地降低围术期风险，但对本例患者并不合适。典型的择期手术将包括下文所述的内容。

对接受非心脏手术的心脏病患者的术前评估已有大量报道[4-7]。由于冠状动脉疾病在血管手术患者中很普遍，评估需要完整的病史和体格检查，重点是心脏症状[8,9]。通常使用风险分层工具来检测与外科手术相关的心脏风险水平，并帮助避免围术期可能的并发症。最常见的风险分层工具是Lee指数或心血管危险评估指数（RCRI）、美国外科医师学会国家手术质量改进计划（NSQIP）、Gupta心肌梗死或心搏骤停（MICA）风险计算器和新英格兰血管外科组织心脏风险指数（VSG-CRI）。这些工具为非心脏手术计算心脏并发症的风险百分比。RCRI是最常用的一种。RCRI基于6个同等加权的指数：高风险手术、冠状动脉疾病史、心力衰竭史、脑血管疾病史、胰岛素依赖型糖尿病和术前肾功能不全（肌酐>176.8μmol/L）。对于血管手术患者它的预测能力较差，但由于实施简单和外部验证充分，它仍被临床使用[10]。以代谢当量（MET）表示的活动能力被用作判断围术期运动耐量和心脏风险的一种手段。在没有症状的情况下达到≥4MET的活动能力是一个积极的预后指标。杜克活动状态指数（DASI）是最常用的活动和MET指标之一[11]。其他探索的领域包括评估心力衰竭、瓣膜性心脏病、心律失常、存在心脏植入式电子设备和冠状动脉疾病的证据。心脏压力测试和心导管检查作为评估工具的使用有限，除非它独立于外科手术过程。一些新的生物标志物也常被用于评估心脏风险，包括肌钙蛋白、B型利钠肽（BNP）和N端B型利钠肽前体（NT-proBNP）。如果这些生物标志物在术前升高，则提示可能心脏事件的风险较高[12]。由于患者正在接受高风险手术，通常在RCRI评估的基础上让患者做心电图（ECG）。通过心电图检查可以识别节律、异常传导、Q波和ST-T波异常，在术中或术后出现心脏问题时还可以作为比较的基线。虽然通常要求进行术前超声心动图（ECHO），但并不总是必要的。ECHO可用于确定射血分数、室壁运动和瓣膜异常，有助于围术期血流动力学管理并作为术后管理的基线。

肺部并发症风险最高的非心胸手术是开腹腹主动脉瘤，因此在术前访视时也要进行肺部并发症风险分层。术后肺部并发症的危险因素包括年龄、哮喘、慢性阻塞性肺疾病、吸烟、肺动脉高压、间质性肺病、阻塞性睡眠呼吸暂停、急诊手术、麻醉持续时间、充血性心力衰竭、精神状态改变和手术类型。肺功能检查和胸部X线片检查通常不能预测术后肺部并发症，除非做的是胸外科手术。通常情况下，不会对肺部疾病进行术前优化，因为除了积极的支气管肺灌洗、活动、在时间允许的情况下戒烟和肺扩张操作之外，有显著意义的干预措施很少[13]。

血清电解质和肌酐的测量有助于了解术后肾功能障碍的风险和肾脏替代治疗的可能。术前还将对患者行增强CT扫描，这可能会在开始手术前造成肾脏损伤。

有趣的是，有证据表明，选择性AAA修复术前6周监督患者锻炼可减少心脏并发症、呼吸系统并发症、肾脏并发症和住院时间[14]。

本例患者有明显的既往病史，但几乎没有时间进行评估。心脏评估会很有用，因为心脏问题是导致主要并发症和死亡率的主要因素[8,9]。进一步评估显示3个月前曾行心电图。心电图显示窦性心律，心率80次/分，没有急性心肌梗死表现，但有陈旧性下壁心肌梗死的证据（与本次入院时在急诊科所做的相同）。最近（2年前）ECHO示射血分数55%，室壁运动和瓣膜正常。患者入院前2h服用药物时饮用了一些清液体，除此之外没有进饮进食（表28.1）。

表28.1 患者病史和现状

神经系统	完好，无缺陷
肺	慢性阻塞性肺疾病（COPD） –持续吸烟 –吸烟史50包–年 –肺功能不受限，无家庭氧疗
心脏	高血压 –服用氨氯地平 冠状动脉性疾病 –没有心电图的急性改变，陈旧性下壁心肌梗死（MI） –β受体阻滞剂——美托洛尔
肾脏	基线肌酐141.44μmol/L –目前处于基线状态
血液	正常血红蛋白和血细胞比容 正常血小板和凝血功能
内分泌	糖尿病 –血糖10.8mmol/L –口服降糖药——二甲双胍

麻醉计划

经口气管插管全身麻醉、2根大口径外周静脉导管、1根动脉导管和用于容量复苏的深静脉导管。由于手术的紧急性，没有使用硬膜外麻醉。液体管理策略是限制性液体治疗方法，包括平衡盐溶液（乳酸林格溶液）、尽量少的生理盐水（仅用于输血）和胶体（5%白蛋白用于明显失血达到输血指征者）。在预计会出现大量失血且没有使用禁忌证的情况下，首选术中血液回输。根据动脉瘤的位置和大小，手术计划是使用肾下阻断进行开放式AAA修复。

监测

尽管正在出现将限制性液体管理视为可改善转归的策略，但还没有制订理想的围术期监测标准。传统上，动脉、中心静脉压（CVP）和肺动脉（PA）导管被用于指导液体治疗和监测血流动力学变化。

CVP和PA导管提供的值被证明对于判断心室前负荷（液体状态）以优化心脏功能是无效的[15]。它们有利于判断趋势，并且可能在这方面仍然有用。液体反应性是液体管理和心脏功能优化的基础。有证据表明，基于脉压变异度（PPV）和液体优化的限制性或目标导向液体治疗可改善手术患者的预后[16]。在机械通气时，脉压变异度是呼吸循环期间最高和最低脉压之差除以平均脉压。另一个和PPV类似的参数，每搏量变异度（SVV）是最高和最低每搏量之间的差值除以平均每搏量。PPV＞13%、SVV＞10%表示液体无反应状态。这些监测参数属于脉搏波轮廓分析中，该分析可确定连续心输出量、PPV和SVV。脉搏波轮廓分析有一些限制，其中包括患者必须为插管状态，潮气量6~8mL/kg，窦性心律并保持胸部闭合。然而，在Biais等的一项对猪的研究中，由于AAA手术中主动脉交替夹闭和开放，该技术在AAA手术中被证明是不准确的[17]。另外两项对人的研究表明，由于主动脉交替夹闭和开放，该技术在AAA手术中是无效的[18,19]。动态动脉弹性（Ea_{dyn}）这一参数可用于帮助在低血压时确定是输液还是给予血管升压药。它的定义为PPV/SVV的比率，描述的是机械通气、前负荷依赖患者的动脉血管舒缩张力[20,21]。弹性指的是容量变化时的压力变化，是一个动态变量，而不是像过去那样用于评估容积、CVP和肺动脉闭塞压力的静态变量。Cecconi等人提供的证据表明，动态动脉弹性在自主呼吸的前负荷依赖性患者中也有效，能够预测对液体冲击的动脉压力的反应[22]。动态动脉弹性可用于预测液体冲击后的动脉血压增加，而不仅仅是心输出量的增加，而心输出量是给予液体负荷后常测量的参数。它还被研究用于预测在脓毒症和心脏手术后血管麻痹者停用去甲肾上腺素可能导致的血压下降[23,24]。并非所有研究都支持动态动脉弹性Ea_{dyn}[25]的预测能力。能够预测血压随容量扩张的增加这一点非常宝贵，有助于预防对并发症和死亡率产生不利影响的体液超负荷。

还有一些其他模式可用。Mannova等人的一项研究表明在AAA修复中使用食管多普勒可能会减少并发症、缩短重症监护病房和住院时间。有趣的是，这些患者接受了比对照组更多的液体[26]。经食管超声心动图也用于评估术中容量状态和液体反应性。经胸超声心动图可能对术后某一静态时间点有用，并且可以连续重复实施以估计容量反应性。

本例患者被转入手术室，建立ASA标准监护和动脉导管，然后使用丙泊酚和罗库溴铵顺利诱导和插管。放置两条大的外周静脉导管。在超声引导下放置右颈内静脉导管。没有放置硬膜外导管，硬膜外通常用于择期手术。切皮，分离以控制近端和远端的动脉瘤，分离中在夹闭前有2L的快速失血。给予胶体、浓缩红细胞，随后行自体血回输。

主动脉夹闭

开放性AAA手术需要夹闭主动脉，以便在动脉瘤位置隔离和重建主动脉。主动脉夹闭引起一系列生理变化，其程度取决于夹闭的位置和持续时间。根据夹子在主动脉上的位置，所引起的生理变化不同，而此与血流的重新分布有关，这通常会导致高血压和全身血管阻力（SVR）增加而心率没有变化。在本病例中，采用了肾下主动脉夹闭，但采用肾上或脾上夹闭以用于更近端动脉瘤的情况并不少见。当夹闭肾下主动脉时，非内脏血液可以重新分配到上腔静脉（SVC），从而增加前负荷，进而增加SVR和血压，或者它可以重新分布到内脏循环而不会显著增加前负荷。非内脏血液向SVC的分流程度取决于多种因素，包括内脏血管张力、麻醉、夹闭位置和容量状态。在夹闭的同时，还会发生其他生理变化。夹闭远端的无氧代谢增加，其中组织通过侧支接受减少的灌注。这会导致乳酸增加，发生代谢性酸中毒和二氧化碳潴留，再灌注时从组织中排出CO_2[27,28]。

主动脉夹闭对其他器官的影响如下：

肺部可能因炎症介质的释放而受损，导致肺通透性增加和炎性反应，从而引起非心源性肺水肿。

肾脏很敏感，偶尔会受损，导致暂时甚至永久性的透析。大约7%的肾下腹主动脉手术患者存在肾功能不全，在使用肾上夹闭时发生率更高。该机制主要是由于肾脏缺血和再灌注引起的急性肾小管坏死（ATN）[27]。

鉴于Adamkiewicz动脉可能受累，脊髓也处于高风险中。动脉瘤或修复均可能导致脊髓缺血一段时间，这可能导致脊髓损伤和瘫痪。请大家回想一下，AOA是单一的远端分支（通常起源于T9~T12脊髓水平），供应脊髓前部的大部分。

由于肠系膜下动脉和髂内动脉的低灌注、损伤或结扎，肠道同样也面临缺血风险，这可能导致结肠和直肠缺血。上腔夹闭将危及整个内脏循环。

与闭塞性疾病相比，对动脉瘤的夹闭通常对血流动力学影响更大，因为闭塞性疾病患者的血管是随着时间推移逐渐变窄的，会伴有侧支循环的形成。夹闭堵塞主动脉剩余部分，需要侧支血流增加来适应，而在动脉瘤疾病，侧支的形成通常有限。

肾脏保护

肾损伤是主动脉手术中的一个严重问题，因为主动脉夹闭会干扰肾血流。当应用肾上夹闭时，肾脏在夹闭的时间内缺血。虽然肾下夹闭不会引起肾脏缺血，但主动脉肾血流的特征会出现紊乱导致肌酐短暂升高及急性肾损伤（AKI）。显而易见的原因是使用肾上夹闭增加了风险。在Brinkman等人的一项初步研究中，20%接受开放性AAA修复的患者发生了急性肾损伤。该研究得出的结论是，预测术后AKI的唯一因素是夹闭的时间长度和术中低血压的程度[29]。人们致力于研究通过药物和非药物干预措施保护肾脏。虽然能有一种药物来保护肾脏是个很有吸引力的想法，但还没有一种药物真正有效。已经尝试了许多药物，包括N-乙酰半胱氨酸[30]、多巴胺[31]和甘露醇，它们可能使肾血管舒张和重新分配全身血液流至肾脏，但都没有被证明有效[32-34]。非药物策略集中在预防低血压、补充容量以保护肾灌注和肾血流量、避免使用肾毒性药物和严格控制血糖以避免急性肾小管坏死，这是最常见的损伤机制。此外，对心血管支持和稳定性，以及术后腹内高压和横纹肌溶解的识别和管理也至关重要。

对肾下主动脉进行夹闭，使肺动脉充盈压和血压增加，泵注硝普钠维持血压在适当范围，目标是将血压保持在合理的高位水平，以确保远端侧支压力和流量。硝酸甘油和硝普钠是分别用于控制前负荷和后负荷增加的常用药物。本例患者接受了右侧髂总动脉瘤的开放性修复术，包括右侧髂内动脉、髂外动脉和左侧髂总动脉修复术；肠系膜下动脉（IMA）再植术和从动脉瘤囊内闭合主动脉-下腔静脉瘘。

开放主动脉

当肾下主动脉开放时，SVR会显著下降，血压也会随之下降。这是在主动脉被夹闭期间酸性代谢物（包括乳酸和二氧化碳）的积累导致远端动脉血管舒张。这会导致中枢性低血容量及反应性充血，从而增加流向缺血区域的血流量。缺血再灌注损伤会增加血管通透性，导致组织（包括肺）和细胞外液间隙中的液体被隔离（即第三间隙效应）。肺中过多液体的隔离，表现为非心源性肺水肿，会对氧合产生不利影响，因为肺泡内的气体交换减少。应缓慢移除主动脉阻闭钳以最大限度减少酸性代谢物的释放和SVR的突然变化，并谨慎地使用液体和升压药[27,28]。

在开放夹闭钳之前，先滴定给予了硝普钠，并给患者输注晶体液以优化前负荷。去氧肾上腺素与挥发性麻醉剂同时减少以减少血管舒张。此外，外科医师缓慢开放夹子，以尽量减少预期的全身血管阻力立即下降。通过这些干预措施，血压得到了很好的保护。一旦实现止血，手术团队就开始重新缝合切口。

液体管理

液体管理可影响术后参数，包括心脏事件发病率、拔管时间、肠梗阻和肾功能。控制术后水肿可促进肺功能的改善，尤其是有可能增加血管通透性、减少显著的液体转移、改善伤口愈合和更快恢复肠道功能。同样重要的是，“复苏”也是有害的，它会导致乳酸酸中毒、组织缺血和心脏压力增加（表现为每搏量减少，同时心率增加以维持心输出量）。

传统上，平衡晶体溶液用于腹部大手术的维持和复苏，但也经常使用盐水。在这种情况下，我们选择使用乳酸林格液（LR）来维持和替代不感蒸发，并使用白蛋白来替代失血，直到达到输血指征[35,36]。在一项对15 802例接受生理盐水或平衡晶体液（LR或勃脉力）治疗的危重成年患者的研究中，Semler等人发现平衡晶体组的死亡率、肾脏替代治疗和持续性肾功能障碍发生率降低[37]。众所周知，大量输注生理盐水会引起高氯血症代谢性酸中毒[38–40]。在另一项研究中，Verheij等人在心脏和大血管手术期间治疗低血容量性低血压时比较了胶体和生理盐水对扩容和心肌功能的影响，发现输注胶体液后前负荷增加更多，心脏和左心室补充搏出量做功指数的增加更大，这是由于血浆容积扩张增加和血浆胶体渗透压增加[41]。越来越多的文献支持限制性或目标导向液体管理可改善预后[1,42,43]。然而，也有人持反对意见。Myles等人研究了腹部大手术期间和术后24h内的限制性与开放性液体管理策略。该小组发现，与开放策略相比，限制性方案无残生存率并未提高，反而肾功能残疾率更高[43–45]。在Kassim等人进行的一项研究中，在使用开放策略与限制策略［12mL/（kg・h）对4mL/（kg・h）］同时优化氧供以保持氧摄取率估计值<27%的AAA患者中，限制组主要并发症和住院时间减少[46]。Piljic等人的另一项研究比较了AAA微创开腹手术的限制性和开放液体管理策略，结果表明术中和术后限制性方案降低了术后并发症发病率[47]。McArdle等人研究了择期行开放性AAA修复中的限制性与标准液体方案的比较，发现限制性方案减少了主要并发症和住院时间[2]。为了确定目标导向液体治疗改善机制，Funk等人研究了AAA中的限制性治疗与标准治疗，并测量了细胞因子作为炎性反应的标志物。尽管在限制性组中并发症较少且血流动力学有所改善，但他们发现炎性反应没有差异[48]。虽然大多数研究显示主要不良事件和并发症发生率有所下降，但许多研究的效能不足以发现死亡率的差异。本例患者出入量见表28.2。

患者在手术8h后被转移到SICU，带管过夜以确保血流动力学和血液系统稳定性。停用镇静剂后，四肢能按指令移动。血流动力学保持稳定。他的血红蛋白和血细胞比容分别为90g/L和27%，血小板为125k/μL，INR为1.4。患者在术后第1天清晨顺利拔管。术后即刻期间，肌酐短暂升高，峰值为170.6μmol/L，同时有足够的尿量，电解质也保持在正常范围内。血红蛋白保持稳定。术后第1天静脉输液量维持在75mL/h。术后第2天停止静脉输液。检查肌钙蛋白作为心肌损伤指标，术后未升高。术后心电图无变化。患者没有肠系膜下动脉再植术引起的结肠缺血的问题，鼻胃管在术后2天被拔出，开始啜饮清液。

表28.2　患者手术室出入量

	入量	出量
晶体（LR，mL）	4000	–
胶体（5%白蛋白，mL）	1000	–
自体血回输（mL）	1800	–
浓缩红细胞（PRBC，U）	4	–
新鲜冷冻血浆（FFP，U）	2	–
血小板（U）	1	–
尿量（mL）	–	1250
估计失血量（mL）	–	5000

术后过程

围术期液体超负荷的影响在术后也很明显。Lobo等人在一项对结肠手术患者的研究中表明，术后容量增加导致肠道功能恢复延迟和住院时间延长[49]。另一个需要考虑的术后问题是患者的心脏状态。VISION研究包括15 133例接受非心脏手术的患者，目的是确定术后前3天肌钙蛋白峰值与30天死亡率之间的关系。研究人员得出结论，术后肌钙蛋白升高最低0.02ng/mL即与30天死亡率相关[50]。

结论

在动态围术期，血管手术患者的液体管理是很复杂的。在手术的每个阶段密切关注特定需求将确保改善预后。尽管存在一些相互矛盾的证据，但使用等渗晶体液并适当使用胶体和血液制品的限制性策略似乎有利于促进患者的康复。该患者顺利拔管，肠道功能早期恢复，这是限制性液体治疗的两个积极结果。液体应被视为具有适当类型、剂量和持续时间的药物。其他重要问题，如主动脉夹闭/开放的生理学、血流动力学监测和肾脏保护，应在患者管理计划中加以考虑。需要做更多的工作来确定接受大血管手术的患者围术期管理的最佳策略。

（范梅笑 译 柴 薪 路志红 审校）

参考文献

1. McArdle GT, Price G, Lewis A, Hood JM, McKinley A, Blair PH, Harkin DW. Positive fluid balance is associated with complications after elective open infrarenal abdominal aortic aneurysm repair. Eur J Vasc Endovasc Surg. 2007;34:522–7.
2. McArdle GT, McAuley DF, McKinley A, Blair P, Hoper M, Harkin D. Preliminary results of a prospective randomized trial of restrictive versus standard fluid regime in elective open abdominal aortic aneurysm repair. Ann Surg. 2009;250:28–34.
3. Black SA, Brooks MJ, Naldoo MN, Wolfe JHN, on behalf of the Joint Vascular research Group. Assessing the impact of renal impairment in outcome after arterial intervention: a prospective review of 1559 patients. Eur J Endovasc Surg. 2006;32:300–4.
4. Zarinsefat A, Henke P. Update in preoperative risk assessment in vascular surgery patients. J Vasc Surg. 2015;62:499–509.
5. Munyon R, Cohn S, Slawski B, Smetana G. Pfeifer K2017 update in perioperative medicine: 6 questions answered. Cleve Clin J Med. 2017;84:863–72.
6. Cohn SL, Fleisher LA. Evaluation of cardiac risk prior to noncardiac surgery. UpToDate www.uptodate.com Wolters Klewer.
7. Duncan D, Wijeysundera D. Preoperative cardiac evaluation and management of the patient undergoing major vascular surgery. Int Anesthesiol Clin. 2016;54(2):1–32.
8. Hertzer N, Beven E, Young J, O'Hara P, Ruschhaupt W, Graor R, DeWolfe V, Maljovec L. Coronary artery disease in peripheral vascular patients a classification of 1000 coronary angiograms and results of surgical management. Ann Surg. 1984;199:223–33.
9. Monaco M, Stassanoi P, Tommaso L, Pepino P, Giordano A, Pinna G, Iannelli G, Ambrosio G. Systematic strategy of prophylactic coronary angiography improves long-term outcome after major vascular surgery in medium- to high-risk patients: a prospective randomized study. J Am Coll Cardiol. 2009;54:989–96.
10. Bertges D, Goodney P, Zhao Y, Schanzer A, Nolan B, Likosky D, Eldrup-Jorgensen J, Cronenwett J, for the Vascular Study Group of New England The Vascular Study Group of New England Cardiac Risk Index (VSG-CRI). Predicts cardiac complications more accurately than the revised cardiac risk index in vascular surgery patients. J Vasc Surg. 2010;52:674–83.
11. Fleisher LA, Fleischmann KE, Auerbach AD, et al. ACC/AHA guideline on perioperative cardiovascular evaluation and management of patients undergoing noncardiac surgery: a report of the American College of Cardiology/American Heart Association task force on practice guidelines. Circulation. 2014;130:e278.
12. Rodseth R, Lurati Buse G, Bolliger D, Burkhart C, Cuthbertson B, Gibson S, Mahla E, Leibowitz D, Biccard B. The predictive ability of pre-operative B-type natriuretic peptide in vascular patients for major adverse cardiac events: an individual patient data meta-analysis. J Am Coll Cardiol. 2011;58(5):522–9.
13. Bapoje SR, Whitaker JF, Schulz T, Chu E, Albert RK. Preoperative evaluation of the patient with pulmonary disease. Chest. 2007;132:1637–45.
14. Barokat HM, Shahin Y, Khan JA, McCollum PT, Chetter IC. Preoperative supervised exercise improves outcomes after elective abdominal aortic aneurysm repair. Ann Surg. 2016;264:47–53.

15. Kumar A, Anel R, Bunnell E, Habet K, Zanotti S, Marshall S, Neumann A, Ali A, Cheang M, Kavinsky C, Parrillo J. Pulmonary artery occlusion pressure and central venous pressure fail to predict ventricular filling volume, cardiac performance or the response to volume infusion in normal subjects. Crit Care Med. 2004;32(3):691–9.
16. Malbouisson LM, Silva JM, Carmona MJ, Lopes MR, Assuncao MS, Valiatti L, Simoes CM, Auler JOC. A pragmatic multi-center trial of goal-directed fluid management based on pulse pressure variation monitoring during high-risk surgery. BMC Anesthesiol. 2017;17:70.
17. Biais M, Calderon J, Pernot M, Barandon L, Couffinhal T, Ouattara A, Sztark F. Predicting fluid responsiveness during infrarenal aortic cross-clamping in pigs. J Cardiovasc Vasc Anesth. 2013;27(6):1101–7.
18. Kusaka Y, Yoshitani K, Irie T, Inatomi Y, Shinzawa M, Ohnishi Y. Clinical comparison of an echocardiograph-derived versus pulse counter-derived cardiac output measurement in abdominal aortic aneurysm surgery. J Cardiothorac Vasc Anesth. 2012;26(2):223–6.
19. Beattie C, Moores A, Thomson J, Nimmo F. The effect of anaesthesia and aortic clamping on cardiac output measurement using arterial pulse power analysis during aortic aneurysm repair. Anaesthesia. 2010;65:1194–9.
20. Garcia M, Cano A, Romero M. Dynamic arterial elastance to predict arterial pressure response to volume loading in preload-dependent patients. Crit Care. 2011;15:R15.
21. Garcia M, Romero M, Cano A, Aya H, Rhodes A, Grounds R, Cecconi M. Dynamic arterial elastance as a predictor of arterial pressure response to fluid administration: a validation study. Crit Care. 2014;18:626.
22. Cecconi M, Garcia M, Romero MG, Mellinghoff J, Caliandro F, Grounds RM, Rhodes A. The use of pulse pressure variation and stroke volume variation in spontaneously breathing patients to assess dynamic arterial elastance and to predict arterial pressure response to fluid administration. Anesth Analg. 2015;120:76–84.
23. Guinot PG, Bernard E, Levrard M, Dupont H, Lorne E. Dynamic arterial elastance predicts mean arterial pressure decrease associated with decreasing norepinephrine dosage in septic shock. Crit Care. 2015;19:14.
24. Guinot PG, Abou-Arab O, Guilbart M, Bar S, Zogheib E, Daher M, Besserve P, Nader J, Caus T, Kamel S, Dupont H, Lorne E. Monitoring dynamic arterial elastance as a means of decreasing the duration of norepinephrine treatment in vasoplegic syndrome following cardiac surgery: a prospective, randomized trial. Intensive Care Med. 2017;43:643–51.
25. Lanchon R, Nouette-Gaulain K, Stecken L, Sesay M, Lefrant JY, Biais M. Dynamic arterial elastance obtained using arterial signal does not predict an increase in arterial pressure after a volume expansion in the operating room. Anesth Crit Care Pain Med. 2017;36(6):377–82.
26. Hillova MJ, Silhart Z, Sevcik P, Prokes A. Perioperative haemodynamic monitoring by oesophageal Doppler improves outcome of patients with abdominal aneurysm repair. Bratisl Lek Listy. 2013;114(2):78–83.
27. Zammert M, Gelman S. The pathophysiology of aortic cross-clamping. Best Pract Res Clin Anaesthesiol. 2016;30:257–69.
28. Gelman. The pathophysiology of aortic cross-clamping and unclamping. Anesthesiology. 1995;82:1026–57.
29. Brinkman R, HayGlass K, Mutch WAC, Funk D. Acute kidney injury in patients undergoing open abdominal aortic aneurysm repair: a pilot observation trial. J Cardiothorac Vasc Anesth. 2015;29(5):1212–9.
30. Hynninen MS, Niemi TT, Poyhia R, Raininko

EI, Salmenpera MT, Lepantalo MJ, Railo MJ, Tallgren MK. N-acetylcysteine for the prevention of kidney injury in abdominal aortic surgery: a randomized, double-blind, placebo-controlled trial. Anesth Analg. 2006;102(6):1638–45.

31. Holmes C, Walley K. Bad medicine low dose dopamine in the ICU. Chest. 2003;123:1266–75.
32. Bragadottir G, Redfors B, Ricksten SE. Mannitol increases renal blood flow and maintains filtration fraction and oxygenation in postoperative acute kidney injury: a prospective interventional study. Crit Care. 2012;16:R159.
33. Hersey P, Poullis M. Does the administration of mannitol prevent renal failure in open abdominal aortic aneurysm surgery? Interact Cardiovasc Thorac Surg. 2008;7:906–9.
34. Zacharias M, Gilmore IC, Herbison GP, Sivalingam P, Walker RJ. Interventions for protecting renal function in the perioperative period. Cochrane Darabase Syst Rev. 2005;20(3):CD003590.
35. He H, Liu D, Ince C. Colloids and the microcirculation. Anesth Analg. 2018;126:1747–54.
36. Morgan T. The ideal crystalloid – What is "Balanced". Curr Opin Crit Care. 2013;19:299–307.
37. Semier M, Self W, Wanderer J, Ehrenfeld J, Wang L, Byrne D, Stollings J, Kumar A, Hughes C, Hernandez A, Guillamondegui O, May A, Weavind L, Casey J, Siew E, Shaw A, Bernard G, Rice T. Balanced crystalloids versus saline in critically Ill adults. N Engl J Med. 378(9):829–39.
38. McCluskey S, Karkouti K, Wijeysundera D, Minkovich L, Tait G, Beattie WS. Hyperchloremia after noncardiac surgery is independently associated with increased morbidity and mortality: a propensity-matched cohort study. Anesth Analg. 2013;117:412–21.
39. Sen A, Keener C, Sileanu F, Foldes E, Clermont G, Murugan R, Kellum J. Chloride content of fluids used for large-volume resuscitation is associated with reduced survival. Crit Care Med. 2017;45:e146.
40. Scheingraber S, Rehm M, Sehmisch C, Finsterer U. Rapid saline infusion produces hyperchloremic acidosis in patients undergoing gynecologic surgery. Anesthesiology. 1999;90:1265–70.
41. Verheij J, van Lingen A, Beishuizen A, Christiaans H, de Jong JR, Girbes A, Wisselink W, Rauwerda JA, Huybregts M, Groeneveld ABJ. Cardiac response is greater for colloid than saline fluid loading after cardiac or vascular surgery. Intensive Care Med. 2006;32:1030–8.
42. Chappell D, Jacob M, Hofmann-Kiefer K, Conzen P, Rehm M. A rational approach to perioperative fluid management. Anesthesiology. 2008;109:723–40.
43. Pearse R, Harrison D, MacDonald N, Gilles M, Blunt M, Ackland G, Grocott M, Ahern A, Griggs K, Scott R, Hinds C, Rowan K. Effect of a perioperative, cardiac output-guided hemodynamic therapy algorithm on outcomes following major gastrointestinal surgery. JAMA. 2014;311(21):2181–90.
44. Myles PS, Bellomo R, Corcoran T, Forbes A, Peyton P, Story D, Christophi C, Leslie K, McGuinness S, Parke R, Serpell J, Chan MTV, Painter T, McCluskey S, Minto G, Wallace S. Restrictive versus liberal fluid therapy for major abdominal surgery. N Engl J Med. 2018;378(24):2263–74.
45. Pestana D, Espinosa E, Eden A, Najera D, Collar L, Aldecoa C, Higuera E, Escribano S, Bystritski D, Pascual J, Fernandez-Garijo P, de Prada B, Muriel A, Pizov R. Perioperative goal-directed hemodynamic optimization using noninvasive cardiac output monitoring in major abdominal surgery: a prospective, randomized, multicenter, pragmatic trial: POEMAS Study (PeriOperative goal-directed therapy in Major Abdominal Surgery). Anesth Analg.

2014;119:579–87.
46. Kassim D, Esmat I. Goal directed fluid therapy reduces major complications in elective surgery for abdominal aortic aneurysm: liberal versus restrictive strategies. Egypt J Anaesth. 2016; https://doi.org/10.1016/j.egja.2015.12.001.
47. Piljic D, Petricevic M, Piljic D, Kseka J, Robic B, Klokocovnik T. Restrictive versus standard fluid regimen in elective minilaparotomy abdominal aortic aneurysm repair – prospective randomized controlled trial. Thorac Cardiovasc Surg. 2016;64:296–303.
48. Funk D, HayGlass KT, Koulack J, Harding G, Boyd A, Brinkman R. A randomized controlled trial on the effects of goal-directed therapy on the inflammatory response open abdominal aneurysm repair. Crit Care. 2015;19:247.
49. Lobo D, Bostock K, Neal K, Perkins A, Rowlands B, Allison S. Effect of salt and water balance on recovery of gastrointestinal function after elective colonic resection: a randomised controlled trial. Lancet. 2002;359:1812–8.
50. Devereaux PJ, Chan M, Alonso-Coello P, et al. Association between postoperative troponin levels and 30-day mortality among patients undergoing noncardiac surgery. JAMA. 2012;307(21):2295–304.

第29章　产科液体管理的病例场景

Ahmed Reda Taha

摘要

在妊娠、分娩和产后期间，生理、激素、生化和生理变化对围术期液体管理有重要影响。根据可用的心血管和血流动力学参数（这些参数来自临床评估和监测），麻醉提供者在解释和决策以选择最合适的输液类型和时间方面发挥着关键作用。其他并发症的存在鼓励多学科团队的参与，以确保有利的母胎预后。（Cove, Pinsky, Best Pract Res Clin Anaesthesiol.26:453–462, 2012.）

要点

1. 妊娠和分娩期间发生的血流动力学变化对液体管理有重大影响。

2. 在开始任何麻醉技术之前应采用标准监测，并应根据患者血流动力学指标考虑采用有创监测技术。

3. 利用可靠性较高的母胎指标来评估液体管理。

4. 将同时扩容或预先扩容与子宫左倾相结合，以防止脊髓麻醉下剖宫产的产妇出现低血压。

5. 母体心血管功能的动态评估可以监测体位变化对妊娠期心血管指数的影响。

6. 限制性晶体液输注适用于妊娠期高血压疾病，同时牢记灌注参数的维持。

7. 输液的时机、剂量和类型仍有争议。

8. 使用个体化的目标导向液体疗法，目标为用PiCCO技术/直腿抬高试验+经胸心脏超声优化产妇每搏量。

9. 围生期出血需要充分补充血容量和良好的手术止血，以控制和减少出血的后果。

10. 母体液体管理可能对胎儿产生继发影响，但这些影响可能是有限的。

围术期液体管理

妊娠代表体液动力学的不同状态，其中体液成分从受孕到分娩开始发生变化。近年来，个体化目标导向治疗（GDT）在围术期液体管理中日益流行且被证实有效。心脏指数、氧供和氧耗的目标值可以通过在围术期适当给予液体和正性肌力药来实现。围术期补液的作用是优化患者的心脏功能，并最终优化氧供。

一些临床综述支持在围术期使用个体化GDT。特别是随着适宜的监测设备的日益普及，这些设备可确保在此期间进行细致的液体管理并防止对母亲或胎儿造成任何风险[1]。

妊娠期的液体稳态

妊娠期间会出现体液动力学的一些生理变化，这对液体管理有重大影响。妊娠期间，总血容量增加45%，红细胞体积增加30%，这种差异导致一种称为“妊娠期生理性贫血”或“妊娠期血液稀释”的情况（这种变化如图29.1所示）。血容量的增加和胶体渗透压的下降使妊娠期更容易发生肺水肿，尤其是在扩容期间[2]。表29.1总结了妊娠期间血流动力学值和变化情况。

病例场景

患者，23岁，孕2产0，孕32周。患者于3h前开始出现严重右上腹疼痛，她完全清醒、定向力和警觉性良好。患者在到达医院前2h仍有上腹痛急性加重的症状。

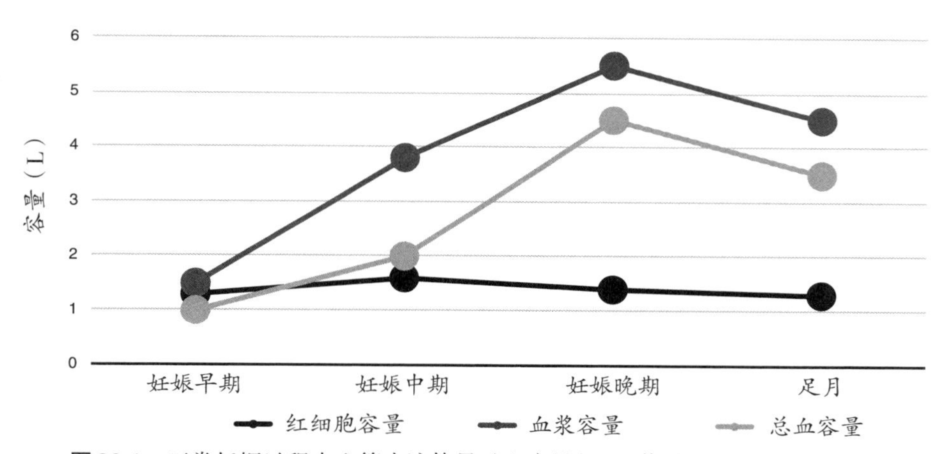

图29.1 正常妊娠过程中血管内液体量（血容量）、血浆量和红细胞容量的变化。

表29.1 妊娠期血流动力学值和变化

	未妊娠	妊娠早期	妊娠中期	妊娠晚期
血容量（mL/kg）	65	70	85	90
白蛋白（g/L）	78	76	74	70
血浆量（mL/kg）	40	45	55	60
心输出量（L/min）	4.3	5.7	6	6.2
每搏量（mL）	65	75	85	80
心率（次/分）	70	75	80	80
CVP（mmHg）	5	5	5	5
SVR［dyn/（cm·s^5）］	1500	1200	950	1200
COP（mmHg）	21	19	18	17

CVP，中心静脉压；SVR，全身血管阻力；COP，胶体渗透压。

1 dyn/（cm·s^5）=0.0125mmHg/（L·min）。

Source：From Refs[1,3-8].

1. 入院时无宫缩，也没有体液丢失或阴道出血史。

2. 能感知胎动。

3. 高血压：使用甲基多巴。

4. 入院20分钟后抽搐发作，持续40秒。

5. 给予肼屈嗪20 mg静脉注射，并根据需要开始使用鼻导管吸氧。

6. 记录为在急诊室中失去定向力和意识不清，氧饱和度下降到91%进行插管。

7. 检测到胎心音135次/分钟。

术前生命体征：血压，200/102mmHg；脉搏，90次/分；身高，147.3cm；体重，60.1kg；体重指数（BMI），27.70kg/m^2；血氧饱和度，96%。

在这种临床情况下，我们应该如何进行围术期液体管理？

当患者到达手术室时，在给予液体之前要重点考虑若干个临床问题。

1. 生理变化及监测的生理参数。

2. 妊娠期高血压疾病和相关的血流动力学变化。

3. 需要用降压药控制血压。

4. 子痫发作和脑部疾病。

5. 与妊娠高血压相关的凝血障碍。

6. 计划的手术方法和麻醉方法。

剖宫产的一般准备

在可能的情况下，术前应尽可能在诊所或住院病房对患者进行全面的麻醉前评估。如果时间允许，还应在行紧急剖宫产前进行评估。

如果急诊剖宫产时间不允许在住院或门诊进行评估，则在手术室进行包括检查结果在内的术前评估并在手术室记录。

剖宫产抗酸方案：对饱胃患者可考虑手术诱导前给予0.3M枸橼酸钠30mL，静脉注射（IV）甲氧氯普胺10mg或静脉注射雷尼替丁50mg；但这不是优先考虑的方案。

一旦产妇到达手术室，使用16G或14G规格的安全静脉通路（如果患者有大出血的风险）。在脊髓麻醉后立即注入大约1000mL哈特曼溶液（同时扩容），但子痫前期产妇应除外，此类产妇需根据失血量和生命体征滴定静脉输液。如有必要可以使用加压输液袋来加快输液速度[9]。

监测要求

在开始任何麻醉之前，应进行标准监测。包括心电图、无创血压测量和脉搏血氧饱和度。在某些情况下可能需要进行有创血压测量，例如（但不限于），严重的子痫前期，预计有大量产科出血，如前置胎盘和胎盘植入病例[9]。

术中麻醉管理

超声引导脊髓麻醉：应鼓励所有剖宫产手术使用超声引导进行脊髓麻醉和硬膜外麻醉。在Ⅰ级剖宫产中，是否使用超声取决于适应证和麻醉医师使用超声的经验。术前扫描能提供以下信息：中线的识别，穿刺节段的确定和空间深度的识别。

产妇的体位取决于麻醉医师的偏好、产妇的舒适度和胎儿的状况。坐姿是最常用的姿势。无论是坐姿还是侧卧，产妇都必须弯曲脊柱以打开椎间隙[9]。

单次脊髓麻醉：使用25G/26G笔尖式脊髓麻醉针，在2%利多卡因用于皮肤浸润后，注射2.5~3mL 0.5%的重丁哌卡因（12.5~15mg）+20μg芬太尼。去氧肾上腺素是预防脊髓麻醉低血压最常用的血管升压药。

除非血压>基线值的20%，否则在前3分钟内以50μg/min的速度开始输注。3分钟后，滴定速率以维持收缩压处于基线水平。输液应该持续到胎儿娩出。在输注过程中，必须持续监测产妇是否出现心动过缓或心律失常。

完成脊髓麻醉后，立即将产妇置于头低足高体位，头部略微抬高（在头部和肩部下方放一个枕头），床向左侧倾斜。保持这个体位直到手术开始。开始静脉输注晶体液，5分钟后检查运动和感觉阻滞。T4冷感觉消失，T6触觉消失（使用钝针），双侧交感神经阻滞（双足温暖、干燥）和双侧运动阻滞（仅能活动足趾）。如果阻滞范围低于T4，将患者转为右侧卧位，必要时将头放低[9]。

腰–硬联合阻滞（CSE）

所需设备：腰–硬联合套件，或使用16G硬膜外套件和单独的27G笔尖式脊髓麻醉针。

所需药物：0.5%重丁哌卡因1.5~2mL+芬太尼20μg（术后镇痛可加入100~300μg吗啡）。如果在脊髓麻醉后立即注射硬膜外药物，则会推高阻滞平面[9]。

对于子痫前期重度患者，为了监测剖宫产期间的血流动力学状态，根据血压情况应在全身麻醉诱导前放置有创动脉测压（如果时间允许的话），这可提供持续的血压监测和对不良变化的快速反应，尤其是在快速序贯诱导和苏醒期[10]。

对于子痫前期的患者，在分娩期间不常规放置桡动脉导管用于血流动力学监测。然而，桡动脉置管术是一种低风险操作[4]，有利于连续血压监测及采血[11]。在以下情况下应考虑放置动脉导管：

– 难治性持续严重高血压（例如，收缩压>160mmHg或舒张压>110mmHg）。

– 输注血管活性药物控制血压——需要频繁采血（例如，凝血功能障碍、出血、严重肾功能或肝功能障碍的患者），尤其是外周静脉通路困难的患者。

– 需要频繁监测动脉血气分析（如肺水肿和缺氧患者）。

– 用于使用微创心输出量监测仪来指导血流动力学管理[10]。

中心静脉导管（CVC）和肺动脉导管（PAC）很少用于子痫前期的产妇。这两类导管放置的适应证与无子痫前期的患者相似，包括外周静脉通路困难、输注血管活性药物，以及测量心功能和（或）前负荷。然而在子痫前期重度患者中，中心静脉置管的并发症发生率相对较高[5,12]，目前还没有随机试验支持使用中心静脉导管[13]。放置CVC或PAC需要时间，而对于子痫前期重度患者不宜推迟分娩。在子痫前期患者中，中心静脉压与肺毛细血管楔压的相关性较差[6,7]。因此，如果以测量前负荷为主要目标，则应放置PAC[8]。

然而，目前的证据并不支持扩充血浆容量，它可能会促进由于毛细血管渗漏引起的肺水肿，对预后的影响还存在争议。目前限制液体摄入可能是肺水肿引起的孕产妇死亡率下降的原因，在英国，对最近的孕产妇死亡调查中并没有对此类病例的报道[14]。

子痫前期重度的产妇如果存在心室功能障碍并且对交感神经阻滞敏感，则对容量超负荷的耐受性较差。在子痫前期中提出了3种可能的肺水肿病因：①左心室衰竭；②肺毛细血管渗漏；③胶体渗透压降低。胶体渗透压（COP）通常的范围在25~28mmHg。它在妊娠期间较低，在34~36周时为22mmHg，分娩后约为18mmHg，在子痫前期时可能降至14mmHg[15]。剖宫产通常用于终止此类产妇的妊娠，目前可在腰–硬联合阻滞（CSEA）下进行[16]。脊髓麻醉对于稳定期子痫患者行下段剖宫产是安全的，可以避免全身麻醉的风险[16,17]。

讨论与分析

液体管理的主要目的是在妊娠和分娩期间优化母体、子宫胎盘和胎儿的灌注，以免低血压导致胎儿受伤害。减少椎管内阻滞对母体血流动力学的影响是至关重要的一步。通过根据有效性较高的母胎参数来评估如何补液，现在可以对产妇在分娩镇痛、剖宫产、产后期间和特殊妊娠状态下进行谨慎的液体管理[18]。

正常分娩中的液体管理

用于分娩镇痛的硬膜外和腰–硬联合阻滞（CSE）通常使用阿片类药物和低剂量局麻药来维持约T10的皮区感觉水平。因此，两种技术的低血压发生率都很低，CSE技术不太可能导致低血压[19]。已注意到分娩时使用此类麻醉剂后低血压的发生率低于择期剖宫产[20]。

在某种程度上，这种差异是由于分娩期间患者接受持续补液，而择期剖宫产时患者需禁食。

硬膜外镇痛前的液体输注已被证明没有实际效果。在硬膜外镇痛前比较0.5L和1L乳酸林格液输注时，未观察到低血压发生率有差异（文献中未注明低血压的实际发生率）[21]。在一项类似的研究中，比较了硬膜外镇痛（10mL 2%利多卡因和1∶200 000肾上腺素）前输注0.5L或1L乳酸林格液对健康分娩的产妇的低血压发生率（4%）或严重程度的影响，两组之间没有差异。此外，1L液体预扩容导致硬膜外穿刺开始的时间延后和子宫收缩减慢。

硬膜外和CSE分娩镇痛技术血流动力学并发症较少，这表明对于健康分娩的产妇没有必要在这些操作之前进行静脉输液预先扩容。

剖宫产中的液体管理

通常，妊娠女性在剖宫产期间会发生快速的血管内容量波动。脊髓麻醉常用于剖宫产，起效快、麻醉毒性风险最小、药物向胎儿转移的风险可忽略不计，而且阻滞失败的风险很小。然而，较高的低血压发生率是它的显著缺点。预防脊髓麻醉引起的低血压至关重要，因为母亲和胎儿的生命都处于危险之中。在日常产科实践中尝试并使用了几种方法和技术，如静脉输液、子宫左倾、预防性给予血管升压药和下肢使用压力袜[23]。

传统观点认为低血压是由椎管内麻醉所引起的，能够被充分的静脉输液和子宫左倾所改善。这个概念最初在较早的时候就探索过，相比之下，血管升压药，包括去氧肾上腺素、左旋肾上腺素和血管紧张素，仅恢复母体血压而不能改善子宫灌注。但随后的研究对液体预先扩容能否成功预防产妇椎管内阻滞血流动力学不良后果提出了质疑[21,24–27]。

最近有研究重点观察了剖宫产脊髓麻醉，此类患者子宫压迫主动脉下腔静脉，血流动力学的变化很迅速。这些研究难以判断液体的类型和容量，以及血管升压药的使用。在剖宫产者观察到硬膜外麻醉后低血压发生率较低（5%~63%），这很可能是由于阻滞作用起效较慢[21,28,29]。

有研究表明，晶体预先扩容可降低该人群中低血压的发生率；然而所观察到的低血压发生率依然很高（50%~70%）[25]，大多数患者需要使用血管升压药进行治疗以维持血压[30]。例如，当在15~20分钟给予20mL/kg晶体液（Plasma-Lyte L）与无预先扩容进行比较时，择期剖宫产的产妇低血压发生率降低（分别为55%和71%）。在应用麻黄碱后也没有显示有变化，9项研究中有6项研究表明在剖宫产脊髓麻醉前使用晶体预先扩容可使低血压的发生率下降或表现出下降趋势。晶体类型、容积、输注速度和时机是值得讨论的相关决定因素。

一个有争议的问题是含糖液体的使用。随后的研究未能证明在剖宫产前给予葡萄糖有益。产妇分娩前2小时随机接受含或不含5%葡萄糖的生理盐水125mL/h，其低血压发生率相同[31]。尽管两组均进行了15mL/kg的静脉预先扩容，但低血压的总体发生率为67%。尽管在17%的产妇中观察到母体低血糖，但这很可能是由于稀释效应，但分娩前立即输注的葡萄糖应保持<6g/h以防止胎儿高血糖和高胰岛素血症，继而引起新生儿低血糖和黄疸[32]。在择期剖宫产行脊髓麻醉前10分钟内或20分钟内给予20mL/kg的晶体液可使CVP显著增加，而低血压的发生率没有改变[24]。

当手术时间更长时，所用液体的量和类型似乎很重要，能在脊髓麻醉时产生足够的心输出量变化，就可以认为是实现了预先扩容效应。最容易的方法是输注>1L的胶体液。晶体液血管内半衰期短，这一点使得很多研究中都用胶体液来预防脊髓麻醉引起的低血压。使用晶体液和胶体液组合的初步研究取得了不同的结果，低血压的下降程度可从33%下降到0[18]。

此外，在剖宫产硬膜外麻醉前使用1L晶体液（哈特曼溶液）与0.5L哈特曼溶液和0.5L胶体相比，低血压从45%降低到5%[33]。鉴于有证据表明合成淀粉胶体液有害，使用5%白蛋白作为主要胶体液。

传统上，建议妊娠女性子宫左倾15°，以减少下腔静脉受压（“仰卧位低血压综合征”），这种情况发生在仰卧位子宫位于脐或脐上方时。可以使用泡沫或木楔、枕头或卷毯，或者可以倾斜手术台、手动推移子宫[34]。剖宫产时子宫移位可改善新生儿酸碱状态。2013年发表的系统评价中未能确定最佳方法或产妇体位[35]。对妊娠和未妊娠同龄人的主动脉和下腔静脉容积的MRI检查表明，下腔静脉容积受患者体位的影响，而非主动脉容积；具体而言，至少需要向左倾斜30°才能改善腔静脉容积。支持或明确反对使用倾斜或弯曲手术台、使用楔子和垫子或使用机械位移器的证据有限。左侧倾斜可能比右侧倾斜更好，手动移位可能比左侧倾斜更好，但需要更大规模的研究和更可靠的数据来证实这些发现[36]。在妊娠晚期的健康产妇中，从仰卧位变为坐位和被动抬腿都与前负荷增加、随后的心输出量和每搏量增加，以及总外周阻力指数降低相关[37]。

为评估妊娠35~37周妊娠女性的功能性血流动力学，通过研究以评估左侧卧位被动抬腿前后的效果。在比较随后发生子痫前期或妊娠高血压的妊娠女性与血压正常的妊娠女性的变化时，妊娠女性心血管功能的动态评估可以检测体位变化对心血管指数的影响，血压异常者的变化与血压正常者相似但不如后者明显[37]。

在Liang等人对53名妊娠女性的前瞻性观察性横断面研究中，通过超声心动图同时测量基线期间和被动抬腿90°后的SV和心输出量，并通过阻抗心动图和多普勒超声心动图之间的统计学显著相关性来评估前负荷储备[22]。

基于主动脉速度时间积分（VTI）的潜在应用，最近的一份报道描述了使用颈动脉中的颈动脉血流（CBF）测量来预测液体反应性。这种方法测量的是颈动脉的直径和颈动脉VTI。被动抬腿后CBF变化达20%可预测CO增加，敏感性为94%，特异性为86%[38]（图29.2）。

产科重症监护中的血流动力学监测

目前没有针对危重产科患者心输出量监测的循证建议。最近的2例病例报道为高危人群血流动力学监测的选择提供了讨论要点。

Lorello等人[39]报道了1例对围生期心肌病和射血分数<20%的严重左心室收缩功能障碍和肺充血患者的治疗。他们在其分娩过程中使用了动脉导管和无创监测NICOM。作者强调了持续进行血流动力学监测的重要性，因为患者在产后病情恶化，并放置了PAC。许多医务人员更倾向于从一开始就对这种危重患者进行有创监测。

Schiraldi等人[40]使用连续经食管多普勒监测（CardioQ）来指导合并严重出血的心血管疾病期间的液体和整体管理。本病例报道还表明，在高危产科患者中使用有创监测的指征应放宽，并且动脉监测是必需的[41,42]。重症监护中推荐的监护仪包括LiDCOplus、PiCCO和USCOM[11]。PAC应被用于多器官衰竭，这种情况下混合静脉饱和度测量可能有价值，偶尔还可用于严重肺动脉高压[42]。

下腔静脉（IVC）直径随呼吸的变化已被证明是评估患者血管内容量的良好工具。

IVC很容易通过超声检查显像。肋下长轴切面，探头向中线右侧倾斜，逆时针旋转90°，可见下腔静脉。如果找不到下腔静脉，可以跟踪肝静脉，直到它们进入下腔静脉。必须注意确保IVC不要与主动脉混淆。一旦在长轴上找到足够的IVC视图，就应该激活M模式。M模式光标应位于距右心房2~3cm并垂直于血管的位置。应注意不要扫入肝静脉。应降低M模式的扫描速度，以便捕获更多时间和呼吸周期。然后测量下腔静脉的直径。如果最大和最小直径之间的差异［自主呼吸中的塌陷性（cIVC）和机械通气时的扩张性（dIVC）］与两者平均值的比值在dIVC中超过12%，在cIVC中超过40%，则患者很可能对液体输注有良好的血流动力学反应[43]。对该测量通过cIVC、在小潮气量或其他肺心病者预测具有自主呼吸患者的液体反应性的能力方面仍然不太清楚。右侧方超声切面作为肋下切面的实用替代方法已成功用于预测妊娠女性下腔静脉的直径[38,43]（图29.3）。

在通气患者中间歇使用经胸或经食管超声心动图可识别或排除结构异常、量化心室功能并指导液体治疗。然而，连续有创血流动力学监测仍然是某些患者必不可少的辅助手段，尤其是在需要准确测量压力和流量时[44]。

通过简化的肺超声方法进一步评估血管外肺水EVLW可用作可靠的无创床旁工具来预测肺部液体负担。Caltabeloti等人证明了肺部超声可确定患者是否处于能耐受补液状态。如肺超声所示，在他们对休克和ARDS的研究中，扩容仅使血流动力学和氧合得到短暂改善，但会加重间质水肿[38]。

根据最近监测凝血以节减血液和血液

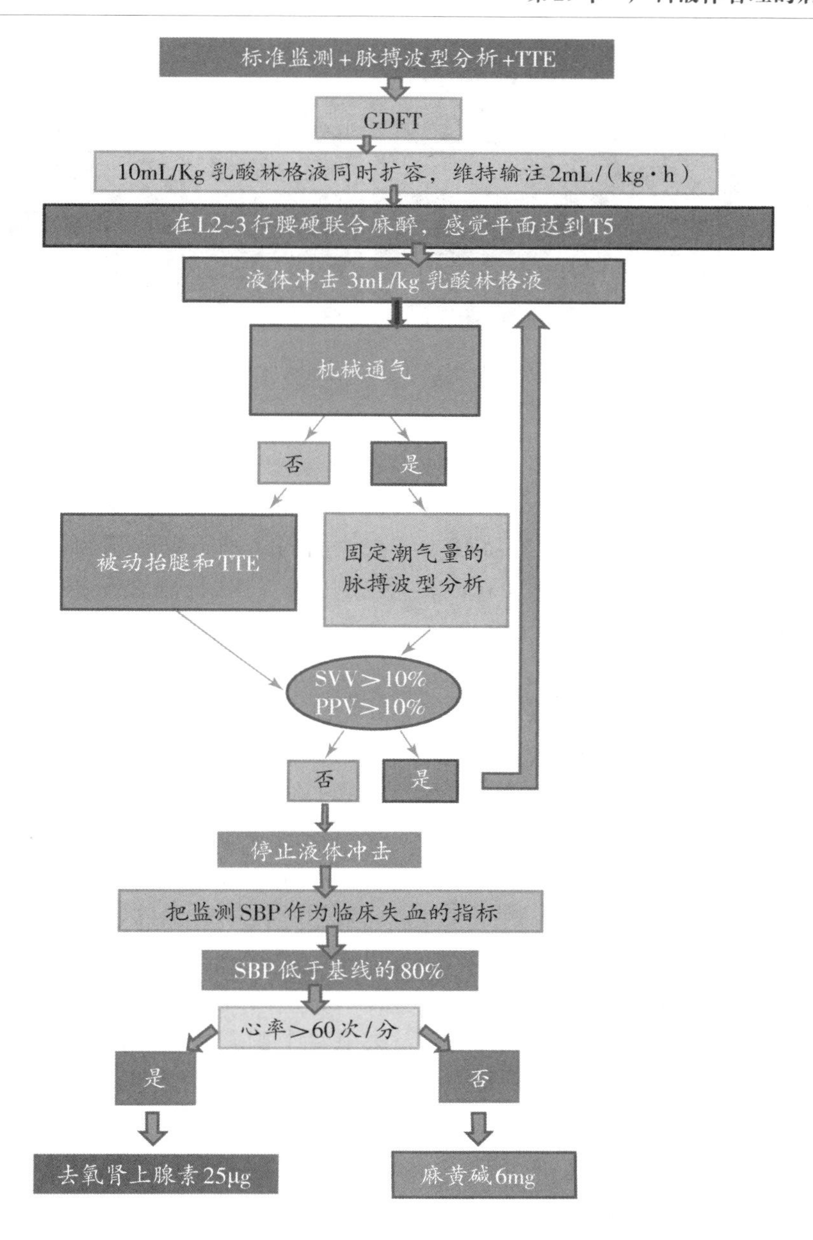

图29.2　目标导向的液体治疗旨在使用PiCCO技术/被动抬腿＋(TTE或USCOM)优化产妇的每搏量。

制品输注的研究，TEG和ROTEM可以为医务人员提供有关产后出血（PPH）期间产妇止血状况的关键变化的早期反馈。TEG和ROTEM可用于PPH期间的快速止血评估，这些技术已在产科麻醉医师协会（英国）[21]、欧洲麻醉学会[34]和美国麻醉医师协会[25]的指南中得到认可。

后续场景

患者顺利接受了手术，分娩一体重为

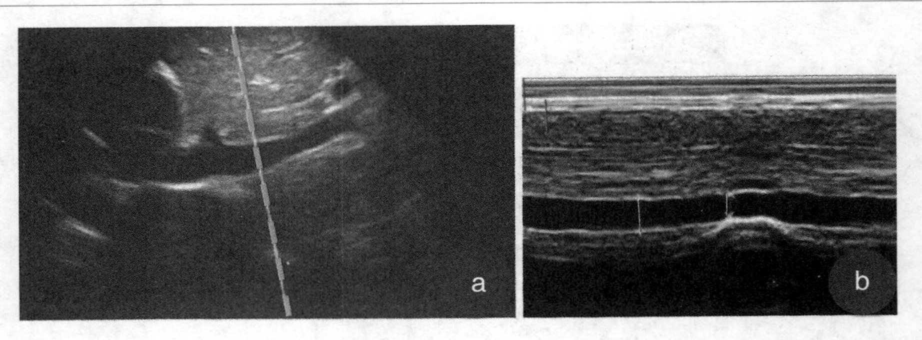

图29.3 下腔静脉（IVC）的测量。（a）IVC的长轴视图。（b）在肝静脉和IVC汇合处远端2~3cm处用M模式测量下腔静脉的直径。

1000g的男婴，1分钟Apgar评分7分。脐带血pH值为7.29，患者血流动力学为HR 100次/分，BP 135/90mmHg，氧饱和度100%，尿量好，血乳酸1.1mmol/L，$SCVO_2$ 65%。

胎儿的考量

母体液体管理可能对胎儿产生继发影响。对产妇的调查表明，母体血管容量的急剧增加不会促进液体向胎儿的转移。然而，母体胶体渗透压随着低渗溶液输注而急剧下降会导致液体转移到胎儿中，这可以通过胎儿血浆渗透压的降低和胎儿尿量的增加来证明。这似乎表明，决定液体转移到胎儿体内的是母体的渗透压而不是血管静水压的变化。在比较妊娠女性的胶体和晶体扩容时，迄今为止没有报道过胎儿心肌收缩和左心室（LV）功能发生显著变化[18]。在一项随机对照试验中，Tawfik等人发现晶体液同时扩容和胶体液预先扩容都不能完全预防低血压，应与血管升压药联用以获得最佳新生儿结局[33]。Tercanli等人还评估了晶体预先扩容和同时扩容对产妇的影响，发现Apgar评分和脐带血pH值等新生儿预后指标没有显著差异[45]。急性胎儿应激是新生儿预后的敏感标志，以脐带pH值和$PaCO_2$值来表示。Jain K等人在他们的随机研究中强调了胎儿血气测量的重要性，以及血管升压药对其的影响。作者认为在择期剖宫产使用更高剂量的去氧肾上腺素［>0.5μg/（kg·min）］与脐带pH值>7.2相关[46]。对使用麻黄碱和去氧肾上腺素研究胎儿酸中毒的20项试验进行的Meta分析发现，使用这两种药物可以更好地控制低血压，但去氧肾上腺素预防用药可降低胎儿酸中毒的风险[47]。最近的研究显示，去甲肾上腺素作为剖宫产期间理想的血管升压药取得了良好的结果。去甲肾上腺素的轻度β激动剂作用使其成为比去氧肾上腺素更合适的血管升压药，在某些情况下，去氧肾上腺素与心动过缓有关。比较去氧肾上腺素和去甲肾上腺素时，新生儿结局没有显著差异。需要更多精心设计的随机试验来指导去甲肾上腺素治疗剖宫产中的脊髓麻醉后低血压[48]。虽然没有统一观察到与阴道分娩产妇的婴儿不同，但发现剖宫产产妇所分娩婴儿的胶体渗透压较低。其他被认为影响胎儿胶体渗透压的变量有母体补液量，术中液体治疗对胎儿胶体渗透压也有显著影响[47]。Watson J等人认为限制性静脉输液策略对婴儿在分娩期间的体重减轻没有影响。他的探索性分析表明，当产时输注量>2500mL时，母乳喂养的新生儿体重减轻的情况会增加。因此，麻醉医师在考虑分娩时或手术期间大量静脉输液时应警惕，这可能导致新生儿出生后最初48小时内的体重减轻[49]。

结论

妊娠不同阶段的生理、激素和机械变化对液体管理有特殊影响。尽管对这些变化的更好理解有助于指导妊娠和分娩期间的管理，但在对于椎管内镇痛或麻醉之前或期间进行液体预先扩容的价值仍然存在争议。多项研究支持使用晶体和胶体液作为预先扩容液体；然而低血压定义、区域麻醉技术，以及输液量、类型和时机的差异使之难以抉择。

（范梅笑 译　柴　薪 路志红 审校）

参考文献

1. Hytten F. Blood volume changes in normal pregnancy. In: Letsky EA, editor. Haemato-logical disorders in pregnancy. London: W.B. Saunders; 1985. p. 601–12.
2. Practice guidelines for obstetric anesthesia: an updated report by the american society of anesthesiologists task force on obstetric anesthesia and the society for obstetric anesthesia and perinatology. Anesthesiology 2016; 124:270–300.
3. Cove ME, Pinsky MR. Perioperative hemodynamic monitoring. Best Pract Res Clin Anaesthesiol. 2012;26:453–62.
4. Nuttall G, Burckhardt J, Hadley A, et al. Surgical and patient risk factors for severe arterial line complications in adults. Anesthesiology. 2016;124:590.
5. Chestnut DH, Lumb PD, Jelovsek F, Killam AP. Nonbacterial thrombotic endocarditis associated with severe preeclampsia and pulmonary artery catheterization. A case report. J Reprod Med. 1985;30:497.
6. Benedetti TJ, Cotton DB, Read JC, Miller FC. Hemodynamic observations in severe pre-eclampsia with a flow-directed pulmonary artery catheter. Am J Obstet Gynecol. 1980;136:465.
7. Bolte AC, Dekker GA, van Eyck J, et al. Lack of agreement between central venous pressure and pulmonary capillary wedge pressure in preeclampsia. Hypertens Pregnancy. 2000;19:261.
8. Cotton DB, Gonik B, Dorman K, Harrist R. Cardiovascular alterations in severe pregnancy-induced hypertension: relationship of central venous pressure to pulmonary capillary wedge pressure. Am J Obstet Gynecol. 1985;151:762.
9. Palmer CM, d'Angelo R, Paech MJ. Handbook of obstetric anaesthesia. Published by BIOS Scientific Publishers Ltd, Oxford. Pp. 266; indexed; illustrated.
10. Invasive hemodynamic monitoring in obstetrics and gynecology. ACOG Technical Bulletin Number 175 – December 1992. Int J Gynaecol Obstet 1993;42:199.
11. Martin JN Jr, Thigpen BD, Moore RC, et al. Stroke and severe preeclampsia and eclampsia: a paradigm shift focusing on systolic blood pressure. Obstet Gynecol. 2005;105:246.
12. Gilbert WM, Towner DR, Field NT, Anthony J. The safety and utility of pulmonary artery catheterization in severe preeclampsia and eclampsia. Am J Obstet Gynecol. 2000;182:1397.
13. Li YH, Novikova N. Pulmonary artery flow catheters for directing management in pre-eclampsia. Cochrane Database Syst Rev 2012;CD008882.
14. CEMACH. Saving mothers' lives: reviewing maternal deaths to make motherhood safer – 2003 – 2005. wwwcemachorguk/publications/2007.
15. Hays PM, Cruikshank DP, Dunn LJ. Plasma

volume determination in normal and preeclamptic pregnancies. Am J Obstet Gynecol. 1985;151:958–66.

16. Singh R, Kumar N, Jain A, et al. Spinal anesthesia for lower segment Cesarean section in patients with stable eclampsia. J Clin Anesth. 2011;23:202–6.
17. Mercier FJ, Bonnet MP, De la Dorie A, Moufouki M, Banu F, Hanaf A, et al. Spinal anaesthesia for caesarean section: fluid loading, vasopressors and hypotension. Ann Fr Anesth Reanim. 2007;26:688–93.
18. Hepner D, Tsen LC. Fluid management in obstetrics. In: Robert GH, Prough DS, Svensen CH, editors. Perioperative fluid therapy. 2nd ed. Boca Raton, FL: CRC Press; 2016. p. 405–18.
19. Kahn SR, Platt R, McNamara H, et al. Inherited thrombophilia and preeclampsia within a multicenter cohort: the Montreal Preeclampsia Study. Am J Obstet Gynecol. 2009;200(2):151.e1–9.
20. Rivard GE, Brummel-Ziedins KE, Mann KG, et al. Evaluation of the profile of thrombin generation during the process of whole blood clotting as assessed by thrombelastography. J Thromb Haemost. 2005;3:2039–43.
21. Obstetric anaesthetists' association and association of anaesthetists of Great Britain & Ireland. OAA/AAGBI guidelines for obstetric anaesthesia services. 2013. http://www.aagbi.org/sites/default/files/obstetric_anaesthetic_services_2013.pdf.
22. Liang H, Vårtun Å, Acharya G. Agreement between preload reserve measured by impedance cardiography and echocardiography during pregnancy. Arch Gynecol Obstet. 2018 Jul;298(1):59–66.
23. Jacob JJ, Williams A, Verghese M, et al. Crystalloid preload versus crystalloid coload for parturients undergoing cesarean section under spinal anesthesia. J Obstet Anaesth Crit Care. 2012;2:10–5.
24. Kozek-Langenecker SA, Afshari A, Albaladejo P, et al. Management of severe perioperative bleeding: guidelines from the European Society of Anaesthesiology. Eur J Anaesthesiol. 2013;30:270–382.
25. Practice guidelines for perioperative blood management: an updated report by the American Society of Anesthesiologists Task Force on Perioperative Blood Management. Anesthesiology 2015; 122:241–275.
26. Martin JN Jr, Thigpen BD, Moore RC, et al. Stroke and severe preeclampsia and eclampsia: a paradigm shift focusing on systolic blood pressure. Obstet Gynecol. 2005;105:246.
27. Invasive hemodynamic monitoring in obstetrics and gynecology. ACOG Technical Bulletin Number 175 – December 1992. Int J Gynaecol Obstet 1993; 42:199.
28. Cotton DB, Longmire S, Jones MM, et al. Cardiovascular alterations in severe pregnancy-induced hypertension: Effects of intravenous nitroglycerin coupled with blood volume expansion. Am J Obstet Gynecol. 1986;154:1053–9.
29. Kirshon B, Moise JK Jr, Cotton DB, et al. Role of volume expansion in severe pre-eclampsia. Surg Gynecol Obstet. 1988;167:367–71.
30. American Society of Anesthesiologists Task Force on Perioperative Blood Transfusion and Adjuvant Therapies. Practice guidelines for perioperative blood transfusion and adjuvant therapies. Anesthesiology 2006 105:198–208.
31. Bolte AC, Dekker GA, van Eyck J, et al. Lack of agreement between central venous pressure and pulmonary capillary wedge pressure in preeclampsia. Hypertens Pregnancy. 2000;19:261.
32. Kenepp NB, Kumar S, Shelley WC, Stanley CA, Gabbe SG, Gutsche BB. Fetal and neonatal hazards of maternal hydration with 5% dextrose before caesarean section. Lancet. 1982;8282(1):1150–2.
33. Tawfik MM, Hayes SM, Jacoub FY, et al.

Comparison between colloid preload and crystalloid co-load in cesarean section under spinal anesthesia: a randomized controlled trial. Int J Obstet Anesth. 2014;23:317–23.

34. Kundra P, Velraj J, Amirthalingam U, et al. Effect of positioning from supine and left lateral positions to left lateral tilt on maternal blood flow velocities and waveforms in full-term parturients. Anaesthesia. 2012;67:889–93.
35. Cluver C, Novikova N, Hofmeyr GJ, et al. Maternal position during caesarean section for preventing maternal and neonatal complications. Cochrane Database Syst Rev. 2013;CD007623.
36. Higuchi H, Takagi S, Zhang K, et al. Effect of lateral tilt angle on the volume of the abdominal aorta and inferior vena cava in pregnant and nonpregnant women determined by magnetic resonance imaging. Anesthesiology. 2015;122:286–93.
37. Guy GP, Ling HZ, Machuca M, Poon LC, Nicolaides KH. Effect of change in posture on maternal functional hemodynamics at 35–37 weeks' gestation. Ultrasound Obstet Gynecol. 2018 Mar;51(3):368–74.
38. Caltabeloti F, Monsel A, Arbelot C, et al. Early fluid loading in acute respiratory distress syndrome with septic shock deteriorates lung aeration without impairing arterial oxygenation: a lung ultrasound observational study. Crit Care. 2014;18:R91.
39. Lorello G, Cubillos J, McDonald M, Balki M. Peripartum cardiomyopathy: postpartum decompensation and use of noninvasive cardiac output monitoring. Int J Obstet Anesth. 2014;23:66–70.
40. Schiraldi R, Calderon L, Maggi G, et al. Trans-oesophageal Doppler-guided fluid management in massive obstetric haemorrhage. Int J Obstet Anesth. 2014;23:71–4.
41. Cannesson M, Manach YL. Noninvasive hemodynamic monitoring: no high heels on the farm; no clogs to the opera. Anesthesiology. 2012;117:937–9.
42. Kim SH, Lilot M, Sidhu KS, et al. Accuracy and precision of continuous noninvasive arterial pressure monitoring compared with invasive arterial pressure: a systematic review and meta-analysis. Anesthesiology. 2014;120:1080–97.
43. Lang RM, Badano LP, Mor-Avi V, et al. Recommendations for cardiac chamber quantification by echocardiography in adults: an update from the American Society of Echocardiography and the European Association of Cardiovascular Imaging. Eur Heart J Cardiovasc Imaging. 2015;28:233–71.
44. Narayanan M, Elkayam U, Naqvi TZ. Echocardiography in pregnancy: part 2. Curr Cardiol Rep. 2016;18(9):90.
45. Tercanli S, Schneider M, Visca E, et al. Influence of volume preloading on uteroplacental and fetal circulation during spinal anaesthesia for caesarean section in uncomplicated singleton pregnancies. Fetal Diagn Ther. 2002;17:142–6.
46. Jain K, Makkar JK, Subramani VS, et al. A randomized trial comparing prophylactic phenylephrine and ephedrine infusion during spinal anesthesia for emergency cesarean delivery in cases of acute fetal compromise. J Clin Anesth. 2016;34:208–15.
47. Hauch MA, Gaiser RR, Hartwell BL, Datta S. Maternal and fetal colloid osmotic pressure following fluid expansion during cesarean section. Crit Care Med. 1995;23:510–4.
48. Ngan Kee WD, Lee SWY, Ng FF, et al. Prophylactic norepinephrine infusion for preventing hypotension during spinal anesthesia for cesarean delivery. Anesth Analg. 2017;7:11–4.
49. Watson J, Hodnett E, Armson BA, et al. A randomized controlled trial of the effect of intrapartum intravenous fluid management on breastfed newborn weight loss. J Obstet Gynecol Neonatal Nurs. 2012;41:24–32.

索　引